MADNESS AND MODERNISM

Insanity in the Light of Modern Art, Literature, and Thought

Louis Sass

现代性研究译丛

周宪 许钧 主编

疯狂与现代主义

现代艺术、文学和思想中的精神错乱

上册

〔美〕路易斯·萨斯 著

林徐达 梁永安 译

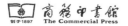

商务印书馆
The Commercial Press
创于1897

总　序

中国古代思想中历来有"变"的智慧。《诗》曰："周虽旧邦，其命维新。"斗转星移，王朝更迭，上下几千年，"故夫变者，古今之公理也"（梁启超）。

照史家说法，"变"有三个级度：一曰十年期的时尚之变；二曰百年期的缓慢渐变；第三种变化并不基于时间维度，通称"激变"或"剧烈脱节"。这种变化实为根本性的摇撼和震动，它动摇乃至颠覆了我们最坚实、最核心的信念和规范，怀疑或告别过去，以无可遏止的创新冲动奔向未来。倘使以此来透视中国历史之变，近代以来的社会文化变革也许正是这第三种。

鸦片战争以降，随着西方列强船坚炮利叩开国门，现代性始遭遇中国。外患和内忧相交织，启蒙与救亡相纠结，灾难深重的中华民族在朝向现代的道路上艰难探索，现代化既是一种激励人建构的想象，又是一个迂回反复漫长的过程。无疑，在中国，现代性仍是一个问题。

其实，现代性不只是现代中国的一个问题，在率先遭遇它的西方世界，它同样是一个难题。鸦片战争爆发后不久，法国诗人波德莱尔以预言家的口吻对现代性做了一个天才的描述："现代性就是短暂、瞬间即逝、偶然"，是"从短暂中抽取出永恒"。同时代的另一位法国诗人兰波,则铿锵有力地呼吁:"必须绝对地现代!"如果说波德莱尔是对现代性变动不居特性的说明的话,那么,兰波的吁请显然是一种立场和态度。成为现代的,就是指进入现代,不但是形形色色的民族国家和社会,而且是千千万万男女个体。于是,现代性便成为现代这个历史概念和现代化这个社会历史过程的总体性特征。

现代性问题虽然发轫于西方,但随着全球化进程的步履加快,它已跨越了民族国家的界限而成为一种世界现象。在中国思考现代性问题,有必要强调两点:一方面是保持清醒的"中国现代性问题意识",另一方面又必须确立一个广阔的跨文化视界。"他山之石,可以攻玉"。本着这种精神,我们从汗牛充栋的西方现代性研究的著述中,遴选一些重要篇什,编辑成系列丛书,意在为当前中国的现代性问题思考提供更为广阔的参照系,提供一个言说现代性问题更加深厚的语境。所选书目,大多涉及现代性的政治、经济、社会和文化诸层面,尤以80年代以来的代表性学者和论著为主,同时兼顾到西方学术界传统的欧陆和英美的地域性划分。

作为一个历史分期的概念,现代性标志了一种断裂或一个时期的当前性或现在性。它既是一个量的时间范畴,一个可以界划的时段,又是一个质的概念,亦即根据某种变化的特质来标识这一时段。由于时间总是延绵不断的,激变总是与渐变错综纠结,因而关于现代性起于何时或终于(如果有的话)何时,以及现代性的特质究竟是什么,这些都是悬而未决的难题。更由于后现代问题的出现,现代性与后现代性便不可避免地缠结在一起,显得尤为复杂。有人力主后现代是现代的初始阶段,有人坚信现代性是一个尚未完成的规划，还有人凸显现代与后现代的历史分期差异。然而，无论是主张后现代性是现代性的终结，还是后现代性是现代性的另一种形态，它都无法摆脱现代性这个关节点。

作为一个社会学概念，现代性总是和现代化过程密不可分，工业化、城市化、科层化、世俗化、市民社会、殖民主义、民族主义、民族国家等历史进程，就是现代化的种种指标。在某种意义上说，现代性涉及以下四种历史进程之间复杂的互动关系：政治的、经济的、社会的和文化的过程。世俗政治权力的确立和合法化，现代民族国家的建立，市场经济的形成和工业化过程，传统社会秩序的衰落和社会的分化与分工，以及宗教的衰微与世俗文化的兴起，这些进程深刻地反映了现代社会的形成。诚然，现代性并非一个单一的过程和结果，毋宁说，它自身充满了矛盾和对抗。社会存在与其文化的冲突非常尖锐。作为一个文化或美学概念的现代性，似乎总是与作为社会范畴的现代性处于对立之中，这也就是许多西方思想家所指出的现代性的矛盾及其危机。启蒙运动以来，浪漫主义、现代主义和后现代主义，种种文化运动似乎一直在扮演某种"反叛角色"。个中三昧，很是值得玩味。

作为一个心理学范畴，现代性不仅是再现了一个客观的历史巨变，而且也是无数"必须绝对地现代"的男男女女对这一巨变的特定体验。这是一种对时间与空间、自我与他者、生活的可能性与危难的体验。恰如伯曼所言：成为现代的就是发现我们自己身处这样的境况中，它允诺我们自己和这个世界去经历冒险、强大、欢乐、成长和变化，但同时又可能摧毁我们所拥有、所知道和所是的一切。它把我们卷入这样一个巨大的漩涡之中，那儿有永恒的分裂和革新,抗争和矛盾,含混和痛楚。"成为现代就是成为这个世界的一部分,如马克思所说,在那里,'一切坚固的东西都烟消云散了'。"现代化把人变成为现代化的主体的同时,也在把他们变成现代化的对象。换言之,现代性赋予人们改变世界的力量的同时也在改变人自身。中国近代以来,我们多次遭遇现代性,反反复复地有过这样的深切体验:惶恐与向往、进步与倒退、激进与保守、激情与失望、理想与现实,种种矛盾体验塑造了我们对现代性的理解和判断。

现代性从西方到东方,从近代到当代,它是一个"家族相似的"开放概念,它是现代进程中政治、经济、社会和文化诸层面的矛盾和冲突的焦点。在世纪之交,面对沧桑的历史和未定的将来,思考现代性,不仅是思考现在,也是思考历史,思考未来。

是为序。

周宪　许钧

1999 年 9 月 26 日于南京

Madness and Modernism

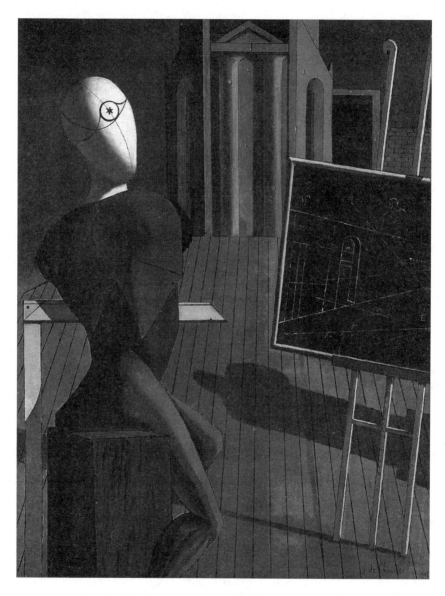

契里柯（Giorgio de Chirico，1888—1978），《预言者》（*Le Vaticinateur*），1915。收藏于纽约现代艺术博物馆（MoMA）。布面油画，35 1/2 × 27 1/2 英吋（89.6 × 70.1 厘米）。2016 年索比（James Thrall Soby）遗赠。编号：1214.1979。授权自现代艺术博物馆，纽约／佛罗伦萨斯卡拉数字档案，2016，以及数字使用互联系统（DACS），2017。

纪念我深爱的父亲

Louis DeWald Sass

（1912.9.4—1997.1.22）

以及母亲

Hrafnhildur Einarsdóttir Arnórsson Sass

（1915.9.11—1964.1.1）

目　　录

上　册

下　册

致　谢

在撰写本书的数年间，承蒙同事朋友们以及许多机构提供协助与启发。我诚挚感谢：

国家人文学术基金会（National Endowment for the Humanities）、新泽西州普林斯顿高等研究院（Institute for Advanced Study）以及罗格斯大学（Rutgers University）支持研究经费。

感谢我所任教的罗格斯大学应用与专业心理学研究所（Rutgers Graduate School of Applied and Professional Psychology）的同事们，以及纽约大学人文研究所（New York Institute for the Humanities）的诸位同事。

感谢以下各领域的教师及督导——心理学及精神医学领域：加州大学伯克利分校，特别是辛格（Margaret Singer）、麦克莱恩医院／哈佛医学院，尤其是甘德森（John Gunderson），与纽约医院—韦斯特斯特／康奈尔医学院。本书涉及文学方面的书写，则要感谢哈佛大学文学院，特别是费舍尔（Philip Fisher）。

我非常感激许多人给予的温暖强力的支持以及睿智的批判和建议，特别是格尔兹（Clifford Geertz）、沃尔库普（Jamie Walkupand）和本书最初的编辑——基础书籍出版社的弗雷泽（Steven Fraser），以及博伊德（John Boyd）、格鲁伯（Howard Gruber）、布拉特（Sidney Blatt）等人。同时也感谢德雷福斯（Hubert Dreyfus）及泰勒（Charles Taylor），他们的著作极富启发性。

特别感谢纳伊曼（Shira Nayman）敏锐的编辑以及独到的文学评判眼光，自写作本书初稿期间至近日重新改版的过程中，与她的对话和情谊令我觉得非常荣幸。感谢我的姐姐安·萨斯（Ann Sass）在视觉艺术方面提供丰沛的指引。感谢我的父亲在知识风范上对我深远的影响。

也请允许我向许多患者与友人致上深深的谢意，他们说出与精神分裂症遭逢的经验。

感谢鲍姆（Martin Baum）与牛津大学出版社的编辑们，以及牛津"哲学和精神病学的国际视角"系列的编委会成员，感谢他们热心地协助规划本次修订和更新之版本。

书中未载明出处之引用资料皆来自我的治疗、晤谈或心理衡鉴个案。理所当然地，所有非取材自文献中的个案皆经过化名。补充数据包含科学及文化向度之辅助文献、额外的例证、限定条件及阐释，详见延伸注释部分。

修订版序（2017）

本书先于 1992 年出版，2017 年又出版修订版，主要是透过现象学角度提供对精神分裂症和相关疾患的全面描述。本书的目标是阐明在意识上或主体生活的不寻常形式，以及相关生存和表达样态等情况者的特征。

精神分裂症是典型的精神错乱、疯狂，或被认为是不合理的；因此，它对诠释性理解（interpretive understanding）提出了特殊的挑战。毕竟，感知是诠释的目标。通常来说，这意味着展示诠释的基本连贯性以及与可识别的目的和目标的一致性。但在疯狂此一主题上，我们面对的对象不仅看似但实际上可能正是矛盾或悖论的，这涉及大多数人难以想象的动机。在本书中，我希望提供一种记录这些矛盾和悖论的理解形式，这种矛盾和悖论可以帮助我们理解这些情况，而不会轻易地同化为我们所熟悉的形式。在本书和另一本著作《妄想的悖论：维特根斯坦、史瑞伯和精神分裂心灵》中[1]，我试图表明这种神秘状态（或者至少是受条件限制的典型案例）的各种奇怪症状，都建立在一种经验式风格、方向或矩阵之上，使它们具有一定的统一性。我认为，此一矩阵最好不要被理解为一种由本能和非理性，主导的侵入性老年痴呆、退化或支配形式，而是涉及不同寻常的自我意识形式以及相关的疏离和退缩——这不仅来自周围的世界和其他人，也来自一个人自己的思想、情感和身体存在。

然而，这是一项比较现象学的工作。第二个同样复杂的领域受到同等程度的重视：文化和艺术中的现代主义和后现代主义方向——尤其是其特有的反思和疏离感。（文本和注释中考虑了"现代主义"和"后现代主义"之间的连续性和不连续性。）我的主要目的是使用这些美学和文化现象——主要来自20世纪——作为一种照亮疯狂的方式。正如我在序言中所说，诠释之箭从现代主义射向疯狂。在很大程度上，这意味着接受对现代主义和后现代主义风格和感性的经典诠释，以便使它们适合我的比较目的。我获知本书与《妄想的悖论》在重振过去十年或二十年来发生的精神疾患之现象学取向中发挥了关键作用。然而我希望，我的综合性和比较性治疗，也可以对文学、理论和艺术中表达的现代主体性和自我意识的研究做出新的贡献。通过阐明现代主义／后现代主义的一些普遍存在的心理倾向和矛盾，并且展示特有的相互依赖性，它可以澄清这些文化趋势的多样化，乃至看似对立的审美倾向和存在倾向的共同特征。本书引起了研究现代艺术、文学和文化的学者，以及关注心灵、大脑和精神疾病的科学家和临床工作者的兴趣；或许这里提出的综合和比较提供了对我们当前存在和文化状况的一些觉察。

* * *

本书中提出的最具特色的概念是"过度反身"（hyperreflexivity），指的是原先通常保持默示或隐晦，并且在基本面、视域的地平线或被认为理所当然等背景下潜伏隐匿的面向，如今却有着显著焦点或外显注意力被夸大的趋势。像大多数应用于意识或主体生活的术语一样，"反身"（*reflexive*）一词语义不明。*在这里，它意味着某种东西被引导或转向自身的条件，但这个词应该涵盖更广。"过度反身"中的"反身性"不仅指自我意识的意志或智力形式（这些可能被称为过度反思［hyper-*reflective*]），并且还涉及某些更自发的意识异常和注意焦点的异常——就像一位患者发现自己注意到她的肘部或眼窝中的动觉或本体感受，或以某种方式"听到"内心话语，而这种内心言说通常是作为她思考中被忽略的媒介。[2]

精神分裂症和现代主义／后现代主义的过度反身特征不仅特别强烈和具有破坏性；它往往涉及一种极端"内向"但又同时疏离的特质——就好像即使是经验本身的最主观面向也不可避免地被挤压和客观化。没有一位作家能够比诗人兼剧作家阿尔托（Antonin Artaud）更能捕捉到这一点，他既是 20 世纪前卫艺术的核心人物，同时也是一位精神分裂症患者。在一个令人不安的段落中，阿尔托描述了他自己的脸似乎浮起离开，像面具或"润滑膜"一般——仿佛这个他自己最亲密的部分（他的脸从内部感觉到）变成了一个外部物体。看起来这甚至可能发生在意识本身最主观的面向：在另一个不可思议的段落中，阿尔托描述了他所说的"在我心灵之眼角落

---

* 在本书中，reflexive 依据内容翻译为"反身"，reflexivity 多数时候翻译为"反身性"。又本书关键概念 hyper-reflexivity 则翻译为"过度反身"。reflect/reflective/reflection 则根据前后文翻译为"自省"或"反思"，以有别于前者。相对地，introspect/introspective/introspection 在多数文脉中翻译为"内省"；introversion 则翻译为"内向性"；inwardness 则翻译为"内在性"。（本书中，页下 * 注为译者所加。）

里颤抖的根基。"[3] 这一过程似乎把一般社会互动（"润滑膜"）甚至我们的意识本身（围绕或根植在心灵之眼的"根基"）等媒介，在意识领域里显示为如具体的幻影一般的准物体。可以理解的是，这种影响彻底破坏了世界的稳定。

在这些经验中，原先不明言的东西反倒变成了聚焦的重点，使得经验背景里通常会被忽略的隐晦内容变得明确露骨。于是，我们可以说，许多最具特色和看似奇异的精神分裂症征候，实际上涉及对心理现象的觉察，事实上这些现象完全是平庸或日常的；然而，在过度反身觉察的异常凝视下，这些现象被客体化，从而彻底改变了。[4]

xi 在最基本的层面上，精神分裂症中的过度反身性很大程度上可能涉及对大部分自主神经认知过程的干扰，特别是思维和生命体（lived body）。这种过度反身性可能在发病机制中发挥最主要的作用，更多的"反思"形式（意志、智力）发展成为后果或作为防卫性反应。然而，这些后来的反思形式可以呈现出习惯性或某种程度上的自动化特质，将自己缠绕在更基本的混乱之中，并且经常适得其反，加剧了讨论中的精神病理学。[5] 一般来说，意志的（通常是准意志的）反思因素在现代主义者中，比在精神分裂症状态下更具决定性；这是与现代主义模拟时，有时会被打破的一种方式。[6] 但是，我在《疯狂与现代主义》中的主要目标并不是提供精神分裂症发病机制（pathogenesis）的具体模型，而是证明这两个领域中过度反身性和疏离感的普遍存在，同时探索这些主体生活方式的存在意义和文化共鸣。

虽然本书中最突出的概念是"过度反身性"，但我也强调疏离是现代主义和疯狂的另一个关键特征。"疏离感"（alienation）是一个包罗万象且可能含糊不清的词*：在这里它指的是通常伴随过度反身而来的脱离、失去活力、分解和疏远的质感。[7]人们可能把疏离描述为一种涉及削弱自我和世界的现存感——暗示存在感的衰落，如同一位在场的见证者和演员／中介，或是遭逢一个既相关又真实的外部世界（至少在这些词的标准理解范围内）。我们可能会认为，与"现存感"相反的是"距离"——来自自己，也来自他的世界。但是，"距离"在此处必须在隐喻层次上加以理解，并且具备本体论意义：我们所说的不是字面上的空间距离或某种实际的身体障碍，而是在解脱的立场或态度下一种活着或感受到的脱离感、不真实感或削弱的内在。[8]一名患有精神分裂症的人说："我通过望远镜看到的一切都是小的，距离很远。""但在现实中却不是更小，而是在心灵中更多……彼此之间的关系愈来愈少……颜色也变少了，连同意义也是……一切都很远……它更像是一种精神心智上的遥远性"（a mental remoteness）。[9]

* * *

本书初版后的几年里，我进行了一系列研究以扩展、阐述或完善其论点。其中包括论述几位具影响力的现代主义或后现代主义

---

* alienation 在本书中多数翻译为"疏离／疏离感"，也有少数根据文脉和既有的学术翻译而维持"异化"此一译词。除此之外，本书中其他讨论患有精神疾病的人在行为表现、精神状态、防卫机转，或是认知上多会出现以下词汇：detachment 多翻译为"分离／抽离"、disengagement 翻译为"脱离"、estrangement 翻译为"疏远"、remoteness 则根据文脉翻译为（在关系上）疏远、loose 翻译为"松解"。

人物的文章：法国作家阿尔托、美国摄影师阿勃斯（Diane Arbus），哲学家维特根斯坦（Ludwig Wittgenstein），以及法国精神分析师和文化现代主义的典范（以及神秘的现象学家）拉康（Jacques Lacan）。我同时深入探讨了在《疯狂与现代主义》文末所处理的一个主题：历史学家／哲学家福柯（Michel Foucault）对现代后康德式认知模式的矛盾二元性的阐释概念（福柯所称的现代"知识"及其"经验—先验双重组"）——通过其自身的矛盾，这有助于澄清现代主义和后现代主义艺术、文化和思想的复杂性。[10]

xii 　　在"疯狂"方面，我进一步探讨了精神分裂症各种面向上的主体重要性。我后来的许多出版物皆追求与《疯狂与现代主义》完全一致的主题：关于异常的自我体验、人格、自主性、妄想、创造力、文化因素，以及意识领域的变化。[11]其他有关情绪异常和所谓的"负性症状"[12]，则是处理本书中较少阐述的问题，对某些读者来说，这可能不太适合根据过度反身和疏离来加以分析。但这些问题在这些文章里得到了处理，尽管可能没有获得足够的重视。在后来的写作中，我更详细地呈现如何以这种方式看待情感表达的平板化和明显所谓"负性症状"的许多案例。顺便一提，这与最近的实证研究是一致的，这些实证研究发现，"平板情绪"和"负性症状"通常比起外貌表面所提供的建议来得更复杂——而且不纯粹是"负性"。[13]

　　在过去的十五年中，我还尝试（通常以合作方式）发展一种现象学模型，该模型将适用于实证研究、治疗性干遇，和进一步的神经生物学理论化。后一种模式和《疯狂与现代主义》的观点重叠但不完全一样。

　　根据这种"自我扰乱"（*ipseity*-disturbance）或"自我紊乱"

（self-disorder）假说，精神分裂症的首要特征在于破坏了那些通常隐含在各种意识行为中基本的、核心的或最低层次的主体性或自我体验。[14] "ipseity" 一词来源于 "*ipse*"，拉丁语意思是 "自我" 或 "自身"，指的是一种至关重要的自我相同感，一种基本的（因此几乎难以描述的）存在经验，依此作为具生命力且同一自我的经验和行动主体。这种最基本的自我意识涉及自我经验，不是作为觉察的对象，而是作为行动、经验和思想的未见起点（unseen point）。詹姆斯（William James）称之为 "自我的中央核"（central nucleus of the Self），并不是作为焦点觉察的实体经验，而是作为朝向世界的一种意识媒介、活动来源或一般方向性。

基本自我或自我扰乱有两个主要方面的假说，与我在本书中的论点密切相关："过度反身" 和 "自我现存感的削弱"（diminished self-presence）。我刚刚已经描述了前者。后者则指作为生命主体或行动代理人——即从第一人称视角的感觉或是在 "我看见"、"我知晓" 和 "我在做" 的生活基础上——的存在的经验意识下降了。例如，患者可以简单地声明她感觉她并不存在，没有出现或是活着，甚或其他人正在经历她的经验。鉴于这种感觉的情感或情绪本质，可以理解的是，这通常表现为未能体验情绪，或者至少是无法以正常的、全面的方式感受。[15] 一位患有精神分裂症的女士说："我无处可去，没有感情、没有想法，只有帕姆曾经所在的一无所有的空白空间。""我是一个一切皆无的破碎的碗，仍然呼吸和活着，但所剩不多。没有需求、没有欲望、没有想望、没有冲动，一个不由自主遁入空门的佛教徒。"即使她自己的身体坐在椅子上，也可能看起来 "像哈勃望远镜一样远，而且不比星空的尘埃重要。"[16]

这些面向——夸张的自我意识同时伴随削弱的自我感知——听 xiii
起来相互矛盾，但实际上是互补的。当"过度反身"强调原先的不
言而喻变得聚焦而明确，"削弱的自我现存感"（与"疏离感"有大
部分重叠）则强调了伴随的发展：也就是不言而喻的东西不再被视
为理所当然的自我媒介此一事实。很难说"过度反身"和"自我感
情削弱"是否应被视为互补或是紧密相互作用的过程。也许这两个
说法都应该被接受，就像光需要被视为既是光子也是光波。[17]

第三个面向具相互关联性且或许等同重要，是意识领域的同时
扰乱，称为"被扰乱的紧握"、"抓住"或"掌握"世界。这涉及对
世界时空结构的扰乱，以及诸如感知、记忆与想象三者之间的关键
经验模式的混淆。主体生活通常涉及隐晦的感觉，即第一人称的给
予性或自身拥有性（mineness），以及"经验是为我而存在"的特质。
这种自我现存感——根植于生命体，以及生活在一个共享、具有实
际意义的互为主体间领域的隐晦感知——通常支撑起世界的"现
身"，即一种现实感自身；如同把握一个动态且相应的世界，正是根
植自我稳定感的先决条件。[18]

于是，精神分裂症和现代主义／后现代主义的特征不仅在于
转向内在，而且整体破坏了一个人对自己和世界重要的主体现存
感——这是一种现存第一人称视角，得以安置自身及其觉察的对
象。阿尔托将这些不同的概念融合在一起时，将意识称为"必要的
照明"，即"中心"或"恢复所有现实的冷光点"，使得周围的一切
都"聚集"或依赖"所谓灵魂的本质"。阿尔托将"剥夺［这种］生
命物质"——"我的灵魂的衰退"——与"混乱"和"常规现实不
断渗漏"联系起来。这种对世界的扰乱紧握或抓住，经常涉及困惑

或失去一般常识，不应被理解为意识模糊或精神层次的降低。事实上，它往往涉及过度意识（*hyper-consciousness*）。例如，阿尔托提及他意识领域的"剥夺"、"畸形"和"混乱"，"转移晕眩"和"倾斜困惑"，但却将所有描述与"清晰"作比较，认为"比以往任何时候都更加敏锐"。对阿尔托而言，衰退的不是清晰度，而是投入和活力，导致他所谓的"自我消瘦"、"断绝重要联系"、"重大感冒，极度痛苦的禁欲"或"活着的死亡"。[19]

本书所提出的愿景和我后来的作品皆与经典现象学哲学相一致，我相信，最近在认知神经科学方面的工作也是如此。它与早期现象学精神病理学家的观点有密切关系，特别是闵可夫斯基（Eugene Minkowski）（他描述了精神分裂症现实中被扰乱的"生命联系"）、康拉德（Klaus Conrad）（他强调从经验中"倒退"的特征，称为"倒置"［*anastrophe*］），以及布兰肯堡（Wolfgang Blankenburg）（他谈到失去"自然的不证自明"）。[20]

* * *

自本书第一版出版以来，我的基本论点并没有重要变化。现 xiv 在人们普遍认为，我们对严重精神疾病的理解——至少在主流精神病学和临床心理学中——过去几十年并未取得重大进展。[21] 如果我们考虑治疗创新或成功，或是在主流理解精神分裂症方面寻找重大的理论突破，这的确是一项事实。然而，在许多领域都有重要的工作，包括神经认知研究，如情绪异常、妄想、感知异常、认知／感知系统之间的中断式整合，以及有关文化移置、创伤和社会压力等在流行病学因素上的考虑。这些发展皆与本书最初提出的主要观点相呼应。事实上，在神经认知研究这一实例中，这些研究再现了我在 1992 年所指认和讨论的神经生物学模型的发展，这与我的心理和现象学论述一致（参见本书附录：神经生物学考虑、第五章，注释66，和第七章，注释 56）。这些持续发展中的研究展现了我在本书中批评关于精神分裂症的直接缺劣／缺陷（或退化）模型的转变，并且走向更充分地表示或提供诸如抽离、破碎的过度自觉，以及我所谓的过度反身性等因素作用的立场。

因此，我认为将主要文本和注释绝大部分保留原样是合适的（仅修改一些注释以及增加近期相关议题研究等参考书目）。[22] 除了一些表面上的改进和少量添加之外，我的主要文本修改包括尝试澄清我最初的论点，与最近关于自我干扰或自我扰乱假说构想之间的基本相似性。[23] 我只在"附录"中添加了大量的文本。尽管历经多年，我当初对于神经生物学因素的讨论要点依旧颇为相关。但无论如何，我仍进行了更新以考虑最新发展。

最近精神病学的一个重要发展是更丰富地认识到精神分裂症发病机制中的经验和环境因素——尽管与神经生物学长期以来的异常研究相结合，而导致某些人的精神病易受伤害。这源于对症候群病因具有贡献的流行病学研究，包括创伤、儿童期虐待、剥夺和慢性社交退缩，有时尚包括文化冲突等；但也来自对精神分裂症和解离性疾病，包括人格解体疾患和创伤后压力症候群（PTSD）之间某种征候相似性（以及一些关键差异）的更多认识。[24] 这些都和"后记：精神分裂症和现代文化"中的原初论点一致；在"附录"中，我也考虑了这些最新发现的相关性。

　　显而易见，我希望这项研究的重点是主体性或内在生命，而不是反对神经生物学或认知科学的一般项目。我所提供的论述内容确实减损了关于脑部疾患及其在精神分裂症中所扮演的作用这种传统简化假说，特别是那些将精神分裂症直接同化为痴呆症、缺陷或非理性模型假设。但是，正如"附录"和最近一些文章所论述的，[25] 尚有其他神经认知假说——得到研究的支持且愈来愈占主导 xv 地位——这与精神分裂主体性更复杂、更富现象学基础的描述是一致的，其中与它的动态变化性质以及经常自相矛盾的自我意识和能动性互相兼容。愈来愈多的证据显示，现象学和脑科学确实可能以"相互启蒙"的状态存在。[26] 确实如此，只有当神经生物学和认知假设整合到一个更全面的强调自我体验或一般主体"现存感"的神经现象学研究中，才可能理解它们的真正意义。

　　在任何情况下，我都不认为现象学"仅仅是描述性的"，如同有时候所说的那样。事实上，现象学有许多方式可以发挥"解释性"作用。[27] 这包括它能够证明症状的相互依赖或互补性质，否则这些症状可能被视为独特或甚至不相关的过程。它同时还包括历时或因果／历史面向：帮助追踪，并且随着时间的推移，记录有关行为、思维和感觉的异常形式的发展，以及对存在的非常规取向——这种发展部分取决于患者如何经验自己和她的世界。（后者有关历时／因果议题，相较于我后来的作品来说，在本书中谈论较少。[28]）

　　在最近的神经科学和心灵哲学里，人们对意识和自我的问题给予了极大的关注。然而，几乎每个人都承认，身心问题仍如既往一样棘手。在这种情况下，似乎没有理由认为经验只是遮蔽大脑事件而不影响或渗透它们——尽管我们还没能够非常清楚地阐述。"患者"这个字词源自拉丁语动词"*patior*"，意思是"受苦"、"忍受"、"允许"、"默许"或"屈服"。显然，此处有被动的强烈意涵；这种推定是许多精神病学、心理学和神经科学标准解释模型的基础。虽然否认精神分裂症光谱中神经认知异常的关键作用是荒谬的，但这些不必以机械或简化方式来诠释，从而忽视了意识和能动性。事实上，主体性可以通过多种方式在因果关系中发挥作用，并且涉及行为和痛苦的过程能以许多方式存在于亲密关系之中。

＊　＊　＊

　　一些读者会关心精神分裂症作为诊断概念的有效性这个问题。事实上，"精神分裂症"长期以来一直是一个具争议的范畴，它的界限尚未确定，而本质定义也不明确。近年来，质疑其有效性的声音持续增加，其中一些人主张拒绝这种分类，认为它混淆了不同疾病，从而阻碍了研究和治疗。然而，应该记住的是，这不是新问题，而是一个长期存在的问题（也是一个关于许多其他诊断类别的问题）；此外，所有替代概念化可能更成问题。事实上，那些最了解精神病史的人对于舍弃精神分裂症概念，并没有太乐观的倾向，他们反倒寻求改进。确实如此，尽管过去一百年来批评不断，我们似乎总是回到这个诊断概念，这是有充分理由的。我们可以这么说，精神分裂症是所有诊断概念中最糟的——除了所有替代性选择之外。[29]

　　然而，本书的读者应该知道，我的观点并非认为精神分裂症是一个完全独立且分开的观念，一个截然分离的"疾病实体"，也并不认为任何特定的当前诊断概念化肯定是正确的。我认为精神分裂症与许多诊断概念一样，是一个模糊的范畴，缺乏明确的界限；而且这并不妨碍它捕获可识别和真实的东西。[30] 事实上，精神病学中很少有疾病可以声称是独立的疾病类别或"自然疾病实体"（即表现出明显独特的迹象和症状，与已确定的神经生理病理学高度相关，以及可预测的病程和结果）——大多数是具有临时标准的工作假设。不过，这并不排除诊断概念的价值或一般效用——这可能确实是必不可少的。[31] 大多数具有临床经验的人都会认识到，传统上与精神分裂症相关的某些心理特征确实倾向于聚集在一起。其中如何界定便成为一个问题——例如，这些特征中的某些特征在精神分裂症光谱之外的其他条件中也可能发生的频率——本身便是一个复杂的问题，因为它取决于这些个体特征是如何被抽引出或描述的：无论是否相对肤浅，几乎是行为术语，还是利用不太明显但更深刻的现象学概念，使用更丰富的访谈技术，抽引出更加微妙的定性特征。[32]

　　然而，重要的是记住我们通常在精神病理学中涉及的那些变异——涉及复杂形式的经验、表达和有意义的行动——不仅仅是面向上的甚至"多面向的"；它不仅存在于一个连续体上，或需要在几个不同的量化标尺上同时进行测量；它的质性特色亦是无比重要的。这意味着我们不能放弃本质上具有定性的和全貌性的描述和理解形式。（正由于这个原因，来自人文学科的概念在精神病学和心理学中几乎完全被忽视，但在精神病理学中却可以有如此帮助。[33]）事实上，这种理解形式可以通过诊断类别来实现——至少当这些形式具有适当的微妙和试探性时，在理想型模式上，不会牺牲有效性神龛上的可靠性。然而，这些理解形式很大程度上被当前提供的替代方案所排除——这是因为这些形式在其方法中被证明是（当不仅仅是术语时）机械化和简化、片段或不完整，或是过于抽象。[34] 例如，模块化方法将不同的征候组或假定的潜在认知功能失调区分开来。连续或维度试图将症状诠释为量表上的点。这种愈来愈受欢迎的方法听起来可能是无关紧要或无可异议的，但如果允许它们掩盖更大的"完形"（gestalts）精神病理学，则可能会出现问题。这还不包括更全貌性的、定性的和特定形式的理解，即便自己对于精神病理学中所讨论现象的独特和关键特征视而不见，或者至少在精神分裂症这种情况下会有这些问题。

xvii

*　*　*

　　最后是关于专有词汇的问题。近年来，一些人认为使用诸如"精神分裂者"或"精神分裂症患者"这样的词汇带有潜在的污名化，因为这些词可能意味着这个人便等于他或她的疾病；因此，应该始终且仅止于谈论"这个人"或"一位患有精神分裂症的患者"，或者可能是"一位是精神分裂症患者的人"。[35] 我对那些持有这种观点者的担忧深表同理，因此在这个修订版中，我一般都选择了推荐的新措辞。但是，我没有完全避免使用"精神分裂者或患者"的原因有两个。

　　第一个原因是，坚持使用推荐的新词汇可能听起来绕口和累赘，甚至可能有委婉说法和"政治正确"等意味，反倒适得其反。事实上，这可能仅是时间上的问题。任何新的字词或词汇都会带来各自在含义上的问题。值得记住的是，精神分裂症这个词语本身毕竟正是创造出来，以避免早发性痴呆（*dementia praecox*）一词暗示了这种神秘病症，过度着重在医学并且纯粹以疾病为导向的概念化所带来不幸的影响。*

但更重要的是概念上的原因。因为这会误导和简化地将精神分裂症纯粹视为一种直接的疾病或典型的医疗状况，如同"精神分裂者"一词可能太容易受到暗示。新推荐的词汇旨在避免污名化，但如果严格遵守，反倒可能会进一步加剧这种污名——仅仅将"精神分裂症"视为一种疾病，因而与它保持一定的距离（语法上和其他方式上）。[36] 这种纯粹的疾病或缺陷模型，与我在本书中的观点肯定不同。

现在推荐的"患有精神分裂症的人"的措辞将"精神分裂症"视为受苦于该状况者的个人性或自我之外无关的东西。然而，重要的是，至少在许多情况下，精神分裂症确实反映并且影响了一个人之所以成为这样一个人或自我这方面更具深度的特质。毕竟，它可能涉及一种持久的个人生存方式，以及对生活和世界的特定观点；当它成为一种条件并且占主导地位时，同样可以深刻地改变一个人在世界上存在的本质。当然，这种存在方式有其自身的复杂性、丰富性和复杂形式，以及相关的困难和痛苦的根源。"精神分裂症"一词源于希腊语，意思是分裂的心智或分裂的心——这个词对于捕捉这些特质或许并非不恰当，但我们需要的是修补而不是完全否定它。

事实上，"患有精神分裂症的人"和"精神分裂者"二者皆可能

---

* 早发性痴呆（*Dementia praecox*）为精神分裂症之旧称。同时见本书第一章。

造成误导；而这些问题就像许多其他问题一样，并没有一个完美的解决办法。特别是在研究人类经验上，我们通常必须使用语言但也不全然信任它，始终谨慎保持距离以避免可能的误导性意涵。

　　精神分裂症的显著特征通常具备某些令人不安和令人困惑的特质——但我们必须记住，这些特质通常不仅是访问者或观察者会感受到，患者自身也会感受到。很少有临床工作者会否认至少有这种存在样态的理想类型。本书的目标试图从这种明显的无意义中理解，并通过揭露其潜在的主体结构来加以实现。因此，这里的描绘意味着揭示精神分裂症状的基本人性，但同时又不会轻视疏离感这种疏离化的本质。[37] 我希望我的方法有助于更加广泛地理解主体生活，特别是在自我意识和能动性的谜团上，不论是在精神分裂症还是在其他方面。

路易斯·萨斯

纽约，布鲁克林，2017 年 3 月

前言　理性的沉睡

疯子在西方人的想象里形象千变万化，但又万变不离其宗。他们有时被看成野人和野兽，有时被看成小孩和低能儿，有时被看成醒着的梦中人，有时被看成鬼怪上身的先知。他们时而被认为代表着洞察与活力，时而被认为代表着盲目、疾病和死亡。所以，疯子既使人敬畏又引人鄙夷，既让人恐惧又令人怜悯和同情。但这种面貌的多变性不妨碍他们潜藏的一致性，因为有关精神错乱的某些假说几乎贯穿整部西方思想史。

根据这些假说，疯狂等于不理性，是由于个人赖以组织行为和经验的理性功能大幅下滑甚或消失所导致。许多世纪以来，这个观念处于各种理解疯狂现象方式的核心，只有极少例外情况。就像19世纪早期一位精神病学家所说的，精神错乱几乎总是被人看作是"理性和明智判断的对立面——犹如暗之于明，歪之于直"。[1] 又由于理性普遍被认为是人之所以为人的显著特点，所以，疯子很自然会被认为不只不同于一般人，还在人性或个人生命特质（personhood）上有所匮乏，不完全算是人。[2] 事实上，"理性"一词便同时指最高的智性机能和清明心智。

这些概念有时会被溯源至17和18世纪的启蒙运动。这个大禁锢（the Great Confinement）时代[*]认为疯子"完全失去所有理性机能"³，开始用疯人院的厚重墙壁把他们隔离起来。有时，这种观念还会被上溯至柏拉图（Plato），因为他认为，精神错乱是理性灵魂（rational soul）放弃自己的导航角色，不再能对"欲望灵魂"（appetitive soul）和人格的其他方面发挥和谐的统御所导致。^{**}其实，这种精神错乱概念的历史比柏拉图还要早，与最早期对人类意识的思辨相吻合。公元前 5 世纪的前苏格拉底哲学家赫拉克利特（Heraclitus）是第一个把心灵看成个性和经验的来源或中心的西方思想家。在他的构想中，这个中心是认知或理性实体，由火元素构成。^{***}在他看来，所有形式的狂热、迷醉或疯狂都和酒神狄奥尼索斯（Dionysus）有关，因为它们全是灵魂被沾湿的可悲后果。遇水后，心灵的纯净火焰会变得暗淡，意识会失去原有的清晰明朗。他写道："干的灵魂是一束光线，是最有智慧和最好的灵魂。灵魂遇水则死亡。"⁴

　　当然，某个意义上，我们对把疯狂等同于非理性的做法几乎无法质疑。因为如果我们是从实效或社会的角度定义理性（即只考虑一个人的做事方式是否合乎效率、他的知觉和判断是否与普遍意见一致，以及他能否成为一个对话者），把精神错乱等同于非理性几乎可以说是一种同义反复（tautology）。这不就是我们说某个人疯了或发神经时候之所指吗？不过，流行的观念却远不只是把精神错

---

　　*　"大禁锢"是哲学家福柯提出的观念，用以突出 17、18 世纪一个现象：把被认为"非理性"的人（包括疯子、游民、罪犯和不事生产者）通通监禁起来。

　　**　柏拉图认为人的灵魂由理性、激情和欲望三大部分构成，其中的理性部分如果能够把激情部分和欲望部分管好，它们就会各司其职，让整个灵魂处于和谐状态。

　　***　古希腊人认为万物是由"土"、"气"、"水"、"火"四大元素构成。

乱视为不符合实际、我行我素或不可理喻。它假定疯子的观点角度不仅仅是怪里怪气，还是完全错误，要不就是（按照某种放诸四海皆准的指标）不足取，而这种不足取又反映出当事人缺乏或不完全具备人之所以为人的基本能力。[5]

按照对"理性"的不同理解，对所谓的"缺乏理性"的理解亦略有不同：有人认为那是一种逻辑推理能力或观念正确排序能力的减弱；有人认为那是缺乏反身（reflexive）*或内省的能力；有人认为那是无法透过独立意志行使自由；有人认为那是无法抽离于实时的感官输入和本能需求；有人认为那是无能于使用语言和符号性思维方式。以上所提只是荦荦大者。对精神错乱的成因也有各种不同想象：或归因于神鬼作祟，或归因于生理性缺陷，或归因于心灵的内在因素，不一而足。但不管持何种看法的人都一致相信，疯狂是一种非常个人生命特质的过少或过多，是"行动自由、反思能力、智力与精神质量这些自古以来便被认为是人之本质"的大幅下滑。[6]"疯狂等于非理性"的意象无处不在，是我们甘于自囚在其中的成见之一。套用哲学家维特根斯坦（Ludwig Wittgenstein）的话来说，这种思维方式内在于我们的语言，而语言会无休止把它对我们复述。[7]

许多作家和理论家都是用几乎完全负面的方式形容精神错乱状态，把它说成是理性机能的衰退或崩溃，是思想能力的被剥夺，相当于人的本质之被抽空，心灵之被化约至零度（zero degree）。17世纪初期，法国人茹贝尔（Nicolas Joubert）被讥为"蠢材大王"（Prince of Fools），而他的律师这样形容："他脑袋空空如也，

---

　　*　在本书中，"reflexive"依据内容翻译为"反身"，"reflexivity"多数时候翻译为"反身性"。又本书关键概念"hyperreflexivity"则翻译为"过度反身"。

是个挖空了的葫芦瓜；他的大脑破碎，里面既没有弹簧也没有完整的齿轮。"[8] 公元 1 世纪的折衷派哲学家斐洛（Philo Judaeus of Alexandria）有此一问："既然疯狂会让心灵（我们身体里最高贵的部分）死去，我们为什么不应该把它称为死亡？"[9]

　　不过，谈到精神错乱的时候，也有些人不是强调理性本身的弱化，而是强调它的敌对力量的强化。例如，哲学家霍布斯（Thomas Hobbes）主张，疯狂是一种"激情太多的表现"。18 世纪法国精神病学家德索瓦热（François Boissier de Sauvages）也称精神错乱为"最糟糕的一种疾病"，认为那是由于"盲从于欲望，无力控制或节制激情所致"。[10] 这种观点同样是源头古老：古希腊悲剧中的疯狂大多属这一类，一个例子是索福克勒斯（Sophocles）的剧作《埃阿斯》（*Ajax*）。埃阿斯是个充满嫉妒和仇恨的人物，汹涌的愤怒情绪让他拥有近乎超人的力量，也因此注定是悲剧收场。柏拉图在《理想国》（*The Republic*）里把疯狂形容为一种"醉醺醺、色眯眯和激情"的狂潮，是由一个人完全屈服于自己"无法无天的兽性"引起。[11]

　　19 和 20 世纪对精神错乱的看法也差不多：不是视之为一种"痴呆"（dementia）或"精神缺失"（mindlessness）[12]*，就是视之为"从潜意识深处以激烈方式复返的原始和古早驱力。"[13] 理解精神错乱的传统模型和隐喻在 1800 年之后屹立如故，不同之处只是改为依附于更为复杂的演化论／发展论或机械论观点（这两种观点对心理

xxiii

---

　　* "dementia" 在 DSM-IV 中文版译为"失智"，在 DSM-5 版本中已取消"失智"诊断，改为"神经认知障碍"范畴（NCD），直译为"神经认知疾患"。DSM-5 中文版译为"认知障碍症"，为原先 DSM-IV 中"失智、谵妄、失忆性疾患及其他认知疾患"章节之修订，将阿尔兹海默症、帕金森症、亨丁顿疾病等归纳为认知缺损（cognitive deficits）的归因解释。

学和精神病学的支配一直持续到今日，最显著的表现形式为精神分析学和某些生物精神医学）。

　　以上就是两千多年来看待疯狂方式的两极：它们一方面把疯狂等同于空虚、盲目、缺陷、衰老乃至死亡；另一方面则把它理解为丰盈、精力过盛和压抑不了的活力，有能力冲破理性和拘束的一切边界。两种观点并不彼此排斥，反而是常常结合在一起：这种结合最通常表现为醒着的梦中人或梦游者意象。[14] 这是因为疯狂就像睡眠那样，被假定是死亡的孪生子，是理性灵魂的暗化或湿化，从而失去了原有的最本质特征：清明烛照能力。但与睡眠不同，疯狂被认为是一种醒着的状态，如同进入梦一般鲜明却又遥远的真实。[15]

　　这种精神错乱观念奠基于对理性的信仰，而信仰理性又是西方思想的核心，贯穿了自柏拉图和亚里士多德至笛卡尔和康德一长串哲学家思想的核心。但这种信仰并不是始终没有遇到批判——在19、20世纪受到的攻击尤其激烈。浪漫派作家、尼采主义者、超现实主义者和后结构主义者都曾指出把理性供奉在神龛上充满危险，有可能会分裂个人的统一性和本真性（authenticity），扼杀想象力和身体活力，让人因为过度思虑和自我意识太发达而陷于瘫痪。[16] 不过，在大多数情况下，这种反理性主义情感并没有影响既有疯狂概念的内容，只影响到对它的评价。这一类批评者固然可以大谈"所谓正常或常识的疯狂状态 *"，不过，他们继续如同尼采在《悲剧的诞生》（*Birth of Tragedy*）里的态度那样，把疯狂视为是精神生活的酒神面向。他们与既有思考方式不同之处只在于，他们歌颂疯狂的各

----

　　* 指一般所谓的正常或常识才是疯狂状态。

种临床形式，认为那是一种自发性*和情感喷涌的表现，不是非理性和明显缺乏自制力的表现。[17]1951年，艺术家杜布菲在演讲稿《反文化立场》（Anticultural Position）中呼吁"彻底清算"所有和传统欧洲人文思想有关的思考方式。这位非主流艺术（*Art Brut*）的捍卫者写道："我个人非常相信野蛮（savagery）的价值……我是为艺术而存在……而艺术是我们真实生命和真实心绪的非常直接表达。"[18]

　　根据这种浪漫化观点，疯子是生命力（life force）的化身，类似于诗人布莱克（Blake）所说的夜虎（tiger of the night），从不顾忌于把自己的欲望表现出来。威廉斯（Tennessee Williams）的《忽尔昨夏》（*Suddenly Last Summer*）里一个角色这样说："早发性痴呆**——这疾病美丽的名字让我联想起一种夜间绽放的罕见热带花卉。"[19]这类作家大多对精神错乱毫无或鲜少直接认识，所以难免会让人怀疑，他们对疯狂的讴歌是出于表达真理以外的动机。他们中间很多人（大部分是知识分子）也许只是用这种有点太过吵闹的方式来宣示，自己不是那种自我感觉良好但贫血的灵魂——尼采曾狠狠嘲笑这种灵魂，说他们完全不晓得"在酒神型狂欢者的对比下，自己的'清明神智'有多么苍白和阴森"。[20]

　　所以，至少在过去两个世纪以来，人们对以下这个观念并不陌生：意识太发达也许是一种不折不扣的疾病（语出陀思妥耶夫斯基小说《地下室手记》主人翁的叙说）[21]。但另一方面，它对理解精神病的既有方式又没有多少影响。现在，精神病学家几乎总是假定，疯狂代表的是当事人无法企及更高层次的心灵生活，要不就是一种

---

　　*　"自发性"指不假思索、自然而然地说话或行为。

　　**　早发性痴呆（*Dementia praecox*）为精神分裂症（Schizophrenia）之旧称。

从更高层次心灵生活的倒退或下坠。疯狂继续被认为是一种从人类沦为动物、从文化沦为自然、从慎思明辨沦为情绪化、从成熟沦为幼稚的状态。疯狂总被认为是出自我们灵魂的深处：在该深处，人会变成野兽，人性会在欲望的井中融化。[22]

不过，人们还提出有另一种可能性：或许疯狂不是一种逃出陀思妥耶夫斯基所谓的"不折不扣疾病"的方法，反而是这种疾病恶化的表现？又或者疯狂（至少是某些种类的疯狂）不是自觉意识的黯淡化而是白亮化，不是疏离于理性而是疏离于情感、本能和身体？这基本上就是本书所持的立场。虽然这种观点在从前不是完全未之见（德意志浪漫主义、维多利亚时代的一些作品[23]和20世纪若干精神病学家的著作[24]都有这方面的暗示），但它极少被人以较详尽的临床证据加以发展，更断然没有被精神病学和临床心理学认真看待。事实上，这样的观念近年来已几乎完全被传统的观念淹没——医学化的精神病学、精神分析学、文学前卫派和反精神病学前卫派（anti-psychiatric avant-garde）都是传统观念的支持者。[25]

但必须强调，我不会在这本书处理所有种类的精神错乱或精神病，只会触及其中一些类型。因为对有些精神疾患来说（例如狂躁精神病和某些典型的器质性脑疾病），强调激情或非理性的传统观念很有可能可以派上用场（至少是大体适用）。[26]但正如我们将会看到的，对理解精神分裂症和相关疾病患者的经验和行为来说，传统模型的解释能力显得极不充分。这些病人的病情几乎不能用酒神和痴呆的双联标签来涵盖，所以我们有必要发展一个替代方案，以取代死亡、睡眠和激情的三头马车和相伴而生的意象（黑暗、旷野和地下世界）。

　　西班牙画家戈雅（Francisco Goya）的一些作品可以作为传统观点很好的代言人，例如蚀刻画《理性的沉睡孕育出怪物》（The Sleep of Reason Breeds Monsters）和油画《萨拉戈萨疯人院》（The Madhouse at Saragossa，见插图）。在后者作品里，我们不只可以看见疯子的外观，还可以一窥他们的内心世界。它画的是疯人院里的病患，画面明暗对比极端强烈，让人几乎无法看清身处地牢般空间的病人面目。画中一个男人桀骜不驯地站在前景，后面是两个互相扭打的人。背景处，一个男人举起双手，看似求援，另一个男人则在地上爬行。画面中其他朦朦胧胧的人物同样让人觉得有哪里不对劲。整幅画形同是"本我"（id）*的肖像——黑暗而神秘，不可测度，xxv 但断然充满盲目和强烈的激情。我们不禁感到画面的阴暗暗示着它所装载的心灵一片幽暗，几乎可以听见从这些野兽般生物身体深处发出的哭嚎、咆哮和呻吟声。

xxvi 　　《萨拉戈萨疯人院》秉持的是一种再寻常不过的观点（当然也是一种很难使人不同意的观点），但它是否真能精确反映精神分裂类型精神病患的内心世界，却大有疑问。因为，如果仔细观察许多病人所说的话或所写的东西，会发现一幅相当不同和更加古怪的画面：他们感觉自己身处于一个日正当中而非午夜的世界，其中没有隐藏着的深处，反而是辽阔得诡异、纤毫毕现和充满耀目的光。而且，打破沉默和孤独的也不是野兽般的哭嚎，而是不间断的喃喃自语。相当常见的是，精神分裂症患者不只不觉得自己远离真理和光

---

　　*　精神分析学用语。按照弗洛伊德的理论，个人生命特质是一个整体，包含"本我"、"自我"、"超我"三个部分，"本我"是最原始、与生俱来和无意识的部分，由欲望和本能构成，肉体是它的能量泉源。

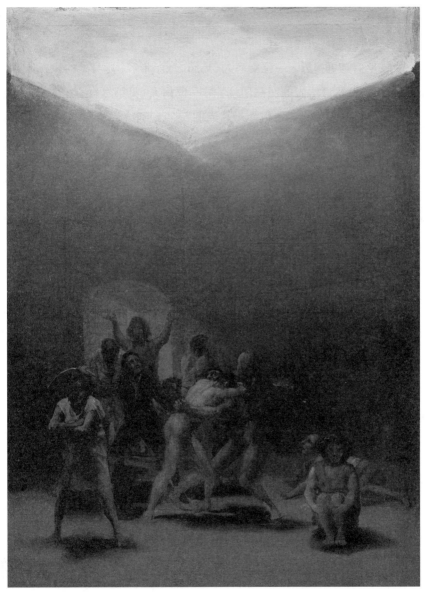

戈雅(Francisco José de Goya y Lucientes),《疯人院》(Yard with Madmen),亦称为《萨拉戈萨疯人院》(The Madhouse at Saragossa),1794。镀锡铁油画,16.88×2.38英吋(42.86 × 31.43 厘米)。米道斯博物馆,美国得克萨斯州达拉斯。米道斯典藏编号MM.67.01。博迪科姆(Michael Bodycomb)摄影。

明，反而是更接近。一位女病人（见第二章）形容，她身处的疯狂是一个充满超自然光的明亮国度，另一位病人（见第八章）谈到了他的头"因为受到光线照射而一片光明"。第三个例子是诗人内瓦尔（Gerard de Nerval），据他自言，每当精神病发作，他就会得到水晶般清晰的视力："我吃惊地发现，我知道了一切，一切都向我披露无遗。在这些宽敞的钟点，世界上所有秘密都为我所知。"[27] 我们固然可以不把这些说法当一回事，认为病人正是因为头脑太过混乱，才会把最漆黑的暗夜误当成白天（日与夜、明与暗的颠倒是 17 和 18 世纪爱用的比喻[28]）。但这样的说明却很难解释病患的感觉，也解释不了精神分裂世界异常光明夺目的特质。

事实上，有些精神分裂症患者相当聪明、心思复杂和具有创造性想象力。[29] 正如精神病学家雅斯贝尔斯（Karl Jaspers）所指出，他们的疾病往往会带来宗教或形而上式的察觉，显示出他们具有"优秀细致的理解力"。失去跟正常生活和自然世界的接触后，精神分裂症患者往往会相信自己"掌握了深刻的真理，对何谓永恒、世界、神明和死亡之类的观念有了彻悟。这种状态是他们病退后无法复制或描述。"[30] 例如，一位病人形容自己的经验有着"无所不包性格"和"无限性格"，另一位表示他对"混乱的解释（explanation of chaos）之美产生了兴趣"。[31] 精神分裂症患者和类分裂性人格者（schizoid individual）* 有时还会对一些被普通人视为理所当然的社会

---

*　"类分裂性人格疾患"为 DSM-IV 中一项人格疾患。在此处"类分裂性人格者"意指"拥有类分裂性人格特质"的人——不必然完全符合诊断准则。"类分裂人格"是一组有精神分裂倾向的人格特质，但有此人格特质者未必会发展出精神分裂症（同时，精神分裂症患者也并非皆有此人格特质）。因应 DSM-5 "精神分裂症"更名为"思觉失

事实采取批判立场（例如他们会尖锐意识到医院工作人员之间不着痕迹的尊卑模式，或意识到握手之类的礼仪多么莫名其妙）。有鉴于此，病人本身看事情的角度会常常备受忽略实属不幸（和讽刺）。他们的说法往往不被当一回事，要不是被视为完全缺乏意义，就是被视为是心灵最原始部分的产物。[32]

不过，传统解释遇到的难题有时会让人想要放弃寻求精神分裂症的心理学解释或理解。事实上，就连雅斯贝尔斯这么强索力探的心灵照样相信，任何企图解开精神分裂意识之谜的努力都注定失败。他因此主张我们应该承认这种疾病基本上不可理解，知所节制地把研究焦点单单放在它的神经生理学层面起因。但采取这种虚无主义态度会引起双重风险：第一个风险是把病人放逐到人类理解之外，第二个风险是让我们失去了解人类处境的重要极限状况的机会。替代方案是把精神分裂症的神秘怪诞视为一种挑战而非不可能跨越的障碍。它们或许还可以提供线索，让我们知道什么样的解释也许才算充分。 xxvii

我将会论证，精神分裂症确实是一种活着的死亡，但不是传统理解的那种死亡，因为在精神分裂症中死去的与其说是理性灵魂不如说是欲望灵魂，与其说是人的心灵层面不如说是身体和情感层面——一种同时失去对一己和世界的鲜明关系感。病人也许会用空间词汇形容自己有一种距离感，失去了亲密感或接近感，但这些都是比喻性的说法，是要表达他们感受到的强烈脱离（disengagement）或疏离感：一个病人称之为"一种精神与心智上的遥远性（a mental

_____

调症"的转变，类分裂性人格疾患已改译为"孤僻型人格障碍症"。本书第三章对此一人格疾患有接续讨论。

remoteness）。"[33] 此外，他们的身体会脱离自身的自然节奏，让当事人被困在麻木的清醒状态或意识过度强烈的状态。精神分裂症患者常常有一种自己已经死掉但又过度警醒的感觉，类似于失眠的尸体。例如，一个病人指出，每当精神分裂症发作，他就会被带入一种"死亡心绪"，与此同时又感到自己的思想像通了电，变得极为炽烈。[34]

否认精神分裂症有时缺乏条理性和可理解性是不智的，因为它有时确实会表现出激烈的矛盾和近乎不可穿透的晦涩。这些特征通常被归因为"更高智性机能"的停摆，是婴幼心态的重新复活有以致之——这种心态不理会矛盾律（即一件事情不可能同时是 X 和非 X），会把最扞格的欲望冲动同时并陈在意识的舞台。[35] 不过我们大概不应该遽下结论，太快诉诸原始和酒神类型的混乱意象。因为，精神分裂症呈现的意识解体难道一定只能是各种相互敌对力量的倾巢而出导致，而不可能是因为自我削弱（self-undermining）——就像某种事物因为不断回返自身而被自身压垮？如果真是如此，我们也许会发现精神分裂经验的怪诞与其说是一种硬生生的矛盾，不如说是一种悖论：反身的吊诡（the paradoxes of the reflexive）。

本书的诠释策略是用见于 20 世纪最前卫艺术和文化作品的情感和结构去烛照精神分裂症。20 世纪是现代主义的时代（本书对现代主义采取广义理解，把所谓的后现代主义风格也看成它的一种亚型），而现代主义艺术的特征一直被认为与精神分裂症相似：两者都同样难以理解或难以亲近，具有一位评论家所说的不可契入性（*Uneinfühlbahrkeit*）。[36] 特别重要的是，现代主义作品一点都不原始，也不是任何不足或匮乏的表现，因为它们的特征完全不是无反省性或自发性（spontaneity），而是充满强烈的意识自觉和自我指涉，还有疏离于行为和经验——因此可以被称为"过度反身"（hyperreflexivity）。[37]

有人说过，我们时代的人类活动缺乏"形状和准绳……惰性地 xxviii 交错着各种潮流"。[38] 如果此说属实，那事情肯定和某种向内注视（introversion）和疏离性有关，是卡夫卡（我们时代的一个代表人物）在日记里提到的一种内在过程（inner process）的加速化。他形容，现代人以"脱缰的节奏"反观内省，"不允许任何观念静静自行沉淀，非要把每个观念置于意识的审视之下不可，最后竟至于把自身转化为一个观念，用更高一层的反观内省加以审视。"[39] 这种自我生成过程（常常是一个强迫性过程）在 20 世纪的现代主义艺术和思潮中达到最高峰。它转化了所有艺术的形式、目的和想法，让它们变得（对未受过训练的眼睛而言）难以理解、让人不愉快和异类——就像精神分裂症。正是这种回旋和吊诡的状态（它是那么的自我削弱和看似脆弱，却又屹立不摇，表现出强大的适应能力，持续了近一个世纪仍没有衰竭迹象）让现代主义为精神分裂症之种种神秘症状提供了最具阐明性的模拟。

* * *

我要在一开始强调本书的目的是厘清，不是评价或解释。我追求的不是因果说明，而是维特根斯坦所说的"看出关联性的理解"[40]，也就是追求用模拟来改变观看的角度，好让现象可以被看见，因而变得可理解或以一种新的方式被理解。我不是要主张疯狂和现代主义在所有重要方面都相似，也无意贬低现代主义，暗示现代主义艺术或文化是一种精神分裂的表现。我断然不打算歌颂精神分裂类型的疯狂（例如主张它们对于艺术创作特别有诱导性，或者否认它们是严重的功能失调和不是在某种意义上构成一种疾病）。我也不会主张疯狂和现代主义之间有着病理学的联系，比方说不会主张是现代文化和现代社会秩序导致了精神分裂症。另一方面，这又不表示应该假定精神分裂症和现代主义是完全不同的现象，是两条平行的轨道，从来没有交错或交汇。就像所有人类一样，精神分裂症患者和类分裂性人格者是由他们身处的文化脉络所形塑，而他们也有可能会对他们身处的文化脉络有所影响。不过，本书关注的是亲和性（affinities）而不是影响性。在本书的后记，我确实会谈到现代主义、现代性（modernity）和疯狂之间的可能因果关系。这是个引人入胜但困难的问题，而我所持的立场基本上是不可知论（agnostic），但不管怎样，它都有别于我在下面各章聚焦的现象学和诠释学层面议题。[41]

　　我的主要目标仅仅是重新诠释精神分裂症及某些与其关系紧密的病理形式（后者即所谓的"精神分裂疾患谱"，其中包括类分裂性人格疾患［schizoid disorder］和分裂病性人格疾患［schizotypal disorder］，还有某些种类的类精神分裂性疾患［schizophreniform disorder］和情感性精神分裂疾患［schizoaffective disorder］）。我意在透过揭示它们和现代主义的亲和性，显示一些它们一直被认为是原始或劣化的特征其实远比我们以为的复杂、引人入胜和自觉。[42]我乐于相信，这个探究是本着维特根斯坦的精神来进行的。他一个学生在事隔大约四十年后对这种精神有很扼要的说明："首先是牢记事物的样子，然后用有阐明性的模拟，去理解它们为什么是它们的样子。"[43]

　　一般来说，我们想要了解和我们身处同一文化的人不需要花多少气力：因为彼此分享着一个共同和视为理所当然的世界，他们的目的和意向对我们来说几乎是透明的。只有在面对那些不容易理解的人，我们才用得着理论。理论的作用主要是通过模拟，以我们认为我们理解的东西作为模型，去理解我们不太理解的东西。就像传统观念把疯子比喻为野蛮人或小孩一样，把疯狂模拟于现代主义思想感情一样可以例示出约翰·洛克所谓的"机警的模拟推理方式"（wary reasoning from analogy）。这样的推理当然有可能把我们引入歧途，但如果没有它，我们便几乎难以获得任何理解。幸运的话，这种推理"往往会让我们发现一些舍此以外发现不了的真理和有用产物。"[44]

　　把精神分裂意识和现代主义加以仔细对比会显示，它与酒神型精神的共通处少，与尼采在《悲剧的诞生》中提到的那种精神（以日神阿波罗和哲学家苏格拉底为代表）的共通处多，也就是说，它的特征与其说是融合、自发性和欲望解放，不如说是分离、拘束、失去活力、夸张的理智主义和反观自照倾向的剧烈化。[45] 在我们的分析过程中，现代思想的一个极大反讽刺将会逐渐浮现：精神分裂形式的疯狂（它经常被想象为现代病的对立面，甚至被想象为摆脱过度自觉和自我控制的潜在方法）事实上也许只是一种本质上与之极端相似的疾病的极端表现。

　　本书关注的多为现象学层面的议题，也就是关注许多精神分裂症患者的意识状态和他们生活在其中那个世界的质地。我追求的

是一种整合性的理解，不是发现因果互动模式。借人类学家格尔茨
（Clifford Geertz）的话来说，我想理解的是精神分裂症的"风格、逻
辑涵蕴、意义和价值。"[46] 因此，我的观点并不必然与其他某些研
究精神分裂症的进路相抵触，例如那些着眼于神经生物学层面异常
的研究或者那些透过基因或环境因素解释精神分裂症生成的研究。
我和它们之间只是角度不同，没有冲突可言。[47] 不过，正如文学研
究者海勒（Erich Heller）所指出，把因果问题和现象的性质混为一
谈这种"庸俗的心灵习惯"乃当代世界一大趋势，因为现代的机械
主义科学"在我们脑子里塞满它最擅长解决的问题，即如何（how）
的问题，不给有什么（what）的问题留下多少呼吸空间，有时甚至会
让人连问那样的问题都觉得难为情"。[48] 在医学界和心理学界，这
一趋势导致精神分裂现象的性质备受忽略，所有人的注意力几乎都
集中在病因和发病机制的问题。

　　不过，我的诠释却会跟别的方法发生冲突——只要它们也是为
精神分裂意识的结构和感觉提供理解模型者便有此可能。有很多
颇具影响力的理论都属此类：与我的诠释冲突的是把精神分裂基本
上视为一种失智症的精神病学概念；在精神分析观念上，与我的诠
释冲突是把精神分裂视为是受到原始本能力量支配、是一种"初级
思维过程"和自我—世界的融合类似于襁褓状态的主张。[49]（但法
国精神分析学家拉康的方法也许是例外。）[50]

　　我并不认为过度反身的特征或者现存感觉的削弱只见于上述
一类病人。就像心理过程的许多方面一样，我所强调的反身和疏离
形式并非任何诊断群组（diagnostic group）或人格类型所独有，差
别只在于突出程度。我当然不准备为精神分裂症、现代主义或过度

xxx

反身提供一个本质性定义，即不准备暗示这些现象有着鲜明的边界和容易定义的特质。[51]

过度反身可以不同方式出现，受其影响的有可能是身体、心灵，或是情感。它有时是以较反省或准自愿的形式出现（这种被称为"反省性［reflective］）过度反身"的形式常常带有防卫性质），这像是一种"招惹"（act-like），带来较为被动的经验形式。后者（也许可称作"运作性［operative］过度反身"）通常独立于主体的意志，以一种较为自动的方式，并且带有无端受累的性质（affliction-like）。它常见的展现是弹出式的动觉感觉（kinesthetic sensation）和破碎的"内在话语"（inner speech）——在正常人，"内在话语"都是处于意识的背景处。[*] 同样情形也见于疏离或现存感（sense of presence）的削弱：有时可能自动施加，有时则是一种防卫策略或准自愿的抽离或脱离形式。[52]

没有任何精神分裂症患者会表现出以下各章述及的许多经验和表达样式的全部；甚至，这些样式有时是以减弱或不纯的形式出现（那些只有类分裂性人格或患有情感性精神分裂疾患［schizoaffective illness］的病人尤其如此：他们的精神分裂症特征会和躁症发作或忧郁症的特征结合在一起）。但为了方便理解和清晰，我会采取一种类似理想型（ideal-type）的方法，即尽量概括化而不太管例外和需要加上但书的情况。[53] 理想型观念是马克斯·韦伯所揭橥，而正如他指出的，这方法性质上明摆着是要以偏概全：它是要突出那些"典型"见于被探讨现象所有个案的特征，但这些

---

　　[*]　见第六章。

特征对所有个案的适用程度和适用方式不尽相同。[54]

另一方面，应该明白指出的是，我要主张的立场绝不谦逊。我认为它适用于许多精神分裂症患者，甚至适用于大多数"货真价实"的精神分裂症患者和很多传统上被看作是该种疾病定义性特征或核心特征的经典症状。事实上，我将会论证过度反身伴随着疏离或受到扰动的现存感受，将是主要讨论议题，借以收摄精神分裂意识的许多具体方面，为这种症候群组织出一幅完整画面。[55] 但这并不是说，它对精神分裂症患者来说是唯一重要的议题，也并非否定想了解精神分裂症其他重要面向尚有更好的办法。

再说最后一点：由于我的论证是采取模拟策略，所以如果我拿来模拟于精神分裂症的项目（即现代主义）在性质上是绝对清晰和毫无争议的，将会最理想不过。否则，被模拟的双方就会不断改形换貌，让我的整个分析变成是建立在浮沙上。不幸的是，在处理性情气质和现象学结构之类的议题时，诠释工作无可避免会存在风险，不可能完全摆脱歧义性。不过，为了让我的模拟不致太过自以为是，我对现代主义的说明是以绝不离开最广为接受的诠释为原则。这倒不是说这个模拟完全不可能反过来影响我们对现代主义的理解。因为有可能，当我们看过精神分裂症的情况再望向现代主义的时候，会看到一种和原先不太一样的现代主义。事实上，我认为这个模拟研究即便不会有助于阐明现代状态的整体，也至少有助于（透过精神分裂症的折射）阐明它某些让人不安的性质。这是本书最后一章会处理的问题（特别是精神分裂与"后现代主义"的关系）。但不管怎样，本书的主要关怀都是澄清精神分裂现象：每逢这些时候，诠释之箭都会是从现代主义射向疯狂。

不断增长的意识是一种危险和疾病。

——尼采《快乐的科学》

第一章　导论

> 精神病（psychoses）的事实成为我们的一道谜题。它们一如人生未被解决的问题。精神病的存在这个事实是每个人的隐忧。这个事实，加上恰恰是世界和人生让精神病成为可能和不可避免，都让我们不只搔首踟蹰，还不寒而栗。
>
> ——雅斯贝尔斯《精神病理学总论》

精神分裂症既是最严重也是最谜样的心理失调。虽然要等到19世纪90年代才被概念化为一个疾病范畴（有鉴于人类对异常心灵的研究历史极为悠久，这种正名化可说是姗姗来迟），但一成为疾病范畴之后，这种疾病或说这组疾病便迅速成为精神病学的核心关注点，成为无数实证研究和理论论文的对象。现代精神病学的历史事实上就是精神分裂症的研究史，而精神分裂症也是我们时代最具代表性的疯狂形式。[1] 然而，投向这种病症的大量关注看来并未解开许多谜团，因为时至今日，我们对这种最奇怪和最重要的心灵疾病的起因、基底心理学结构乃至精确边界很大程度上仍然茫无所知。这种疾病被比喻为"心灵癌症"，困扰着大部分现代化和工业化社会约百分之一的人口。[2]

就连光是要定义精神分裂症都大不易。这个疾病范畴是克雷佩林（Emil Kraepelin）在 1896 年创建，而现代精神病学的分类基础在此时几乎奠定完备。据他描述，早发性痴呆（*dementia praecox*）涉及"对精神人格内部凝聚力的一种奇怪破坏，随之而来的是情感生活和意志的严重受损。"在 1908 年创造出精神分裂症（schizophrenia）一词的布鲁勒（Eugen Bleuler）指出，这种疾病会让病人的"思想、感情和其与外在世界的关系发生一种自成一格的奇怪改变———一种不见于任何其他地方的改变"。[3] 得这种病的人会经验到各种不同的妄想和幻觉，表现出奇特的思想和语言。但因为类似现象也见于其他严重的心理和情绪障碍（例如躁郁症、妄想症和各种器质性脑综合症），让人很难确定某些本质特征是精神分裂症所独具。

2　　　精神分裂症之难以捉摸不仅在理论或科学的层面被感受到，还在人际互动的层面被直接感受到：这些病人会让别人感受到一种极强烈但无法形容的异类性（alienness）。在与正常人的互动中，甚至在与其他任何种类精神疾患病人的互动中，我们会立即感觉对方也是一个人，但精神分裂症患者却看似生活在一个完全不同的宇宙，站在一条"抗拒形容的鸿沟"的另一边。[4] 欧洲精神病学家称这种感觉为"预知感受"（praecox feeling）*：这种感觉中，我们会觉得对方"完全古怪、费解、不可思议、诡异、让人无法产生通情，乃至让人觉得邪恶和可怕"。[5]

　　精神分裂症患者经历的变化会让近亲（妻子儿女和兄弟姊妹等）

---

　　* 称之为"预知感受"是因为涉及的感觉会让诊治者很短时间内便猜测求诊者是得了精神分裂症。

魂飞魄散且痛苦难当。患者仍然有一个肉体，仍然会呼吸和说话，却看似不再拥有灵魂，待你有如完全的陌生人。而且，从精神分裂症患者的自述看来，他们对自己的偏离航道和疏离同样惶恐不安。他们的意识结构也许会发生激烈改变，失去原有的时间、空间、因果性和身份形式（这些都是正常人生的基石）。他们的时间或空间感也许会变得不稳定或完全变了样；他们面前的世界也许会变得分外突出但又让人感到奇怪和陌生，也有可能会从现实中淡出，甚至塌陷或消失。例如，一位病人称自己为"没有时间性的存有"，把过去形容为"受限制、干瘪和错位"。[6]另一位病人形容外在世界为"一个无边无际的巨大空间，一片平坦。它像是月球表面，冷得有如北极的荒原。在这个向四面八方不断延伸的虚空中，一切都不可改变、一动不动、凝结和结晶化"。第三位病人说他"老是在长距离被吞噬，老是在长距离被斩首"。还有一位病人说他在发病期间曾经挪开自己脑袋，沿着气管爬到身体里面溜跶，观看各个器官。[7]不过，最让人魂飞魄散的经验大概是自我（selfhood）的某种奇特突变，例如失去自我统一性、失去时间连续感，或是感到有某种粗暴力量控制着自己的思想和行为：

> 我在融化时会失去双手。为了怕被别人践踏，我走进一个门洞。我身上的一切都从我飞走。在门洞里。我可以把身体碎片搜集起来。情形就像是有什么向我扔了过来，把我撞击得四分五裂。我感觉我是没体态的，感觉我的人格正在融化，自我正在消失，自己不复存在。一切都在拉扯我，要把我撕开……皮肤是让这些碎块保持在一起的唯一方法。除此以外，

我身体的各部分毫无联系。[8]

他们不再能够控制自己的意识，甚至不再能够住在自己的意识里，反而是被"一种难以捉摸的奇怪力量桎梏，苦不堪言"。[9]另一位病人写道：

> 正如基督教曾因为闹分裂而分崩离析，由人类精神所竖立的最神圣丰碑（即思考和下决定的能力）已经把自己从自己撕开。最后，它被抛出它在白天和其他所有部分混杂在一起之处，审视有什么留在后头。它不会渴望做事情，所做的事情看来都是由某种机械化和可怕的东西做出来，因为它虽然能够做事情，却不能够想要做或不想要做事情……本来应该是住在一个人里面的感觉离开了身体，向往着返回身体，但又失去了返回的能力。[10]

不难想象这些疯狂形式往往会激起当事人的矛盾反应：既深深着迷又感到厌恶。就像死亡和狂喜那样（前面说过，精神分裂症有时会被比喻为死亡或狂喜），精神分裂症经常看似是人类生命的极限情况或最远边界，暗示着一种几乎难以想象的反常：意识本身的消亡。

这种对人类正常心灵样态的偏离确实非常极端，因此有些精神病学家和心理学家认为它们完全不可理解，永远不会对人的移情能力敞开。但也有人不同意这种见解，而正如我们即将谈到的，最常被他们用来模拟于精神分裂意识样态的，是那些失去了或还未达到更高和更社会化心灵机能的人：包括得了"弥漫性脑损伤"的病人（状似失智症患者）、婴幼儿或某种绝对遗世独立的虚构人物（例如传说中的"野人"*）。

有鉴于这些传统模型（"野人"、小孩或破碎大脑）的大行其道，以下这个事实也许会让人吓一跳：在许多重要方面，精神分裂症的症状和20世纪（一个"现代主义"世纪）最为复杂的艺术、文学和思想所表现的经验形态，有着惊人相似之处。例如，在顶尖的现代主义小说《没有质感的人》（*The Man Without Qualities*）**里，奥地利作家穆齐尔（Robert Musil）所描述的自我突变会让人强烈联想到一些精神分裂症患者的经验：

> 已经生成的是一个没有人类质感的世界，是一个不具人类经验的经验世界……这十之八九是因为，人类中心主义的解体（这种主张人类是宇宙中心的主义已经当道很久很久）……终于波及自我。因为，相信经验的最重要之处是体验经验本身，以及行为的最重要之处是从事行为本身，已经被大部分人视为是愚稚信念。[11]

穆齐尔所描述的瓦解只是疯狂和现代主义之间众多相似点之一。这些相似点有助于阐明精神分裂症患者让人困惑的内心世界和解释他们散发出的独特氛围。

---

　*　"野人"（the Wildman）为见于中世纪欧洲艺术和文学作品中的神话人物，全身长毛和过着野兽般的生活。
　**　又译为《没有个性的人》。

20世纪看待精神分裂症的传统观点

深渊说和破碎大脑说

　　奇特的是，精神分裂症的难以形容但又鲜明的怪异氛围有时会被当成诊断的关键判准，让它的难以理解本身变成了重要的归类原则。在出版于1913年但至今仍是现代精神病学最重要的理论文献《精神病理学总论》中，精神病学家雅斯贝尔斯（他后来才成为哲学家）指出，精神分裂心灵是"有意义感和容许别人契入的心灵的最大对立面，它以一种自成一格的方式让自己不可能被理解（*ununderstandable*）。即使没有出现妄想症状，这种心灵仍然名符其实是'疯的'"。[12]

　　雅斯贝尔斯力主所有其他类型的精神疾病都可理解，都只是一般人感受到的焦虑、兴奋、抑郁、恐惧或自大的扩大化。一个躁症患者也会感觉自己的力量、吸引力或美德增加了若干倍，从而相信（例如）有几千个女人爱着他，或是将会在华尔街赚一大票，或是即将获得诺贝尔奖。另外，一个有被害妄想症的人也许会认定自己被中情局跟踪，任凭别人怎样用理性理由指出那些被她视为"证据"的现象纯属巧合仍不为所动。这两个例子里的幻想当然都是幻想，但它们并不真正怪异，因为其中仍然预设着正常的时间、空间和身份同一性。我们不难理解它们只是一般的恐惧和幻想的极端夸大化。但精神分裂症患者的经验却是十足怪诞，在其中，自我与世界的所有正常关系全都发生了诡异的突变。要不就是他们所经验的事情完全说不通，逻辑上不可能。一个例子见于舞蹈家尼金斯基（Vaslav Nijinsky）的日记（他是二十多岁接近三十岁时出现精神分裂症）："有一次，我在散步时似乎看见雪地上有血渍。我跟着血渍走，感觉到有个还活着的人被人杀死。"[13] 在雅斯贝尔斯看来，这些经验的定义性特征是一种化约不了的怪诞，而想要猜测有什么共同因素或者缺陷存在于精神分裂症多种多样症状的背后则纯属徒劳。[14]

雅斯贝尔斯竟会坚称精神分裂症不可能被理解不能说不奇怪，因为他毕竟是"诠释精神医学"（Verstehende psychiatry）的最重要鼓吹者。在他看来，精神病学应该研究的是意义和经验样态，而且正是这一点让精神病学不只是生物科学的一支，还是人文学的一支。事实上，雅斯贝尔斯不多久之后便起而攻击西方思想里某些根深蒂固的物理主义和理性主义假设。不过，这些假设在近几十年再次复活过来，以一种新克雷佩林主义（neo-Kraepelinian）的形式在精神病学大行其道，在在倾向于扼杀大部分其他观点。

克雷佩林暗示（有时是明示），精神分裂症的心理层面表现"不过是大脑的'函数'"，主张是神经生理缺陷导致情感和意识能力的极大弱化，进而又导致人格内在统一性被破坏殆尽，让当事人失去体验一贯和有意义经验的能力。[15] 从他把精神分裂症称为早发性痴呆这一点，透露出他认为这种疾病是失智症（老年痴呆）的一种早发形式。他认为，患者的心灵生活"无可避免会越来越弱化"，最终他们的自我会瓦解，让他们"完全无法理解和形成新的观念"。在克雷佩林看来，是某种神经生理上的恶化或损害带来"内在串联性和因果性的破坏"，导致"主动生活的整体"失去了正常的连贯性、目标指向性和理性。这一类病人的思想和行为不过是"偶然出现的 5

外在影响力"的产物，或同样是偶然在内部出现的"冲动、交叉冲动和相反冲动"的产物。[16]

本世纪许多精神病学家和心理学家都追随这种思路，把精神分裂症看成是"心智水平的降低"[17]、"心灵活动的功能不全"[18]或心灵运作之被化约为反射动作或自动化（其定义为"最简单和最粗浅形式的人类活动"）[19]。不然就是把它视为不外是认知装置的某种失能的结果。这一类解释通常把精神分裂意识模拟为一部有毛病的计算机或机器，认为它的各种奇怪症状可以归因于不同种类的"不足"或"匮乏"（例如集中注意力能力的受损、抽象思维能力的不足，或是范畴化物体或知觉的能力减弱）。它们极少探讨这些症状会不会是认知功能过度旺盛导致，也极少探讨病人的经验在质感上是不是迥异于一般人。他们也不太强调病人在创造自己的不正常世界和行为时，有可能扮演着积极角色。

这一类方法有时会助长轻蔑和不屑态度：当有些人被视为是故障的大脑机器，缺乏能力产生较高程度的目的性和意识，他们很自然会被认为不仅是难以诠释，还是无可诠释，而这是因为他们的行为和表达被认为必然缺乏正常人类活动的意向性和意义性。[20]批评这一类意见时，雅斯贝尔斯攻击了化约主义科学对疯狂的冷眼凝视。在他看来，精神分裂症之所以不可理解，原因不在于它无可理解性，而在于它超越理解，在于它存在于某种人类理解力无法想象的领域。[21]但不管是采取克雷培林的痴呆说还是雅斯贝尔斯的"深渊说"，都假定了精神分裂症的基本特征是某种未知的器质性原因导致，是生物学因素侵入心理领域造成，因此无法靠心理学去理解。[22]这一类态度显然不太可能会鼓励精神治疗，所以后果有可能是让病人更加疏离于社会世界。[23] 根据这种观点，精神分裂症即便最终会获得因果性解释，能取得这种解释的也不会是移情的理解或心理学诠释。雅斯贝尔斯相信，精神分裂症过程会始终越出我们的移情能力之外，因为它的鲜明元素是"某种不可企及和异在（foreign）的东西，也正是因为这个理由，它被语言定义为错乱（deranged）"。[24]

从这个角度看，精神分裂症乃是精神病学的绝对他者，而病人的本质就是"不可理解"本身。

原初婴儿故事

6

> 我们都是主观错觉的受害者……在一般情况下，凡是和我
> 们的习俗大相径庭的习俗都会被视为稚气未除。
>
> ——列维-斯特劳斯，《亲属关系的基本结构》

但把精神分裂视为一种痴呆和不可能理解并不是现代人看待疯狂的唯一方式。在布鲁勒（他跟克雷佩林和雅斯贝尔斯并为现代心理病学思想三大源头）较为折衷的作品里，我们找到了对上述"医学模型"假说最有影响力的替代方案。布鲁勒是精神分裂症一词的创造者，一生都在治疗这种病症的病患。他一度说过，在考虑过一切之后，他仍然觉得精神分裂症患者和他花园里的雀鸟一样怪。[25]不过，他又写过以下的话（他当时的心绪想必相当不同）："在那些骑着木马假扮将军的小孩子……和那些在幻觉中实现自己最不可能梦想的精神分裂症患者之间只存在着量的差异，两者只是五十步和一百步的分别。"[26]

在其出版于1911年的大作中，布鲁勒同时对克雷佩林和弗洛

伊德宣示效忠。从他的研究，我们看见了 20 世纪的疯癫观念是如何摇摆于两个极端之间：一个极端认定精神分裂症本质上无法理解，另一个极端主张我们若是把精神分裂症患者看成孩童、婴儿甚或胎儿，将可望了解他们。[27]

弗洛伊德在 1911 年把精神分裂症描述为一种严重退化回到最原始的"婴儿期自体性爱"（infantile auto-eroticism）阶段。[28] 自此，几乎所有精神分析作家都把这一类精神疾患诠释为"原初婴儿故事"。[29] 他们把精神分裂的意识结构看成对古早经验形态的回归，而支配这种经验形态的是不讲逻辑的初级思维方式（primary-process thinking）、一厢情愿的幻想和未被驯化的本能。在其中，人与世界处于原始融合状态，缺乏一个"观察者自我"（即缺乏自我反省和跟经验保持距离的能力）。这种观点有许多变体，但它们全都认为精神分裂症可以用理论加以掌握和用移情能力加以理解。[30] 这种思路把精神分裂症患者迎回人类范畴，但又只给予他们人类中的小孩子地位。

精神分裂症患者的退化或固着（fixation）有时会被理解为主要是自我（ego）的匮乏导致，另一些时候则被了解为一种防卫策略，一种逃避更成熟意识状态所必然会带来的焦虑的方法。此外，精神分裂症患者所回返（或固着于）的阶段有时被认为跟正常的婴儿状态类似，有时则被认为偏离于正常发展模式之外。[31] 但不管是这些意见中的哪一种，都认定精神分裂意识是一种低阶意识，特征是"概念化能力的变槽"、"目的性和选择性注意力的紊乱"、"少有能力反省自我和反省直接经验"、无法区分自我和环境，以及受到最原始思维方式（一种与对象合一的思维方式）支配。[32] 这种观点认为，如果说我们可以在精神官能症病人（neuroses）身上寻获失落的童年内容、其渴望和冲突，那我们在精神分裂症患者身上可以找到的便是近于 7 婴儿状态的意识：主体性（subjectivity）于诞生那一刻的样子。

不管我们是否认为这种精神分析观点有效，它们的重要性都毋庸置疑，因为它们同时影响了心灵医疗专业和文化整体。弗洛伊德学派和后弗洛伊德学派的概念都不是什么崭新东西，因为正如我们看到过，它们的许多主张都可以溯源至赫拉克利特和柏拉图。[33] 但精神分析观点至今仍是现代具有影响力的学说。

虽然克雷佩林和雅斯贝尔斯的进路仍然支配着今日的精神病学（一种生物学取向的精神病学），但"回归原始"的观点却被绝大多数追求心理学理解或鼓吹精神疗法的人热情拥抱。[34] 就像精神分析一样，其他心理学思想学派（包括认知—发展学派、完形学派、荣格学派、人际交往学派和自我心理学学派）的解释策略往往也包含着一种现代版本的存在巨链（Great Chain of Being）观念：这观念从文艺复兴时期起就非常显赫，主张天地万物都处于同一个层级架构之内，完美程度各自不同，形成一个不间断的高低等级，包括了"从幽暗、沉重和不完美的大地层层上升为越来越完美的星辰和天体"，"从无知和身体的领域层层上升至理性的自我觉知的眩目高度"。[35] 上述所有心理学派都多少接受意识会迈向更高层次这种大叙事，假定了所有心理现象都可以在单一的线性向度找到定位。在这个意识层级架构最顶端的是适应现实、实事求是和准科学的意识——现代社会中正常的成年人就是这种意识。又有鉴于此，任何偏离这种状态的意识都被假定是属于一个较前面（因此也是较低阶）的发展阶段。

在这种叙事里，精神分裂症占有特殊的地位，被认为是最低阶段层次的代表之一，可以证明一种疾病的严重程度与其原始程度有对应关系。这样的诠释可以大有吸引力：维特根斯坦在他谈论弗洛伊德的讲座里表示这种解释"着有'神话式解释'一样的吸引力，因为它就像神话一样，也是把一件事情解释为以前就发生过。"正如维特根斯坦指出："当人们接受或采纳这种解释，那么有些事情对他们来说就会变得清楚和好处理得多。"[36] 这种观点往往会导致一个相当高高在上的假说：精神分裂症患者有必要长大或社会化，而治疗师应该扮演有爱心和有智慧父母的角色，给予病人第二次长大成人的机会。例如，安娜·弗洛伊德（Anna Freud）便认为治疗精神分裂症的适当技巧"在许多方面都与教养婴幼儿的方法一模一样"。[37]

野人：无惧于追求欲望的英雄

虽然主流精神病学和精神分析在过去一百多年对理解和治疗精神分裂症有着重大影响，但它们不是唯一关心这种疾病的传统。作为最严重和最典型的疯子，精神分裂症患者同时也在20世纪的文学、思想和前卫艺术（包括反精神病学运动的传统）扮演核心角色，被当成具有本真性（authenticity）和不会在自己激情面前畏缩的理想人物的范例。莱恩（R. D. Laing）的《经验的政治》（*The Politics of Experience*）把疯狂视为一种摆脱拘束和回归至"原人"（primal man）的状态，认为这种状态甚至可以疗愈"我们那种被称为正常的骇人异化状态"。[38] 不管是布勒东（André Breton）1924年所作的《超现实主义宣言》（Surrealist Manifesto）、杜布菲1951年之作《反文化立场》、布朗（Norman O. Brown）1966年之作《爱

的身体》(*Love's Body*)，还是德勒兹(Gilles Deleuze)和瓜塔里
(Felix Guattari)1972年之作《反俄狄浦斯：资本主义与精神分裂
症》(*Anti-Oedipus: Capitalism and Schizophrenia*)，都对精神分裂
症患者讴歌有加，誉之为"无惧于追求欲望的真英雄"、"最贴近真
实(reality)*噗噗跳动的心脏"的人物或"活出身体淋漓生命力"的人
物。精神分裂状态也常被说成是一种"对理性主义压制的创意性反
动"[39]，被认为活脱脱体现出尼采在《悲剧的诞生》里描述的酒神型
疯狂(Dionysian madness)：在这种疯狂中，当事人会因为陷入狂喜
而抛弃所有的自我控制、怀疑和犹豫，迈向追求各种本能的满足和
"基原一体性"(primordial unity)。由于这种状态被假定为个人人
格发展或人类演化早期阶段的特征，酒神模型和原始性模型之间有
一定亲和性。[40]前卫艺术家和反精神病学运动一直强调这意象正面
的一面(激情洋溢、生命力丰沛和想象力丰富)，但他们就像传统的
分析家一样，假定精神分裂状态缺乏自我控制能力、意识不到社会
成规和缺少"文明"意识的反身性。所以，不管是对传统主义者还
是激进主义者来说，也不管是对理性主义者还是浪漫主义者来说，
精神分裂症患者都存在于一个类似神话性思维(mythical thought)
的阶段——在该阶段，意识还没有(用恩斯特·卡西尔的话来说)从
昏睡状态中奋起。[41]

　　这一类观念事实上异常类似于一度在文化人类学大为流行的
演化主义。该主义认为部落民族是由本能支配，缺乏抽象和自觉能
力(这种能力只会在发展或演化的后来阶段获得)。列维-斯特劳斯

---

　　*　这里的"真实"是指本能之类。

在列维-布留尔（Levy-Bruhl）和其他早期人类学家的作品里面找到
"这种传统的原始性画图"，在其中，人类"几乎还没有脱出动物状
态，仍然任由各种生理需要和本能摆布……他的意识受情绪支配，
被困在一座由混乱和魔法共同构成的迷宫中"。[42] 在精神分析学家
玛格丽特·塞切耶（Marguerite Sechehaye）笔下，精神分裂症也俨
然是"本我"的胜利：

> 摆脱了社会控制，甩掉了逻辑和道德律令（moral impera-
> tives），无视于意识的指挥，精神分裂的思维方式把它的根伸入
> 欲望、恐惧和各种基本驱力的最深处，成为了它们最珍爱的表达
> 工具。被注满从真实（reality）吸取的感情潜力，把它所从流出
> 的各种驱力的生命、能量和力量赋予了没有灵魂的事物世界。[43]

　　虽然这一类对疯狂和心灵的假定可以溯源至古希腊时代，但给
予它们现代加持的却是 17、18 世纪启蒙运动的理性主义。一旦人
9 类意识被定义为对自身本质的觉知（如笛卡尔的著名论证"我思故
我在"便是一个例子），则疯狂必然会被理解为对这种自我透明的
精神状态的偏离，而思想和疯狂也必然会落入尖锐对立。[44] 换言之，
上述三种模型（精神病学模型、精神分析学模型和前卫艺术家模型）
分享着同一个假定，即精神分裂症是一种丧失心灵或主体性最基本
能力的表现。这些能力包括逻辑推理和抽象思维能力、自我反省能
力，以及发挥自由意志的能力。[45]
　　这三种模型都自称解释得了一大部分精神分裂症症状，方法
是把这些古怪的症状同化于一些我们已较有了解的现象。三种模

型都强大有力，足以扭曲或简化它们要解释的现象。我将对精神分裂症患者的世界提供一个非常不同的诠释，而方法是更仔细和更不带偏见地观察他们的生活。不过，目前我们必须暂时搁置所有的解释，光是考察精神分裂现象本身。正如我们将会看到的，精神分裂症有许多核心特征（即使只光看表面）都是和匮乏、酒神型或原始的心灵状态不符。以下我只提出三点特征。

精神分裂症的异常特征

我要提的第一个特征最是明明白白抵触精神分裂症的酒神形象。那就是，患有精神分裂症的人往往看似几乎毫无情绪和欲望可言（表现为"情感平板"），而且病人就像观察他的人那样可以意识到自己的疏离感。另外，在做事情和解决问题时，他们也表现出一定程度的深思熟虑，不是光靠直觉或情绪指引。[46] 若说有谁更不像酒神模型所假设的本我化身，那大概是先前提过的一位病人（幻想自己跑到身体里面旅行的那一位）：事实上，该名病人极度缺乏身体实存感（physical existence）与自发性，乃至一度形容自己的身体是一部复印机，又说希望切开自己的血管，看看里面是不是流着机油。很多这一类病人都自称感到自己和别人的距离极端遥远，无比孤单，有如"活在玻璃墙后面的行尸"。[47] 克雷佩林在《临床精神病学讲座》（*Lectures on Clinical Psychiatry*）也指出过，早发性痴呆最突出一个特征大概是"对生活缺乏任何强烈情绪"。[48] 他和布鲁勒都注意到，精神分裂症一个基本特征是病人常常会突然放声大笑，只不过这种笑声通常僵硬和空洞，不带欢乐情绪，缺乏"狂躁症病人笑声中那种让人感到清新的喜乐性质"。[49]

　　第二种非一般特征是精神分裂症患者的认知障碍变化多端或不稳定,有违把这种病看成是一种失智的见解。许多长期让人有严重失能印象的病人有时(机缘适当的情况下)会显得语言和智力功能都相当正常,能够作出适当的情绪反应,甚至能够作出符合实际的决定和与别人共事。例如,当一场大洪水在1951年袭击堪萨斯州托皮卡市(Topeka)时,门宁格疗养院(Menninger clinic)一位心理学家"惊讶地看见,院内的慢性精神分裂症患者(其中一些已住院二十多年)不仅能像其他人一样装填和摆放沙袋,还能够有效监督我们的装填和摆放作业"。病人维持这种状态好几天,直到紧急状态解除才回复迟钝状态。[50]

　　在接受各种认知功能测验时,精神分裂症患者一般来说表现得比一般人差,反应也比一般人慢(但非总是如此:有些测试,他们的表现优于正常人)。不过,正如布鲁勒指出,他们会在接受测试时表现差,有可能只是不感兴趣、拒绝响应或不愿思考,所以故意胡乱作答,而这种情形很容易会让我们误以为他们是思考能力偏低。与器质性脑损伤的患者不同,精神分裂症患者回答问题的能力与问题的困难程度并无密切对应关系。例如,有个受测的病人先是答不出一道简单的减法题,但片刻之后却轻松答对一道复杂得多的数学题。[51] 还有个女病人声称她不知道日期或自己身在何处,但从她稍后写的一封信观之,她的空间定向感和时间感完全正常。布鲁勒指出:"每逢病人想要达成某种目的,都会显示出他们有能力进行复杂的演绎推理。"[52]

　　诗人荷尔德林人生最后四十年都是在精神分裂症中度过,常常会对访客(特别是他不喜欢的访客)说些不知所云的话,显示出头脑极端混乱和缺乏自我控制能力。但他又可以写出一些毫无瑕疵的诗作。即便"连续几天或几星期没说过一句理智的话",他的诗照样句句有意义,毫无语法或语意上的错误——而且都是一挥而就,无需修改。这让他其中一位朋友不由得怀疑,荷尔德林是否只是"像哈姆雷特那样不时戴上傻瓜面具",装疯卖傻? [53]

精神分裂症的第三个特征一样是抵触传统模型,但这一次的抵触发生在一个不同的维度,因为它不是关于任何单一症状,而是表现在整个症候群令人眼花缭乱的异质性。

很多精神病学的范畴固然都包含着一定程度的多样性,而且很多八成是"家族概念"(family concepts),即缺乏单一和明确的定义标准。但是,大多数"诊断群组"的典型特征和症状仍然可以在两个不同但相关的意义上"被理解":即透过同理心来了解,和作为一个由相关特征构成的统一体来了解。例如,强迫症患者的讲条理、节俭和固执看来并非互不相干,而可以被视为一个有着某种统一性的群组(上述三个特征看来都反映出病人执着于自我要求和自我控制)。就连躁郁情绪状态表面上的不一贯都可以被理解为情绪控制障碍所引起的辩证性转换。

但精神分裂症特征的多样性却远高于其他精神疾病而且受到忽视。它的典型症状无法被轻易归因于任何单一心理机能出问题(不管是思想、情绪、意志还是人际判断力)。所有这些机能看来都受到影响,很难说得清它们哪一个比其他机能更具核心作用。我们也无法用单一主题(如夸大的控制、变幻莫测的情绪或强烈自爱)来描述精神分裂症。无论我们选择观察的是哪个维度,精神分裂症患者表现的异质性都很难用任何常识性诠释或标准模型来解释。事

11 实上，对这一类病人的几乎所有概括在经过进一步观察后都会发现违反事实。根据把精神分裂症理解为大脑失调或倒退回襁褓状态的传统模型，这一类病人应该倾向于以具体方式和泛灵论方式感知世界。然而，我们通常会发现，虽然精神分裂症患者有时看似执着于字面或具象的思维方式，但他们一般都能够用抽象的方式思考，又虽然他们有时会以泛灵论的方式经验世界（比方说感到墙壁会听人说话或时钟会瞪着人看），另一些时候又会把世界看成是死物或机械（病人相信除自己之外的所有人都是自动机器，所以认定自己有必要代替父母思考）。[54]

精神分裂症患者与别人接触时既可能表现出过度敏感，也可能表现得漠不关心。[55] 他们有时墨守成规，有时反复无常；有时懒散，有时勤奋；有时易怒，有时碰到什么事情都会喜滋滋（但这种喜滋滋又不知怎的会给人一种空洞的感觉）。[56] 他们有时会满脑子想法，有时会脑袋一片空白。[57] 他们的行为、思想和知觉有时会极端有序或受到控制（表现出一种"病态的几何主义"）[58]，但另一些时候又会一片混乱。他们有时会觉得自己可以影响整个宇宙，其他时候又会觉得连自己的思想和手脚都控制不了——甚至（这是精神分裂症的最高吊诡）同一时间感觉自己控制得了一切和什么都控制不了。[59] 他们在别人要求他们做些什么时有可能会表现得极端负面（比如反着干或把提出要求的人当成不存在），但这不代表他们是故意搞对抗或是要切断自己和其他人的关系。因为，在其他时候，同一个病人又会表现得"十足奴性"，对每个要求马上照做（不过有时是用夸张到荒谬的方式执行）。[60]

因此，这种疾病抗拒任何把它的各种特征收入一个大理论或大模型的企图，抗拒任何发现其基底本质的企图（雅斯贝尔斯称这本质为"症状底下的'某个东西'"。[61]）因此，我们很容易会觉得，更明智的做法是承认我们的不理解，就此打住。把这个让人气馁僵局概括得最好的人又是雅斯贝尔斯：

> 在所有这些不可能被理解的材料中，研究一直在寻找一个核心因素。所有意想不到的冲动、不可理解的情绪和情感匮乏、交谈时的突然停住、毫无动机的观念、像是心不在焉的行为和其他所有我们只能从反面和间接描述的现象，应该有着某些共同基础。在理论语言上，我们有所谓的不连贯、解离、意识破碎化、心灵内部的共济失调［指思想和情感的分裂］、精神活动的不足和联想障碍等，借以指称他们的行为为疯狂或愚蠢，但所有这些形容归根究底表示它们的共同元素只是"不可能被理解"（the ununderstandable）。[62]

在这里，我们再一次遇到"怪异"这个怪异的判准：即主张精神分裂症的共同特征是"怪不可言"和"不可能被理解"。然而，这个判准本身便是问题重重。何谓之"怪不可言"？它是指某种具体性质还是具体性质的阙如？如果情形是后者，那我们是否必须接受精神分裂症是个特设范畴（ad hoc category），是一大堆大相径庭现象的大杂烩，它们的唯一共通处只在于它们偏离了标准的人类生活形式？

　　这一判准的另一个可议之处是它过于主观。我们如何得知一个对精神分裂症的理解是出于病人本身而不是解释者的函数（这包括解释者的热情、诠释概念的弹性和移情技巧，甚至包括他找出潜 12

在于自己里面那些精神分裂元素的能力）？[63] 有鉴于精神分裂症的难于理解，我们也许会忍不住想要举双手投降，主张精神分裂是一个"不可能的概念"，应该从我们的疾病分类学除名。[64] 但在这个问题上，雅斯贝尔斯的立场再一次看来是最明智的立场，而且至今还有效。他固然深知有许多问题困扰着精神分裂症的概念（例如它的边界在整部精神病学史上一直摇摆不定：有时窄些，有时则"因为太宽而自我摧毁"），但仍然主张它是作为科学的精神病理学所不可或缺的概念。[65] 另一方面，我们必须记住，雅斯贝尔斯又主张，有关精神分裂症性质的任何发现都只可能来自心理生理学和遗传学之类的学科，所持的理由是心理学寻找的是"有意义的连结"，所以不可能适用于这种最异类的心理疾病。

我不同意雅斯贝尔斯所说的最后此点，却相信他强调精神分裂症有两个面向对诠释性理解构成最大的挑战此说相当正确。这两个面向就是它的典型征兆和症状都极端多样和异样。不管精神分裂症是什么，它表现的异质性和怪异性都肯定是它最显著的特质之一，因此，忽略这两个面向的解释模型或比喻都绝不可能会充分。所以，我们需要的是一种可以阐明精神分裂症共同特征但不掩盖其多样性的诠释。这种诠释在了解精神分裂症患者时不会低估他们的诡异或是他们内心世界的激烈矛盾。

介绍过精神分裂症的主要特征和质疑过传统的诠释之后，我要转而谈谈这个模拟研究中的另一造：现代主义的艺术和思想。把疯狂和现代主义摆在同一个天秤上也许看似相当武断，甚至不伦不类。要能证明这种模拟适切而丰饶需要大量篇幅，换言之有赖以下各章才能做到。目前，我只想提出一点来佐证精神分裂症和现代主义有可模拟性：我说过，想要从心理学理解精神分裂症，必须对它的多样性和难以理解性投以极大关注。但试问，要在其他领域寻找模拟的话，又有什么会比以"求新求变"为座右铭的现代主义／后现代主义更叫人困惑和更多元主义？[66]

一个怪异的传统和一个搞怪的传统

> "是时候把这些现象比拟于不同的东西。"我心里想到的是精神疾病之类。
>
> ——维特根斯坦《文化与价值》

现代主义同时是最与众不同和最难以捉摸的美学革命。伍尔夫（Virginia Woolf）有一句名言："人性在1910年12月或这前后发生了改变。"我们当然不能照字面理解这句话，但它确实道出了人们普遍感觉到有某些深刻的新发展发生在世纪之交的不久之后。这些新发展集中在前卫艺术、文学和思想的领域，但也引起人类生活许多其他不同领域的呼应。C.S. 刘易斯（C. S. Lewis）是个有着传统品味和倾向的人，而他下面这一番话代表了很多人的心声："从前，没有任一时代所生产的作品要比立体主义、达达主义、超现实主义和毕加索更让自己的时代心惊和困惑。"就像文评家乔治·斯坦纳（George Steiner）和罗兰·巴特（Roland Barthes）一样，他认为第一次世界大战前的十几年标志着整部西方艺术与文化史的最大决裂。事实上，在他看来，现代诗"不仅比其他任何'新诗'要远为新颖，还是以一种新的方式为新，甚至是属于一个新的维度"。[67]现代主义作品的"新"也许无可争辩，但要定义其性质却困难得多。

　　所有断代概念当然都包含一定的多样性，但现代主义者的百花齐放却是前所未有。例如，试问达达主义艺术（一种歌颂混乱和嘲讽一切美学价值的艺术）和晚期 T. S. 艾略特（T. S. Eliot）格律井然的新古典诗有什么共通之处？试问蒙德里安（Mondrian）及包豪斯（Bauhaus）的严峻理性主义和超现实主义的新浪漫主义梦幻逻辑又有什么共通之处？赫伯特·里德（Herbert Read）认为，现代主义革命之所以独一无二，正是因为它没有建立一种新秩序。它是一种"分道扬镳，一种权力下放——有些人会说是一种瓦解。其特征是制造灾难"。另一位文评家指出，如果现代主义曾为自己建立一种主流风格，它便会自我否定，因此"不成其为现代"。[68]

　　所以，如果有人以此主张我们不可能全面定义现代主义，实属自然。"现代主义"不无可能确实没有统一的特征，指涉的也许只是极其纷纭的态度和实践，唯一的共通之处只有某种当代性——一种对 19 世纪的浪漫主义和现实主义传统的普遍敌意。但在我看来，这样的论断缺乏充分根据，因为要找出所有现代主义的共通处虽然困难，但仍可能在最重要的现代主义之间发现家族相似性（family resemblances）*。这种家族相似性不只见于 20 世纪上半叶的前卫艺术，还见于过去几十年来流行的所谓后现代主义艺术。

　　我把现代主义的显著特征分为七个相辅相成的方面（我对"现代主义"一词采取广义用法，即把后现代主义包含其中）。虽然这些特征全都可以在最具代表性的现代主义作品中找到，但很少有作

---

　　*　哲学家维特根斯坦的用语，指家人间那种难以具体界定的五官相似性。

品同时包含这七项。另外，这些特征也不是现代主义作品专属，而只是在这一类作品中最为突出。正如我们将会看到的，这些特征中有好几个都包含着辩证性质，甚至几乎可以说包含着矛盾，所以非常有能力自我削弱，甚至转化成为自己的对立面。然而，这正好是现代主义对本书探讨主题有用的部分原因——精神分裂症征候的多样性、复杂性和矛盾性不遑多让。

　　本书对现代主义采取相当广义的理解，把难以界定的所谓后现代主义亦包含其中。在我看来，后现代主义与其说是对现代主义的彻底偏离，不如说是对后者某些核心趋势（例如反身性和抽离）的夸大化，或说是对后者所作的某种辩证性颠倒——在这种颠倒中，它继续分享着现代主义的同一个框架（即我以下提出的七种趋势）。14 不管是这两种情况中的哪一种，后现代主义都不像是现代主义的对头，倒更像是其子嗣甚或手足。[69]

前卫主义：作对之姿

　　现代主义的第一个特点与它的百家争鸣性格最是相关：它的否定主义和反传统主义，它对权威和成规的不屑，它对听众期望的敌意或漠不关心，还有就是它有时会热烈制造混乱。这些趋势当然不是没有前驱（浪漫主义就是明显前驱），但它们却在20世纪发展至大行其道的状态，从此确立前卫主义成为现代艺术的"慢性病"或"第二天性"。[70]

　　逃离语言常规和发现全新题材的欲望见于现代主义前期、早期和全盛时期的许多经典作品。诗人兰波（Arthur Rimbaud）在1871年自言，他追求的目标是"去看那看不见者，去听那听不见者"。[71]

继他之后有许许多多作家和艺术家有着一样的雄心,仿佛只有不可言说和不可理解的题材才值得关注。逃出成规和探索全新领域的孪生动机常常会带来程度极端和让人不愉快的晦涩(现代诗的"难"是出了名的),甚至导致艺术家与沉默(silence)调情,完全拒绝沟通(所持的理由是任何沟通无可避免要透过成规和既有文类,也因此必然会遭到污染)。[72] 否定主义和反叛性格在达达主义论战家特里斯坦·查拉(Tristan Tzara)身上达到高峰:他声称艺术是"一件私人的事",说艺术家"仅为自己创作"。他把他的叛逆分子同道比作"怒号的风,撕碎云朵的肮脏纤维 * 和祈祷者,为巨灾、大火和腐败等壮观场面做准备"。[73]

　　一种对传统和原创性的不同的态度也一直存在于现代主义,并在近年来打着"后现代主义"的旗号走到了前台。这种态度不但不否定传统,反而热烈拥抱传统,用谐仿(parody)和恣仿(pastiche)等各种方式来把传统夸大化。[74] 换言之,前卫的基本元素(即疏离于传统)在这种态度不是表现为捣毁偶像和追求彻底创新,而是用幽默和心照不宣的讽刺(或冷面笑匠的抽离姿态)把传统的形式给展现出来。[75]

　　前卫主义根深蒂固的吊诡性格清楚表现在"作对文化"(adversary culture)或"新的传统"(tradition of the new)之类的概念。它的唯一常数是"变"本身,唯一遵守的诫命是"日日新"(make it new)**。[76] 基于本性使然,这一类雄心会煽动出最纷纭的表达形式和越来越花

---

　　* 原文"dirty linen of clouds"有打破既有规范之意。

　　** "日日新!"是诗人庞德提出的口号,用来呼吁前卫艺术家打破主流艺术的窠臼,推陈出新。

多眼乱的真创新或伪创新(或不断用反讽的方式把传统形式回收再利用)。诗人帕斯(Octavia Paz)说过,现代艺术"被谪入了多元主义",而因为是以追求新颖和他者性(otherness)为特征,它不折不扣是"一个怪异的传统和一个搞怪的传统"。[77]我们不可能在现代主义的形式本身找到共同线索就不足为怪了。这种线索只能从形式底下的心理情状(桀骜不驯或疏离的态度)去发现。

视角主义和相对主义

15

许多现代主义和后现代主义作品的一个特征(和上述一个相关)是观点的不确定或多样化。有些作品故意采取特定观点,然后揭露该观点无可避免的局限性;有些作品则企图采取多样化观点(同时并陈或快速转换),以超越单一观点的局限性。前者的例子包括印象派绘画和伍尔夫的《达洛维夫人》(Mrs. Dalloway),后者的例子包括立体派绘画、福克纳(William Faulkne)的《喧哗与骚动》(The Sound and the Fury)和伍尔夫的《海浪》(The Waves)。

这两个趋势是受到一个现代的体悟所启发:观察者在创造和限制知觉世界两方面都扮演着重要角色。一般认为,这种体悟是康德在19世纪之交所揭橥:他主张,人类主体(特别是人的"直观形式"和"知性范畴")在所有知识的构成上起着核心作用。艺术评论家格林伯格(Clement Greenberg)曾说,现代主义是"始自哲学家康德的这种自我批判趋向的剧化,甚至可说是恶化"。[78]这种态度会导致尼采所谓的"最极端的虚无主义",即认为根本没有真实世界可言,一切不外是"源于我们自己的观点角度"。[79]这种对一己中心地位的认知又可以引起两种不同的态度:一是力量感的巨大膨胀,相信现实（reality）不过是一己无所不能的自我所创造，不然就是绝望地体认到人类世界从根本上来说是无意义和荒谬，因而屈服于尼采所谓的"大吸血者——怀疑主义蜘蛛"*。[80]

去人性化或主动自我的消失

奇怪的是，人类意识在 20 世纪发展至一个看似更复杂层次的同时，又出现了某种破碎化和被动化（passivization），失去了自我统一感和自由行动的能力。这又带来了一种与浪漫主义膜拜自我风气形成尖锐对比的无我伦理学（ethic of impersonality）。

我们或许可以把这种趋势的其中一个版本称为无我的主体主义（impersonal subjectivism）或无主体的主体主义（subjectivity without a subject）。可作为在这种形式"去人性化"的例子包括福特（Ford Madox Ford）、伍尔夫和娜塔丽·萨洛特（Nathalie Sarraute）的小说，其特征是一种内在的破碎化，由此又导致主体失去现实感与主体性，让主体沦为各种主体事件（感觉、知觉和记忆等）自来自去的场合。这些排山倒海的经验鲜明、多种多样和独立于自我之外，在在让自我破碎化，让它的主要特征（统一感和控制感）湮没不彰。[81]

现代主义的去人性化倾向的第二种变体则刚好相反，即沉溺于最极端的客观主义。在其中，人类活动受到最冷眼旁观的凝视——这种凝视拒绝带有同理心并竭尽所能剥去物质世界的所有人类意义。这种"去人性化"虽然较前述的破碎化主体主义少见，但仍然在整个 20 世纪据有重要位置。它居于温德姆·刘易斯（Wyndham

---

* 这是把怀疑主义比作吸血的蜘蛛。

Lewis)作品的核心。在这位激进反浪漫主义和反人文主义画家暨作家的笔下，人的身体俨如机器，人类活动俨如机器的运作。他写道："死亡是艺术的首要条件，次要条件是灵魂的阙如……好的艺术品必须没有里面（no inside）。"[82] 这种客观主义去人性化的更近期例子是罗伯-格里耶（Alain Robbe-Grillet）的小说和其他后现代主义或后结构主义流派作家的作品。

去现实化（Derealization）和"世界的解世界化"（Unworlding of the World）

现代主义的这个特征和去人性化倾向密切相关，可以被称为"有意义外在现实的丧失"（loss of significant external reality）。[83] 它也至少可以表现为两种不同的形式：要不强调丧失"现实是外在于一己"的感觉，不然便是强调丧失现实的意义氛围。

在许多现代主义作品中，世界看来都被去现实（*derealized*），即被剥夺去实体性或客体性，失去了其作为独立于观察主体的实体或视域（horizon）的本体论地位。谈到 20 世纪抽象画的创作技巧时，艺术史家夏皮罗（Meyer Shapiro）指出："抽象画家使用的千百种别出心裁技巧（包括溶解、渗透、非物质性和不完全性）全是为了彰显画家本人对对象拥有主动主权。"为求得一种超越社会和自然的自由，这一类艺术家否定"知觉的各种形式面向（例如'形状和颜色的连接性'或'物体和环境的不连续性'）"，借此否定或超克世界倔强的独立性。[84] 在诗人马拉美（Stephane Mallarmé）大有影响力的不在场文学（literature of absence）理想中，我们找到抽象画的文学等值体：他主张，诗应该只关注自己的音韵和语法，专事否定（to negate）而不是唤起外在的物体和事件。

通常，这种对对象的凌驾无异于一种唯我论（solipsism），在其中，被经验的对象要不是看似依赖进行知觉的自我，就是这自我会膨胀至充满整个世界的地步。海德格尔（Heidegger）把现代称为一个"世界观的时代"（age of the world view），也就是说，现代人把世界理解为一种观点，一幅从属性的图像。（他写道："人变成了一切存在性和真理性赖以奠基的存在者。每逢这样的情形发生，人都会在进入存在之前先'进入图像'。"）[85]20 世纪荒诞剧的启迪者雅里（Alfred Jarry）鼓吹一种更虚无化的唯我论，讴歌心灵的彻底反观自照。他说："[存有之为存有]不在于看见或被看见，而在于只管在心灵万花筒里思考自己和关注自己。"[86]

不过，这种主体主义不是现代主义世界观的唯一版本。在另一个版本里，外在现实不但失去了它的实体性和他者性（otherness），还失去了它的人类共鸣性或人味，从而带来海德格尔所谓的"世界的解世界化（unworlding）"。一个极端展现是被称为"白色风格"（white style）或"文学零度"（zero degree of literature）的写作取向[87]，代表性例子是罗伯-格里耶的小说《物本主义》（chosisme）。他自言，写这小说是为了刻画一个"既没有意义也没有荒谬的世界，一个只是如其所是的世界"，这样的世界"否认我们的拟人化或收编化形容词……没有虚假的魅力，也没有透明度"。[88]

"去现实化"和"解世界化"这两种现代主义世界观的版本显然有着重大不同（一种极端主体主义，一种极端客体主义），但它们仍然有着重要亲和性。这两种情况，自我都会遭到被动化（passivized），变成内在经验（都是一些俨如事物的经验）的无能观察者(这是去现实化的情形);或是被转化为机器似的存在,置身于一个由静态和中性物体组成的世界(这是解世界化的情形)。另外,不管是主体主义还是客体主义的版本,人类经验的对象都会被物化(reified),被转化成为不透明或不可企及,于是我们除呈现它们的外观以外无法再做些什么。当对象是主观现象*时,它们会无法指涉外在世界;当对象是客观"事物"时,它们会无法唤起或传达意义或价值,纯粹是一些死物。[89]

事实上,正如我们将会在第五章和第十一章看到的,主体主义和客体主义两者跟去人性化和去现实化的关系都非常紧密,乃至可以同时并存,成为一种单一和高度吊诡的存在形态的两个互补面向。海德格尔认为,在现代世界,主体主义和客体主义有着"必然的互动关系",两者会"互相回馈,互相制约",往回指向"一些更深刻的事件":即指向人类因为自我意识太发达而失去与日常真实的联系,开始把自己经验为一种主体性或基体(*subiectum*),认为世界是为了他和透过他而被再现(represented)。[90]

"空间形式"

出于上述被动化和物化,某些用来组织文学作品的传统方法变得不太可行。在一个人类动机变得不再存在或无关紧要的宇宙里,在一个物体不再是目标、障碍或工具而只是静观对象的宇宙里,叙事结构就不可能还有存在余地(叙事结构假定存在着具有意义的历史变化,并以之作为核心的统合原理)。所以,许多现代主义文学

---

* 指个人的思想感受。

作品都致力寻找替代方案，以取代传统的时间性或叙事性工具。

　　在已经成为经典的《现代文学中的空间形式》(Spatial Form in Modern Literature)一文中，文学研究者弗兰克(Joseph Frank)介绍了一些现代派小说用来否定时间性并构筑诗性意象(poetic image)的方法(庞德把这种意象定义为"在一瞬间呈现的思想—情感复合体")。[91] 为了达成这种笼罩一切的经验郁结(experiential stasis)，现代主义作家使用各种方法去偏斜读者的视线，让他们既注意不到语言内含的时间性(语言是由一个字一个字构成，这本身就是一种时间顺序)，也注意不到人类行为隐含的时间性(这时间性表现在人类行为总是有目的和原因)。这些方法包括：以神话性结构作为组织工具以压倒情节，例子是乔伊斯的《尤利西斯》(Ulysses)；在观点与观点之间移动而不是在事件与事件之间移动，例子是福克纳的《喧哗与骚动》；使用隐喻意象作为反复奏起的主旋律，把分散开来的时间点缝合在一起，借此抹去在它们之间溜走的时间，例子是巴恩斯(Djuna Barnes)的《夜林》(Nightwood)。

　　在文学现代主义的客体主义版本里(这种版本的出现频率低于主观版本)，郁结是在事件或对象本身找到，不是在它们的人类内涵或美学意义找到。通常，这一类作品都有一种近乎反文学(antiliterary)的音色，一种风格化的无风格性(stylized stylelessness)，即极力避免使用隐喻、明喻和所有建立悬念的技巧。这里，"空间形式"*典型是指着重中性的描述、喜欢静态对象，以及把抒情、叙事和神话成分降至最低——加缪(Camus)、贝克特(Samuel Beckett)、

---

　　*　指用空间性取代时间性的方法。

斯坦因（Gertrude Stein）和罗伯-格里耶的一些小说皆是其中例子。

审美上的自我指涉

许多在较早时代激发过艺术作品的目的和动机到了20世纪之后都活力不再。这些动机包括模拟现实、唤起一个超越的精神世界、传达道德或思想信息，或是表达激烈的内心情感，但它们后来似乎都失去了让人愿意委身或信仰的能力。就像是为了补偿这种损失，很多艺术作品把视线转而向内，聚焦在自身所带来的启示。它们或是关注自身的物质存有和内在结构，或是展示艺术的创作和欣赏过程。[92]

我们或许可把达成这种效果的方法区分为两种。第一种方法要更加唯美主义（aestheticist）取向，是受福楼拜要写一本"不关于什么"的作品的著名野心所启发（所谓"不关于什么"是指作品没有外在牵系，纯粹靠自身风格所产生的力量整合在一起）。在这种情况下，再现性内容（representational content）会被稀释或排除，好让形式成分可以在相对孤立的情况下突显出来，情况一如抽象画或象征主义者对字词的膜拜（象征主义者把单字视为一种排除所有外在指涉的不透明声音复合体）。[93] 如此一来，艺术便"把自己封闭在一种彻底的不及物状态（intransitivity）里……只知永远不断回归自身，就像它的论述除了它自身形式所表达的内容以外，别无其他内容。"[94]

在更近期的后现代主义艺术里，具有支配地位的是另一种反身形态：俄罗斯形式主义者称之为"揭发伎俩"（baring of the device）。[95]这种反身性不企图逃离既有美学媒介的指涉或再现潜力。事实上，这一类作品挑明他们的题材就是被早期现代主义许多作品放逐的再现或叙事成规。例如，卡尔维诺（Italo Calvina）的准小说《寒冬夜行人》（*If on a Winter's Night a Traveler*）就包含了一系列让人非常眼熟和充满悬念的叙事开端（全都无疾而终）。每个开端都追随 19 世纪写实主义的公式，只不过，它们无一通向高潮和创造出进一步的悬念，而仅仅绕回到另一个开端。结果就是，读者无法专注于故事的发展，老是被迫把注意力放在说故事的成规本身。[96]

　　上述第一种自我指涉形态（较唯美主义的一种）是要撤退至一安全位置，是为了（像格林伯格所说的）"让艺术作品更牢牢地扎根在它胜任的所在"。[97]反观第二种反身性则倾向于制造一种扰乱性、破坏性或解构效果，以此颠覆传统成规的有效性。不过，这两类作品都符合法国诗人瓦雷里（Paul Valéry）所说的，是"意识观察自身行动的一种戏剧形式"。套用美国诗人 e. e. 康明斯（e. e. cummings）的话来说，自我指涉取向"一无是处，唯一好处是让人可以从致命反身（fatal reflexive）得来的兴奋启示中昂首阔步"。[98]

反讽和抽离

　　在著名论文《艺术的去人性化》（The Dehumanization of Art）里，哲学家奥尔特加·加塞特（Ortega y Gasset）谈了上述现代主义的许多特征。在文章快要结束时，他又转向现代主义一项特别重要的特征：弥漫着极深的反讽情绪。加塞特认为，现代艺术撤回自身的一个后果是"一切悲情的被禁"：因为既然描写现实世界的众生已经不再是现代艺术的主要目的，这一类作品也不再对众生的悲欢心有戚戚，而是必然只能在一个由"纯粹审美情感"构成的"抽象宇宙"里运作。[99]因为不再一片赤诚或满腔热情，艺术"注定只能反讽"，注定要流为一种"滑稽"——这种滑稽"可以是放声大笑也可以是浅浅窃笑，但……总是跑不掉"。[100]

现代艺术的这个特征在后现代主义中要更突出，而且隐含在上述大部分特征里，因为它们全都包含着某种疏远——不管是疏远审美传统和观众，疏远艺术作品或艺术家的观点，还是疏远经验对象（兼含外部实体和被物化的主体现象）。[101]

反讽和抽离在从前时代的艺术当然并不罕见，但在现代主义之前，这两种成分从来没有那么铺天盖地，总是受到文以载道之类的严肃动机限制。例如，施莱格尔兄弟（Friedrich and August Schlegel）的"浪漫主义反讽"固然是要让艺术家和阅众意识到艺术作品的虚构或想象本质，但这种反讽不是要用来动摇对真诚表达和真实感情的信仰，也不是要动摇艺术和想象力有救赎能力的信念。[102]反观现代主义的腐蚀性和不妥协性要强得多——就像特里林（Lionel Trilling）指出过的，只有在现代主义的时代，我们才找得到一些最根本态度不是要沟通或歌颂，而是要讪笑世间一切的作品。[103]甚至，这种反讽精神（一种抽离、颠覆和不间断批判的精神）不只把矛头指向"人生"，还指向"艺术"本身。在从前任何艺术时期，杜尚（Marcel Duchamp）和贝克特的存在都不可想象。杜尚大部分艺术生涯都是在取笑艺术和取笑艺术关系世道人心的主张，贝克特则是让自己处于一种近乎孤绝的状态，向往的是这样的一种艺术："（它）不嫌弃自身无以过之的贫乏，又因为太高傲，不屑于落入施与受的闹剧。*"）[104]

---

* "施与受的闹剧"系指作家与读者之间的沟通。

现代主义：过度反身和疏离

正如我们看到的，现代艺术的七个特征均会以大相径庭的方式自我显现。加在一起，它们构成了一个涵盖面巨大的范围。因此，有人可能会提出先前我对于精神分裂症的假设性疑问："现代主义"会不会只是一个消极范畴？即认为，既然现代主义包含的风格和态度极端纷纭，所以彼此的共通性仅止于一种最难以捉摸的态度，即追求摆脱规范的心态（这里的规范是指先前世代建立的美学成规）。我认为，没有必要采取这种虚无主义态度，因为我们确实可以在现代主义中发现一种松散的统一性：不是一些单一的基底本质，但至少是一两条共通的轴线。这显示在不同的前卫艺术家全都表现出强烈的自我意识和不同种类的疏离（疏离于自己、他人、物理环境或文化环境）。现代主义和后现代主义两者都不把外在世界、美学传统、其他人的存在、自己的感受和身体存在视为理所当然，反而是充满犹豫和抽离，会透过自我的分裂或双倍化（doubling）而解离于应对自然和社会的一般模式，又常常把自身或自身的经验作为对象。他们也常常近乎失去鲜活的"现存"（presence）感觉，即同时意识不到经验自我（the experiencing self）和它的世界的真实性、相关性和有效性。[105]

不同于他们受人尊敬的前辈（19世纪初期的德国和英国浪漫主义者），现代主义者不认为主体和客体可以统一，或人与自然可以统一。浪漫主义的核心目标是透过更高层次的自我遗忘，把各种对立面统一起来，但这个目标看来已泰半被现代主义者抛弃或颠倒过来。[106] 他们总是在两个极端中作出选择：要么是选择一种自我主义或唯我论，否定外在世界有任何真实性或价值可言：要么是选择一种彻底的唯物主义或实证论，在其中，不只自然界失去所有人味，就连人本身亦失去所有人味。[107] 这些倾向在后现代主义更进一步的反观自照中更加强烈——因为正是在后现代主义，我们找到了对冷嘲热讽、自我指涉和否定自我的最独断讴歌，以及找到一种同时拥抱强烈主观主义和过度客体主义（hyperobjectivism）的得意洋洋的态度。[108]

在我所勾画的现代主义肖像里，我毫不含糊地强调尼采所谓的日神型和苏格拉底型艺术面向，也就是说，我认为它包含着以下这些有时会互相削弱的倾向：追求形式和沉思性的自我控制；追求把自我分离于世界和其他自我；走向会带来破碎化的过度反身和自我诘问。但在进行更深入的讨论之前，有一个可能的质疑值得我们考虑。毕竟，有些人把现代艺术（特别是它的后现代主义形式）归类为一种酒神现象，认为它的特征是服从于冲动和快感，是取消一切距离（心理距离、社会距离和美学距离），甚或退化至混沌未开的心灵状态。[109] 果真如此，那么不管把精神分裂症类比于现代主义有多么适切，这种类比都很难说是可以反驳传统诠释对精神分裂症的方式。[110]

我将会在以下各章论证，现代艺术和现代意识（还有精神分裂症）的某些方面（如主动和统一自我的瓦解）虽然常常被假定为原始主义或酒神倾向的表现，但它们其实是一种更日神型或说过度反身的经验形式导致。[111] 尽管如此，我们仍然无法否认，有些 20 世纪的作品确实存在不折不扣的原始主义或酒神倾向：兰波、洛特雷阿蒙（Lautreamont）、阿尔托（Antonin Artaud）、D. H. 劳伦斯（D. H. 21

Lawrence）和杜布菲（Jean Dubuffet）都是个中例子。但我坚决认为，他们有时会鼓吹的那种追求边界溶解（boundary-dissolving）的本能主义只构成现代主义的边缘趋势。理由不仅是因为这种新原始主义比其他趋势较为不常见，而且在最有影响力的现代主义人物身上较不显著（这一点是大部分文学研究者的共识）。[112] 更重要的是，比较常见的原始主义表述形式往往带有强烈反动性格，就像它们的真正的动机是逃离一种更基本的过度反身（加塞特形容，过度反身状态是"文明人越来越严重的失眠，几乎是永远醒着，有时可怕和无法控制，导致了一种激烈的内心生活"[113]），所以，我们也许可以怀疑这些常常相当自觉的表述的可信性——在很多情况下，它们更像是一种原始主义的指标，而不是真正原始的存在样态。席勒（Friedrich von Schiller）相信，他的时代会热爱自然和自发性不是出于本能，而是类似于"病人对于健康无效的感受"。[114] 同样的话也适用于 20 世纪：新原始主义只是现代艺术的面具之一，不是它其中一张脸。[115]

　　所以，20 世纪看来是以追求极端作为特征：要么是极度夸大客体主义和主体主义的倾向，要么是鼓吹不受拘束的知性主义（cerebralism）和非理性主义。对这些取向可以有两种解释方式：一是理解为一种过度发达的自我意识的表述，另一是理解为逃出疏离和过度反身的企图（但往往徒劳）。不管怎样，它们都没有达成尼采在《悲剧的诞生》里所向往的综合，反而是偏向一种"日神型"（大概也是苏格拉底型）的思想感情。他们中间有些人偶尔也会采取反动步伐，迈向最不知节制的酒神主义。这些趋势让艺术作品（至少以未受过训练的眼睛看来）变得就像精神分裂症一样难于掌握，让人不愉快和疏离。

无论如何，这是我所理解的现代主义，并且将会用它作为探索本书所关心的那种疯狂形式的灯塔。

以下章节各以一种精神分裂症的症状作为轴线。以一种偏差作为切入点，我将会追踪理念型精神分裂过程*的全程：它始于当事人感觉自己被一个陌生世界蚕食，全盛于各种更光怪陆离的精神错乱（包括稳定或熟悉的现实全都瓦解）。唯一不在这个架构中的是第三章，它回过头探讨最容易发展为精神分裂症的一种人格类型：类分裂性人格（schizoid personality）。[116]

那么，现在就让我们进入第一个话题：精神分裂发作前的诡异警讯。

---

* 这里的"理念型"是采韦伯的意义。

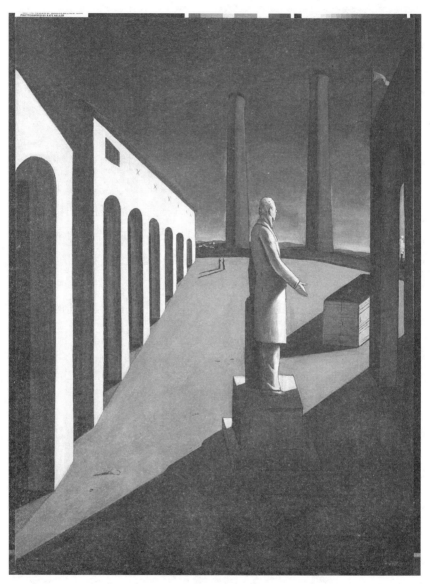

契里柯（Giorgio de Chirico, 1888—1978），《一日之谜》（*The Enigma of a Day*），1914。收藏于纽约现代艺术博物馆（MoMA）。布面油画，6' 1 1/4" × 55"英吋（185.5 × 139.7厘米）。2016年索比（James Thrall Soby）遗赠。编号：1211.1979。授权自现代艺术博物馆，纽约／佛罗伦萨斯卡拉数字档案，2016，以及数字使用互联系统（DACS），2017。

第一部分

早期征兆：
知觉和人格

第二章　凝视中的真实

天将破晓。这是谜样的时分……我们继承自史前时代最奇怪和最深邃的感觉之一是不祥预感。它总是存在，就像是宇宙无意义性的一个永恒证明……

一个阳光普照的冬日下午，我发现自己身在凡尔赛宫的庭院里。一切都用奇怪和质疑的目光看着我，然后我发现，皇宫的每个角落、每根柱子和每个窗口都有一个谜样的灵魂……我有一种预感，一切都必然是它们现在的样子，不可能是别的样子。一个看不见的纽带把一切连结在一起，而在那一刻，我感觉自己早看过这宫殿，或者这座宫殿早已存在过，存在于什么别的地方。为什么那些圆窗子如此谜样？……然后我比从前任何时候更强烈感受到，一切的存在都无可避免，但没有任何理由或意义……

然后我有一种奇怪的印象：这里的一切都是我第一次看见。我要画的那幅画的构图出现在我的心灵之眼。

画家最需要的首先是一种巨大感受力。他必须把世界的一切画成一个谜，不仅是那些他老是问自己的大问题……真正重要的是理解一般被认为微不足道的事情莫不谜样……生活在这个世界的时候，应该要把它看成一间展出各种怪异的巨大博物馆。

——契里柯

就像癫痫发作一样，精神分裂症发作前常常有一种氛围作为警讯。德国精神病学家康拉德（Klaus Conrad）把这种初步阶段称为震栗（*Trema*）——这个术语借自戏剧界，原是指演员在戏剧开演前的突然怯场。[1] 碰到这些时候，病人会变得疑神疑鬼和惴惴不安，常常充满预感或恐惧。欢乐和悲伤这些普遍的情绪会从他们身上消失，取而代之的是焦虑和一种通电似的兴奋。[2] 通常，病人会有一种与各种事物失去接触的感觉，眼前的一切无不起了某种微妙的变化。现实会看似从未有过的显眼，有着怪异之美、饶富吞吞吐吐的意义，或是以某种难以言传的方式暗藏凶险，让人毛骨悚然。[3]

因为对眼前的景象深深着迷，病人常常会目不转睛地盯着世界看。德国精神病学界把这种精神分裂症发作的早期迹象称为 *die Wahrnehmungstarre*［知觉的僵化］，我则会称之为"凝视中的真实"（truth-taking stare）。[4] 病人也可能会盯着镜子看，对镜中镜像所透出的怪异呆若木鸡。[5] 通常，病人会变得安静和抽离，不过也可能会突然表现出看似毫无意义的举止失态。[6] 这种心绪有时会有妄想尾随而来，特别是所谓的"妄想性知觉"（delusional percept）：在其中，一个相对普通的知觉会被经验为别具意义（这意义不是显然包含在该知觉本身，又和知觉者特别相关）。[7] 以下是一个好例子：一位病人乘坐火车时注意到，车厢其他乘客不时都会跷起双腿，然后他突然想通，其他乘客是为了娱乐他故意这样做。[8]

在"凝视中的真实"状态下，病人会感受到一种几乎无法描述的氛围弥漫一切。从他们的自述判断，他们看见的世界某个意义上相当平常。至少在刚开始的时候，他们不会经验到幻觉和妄想，思想或行为也不会出现显著程度的杂乱无章。不过，一切还是出现了全然且诡异的转化：空间结构似乎发生了微妙变化，真实感（feeling of reality）不是有所减少就是大大增强（且搏动着神秘和不可名状的力量），有时事物还会吊诡地"同时显得不真实以及超真实（extra-real）"。[9]

处于这种时刻的病人也许会感觉自己拥有"清晰如水晶的视力，有本领深深穿透事物的本质"。然而，更常见的情况是，他们看到的东西都没有"可沟通的真实且清楚的内容"。[10] 他们的经验有时会是一种意义丰饶感和了无意义感的矛盾结合。在这种可以称作"反顿悟"（anti-epiphany）的经验中，熟悉的事物会变成怪异，不熟悉的事物会变成熟悉，让当事人有一种似曾相识（déjà vu）和从未见过（jamais vu）的感觉——有时是在这两种感觉中快速转换，有时是同一时间感觉到两者。[11] 本章的章首引语非常鲜明捕捉住这种氛围的一些方面。该段文字出自有着鲜明类分裂性人格画家契里柯的日记，他的早期油画曾大大影响了超现实主义和20世纪其他艺术运动。[12]

其实，超现实主义者不只受到契里柯的极大启发，还努力培养与他一样的心绪或心灵状态。沉思契里柯的画（见图 2.1）是他们用来唤起典型超现实主义心绪的一种方法。在他们看来，契里柯所说的"生活在一间展示各种怪异的巨大博物馆"道出了美学灵感的本质和通向世俗超越性（secular transcendence）的途径。[13]（契里柯在日记中写道："一个走在阳光下的人的影子比过去、现在和未来所有宗教加起来还要谜样。"）[14]虽然在20世纪之前几乎闻所未闻，但契里柯的反顿悟乃是光谱宽阔的现代艺术和思想的典型特征。[15]诗人阿拉贡（Louis Aragon）谈到"反厘清"的时候指出，它是现代艺术的"传染梦"（dream contagion）。[16]它也在20世纪初期许多艺术家的人格发展和创作上起过关键作用，例子包括霍夫曼施塔尔（Hugo von Hofmannsthal）、里尔克（Rilke）、穆齐尔、卡夫卡、尼采、布勒东和萨特（Jean-Paul Sartre）。[17]

契里柯从尼采借来 Stimmung［疑虑］*这个不可翻译的德文字来称呼伴随凝视中的真实而来的心绪或心灵状态。[18]（我会用"疑虑"来指称知觉和情绪体验，用凝视中的真实来指涉行为样态，也就是一种特殊的观看方式。）虽然"疑虑"经验在精神分裂症的早期或前驱阶段特别常见，它也可能持续整个疾病的进程或反复出现（"疑虑"也可能出现在类分裂性人格疾患和类精神分裂性疾患，以及出现在某些情感性精神分裂疾患）。正如我们将会看到的，"疑虑"是精神分裂症的关键症状：它以浓缩的方式包含许多贯穿疾病全程的性质，另外看来也是其他更知名症状的主要基础或来源。这些症状包括了妄想或周遭事物的凭空念头（ideas of reference，指涉病人觉得自己是所有人注意的中心，是所有目光和讯息的对象）。[19]

大多数治疗精神分裂症患者的临床医生都遇见过这些重要但

---

* 按 Stimmung 的原意只是某种心绪，但依据文脉之意，中译为它加上一个"疑"字。

微妙的症状，它们常常在病发的初始阶段起着主宰作用，并有可能引发著名的"预知感受"，即让别人感觉当事人彻底是个异类（一些欧洲精神病学家认为，"预知感受"是诊断的最佳指标）。有经验的治疗师会意识到，在病人开始从公共世界退出的阶段，掌握他们的经验非常重要，但也非常困难。对处于这个阶段的病人而言，世界失去了它通常的意义和连贯感，因此无法用日常的语言来描述。此

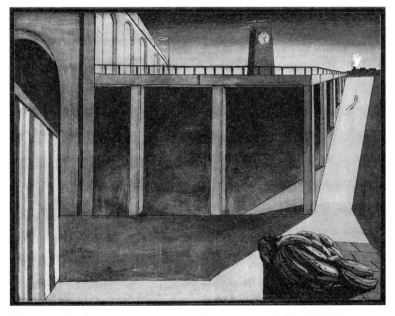

图 2.1　契里柯（Giorgio de Chirico，1888—1978），《离别的忧伤》（*The Melancholy of Departure*），1914。一幅唤起疑虑（*Stimmung*）的绘画，表达了典型的超现实主义情绪。收藏于纽约现代艺术博物馆（MoMA）。布面油画，55 1/8 × 6′ 5/8 英吋（140 × 184.5 厘米）。2016 年索比（James Thrall Soby）赠与。编号：1077.1969。授权自纽约 / 佛罗伦萨斯卡拉数字档案，2016，以及数字使用互联系统（DACS），2017。

时，一切都满溢着新的意义，但病人就是说不出那意义是什么，说不出是什么原因让他们不由自主地关注着他们所关注的那些细节。就连最善于表达的精神分裂症患者都会一筹莫展，只能重复诉诸最简单的说法："一切都很奇怪"或"一切都不知怎地有所不同"。

精神分裂症的"疑虑"

对类分裂性人格和精神分裂者经验到的"疑虑"的最佳描述大概见于《一个精神分裂女孩的自传》（The Autobiography of a Schizophrenic Girl）。这书原是一个化名"蕾妮"（Renee）的女病人的私人日记，她不只在得病之初体验到这种心绪，还在疾病的全程反复体验到。虽然对"疑虑"的任何范畴化都必然流于武断，但我们还是可能把它区分为至少四个面向，我分别称之为不真实感（unreality）、孤存感（mere Being）、破碎化（fragmentation）和超联想（apophany）。前三个面向看来关系特别密切，加在一起，它们构成了"震栗"（预感阶段）。第四个面向则通常发生于精神症状发作开始后的稍后。

不真实感

蕾妮描述，她得精神分裂症的第一个征兆是经验到"让人不安的不真实感"。她是十七岁那年得病，同时显现出妄想型（paranoid）、青春型（hebephrenic）和紧张型（catatonic）精神分裂症的特征。[20] 在她看来，逐渐蚕食她的疯狂是来自外面世界，是体现在物质事物的外观和空间及时间的形式。通常，在她的"不真实感"中，她经验到的世界陌生而疏离，其特征是无边无际，光线耀眼，其中的"物质事物有光泽而平滑"。一切都整齐划一和清晰，但缺乏动态性、情感共鸣和目的性（这些都是日常生活的典型特征）。[21] 就像契里柯许多画作所呈现的那样，蕾妮的不真实世界缺乏正常知觉模式的明暗对比，不是有些事物特别清晰，另一些事物退入背景：

> 对我来说，疯狂断然不是一种疾病。我不相信自己生了 29病。它毋宁是一个与真实（Reality）对立的国度，在其中，不留情和让人目盲的光支配了一切，不给阴影留下任何余地。它是一个无边无际的巨大空间，一片平坦。它像是月球表面，冷得有如北极的荒原。在这个向四面八方不断延伸的虚空中，一切都不可改变、一动不动、凝结和结晶化。事物就像舞台道具，东一件西一件，净是些没有意义的几何立方体。
>
> 那里的人怪里怪气，手势和动作全不可理解。他们像是在无限宽广平原上旋转的一些幻影，被无情的电光碾压得扭曲变形。我在其中迷了路，又孤零零又冷又失去一切，在光底下漫无目的乱转。一道黄铜墙壁把我分隔于所有人和所有事物……这就是疯狂，它带来的开悟是让人知觉到不真实（Unreality）。所谓疯狂，就是发现自己被无所不在的不真实包围。我把它称为"光之国度"，因为它好亮、好炫目、好像星星、好冷，让包括我在内的一切都处于极度紧绷状态。[22]

从以下一段描写（有关一位到医院探望她的朋友）可以知道，蕾妮的经验突变并未牵涉严重的知觉错误或混乱。她认得所有人、事物，但她看到的人、事物全都发生了微妙变化：

> 她探望我那段时间，我设法和她建立连结，设法去感觉她
> 是个真实的人，是活生生和有感觉。但白费心机。虽然我肯定
> 认得她，但她变成了不真实世界的一部分。我记得她的名字，
> 记得有关她的一切，但她就是显得奇怪和不真实，像是人像。
> 我看见她的眼睛、鼻子和嘴唇的动静，听见她的声音，完全明
> 白她说的每一句话，但对我来说她仍然是个陌生人。[23]

在对其他不真实感的描述中，蕾妮比较不强调事物的光亮、空
虚、陌生和失去生命力，更多强调它们的稀薄、虚假和双重性质。每
逢这些时刻，事物看起来就像"舞台道具"或"画在纸板上的风景"，
而人们看起来就像"牵线木偶"、"人体模型"、"自动机器"或"穿
上伪装"。[24] 精神分裂症患者在形容他们感受到的不真实感时，有时
会说一切看起来很遥远或是隔在一片玻璃后面。所以他们也许会认
定，眼前的世界是另一个世界，是对原来真实世界的虚拟。[25] 一位病
人说他看见的任何东西"都像是透过天文望远镜看见，大小比原来
小很多，而且是位于极遥远的距离外"。但这种错觉并不是一种视
错觉，更多是气氛的微妙变化造成，因为该病人又补充说，事物不
是"在现实中变小，更多是在心灵里变小……更多是一种心理上的
遥远"。[26]（值得一提的是，精神分裂症患者不会按照他们的空间经
验行为，例如，他们不会像扭曲空间体验的器质性病变的病人那样，
走路时老是撞到东西。）[27]

孤存感

在别的时候，让蕾娜吃惊和全神贯注的不是寻常真实性和情感共鸣的阙如，而是事物的存在本身——一种孤存感。这种经验非常抽象又非常具体，就像是根植于世界的无声在彼性（mute thereness），非常抗拒描述。视乎当事人主要情感调子的不同，这种经验或让人因为惊奇而高兴兮兮，或让人感到神秘莫名，或让人惊恐。海德格尔的著名一问（"为什么是有些什么而非一无所有？"）和萨特小说《呕吐》（Nausea）的主角罗冈丹（Roquentin）感受到的晕眩都可以说是这种经验的表现。蕾妮这样说：

> 事物光滑得像金属，界线分明、非常明亮、非常紧绷，让我满心恐惧。例如，当我看着一把椅子或一个水壶时，我想到的不是它们的用途或功能（比如说水壶可以装水和装牛奶，椅子可以用来坐），而是想到它们已经失去了名字、功能和意义，想到它们变成了只是"事物"，开始有了自己的生命，有了自己的存在。
>
> 这种存在解释了我的巨大恐怖。想想看"事物"突然从我那不真实和静悄悄的知觉中蹦出来的情景有多么可怕。那个插着蓝色花朵的花瓶和我面对面，用它的存在向我耀武扬威。我因为害怕，把头转开，目光遇到了一把椅子，然后是一张桌子。它们也是活的，向我炫耀它们的存在。我试图透过喊出它们的名字摆脱它们的钳制。我说："椅子、花瓶、桌子。那是一把椅子。"但"椅子"两个字空洞地回响着，不再具有任何意义。

（页边：30）

名字已经离开了物体，两者已经离婚。它们分离得极彻底，以致剩下的一方面是一件活生生和嘲弄我的物体，一方面是一个失去一切意义的空洞名字。我无法把它们重新结合在一起，站在它们前面呆若木鸡，内心满是恐惧和无力感。[28]

蕾妮清楚表明，她所说的"活的"只是一种比喻。虽然她的医生有时认为她就是把一切看成活物，但逼现她眼前的世界不是一个泛灵论的世界：

当我抗议说："事物都在作弄我，我很害怕，"人们会特意问："你是把水瓶和椅子看成是活的吗？"这时我会回答说："对，它们是活的。"所以，医生也以为我把物体看成是人（我听到她这样说）。但我的意思不是那样。物体有生命是因为它们存在，是它们的存在本身构成它们的生命。[29]

破碎化

在不真实感和孤存感中，一个人会经验到动态性和人类生活肌理的丧失。但在其他的"震栗"时刻，最让他们惊骇的是感官世界会呈现出破碎化的性质。本来属于一个更大整体的某些部分会突然奇怪地从整体脱离出来，孤零零地存在，又或是一件物体会失去本来的统一性，瓦解为不相从属的不同部分：

我看着"妈妈"［指她的主治医师玛格丽特·塞切耶］。但

我看见的是一尊人像，一个向我微笑的雪人。她洁白的牙齿叫
我害怕。因为我看见她脸上的五官彼此分离了开来：牙齿、鼻
子、两颊和一双眼睛互不相干。大概就是她脸上各部分闹独立 31
让我害怕和认不得她——虽然我完全知道她是谁。[30]

另一位病人把破碎化形容为"被无数了无意义的细节包围"。
他说："我看到的物体没有一件是完整的。我看到的都是碎片：人

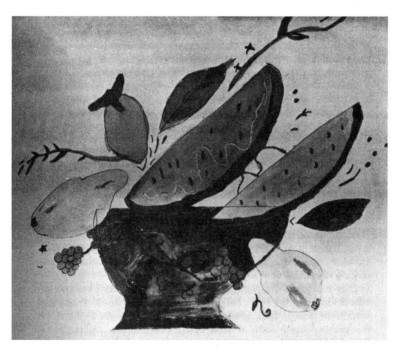

图 2.2 精神分裂症患者绘制的水果盘。让人联想到破碎化的视觉：被孤立
看待的物体彼此分离，同时也与它们整体背景分离。来自阿列蒂（Silvana
Arieti），《精神分裂症的诠释》，第二版，纽约：基础书籍出版社，1974 年。

的碎片、一本日记的碎片和一间阴森森房子的碎片。事实上，我不能说我真看见它们，因为这些东西都变了个样。它们全都脱离了整体脉络，我看见的只是了无意义的细节。"[31] 还有一位病人说他看见一切都是裂痕斑斑，就像"一张被撕成碎片后再黏合起来的照片"。另一位病人说他必须"用头脑把物体组合回原来的样子……当我望向手表，我看见的是各自为政的表带、表面和指针等，然后我得靠记忆把它们重新组装在一起"。[32]（图 2.2 可让人一窥破碎化经验的面貌。）

　　不真实感（世界失去实感）、孤存感（物体只剩下存在而失去其他意义）和破碎化（整体的四分五裂）：这三者都是"震栗"的一个阶段或面向，会让文字和概念失去掌握生活经验的能力。当物体和物体名称两者都突出自己的赤裸裸存在，语言和世界就会脱落原有的符号—指称关系（symbol-referent relationship）。这时，物体会失去它们赖以被统合和安身在人类世界中的意义。（用萨特的话来说就是：当"存在"突出，"本质"就会后撤。）当蕾妮形容物体是"活的"的时候，她鲜明地道出了对象不再甘于充当工具角色的样子，就像它们抗拒被归类到人类的思想和语言范畴。与此同时，词语和音节在病人的意识里又会变成物体般的东西，不再是一种指向自身以外的透明义符，变成是不透明或有生命，会招摇自己的内在性和独立性，逼病人对它们投以注意。事实上，很多精神分裂症患者都会抱怨语言的不充分。我治疗过的一个病人老是对文字指涉力的薄弱耿耿于怀，而这看来是因为他同时经验过语言和世界的"孤存感"。他说："文字就像物体，是有质地的。但有时文字的质地却不同于它们指涉的物体。"精神病学家罗瑟（Rachel Rosser）的一个病人这样自问自答："火车是什么？火车是一个单字，和硬邦邦的火车了无关系。"[33]

虽然"震栗"这三个面向的其中之一有时会比另两个突出，但三者是紧密交缠，不能说哪一个比另两个更基本。事实上，它们看来随时准备好转化为对方，甚至能够并存于同一时刻。这种互相依赖关系不难从现象学的角度加以理解：毕竟，正常的经验模式因为把焦点放在物体的功能性意义，所以较不会注意它们作为实体而存在的事实，也因此确保了它们作为知觉形式的不连续性和完整性。反观与功能性或约定俗成意义的渐行渐远（不真实感之谓）则有可能会导致破碎化或孤存感的经验（有时则是反过来：太过聚焦在孤存感，则会侵蚀对约定俗成意义的意识）。

超联想

"疑虑"的第四个特征也常见于精神分裂发作的早期阶段。这种特征被称为超联想（apophany），是一种意义性意识的反常锐化（"超联想"一词源自希腊文，原指"成为显现"）。[34]一般来说，它的出现时间要略晚于"震栗"。所以"疑虑"可以被视为是由"震栗"的三个面向（不真实感、孤存感和破碎化）加上"超联想"构成。

一旦约定俗成的意义褪色（也就是不真实感）和世界的一些新细节或新方面突入意识（破碎化和孤存感），新浮现的现象常常带有若隐若现的意义。在这种"心绪"中（契里柯的日记和画作都鲜明捕捉到它的诡异），世界会与一种难以捉摸的意义发生共鸣。每个细节和每件事件都会多出一种折磨人的鲜明性、特殊性和古怪性，但它们的确实意义又总是在一指尖之外，抗拒任何把它们抓住或具

体化的企图。此时，病人注意到的每一件事情都会变得强烈，就像
33 它们自己拉高了分贝，这转过来又会让它们显得有一种坚持的独一
性，或者予人一种无可避免的感觉。另一种可能的情况是，病人觉
得一件事物不是为自身而存在，而是象征着别的事物或本质，是存
在于别的地方的事物类型的一个代表。（在这类情况中，被看见的
对象可以既无比鲜明又非常欠缺实感。）[35]

　　但不管是这两种情况的哪一种，当事人都会觉得没有任何出现
的物体或发生的事件是出于偶然。发生的事情（比方说病人附近有
个人咳了三次）不会被看成随机事件，而是会被视为有着必然性，
而且往往被认为饶有深意。不过，即便发生的事件有所不同（比方
说咳嗽的人只咳了一次或连咳了四次），病人一样会认为那不是偶
然。[36] 雅斯贝尔斯对此有很好的描述：

　　　　一位病人注意到咖啡厅服务生每次从他身边走过，都会走
　　得特别快和神神秘秘。一个熟人的行为也让他觉得怪异。街
　　上的一切都变得非常不同，看来有什么事情将要发生。一个路
　　人用刺探性的目光看了他一眼，他猜对方可能是一个侦探。然
　　后他看到有条狗看似受到催眠，样子类似是橡胶制成的机械
　　狗……有什么事必然将会发生：世界正在改变，一个新时代正
　　在起始。路灯全中了邪，将会点不亮：这背后必然是有谁在搞
　　鬼。一个小孩长得像猴子；每个人都是冒名顶替，看起来非常
　　不自然。门牌都是歪的，街道看起来可疑。一切都发生得很
　　快。那只狗用爪子在一扇门上抓来抓去，行为反常。这一类病
　　人的口头禅是"我注意到有什么不寻常的"。只不过，他们又

说不出为什么他们会注意到那些事和疑心些什么。他们想要
自己先弄清楚。[37]

有一位病人说："每一件事情都'意味深长'。用这一类象征性思维
方式思考很累人……我有一种感觉：一切其实都比我看见的更鲜明
和更重要……每件发生的事情都彼此有关，完全没有巧合成分。"[38]
因为病人满载着意义感却又感受不到任何特定和具体的意义，因此
我们也许可以把他们在"超联想"时刻经验到的符号称为"符号的
符号"，而这些无处不在的符号的唯一指涉看来仅是意义感本身。[39]

传统的诠释

大概是因为"震栗"和"超联想"经验不易捉摸，它们一直不是
精神病学或精神分析学的主要讨论和探索课题，受关注的程度远不
及妄想、幻觉和语言反常这些抢眼的症状。[40]这两个领域的传统方
法（至少是较为人知的那些），对震栗和超联想经验看来也没有太
多阐明作用。雅斯贝尔斯和他的追随者施奈德（Kurt Schneider）都
认为，这些心绪或经验是精神分裂症最突出和最重要的特征。另
一方面，他虽然描述过一些有趣的个案，却没有尝试加以解释或诠
释——这是因为他认为这些现象正可显示精神分裂症是位于心理学
的鞭长之外。

不过，倒是有两个认知取向的理论尝试过解释这些现象。第一
个理论（在20世纪六七十年代特别流行）假定它们的起因是"选择
性注意"（selective attention）的缺失（或说"知觉滤网"的破损），
以致无法把不相干的感官输入（sensory input）排除在知觉之外。麦

吉（Andrew McGhie）和查普曼（James Chapman）在 1960 年指出，注意力不集中的一般原因在于丧失"聚焦注意力的能力和自由"，在于"注意力方向不是由当事人的意志决定，而是由存在于整个环境的漫射性刺激模式决定"。[41] 其后果就是，意识"被涌入的大量未分化感觉材料淹没"，由此而导致一种"自我和外在世界的无分化状态"，其中"既不存在自我意识，也不存在对外在对象的意识"。[42] 不过，这个强调感官超载的模型看来不太能解释"疑虑"的诡异性、目不转睛性、意义深长感和静态感。它看来也解释不了某些和"疑虑"相连的过度意向性感觉———一种焦虑的注意力定向性（directedness）。我稍后会回过头讨论后者。

　　一个较充分的解释（至少对知觉经验的解释而言较为充分）是由康拉德*和另一位英语精神病学界不太知名的德国精神病学家马图塞克（Paul Matussek）提出。他们把精神分裂症早期症状归因于完形知觉（Gestalt perception）能力的不足，认为"破碎化"是这种不足的直接结果，而"超联想"主要是病人把注意力放在脱离了原有脉络的知觉碎片所导致。（这个理论不怎么打算解释"不真实感"和"孤存感"）。马图塞克指出，是"正常知觉脉络的松动"让个别的知觉成分得以自由浮动，因而"获得了某种的'额外重量'（weighting）……也因而被'框住'（framed）"。就像"知觉滤网破损"假说那般，"完形知觉能力丧失"理论也是强调认知功能的不足或停摆。不过康拉德和马图塞克也承认，病人在这种知觉经验中未必完全扮

---

　　*　前面提过，康拉德是首先把精神分裂症发作警号称为"震栗"的德国精神病学家。

演被动角色(见本章稍后更详细的讨论)。[43]

　　少数研究过"疑虑"问题的精神分析学家倾向于把知觉反常看成是强烈倒退回(或固着于)个人极早期的心理阶段,透露出当事人的心理发展逆行回到非常原始的阶段。[44]

　　玛格丽特·塞切耶(蕾妮的治疗师和她的自传的编者)也认为蕾妮的"疑虑"是她的自我"深深倒退回"襁褓阶段甚至胎儿阶段的最早征兆——在这些阶段,意识还没有把语言范畴和文化范畴加以内化。[45]对理解精神分裂症颇有建树的精神分析学家费德恩(Paul Federn)也是采取类似思路,认为作为精神分裂症发病警号的隔阂感与自我感消失是"自我边界"(ego boundaries)的弱化引起。(自我边界的弱化被认为是一种自我和世界近乎融合的状态,除了会出现在精神分裂症患者,也会出现在做梦的人和婴幼儿中。)[46]更近期,精神病学家西尔瓦娜·阿列蒂(Silvana Arieti)力主,出现在精神崩溃前的焦虑是要响应一些曾经在生命初期威胁当事人自我价值和有机完整性的创伤性记忆——这些创伤性记忆本来一直被压抑着,但此时却重新浮现,与之同时重新浮现的是当事人曾经用来放大创伤性记忆的原始思维方式。[47]

　　阿列蒂的解释非常接近弗洛伊德在1919年对他所谓的"诡异"(the Uncanny)经验的解释。虽然弗氏的文章不是特别针对精神分裂症而作,但他的解释仍然和我们在这里的关怀相关,因为"诡异"是一种包括"超联想"在内的经验。[48]正如弗洛伊德指出的,会让人产生诡异感的东西对当事人来说总是既不熟悉又不陌生:就像著名的"似曾相识"(*déjà vu*)经验那样,诡异事物的诡异在于你多少认得它。[49]弗洛伊德主张,这种奇特的结合是源于回忆起被压抑的往事（但当事人不会承认他是在回忆）。诡异经验可能会牵涉特定的恐惧或欲望，要不就是牵涉早期经验的整体形式性质，例如初级思维过程或"自我—世界的融合"。但不管是这两种情况的哪一种，我们都可以把"诡异"定义为"那一类会把我们带回到某种我们很久以前便知道，一度非常熟悉的可怕经验。"[50]

由于"疑虑"一直被假定不可理解，是认知缺陷导致和性格原始，所以，我们在得知以下的事实后可能会大吃一惊：类似的经验形式在 20 世纪的艺术和文学中极为常见。这些艺术和文学作品都极为精密复杂，有时还会流露出过度意向性的感受力，令人完全不能想象它们会是某种婴儿心态或认知能力失灵的产物。

现代主义中的"反顿悟"

自 20 世纪初开始，关于真实（其中包括语言）的意义与既有构造已变得不够充分，而原先世界受压抑的面向亦变得朦胧，这种默示（revelation）成为现代艺术一个重要的主题。在贝克特的小说和尤奈斯库（Eugène Ionesco）的戏剧里，无意义性的视观更是被视为理所当然，让其他视观从一开始便无从出现，也让默示成了有点误导的说法。不过，在现代主义的其他阶段（特别是早期阶段），熟悉世界的突然空洞化仍然会让顿悟者震撼莫名。绝佳例子见于奥地利作家霍夫曼施塔尔的短篇小说《颜色》（Colours）和《钱多斯爵爷的信》（The Letter of Lord Chandos）。两篇小说都写于 1901 年，两者都竭力描写它们那近乎不可描写的题材。大多数文学研究者认为它们具有高度自传色彩，是霍夫曼施塔尔本人经历过的一场美学和精神危机的实录。

在《颜色》的一个段落里，霍夫曼施塔尔描述主角受到一种几乎无法形容、"近乎是无"（Next-to-Nothing）的东西攻击，情形非常类似蕾妮和契里柯经验到的不真实感。就像蕾妮那样，《颜色》主角（也是叙事者）眼中的世界失去了所有的情感性和动态性，显得虚假和没有实质，犹如舞台布景。最终，他也经历了类似超联想的状态（见以下引文的最后）：

> 但要怎样说明这个近乎是无的东西对我的偶然攻击 ³⁶
> 呢？……它一再发生在早上，发生在这家德国旅馆的房间里。
> 每逢这种时候，水瓶和洗手盆（又或是放着桌子和衣帽架的房
> 间角落）都会突然变得非常不真实。但它们虽然虚无缥缈，但
> 看来却是等着要取代真实的水瓶和洗手盆……经验到这个的
> 时候，我看似有一瞬间是飘浮在深渊之上，飘浮在永恒的虚空
> 之上……这种飘浮在"无"之上的感觉无法形容，不像是死亡
> 而像是没有生命，是绝对的无法形容……总之，事物多出了一
> 个方面，充满古怪的暧昧气息，充满内在不确定性和恶意的不
> 真实，非常转瞬即逝，就像幽灵。⁵¹

后来，主角带着这种心绪闲逛到一家画廊，无意中看到梵高的一些画。他盯着油画看，早前的不真实感变形为一种对孤存感的直观。画中事物看似因着本身的赤裸裸存在而活了起来：

> 它们的内在深处是有生命的。画中的树木、石头、墙壁和

峡谷给了自己生命，几乎向我扑面而来。但我说的生命不是我
有时会在古老油画里感受到的艳丽和谐。不是那样，它们的生
命完全系于它们的存在——这存在来势汹汹，散发着不可思议
氛围，让我的灵魂呆若木鸡。[52]

在《钱多斯爵爷的信》里，霍夫曼施塔尔把焦点转向语言和思想的
失灵。主角钱多斯是年轻作家，有一天突然感觉自己的人生"空虚
得近乎难以置信"，又感觉文字变得不透明，不再是他可以赖以实
现志业的工具。随着文字的实体性的大大膨胀，它们无法继续充当
意义的载具。他在信中写道："我已失去了可以连贯思考或说话的
能力。因为舌头赖以用来表达判断的抽象观念业已在我的嘴巴里
崩溃为发霉的真菌。然后，有一天，流进我脑海中的观念突然多了
一抹虹彩的颜色……"[53]

　　在钱多斯，文字和观念看似有了自己的生命，并因此扰乱了思
想和文字之间原有的和谐。随着故事的推进，主角的经验世界进一
步内爆，同时导致了语言和世界的破碎化：

　　　　我的心灵强迫我从一个诡异的近距离观看一切。我以前
曾用放大镜看自己的小指头，看见上面的皮肤就像是布满洞
孔和沟渠的田亩。现在，在观看人类及其行为的时候，我也像
是拿着一面放大镜。我不再能够用简单化的习惯之眼去理解
他们。在我面前，一切都瓦解成不同的部分，而这些不同的部
分又再瓦解成不同部分：再没有任何东西可以只用一个观念
去涵盖。一个个单字环绕着我飘浮，它们凝结成一只只眼睛，

瞪着我看，逼着我瞪回去。它们不断旋转，让我晕眩，把我带入虚空。[54]

《钱多斯爵爷的信》有些段落会让人联想起"超联想"经验，只不过 37 它们的调子更多是兴高采烈而不是疑神疑鬼（上面举过的精神分裂症患者例子偏向后者）："一切存在的东西、一切我记得的事情和一切触及我混乱思绪的东西，莫不有着深义。就连我自己那个沉重迟钝的大脑看来一样获得了深意。"[55]

这一类的惊觉和反顿悟看来是一个陷入危机的文化的症状：这个文化对它的各种既有范畴再也不能感到舒适自如。虽然类似经验在 1900 年之前几乎闻所未闻，但可以在早期和后期现代主义者的许多作品里找到。穆齐尔只是众多描写过物体突然失去原有功能意义的 20 世纪作家之一。他在《没有质感的人》中写道："如果抽走衣服的流动性，纯粹就其形式本身观察，那衣服不过是由一些奇怪的管子和赘物构成。"[56] 贝克特笔下其中一个类分裂性角色瓦特（Watt）同样经验到"真实"的消退：

> 瓦特现在发现自己置身于一大堆不情愿被命名的物体之间。他的状态是一种无以名之的状态……例如，当他看着一只锅或思考一只锅，他并没有权称之为"锅"……因为那并不是锅。他看得越久，想得越久，就越肯定那完全不是一只锅……它看似是锅，几乎是锅，却不是你能够心安理得称之为"锅"。就算它可以毫无例外地执行一只锅的所有功能，它仍然不是一只锅。正是它和真正的锅这毫厘之差让瓦特饱受折磨。[57]

　　超联想经验的焦虑心绪弥漫在穆齐尔的自传性小说《少年杜里斯》(*Young Törless*，1906)中。让主角杜里斯坐立不安的是世界的"双脸"性格：他不断意识到日常现象的虚幻性，意识到环绕他四周的一切充满神秘，就像它们包含着奇特、可怕但没有具体形状的本质。杜里斯甚至感觉自己"受到无生命或说孤存物体的攻击，它们就像几百双不出声的质疑眼睛。"[58] 我们在里尔克的作品也找得到类似的结合(有意义性和无意义性的结合)。虽然经常被视为一个把世界解体化的诗翁(指他笔下的事物都是彼此分离，不具有我们熟悉的意义)，但他的诗同时透露出另一种趋势——文学研究者海勒称这种趋势为"深意的通胀式增加"。[59] 就像处于"疑虑"的精神分裂症患者，上述的现代主义大作家偏爱描写一些看似异类和无可理解的事物(它们或是被剥去熟悉性和真实感，或是被剥去连贯性或连结性)，但又给它们注入一些总是离掌握范围仅有咫尺之遥的内在深意。

　　大多数发展理论都主张，婴幼儿的世界洋溢着动态的情感参与。对小孩来说，一切都是完全真实和完全活着。"知"与"感"在他们身上尚未分化：因为还未能够采取中性和客观的知觉方式，他们通常是透过对象引起的情感共鸣去经验对象。婴幼儿的知觉指向相貌和意向，首先会被动作和脸孔(特别是父母的动作和脸孔)吸引。就算是死物也会被他们知觉为活物，就像这些东西有生命和有意识，会响应他们小小心灵的渴望和战栗。此外，对婴幼儿来说，空间不是一个抽象和均质的连续体(这种意识要等到七、八岁左右才会出现)[60]，而是一个盛载着情感的行动空间(space-of-action)，主要是由嗅觉和触觉感知，何谓远近是由它们是不是能被够得着和看似安全或危险界定。学者之间普遍认为，婴幼儿对自己的独立存在性没有太强烈意识，有时甚至会感到自己和周遭的环境浑然一体。最后，婴幼儿（至少在最早期阶段）看来是以一种异常全面性和评价性的方式感知对象，不会把对象感知为过度分化、破碎或中性。[61] 值得一提的是，服用诸如麦司卡林（Mescaline）等致幻剂的人一样可能产生神秘主义色彩的浑然一体感。[62]

但我们讨论过的那些现代主义者所呈现的却是一个截然不同的世界：它看起来和"疑虑"的世界有更多共通之处。对现代主义者的"反顿悟"有过最深入考察的文学研究者卡勒（Erich Kahler）用"分裂感知"（schizaethesia）和"清明的冷漠"（lucid indifference）来形容现代主义的心态，指出他们不但不会对一个魔幻化的内在世界产生情绪共鸣，反而看来极端疏离于这样的世界。[63] 随这种情感疏离而来的是把焦点放在细节，用无休止的"心理微观"（mental microscopy）捣碎和否定连贯的意义体。[64] 这种抽离的过度意识（hyperconsciousness）会分解所有统一体：不只是分解抽象、理性的解释和实用的意义，还会分解知觉对象、时间和历史，最后是分解自我感觉（ego-sensation）本身。

很显然，这样一种态度和汪洋感受（oceanic feelings，即婴幼儿经验到的原始统一性）天差地远。虽然一直有人形容现代主义者的"反顿悟"是一种"新的神秘主义"[65]，但称之为"反神秘主义"可能会更贴切。里尔克和霍夫曼施塔尔之类的现代主义要角的人生和作品都表现出卡勒所谓的"向下超越（transcendence downward），致力于"对感觉表象的质地进行刺穿性分析"或是"用残忍甚至恶毒的过度强调方式，把事物的自身如其所是地呈现出来。"[66] 他们不但不会有把所有事物整合在一起或超越到某个超尘脱俗的层次，反而会流露出好几种我们现已熟悉的现代情感，例如雅好死亡性（deadness）、越来越拉开自我和世界的距离，以及分解人类行为和知觉的所有有机统一性。

精神分裂类型的疑虑显然更接近现代主义的疏离感而不接近婴幼儿的动态性和融合性。例如，蕾妮口中"不真实国度"的显著特征是寂寥、光亮、无机感和远距离感，它无边无际，其中的一切都"不可改变、一动不动、凝结且结晶化"。就像契里柯那样，蕾妮的疑虑世界呈现出某种麻木和干硬的精确性，其中的事物看似"人工化、机械化和电气化"，声音都是"金属声音，没有暖意或色彩"。[67]

甚至，蕾妮所谓的"活的"物体完全不是婴幼儿眼中的有灵魂物体（至少她的主治医师和其他评论过这案例的精神分析学家是如此认为）。[68]她只是要描述物体的孤存感带给她的感受，不是真的认为它们真的是活物。这种存在具有高度抽象性质，每当物体不再显现为工具或威胁时就有可能出现，是由抽离的静观态度所带来。事实上，世界里面那个通常被看成活的部分（即人类）会被蕾妮去灵魂化："他们只剩下身体，以自动机器的方式活动。"[69]玛格丽特·塞切耶医生认为，这一类精神分裂症的症状是原始的"反二元论"（adualism）的表现，是自我和世界之间的边界崩溃所导致[70]，但现在应该清楚的是，疑虑是一种极端疏离于世界的状态，在其中，自我和世界分隔着一道不可逾越的鸿沟。[71]

"不言而喻的暗示"：妄想的形成

我们很有必要对疑虑状态（特别是它的超联想面向）有一正确

理解，这除了是因为它本身值得了解以外，还因为它也许可以帮助我们解释凭空的念头和精神分裂症一些常见的妄想起源。

超联想经验会让当事人陷于极强烈和近乎无法忍受的紧绷（在某些情况下，紧绷会和兴高采烈结合在一起）状态。在这种具有搏动深义的状态中，一切事物透出的难以言说性、诡异性和必然性会让人几乎无法承受，因为它们一方面挑逗着人对意义性和连贯性的基本需求，一方面老是在最后一刹那挫败这些需求。许多病人都绞尽脑汁想要解释他们经验到的新世界，以求可以把折磨人的紧绷状态解除。雅斯贝尔斯对这种需要有传神描绘：

> 对病人来说，手势和模棱两可的话语都足以构成"不言而喻的暗示"（tacit intimations）。各种各样的事情都会被患者接收。人们说出"这把康乃馨很漂亮"或"这件罩衫很合身"之类看似平常的话语时，其实心里都另有意思 *，而且彼此知道他们是什么意思。别人看病人的样子就像他们有些什么特别的话要对他说——"就像人们所做的一切都是在刁难我，就像发生在曼海姆的一切都是为了把我累死。"……病人抵制任何把这些事情解释为出于巧合的企图。这些"包藏祸心的事件"几乎肯定不是巧合。马路上的撞车显然都是蓄意。肥皂现在被放在桌子上而不是放在原来的地方，显然有着侮辱企图。[72]

我们很容易看出超联想心绪如何导致凭空的念头（前面提过一

---

* 这里指病人的主观感受。

个凭空念头的例子：有个病人以为火车上其他乘客跷腿是为了娱乐他）。这一类妄想假定一种特殊情况出现在一个相对正常的世界（其中的时间空间、因果性和物质事物的性质维持不变），而且常常带有被害妄想色彩，会把发生的事情归因于某种不良动机。这一类妄想多少让病人可以合理解释他们经验到的奇怪世界，非如此的话，他们对自己的经验会加倍不安。事实上，被害妄想思维方式某个意义上是一种合逻辑的发展，可以解释为什么一切看起来既神秘又朦胧，既虚假又暗含深意。既然一切都不是偶然，也因此每件事情的发生都是蓄意。[73] 例如，相信所有人串通一气演戏可以解释（例如）为什么每个人看来都像假假的。[74]

　　所以，形成妄想的冲动很有可能是超联想的形式本身所固有，因为这种经验样态本身是源自约定俗成脉络的消失和意义的消失。一个病人表示，在他的超联想经验中，他"看出事物关联性的能力比起从前高出数十倍"。[75] 任何妄想最重要的特征也许不是它的具体内容，而在于它有能力提供一些意义，从而纾解超联想的抽象紧绷性。所以，常常被忽略的精神分裂症早期症状（不真实感、孤存感、破碎化和超联想）对于一些更骇人和外显的症状，扮演的也许是比我们原来以为大得多的角色，甚至是扮演基本角色。

未来主义者、超现实主义者和现代主义者的凝视

　　直到目前来说，我把焦点几乎完全放在异常知觉世界的外观和感觉，很少关注经历这些经验的个人。在我的描绘中，病人看似是外在世界时空变化的目击者，是被动的观察者。例如，蕾妮形容，她感觉自己"受到世界的排斥，被赶到人生的外面，像个观众般看

着一部混乱不堪的电影在我眼前不停展开，而我从来不是电影里一个角色"。谈到她的不真实感时，她又说自己"除了顺从以外别无他法"。[76]

这种感觉不难理解，因为"疑虑"中的知觉改变看来总是预先存在（prior），且为"疑虑"的基本事件，而"凝视中的真实"也只是对一种突变的反应。但这只是真相的一部分。在本章余下的部分，我们会看看整个真相的另一半：知觉者是如何加剧或削弱知觉经验的激烈变化，甚至是自己把它们招来（方法是采取各种不同的态度、行动形态或注意形式）。有好些问题值得我们探究：伴随知觉经验激烈改变而来的，是什么样的存在立场（existential stance）或方向？知觉者的态度或立场在多大程度上可以影响知觉经验？知觉者在多大程度上是那些让人不安的知觉突变的促进者而不仅仅是受害者？[77]

在处理这些关系复杂的课题时，我觉得一个很好的对照者是比霍夫曼施塔尔和里尔克略晚一辈的现代主义者。我指的是法国超现实主义者和俄国形式主义者。他们追求一种非常类似"疑虑"的 41 状态同时是这两者的自觉目标，而基于这个原因，他们的美学和技术可以对"疑虑"提供烛照，特别是照明这种状态背后的存在态度或存在立场。这两个艺术学派都致力于"融合决定论和自由意志，融合自动主义（automatism）和任性"，从而例示出所谓的"现代意志观念的吊诡"。[78] 两者都有助于阐明主动性和被动性的复杂互相渗透关系，有助于阐明同时见于现代主义和精神错乱的意向性因素和因果因素。

对霍夫曼施塔尔（1874—1929）和里尔克（1875—1926）来说，

正常意义形式的消散会引起焦虑和绝望。在他们的描述里，这种经验几乎是违背知觉者的意愿而强加在他们身上，断然不是他们所乐见或主动追求。但是，随着20世纪的推移，摧毁钱多斯沟通和艺术表达能力的同一种知觉扭曲却慢慢被看成非常有吸引力，甚至被认为可以启发新的艺术灵感和风格原则。俄罗斯未来主义、超现实主义、法国存在主义和新小说（nouveau roman）这几个运动在其他方面虽然大相径庭，但在积极追求"疑虑"意识状态一事上却有志一同。因为追求解放，它们不再信任文字和概念，认为它们已经受到抽象范畴、现实关怀和传统意义模式所污染，因而更看重事物的具体性和奇妙的独特性。

这种美学态度最清晰的例子可以在俄国形式主义者的著作中找到。俄国形式主义者是一批前卫文评家，思想上上承索绪尔（Saussure）的语言学和俄罗斯未来主义者的诗歌实验（俄罗斯未来主义在共产革命之后的苏联文化界有过短暂支配地位）。[79] 俄国形式主义者的领袖什克洛夫斯基（Viktor Shklovsky）把艺术定义为陌生化（defamiliarization），口号是"使它变得陌生"，而捷克文评家扬·穆卡罗夫斯基（Jan Mukařovsky）则鼓吹去自动化（deautomatization）。根据这种未来主义／形式主义的观点，艺术的根本角色在于克服行为的自动化和随之而来的知觉麻木化。为了做到这个，有必要摧毁的不是记忆，而是记忆用来提供一个隐含架构的所有方式——这架构无处不在，不停更新，包含着指导正常意识形式的各种预期或规定。[80]

要实现这种明朗意识，艺术家有必要自外于所有标准行为模式和熟悉的知觉模式。对此，什克洛夫斯基提出了几种方法，例如：

对象保持非常远的距离，要不就是以破碎化的微观角度观察对象，避免采用老掉牙的因果／叙述架构，以及仅仅描述对象的形式面（即避免提及对象的名称，并且刻意隐去它在人类生活中的通常功能角色）。[81] 这一类技术非常类似"凝视中的真实"，而它们引出的经验也有着"疑虑"的相同特征（破碎化和过度清晰）。

就像未来主义者那样，超现实主义者也致力于把听众从沾沾自满和无意识状态摇醒。他们的艺术作品刻意揭露存在（existence）的不连续性和理性系统的荒谬和不充分，认为理性带来的融贯性只是假象。超现实主义诗人阿拉贡便如此说明："'真实'［指约定俗成的真实］是表面上的不存在矛盾，而奇妙［指纯正的真实］是矛盾从真实界［the real］的内部喷发出来。"[82] 正是在超现实主义传统内部，我们找到了与"疑虑"最相似的意象和对象。奥尔登堡（Claes Oldenburg）用来诠释日常物品的软雕塑（例如《鬼马桶》［Ghost Toilet］）在在看来都是不真实感的再现，而唐吉（Yves Tanguy）的画作（其中的对象常常是奇形怪状和互不统属地散落在一个地球表面似的空间）在在看来都是孤存感和超联想的结合（见图 2.3）。契里柯的城市风景画（特征是清晰得诡异和无时间感）则捕捉住超联想和不真实感共冶一炉的心绪。

超现实主义立场的基本元素是某种程度的自愿被动性（willed passivity）。事实上，超现实主义者在他们的宣言里宣称，个人意识不过是"一部无足道的纪录仪器"，主张这仪器越是愿意顺从外来影响力，就越是能够尽其艺术责任。超现实主义运动的教主布勒东（André Breton，1896—1966）主张，"任何需要连续施力和事先设想的行动"都有"严重不足之处"，应该追求的是用下意识去"战胜满目疮痍的意识可能性领域"和战胜日常知觉和行动方式的"百无聊赖"。[83] 布勒东有时会主张一种一丝不苟、不眨眼和近乎自虐的经验主义，即一种在内部和外部知觉中都一律排除有目的性注意力和约定俗成意义的自动主义[*]。在 1936 年发表的《对象的危机》(The Crisis of the Object)一文中，他呼吁创造一些"张力的场域"(fields of tension)，好让对象可以"释放出无限系列的隐性可能性"。[84]

　　布勒东的《娜嘉》(Nadja, 1928)和阿拉贡的《巴黎乡巴佬》(Paysan de Paris, 1926)都是体现这种超现实主义被动性的好例子。这两部流浪汉题材的反小说讲述的不是连贯的情节，而是作者如何孤独和漫无目的地在巴黎街头寻找超现实性(surreality)，即直观一个"近乎禁忌的世界，其中充满突然出现的相似性和让人惊呆的巧合"(语出布勒东)。布勒东认为，这个得自"纯粹观察"的世界有可能会瘫痪行动，但我们或许还可以说，它的出现有赖行动遭受此种瘫痪的限制。事实上，我们可以把《娜嘉》看成一本教人如何达到疏离世界状态的手册。它的作者(也是主角)是一个孤立和接收性(receptive)的生命，在过度意识(hyperconscious)的漫无目的中忘我，任由经验的意义性／无意义性扑面而来。逼现在这个"痛苦见证人"面前的世界非常类似精神分裂症患者的超联想经验(雅斯贝尔斯说这一类病人老是说："我注意到有什么不寻常的。")就像布勒东在《娜嘉》中说的："一切的显现都是信号，可我们又说不出它们要传达什么信息。"而这些信号总是让人有一种"它们意义非常重大的鲜明感觉"。[85]

---

　　[*]　自动主义指排除逻辑和理性的控制，任由心灵或说下意识自动运作。

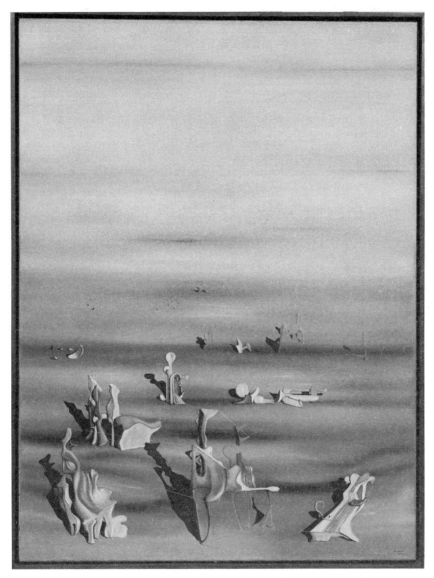

图 2.3　唐吉（Yves Tanguy，1900—1955），《时间家具》（*Temps meublé*），1939。一幅唤起"疑虑"（*Stimmung*）两方面的画作：孤存感和意幻感受。收藏于纽约现代艺术博物馆（MoMA）。布面油画，46″ × 351/4″ 英吋（116.7 × 89.4 厘米）。2016 年索比（James Thrall Soby）遗赠。编号：1256.1979。授权自现代艺术博物馆，纽约／佛罗伦萨斯卡拉数字档案，2016，以及数字使用互联系统（DACS），2017。

乍看之下，超现实主义和形式主义的美学和技术南辕北辙，因为它们一方面强调"被动性"（放弃日常的实用性行为模式），另一方面则强调那些能够主动穿透陈腐现象的意识形式。不过，如果更仔细观察，我们会发现超现实主义者的自动主义和形式主义者的去自动化事实上互为补充，主要分别只在强调重点的不同。离开日常行为模式可以让不陈腐的观点浮现，一如聚焦于不陈腐观点里面有可能动摇日常知觉模式的连贯性和标准行为架构的流动性。在这两种情况中，被寻求的经验包含某种习惯性行为模式的被动性和抽离性，连带带来意识自觉性的加剧。另外，在这两种情况中，上述发展都会伴随着深刻而彻底的抽离：意识会滑离开它原有的情绪的、实用的和社会的关注，变成一个纯粹观察者，面对的是一个内容大半是异样的世界。

在一篇论现代主义美学的文章里，苏珊·桑塔格（Susan Sontag）把这种凝视和传统艺术的观看模式（及日常知觉模式）作出对比："想想看，观看和凝视有什么不同，观看是自动自发的，而且是变化的，强度会随着它的兴趣焦点的出现和消失而起落。凝视本质上是一种强制性冲动，其特点是平稳、不变和'固着'。传统艺术鼓励观看，静默的艺术［指现代主义前卫艺术］会引发凝视。"[86]

我们也许可以说，"观看"较接近日常生活的"自然态度"（natural attitude）。它发自一个安全的基础（和扎根于活跃的肉体），总是在稳定的视域之内移动；它既是自然主义的，又是自然而然的，捕捉到的是传统和实用的真实。虽然"观看"的主体可以随心所欲打量对象，观看仍然忠实甚至屈从于对象的完整性，会像爱抚对象那样，顺着对象的"自然"轮廓移动和尊重它的标准层次结构。与此相反，"凝视"是僵固的(就此而言也是被动的)，但是它又会钻穿、弱化或拆解对象，溶解它的日常面貌，带来"震栗"的各种不同面向。"观看"本质上是自然主义的，由隐含的预期心理引导，反映着被视为当然的约定俗成真实。反观"凝视"却是分析性的：虽然它选择聚焦哪些知觉成分也许是任意，但一旦作出选择，该成分便会突出出来，显得像是隐含着什么深意——这会带来超联想的心绪。我们也许可以说，"观看"是检视一些我们本来就感兴趣的事物，但在"凝视"，事物却因为被凝视而变得有趣(和显得神秘)。[87]后者的代表性例子是杜尚的美学(或说"反美学")：他把瓶架或单车轮子之类的"现成品"(*object trouvé*)拿来当作品，这不是因为它们有什么未被赏识之美，反而恰恰是因为它们平凡无奇。让这些寻常事物可以成为艺术作品的，是从特殊方式打量它们的行为。

　　对于这一类强迫性凝视和它所可能导致的知觉突变(这些突变又可以反过来加强凝视)，最有阐明性的例子见于萨特的哲学性小说《呕吐》(1938)。书中的叙事者罗冈丹(他明显是萨特的自陈式主人翁)有一天突然意识到自己的知觉世界发生了某些让人不安的变化。为了厘清这些变化的意义，他决心采取一种绝对抽离的态度，对自己经验到的每一个细节进行观察和记录："将不会有丝毫最细微的变化——哪怕它们小得近乎不存在——可以逃过我的注意。"[88]虽然罗冈丹的审视性凝视是想要抓住各种不着痕迹的知觉变化，但它又反过来加剧了这些变化——不过他继续以为变化独立于他发生，以为他只是被迫凝视。而且，随着正常知觉世界的渐进解体，罗冈丹经历了我们描述过的几乎所有现代主义者经验：对象失去原有的功能意义；它们开始实在得荒谬(absurdly substantial)；它们碎裂成不同部分；它们看似蕴含着奇怪意义。原来把我们连结于我们肉体自我（embodied self）的一切（包括欲望、爱恨、恐惧和所有可以把我们链接于社会世界的记忆与预期心理）全都看似逐渐消失，让罗冈丹落入一种存有层面的焦虑状态（ontological anxiety）——一种在面对事物赤裸裸存在时会有的抽象恶心感觉。[89]

　　活跃于20世纪四五十年代的卡勒把《呕吐》视为描写正常感官真实和情感真实垮陷的巅峰之作，认为它的"分裂感知"和"心理微观"代表了现代主义的精髓——类似作品在1900年之前几乎不曾有过，但在20世纪的前卫圈子却是司空见惯。他还认为，这些诡异感觉的出现不是一种退化，反而是某种前进化，是人类反观内照能力稳定成长的无情结果，会导致"最极端的抽离"和"那种第二序和最冷的意识：生命的客体化"。[90]

　　卡勒在一段文字里漂亮地捕捉住这一类知觉突变的吊诡性格：当事人既是被动的目击者，又是主动的作俑者，是他自己的凝视让他凝仁。他写道："这种凝视太有想象力，会瓦解表面真实（surface reality）的有机组态和质地。在它的泛灵主义的活化作用下，破碎开来的各部分或断片得到了独立和汹涌的生命。这是一个强迫性的过程，当事人会觉得自己只是这种身不由己凝视的工具或受害者。"[91] 蕾妮日记里有一段描写也显示出，那种会带来知觉突变的审视乍看之下是自行发生的：

> 我保持安静，一动不动，视线固定在一个点或一道光上。
>
> 　　但在这面漠然的墙（wall of indifference）后面，一波焦虑——不真实感带来的焦虑——突然把我淹没。我对世界的知

觉看似锐化了事物的怪异。在一片寂寥和浩瀚中，每件事物都
看似被人用刀子把它们从其他事物切断开来，独立于真空和无
边无际中，与其他事物互不相干。它们与环境了无关系，光是
靠自身的存在活了起来。它们面向着我，吓唬着我。[92]

自己招惹还是无端苦恼？

> 然而，所有所谓自发行为和非自发行为之间并不存在一种
> 普遍的分别——即"自愿行为"这个元素的存在与否。
>
> ——维特根斯坦《褐皮书》

某个意义上，"疑虑"的感觉更像一种受罪而非行动，是当事
人无端苦恼。他们的自述看来可以佐证这一点。例如，一位精神分
裂症患者说："我的目光固定得就像死尸目光；我的心灵变得模糊
和泛泛；我就像什么都不是或绝对；我在飘浮；我像不存在地存在
着。"[93] 另一位病人说："我必须停下来，望向什么。否则它［指强迫
性凝视］就不会走开。它会回望你，会盯着你看。它被卡住了。"[94]
一个极聪慧的精神分裂症患者劳伦斯告诉探望他的同事，他照镜子
时会死命盯着自己的眼睛看："我欣赏自己的长相，然后轮流盯着
两只眼睛看，然后我会被困住，必须靠一个外来刺激才能挣脱桎梏。
我无法对自己的脸形成一个完形（gestalt）。"（他相信，他的这种经
验证明了"那喀索斯神话* 有着事实基础"。）

---

*　那喀索斯为古希腊神话中的自恋者。

46　　　不过，这一种精神分裂症患者感受到的被困状态，充满着"过度意向性"（hyperintentionality），这类行为的强迫式固执与焦虑直接性可以被描述为涉及"一种正常自发能力的显著增强，包括注意力、肌肉控制，以及不同等级的目的性"。[95] 这样看来，患者并不是那么受到自觉的减弱或不断行使自身意识的强迫性需要的困扰。著名偏狂型精神分裂症病患史瑞伯（Daniel Paul Schreber），他的病一开始是让人饱受折磨的失眠，而他坚决认为，是某种来自某处的"或多或少明确意图，透过迫使他总是醒着以让他陷入精神崩溃"。另一位病人说："我的感觉就像是清醒得不得了，警觉得不得了。我完全无法放松。"[96]

　　　这种激烈的全神贯注会打断生理活动或心理活动的自然韵律并不奇怪，因为它引入了对自我意识和自觉选项的潜在干扰，这是一种运作的意识控制模式，足以破坏较为自动或自发的过程。"每当我做一件事情，我都会不能自已地意识到过程中的每个细节。比方说如果我要喝水，就会找杯子、走到水龙头前、打开水龙头、在杯子里装满水、关闭水龙头、并把水喝下。我老是建构起这类图像。"另一位病人也说他做每件事情都"无法不假思索，所以做起什么来都变得缺乏自信，非常吃力"。[97]

　　　在这些个案中，越来越失去控制的是意识过程以及进行选项的需求，这无关较低层次或是直觉性的因素，同时也与行为或心智的自动化过程无关。我们即便不能说这一类病人是被迫成为自由者（be condemned to freedom）*，至少可以说他们是被迫过度自觉

---

　　* "被迫成为自由"一语出自存在主义哲学家萨特。

以及强迫性深思熟虑。情形就像他们不能选择"不选择"或"不自觉"——哪怕这样的状态非常让当事人困扰。贝克特的小说《瓦特》(Watt)非常精准地捕捉到这种"非行动不可"的奇怪状态（这里所说的"行动"主要是指心理层面的行动，指一个人聚精会神和同时注意到很多事情）：

> 开始的时候，瓦特的注意力非常极端，会涵盖发生在他四周的一切动静。没有任何出现在他听觉范围内的声音是他留意不到的。有必要的时候，他还会盘问它们，睁大眼睛打量从他眼前经过的所有东西……在很多情况下，他都能掌握到对象的性质，甚至掌握它们是什么直接原因引起……他身上最高尚的机能因此陷入恒常的紧绷状态，让他疲惫不堪。整体来说，他的努力收效甚微。但他起初别无选择。[98]

这一类夸张的意识或意向性不像传统观点以为的那样，是由大脑的病变或大脑的其他异常引起。这种主张主要是受惑于一些传统的偏见，例如假定较高级和较自主心理过程的失灵必然是起因于器质性疾病。神经生物学和认知心理学的近期研究结果清楚表明，我们一直在探讨的经验形式可能有着显著的神经生理学基础。这些基础可以用两种不同的方式来理解（但它们不是互相排斥或互不相关）：一是理解为某些较自动化和较不由自主的神经生理过 47 程的被扰乱或活化程度不足（underactivation），另一是理解为一些也许可以被视为"较高级"或更意向性指向的大脑过程的过度活化（overractivation）。不同的病人或不同的病程阶段可能是由这两种趋势之一主导。不过，它们也可能同时发生——有时是透过互相促发的模式，有时是以某种紧密的方式互动且协作。

在各种以实证研究为基础的神经生物学模型和神经认知模型中，有一些可以被用来解释我们这里谈到的意识过剩、自发性丧失和意向性过剩。它们分为三大类：第一类理论假定是一种反常（大概是根植于海马回和相关大脑结构的功能异常）削弱了知觉者认出熟悉事物和事件的自动自发能力，导致知觉者对平常不会注意到的刺激作出反应（知觉者的焦点本来只指向经验的新颖部分），从而打乱了自动的视觉处理方式，迫使认知活动只能在自主意识控制之下，采取步步推进的处理方式。[99]第二类理论要么是假定偏向分析性、意志性、自我意识性、执行性或推理性的大脑部分（例如左脑）的过度活化，要么是假定偏向直观性、情感性、全貌性和自发性的大脑部分（例如右脑）的活化程度不足。[100]第三类理论强调过度聚焦的注意力形态（某个意义上也是被动化的注意力形态）主要是神经生理层面的过度兴奋（hyperarousal）引起（同时起作用的可能性中尚包括焦虑）。[101]还有两类理论也可能解释过度意向性：一类强调注意力持续度受到干扰，这种现象其中一个可能性是流畅的眼球追踪模式（eye-tracking pattern）被有着较不自动或较不自发性质的跳跃式（sacadic）眼球运动打乱[102]；另一类强调"内在行动监控"（internal monitoring of action）或"来源监控"（source monitoring）的被干扰，会让当事人拥有经验的意识受到削弱。[103]"知觉整合"的被打乱（特别是综合知觉感觉和动感感觉／本体感觉的能力的被打乱）也许在这些发展上扮演基础角色。[104]（本书的附录部分对于传统的假设和替代性的神经生物学模型有进一步讨论。）

所以，就像现代主义者的反顿悟那样，精神分裂症的"疑虑"是出自意识自觉程度的锐化而非减弱。另外，在很多情况中，它也不是对责任感和控制感的摆脱，而是焦虑强迫性的强化形式。不过，这会引出另一个非现象学层面的问题：这种加剧和过度意向性的知觉样态真的可以用心理学的不足或匮乏概念解释吗？它是否构成一种真正的无能，总是会导致心理表现下滑？另外，过度意向性和过度自觉状态是不是病人可以在显著程度上做得了主？提出这些问题就是要考虑，我在强调精神错乱和现代主义的亲和性之时，是不是忽略了两者的一个关键不同处。会不会，现代主义者的"反顿悟"和精神分裂的"疑虑"之间不管有多少类似之处，两者仍然有着一个无比重要的差别，那就是，艺术家是刻意选择和利用某些意识状态或形式，而疯子却别无选择，只能被动接受？这种想法由来已久（可溯源至古希腊时代），也毫无疑问至今仍然是最多人对精神错乱和"真正"艺术创造力分野何在所持的看法。

它的一个著名表述是兰姆（Charles Lamb）1826 年的文章《真天才的清明理智》（Sanity of True Genius），另一著名表述是克里斯（Ernst Kris）以下这个大有影响力的说法：艺术创造力总包含一种"为自我而服务"的退化。荣格（Carl Jung）一度把乔伊斯牵扯进这种二分法。先是，乔伊斯带患有精神病的女儿露西娅（Lucia）请荣格诊治。经过冗长检查后，荣格断定露西娅得了早老性痴呆，最主要的证据是她写的诗充满各种不同的语言偏差和扭曲。不过，因为记得荣格在一篇文章中说过《尤利西斯》和精神病人的作品同样表现出"一种心理水平的降低"[105]，乔伊斯断言女儿诗中的各种偏差是一种崭新文学形式的雏形，所以露西娅不是精神病患而是一个

48

还没有得到赏识的文学创新者。对此，荣格承认露西娅的作品确实有创新之处，但又坚持认为它们只是无心插柳的结果，还这样比喻：如果说乔伊斯父女两人都落到了河底，那乔伊斯是用潜水的方式游到河底，而露西娅是直接沉下去。荣格日后又指出："一般病人会那样说话和思考是身不由己，但乔伊斯却是刻意为之，而且是用自己的艺术创造力把它发展出来。"[106]

尽管有许多事例可证明意志和意向性在生成和形塑精神分裂类型经验一事上扮演着重要角色[107]，也尽管作家／艺术家的力量和自由在近期的文学研究里越来越不被强调，传统观点继续屹立不摇。就连对精神分裂思维方式最有影响力的一部近期研究都这样说："病人看来是受到自己思想的驱策，反观艺术家却可以对自己的思想发号施令。病人的思想专横和坚持，艺术家的思想则是经过形塑和调制。"根据这种观点，正是"主动性和目的性"元素的存在让原创性作品有别于"精神错乱的语无伦次"。[108]

无可否认，精神分裂症在某些方面确实表现出自由的丧失，而且在许多情况中，患者的行为表现确实不及其他人（包括不是艺术家的人）。即便如此，上述一刀切的主张仍然太过简化精神错乱和艺术创造力两者，因为当我们更仔细观察，便会发现不管是精神分裂症的"疑虑"还是现代主义者的反顿悟，都是相当复杂的混合体，其中既有意志的成分也有不由自主的成分，既有能力的成分也有无能的成分。

"不足说"或"被动接受说"一个最清晰的代表是上述这个主张：出于知觉"滤网"的破损，精神分裂症患者无能力于形成选择性注意力，无能力于专注在某些事物而不理会边缘性或不相关的知

觉刺激。然而，正如我们看到过的，这一类病人有许多显然能够投 49
入聚精会神的凝视，而这种凝视明显是采取一个狭窄和排他性的焦
点。与此同时，一些研究表明，精神分裂症患者的"注意力不集中"
有时是有选择性的，不是相当机械的"知觉滤网破损"理论解释得
了的。（与普通人相比，精神分裂症患者只在一种情况下更容易被
录音机播出的声音分心：当这些声音在谈论他们的妄想的时候。此
外，比较能让病人分心的不是外来刺激，而是一般人比较不会去注
意的内在刺激，即他们自己心灵的运作情况。[109]）

　　新的证据显示，精神分裂症的非一般知觉方式也许更应该被
理解为一件与知觉策略有关的事情，或者是与他们的整体存在取向
（existential orientation）有关的事情。[110] 更具体来说，我们也许可
以认为，精神分裂症患者适用一种过度分析性、注重细节和固着的
取向去经验世界，而不是如一般人那样，采取直观性、实用性或全
貌性（holistic）取向（这种情形大概尤常见于精神病的启始阶段）。
另一个可能是（这种可能性在精神病后期阶段和慢性病程上较常
见），患者因为具备一种抽离且犹似白日梦的习性，表现出过度我
行我素和漫无目的的蜷缩，因而失去了对什么是可能和什么是不可
能的实用意识（相对来说，一般人是在这种意识的指引下生活）。[111]

　　我们不必把这些倾向视为不足或匮乏的表现，因为事实上，不
管把它们说成是能力的增强或削弱都一样说得通，而且它们也许带
有一种准施事（quasi-agentive）的性质。毕竟，精神分裂症患者看
来确实有能力做到某种类的专注或某种程度为常人所不及的专注，
也常常喜欢拉长凝视对象的时间，以此为乐。马图塞克注意到这些
事实，也承认知觉突变有可能导致病人知觉方式异于常人，至少部

分是病人的注意力立场（attentional stance）导致，因为"光是拉长时间的凝视即足以改变一件物体的外形"。[112]

这一类病人还异常有能力摆脱传统惯习上经验的发展。但另一方面，他们又难于（或是不愿意）走出我行我素的知觉样态，改为采取较直观性、自发性或实用性的日常知觉样态。康拉德称这种状态为"反身痉挛"（spasm of reflexion）。[113]（有时病人还会难以在分析性知觉模式之内转换，无法把注意力从一类对象转向另一类对象。）这种能力上的两极化也反映在他们在不同情况下的表现。在某些测验，例如那些需要他们把对象孤立出来知觉或迅速辨识一些怪异情境的测验（后者的例子是放在铁轨上的钢琴），精神分裂症患者的表现会优于一般人[114]，但在其他测验（例如要他们说出一幅描绘人际互动的图画的约定俗成意义时），他们的表现往往较差，而这十之八九是因为他们太过聚焦在细节而无法用直观方式迅速把握全局，或是因为缺乏预期心理而无法看出图画的标准意义。

50　　精神分裂症患者确实往往难以走出反复推敲和过度自觉的知觉形式（或是不着边际的空想这类控制模式），而这有时会严重干扰他们轻松和有效应对日常生活许多方面的能力。然而，我们不应该把出入过度自觉的经验方式视为是病人完全做不了主。就像我们从布勒东的《娜嘉》和萨特的《呕吐》所看到的，超现实经验只会在当事人采取无为（inact）或抽离的立场时才会出现。我一位病人也经验到类似模式。他说他知道当初他因为犯了一个错误才引发精神崩溃：他在一个派对上旁观朋友们的活动而不是参与其中。只有在这样做之后，一切才变得古怪起来。活动形式（更精确的说法是无为形式）和经验形式的这种对应关系透露出，采取这种或那种活动立场或形式有可能控制（至少是部分控制）经验形式。

例如，当事人只要踏出旁观的立场或从事一些熟悉的活动，他们的"疑虑"也许就会降低或消失。罗冈丹便这样做过：当他在公园里发现自己盯着一棵栗树看，便毅然从长凳站起来走出公园。类似地，蕾妮为了摆脱不真实感，有时会投入一些熟悉的活动（例如做饭），让她的宇宙显得不那么怪异："那一天是活动解救了我。我去了礼拜堂祷告，就像其他小孩一样排队等待。移动、改变环境和做些具体的事可以帮上大忙。到礼拜堂的时候，我的不真实感还是存在，但程度低了一些。"[115] 很多病人都表示从事熟悉的活动可以减低他们的症状——不过，如果是狂躁症患者，则反其道而行（即什么都不做）会比较容易达到同一种效果。[116] 应该一说的是，精神分裂症患者的自觉意识如果太过强烈，有可能会阻碍他们从事日常活动。

精神分裂症患者还可能会因为蓄意采取目不转睛的凝视（或是自愿屈从于这种凝视）而带来对"疑虑"的某些方面。有一个女孩在精神分裂症状稍歇期间都用看着墙上一个点或床单一根线的方法，回避与他人的亲密接触。虽然从她的外表看不出来，但她的这种活动明显带有强烈的意向和防卫性质。她说："真是不可思议，一根线或生锈铁罐上的一个点竟然可以把我整个人吸去。它们为我创造出一个让人满意的世界。多亏了它们，我才有办法不理会医生的盼咐。如果他们坚持不休……我就会更死命盯着墙上一个点，让自己淹没在构成它的原子里。"[117] 类似情形也可能发生在一个更普遍的层次，即发生在整个存在立场（一种由静观和抽离支配的经验样态）的选择上。因为即便一个人在性情气质上注定会选择这一类立场（大概是先天的神经生理因素有以致之），他也许仍然需要作出主动选择，从而赋予这种知觉风格一定程度的意向性。

51　　当然，不管主张精神分裂状态是病人自己完全做得了主还是主张这种状态纯属抽离态度造成，都是荒谬的。又虽然我一直批评精神错乱和艺术创造力的二分法，但它当然还是包含着明显的真理（例如，虽然同样表现出过度反身，但精神分裂症患者看来以运作性过度反身居多，现代主义者以"反身性过度自省居多"，而前者的"无端受累"色彩要较浓厚）。不过，从病人的自述观之，对"疑虑"的通行解释（即说它是自我控制能力的丧失或减少直接导致）乃是一种太过简化的观点。就像精神分裂症（还有现代主义）的其他许多方面那样，"疑虑"很难用自由意志和身不由己的二分法框架去理解：它的所在位置看来是介于主动和被动之间的某个焦虑和模糊地带。

值得注意的是，蕾妮不只把自己的精神错乱形容为"不真实国度"和一种疯狂状态，还称之为"开悟国度"和"光之国度"。[118] "光"（连同与之相关的知觉样态）一直是西方文化偏爱用于意识自觉的比喻，特别是爱用它来比喻那些主客二分攸关重要的意识样态。我们也许可以把蕾妮经验到的"不留情的光"（它把"疯狂国度"的表面照得纤毫毕现）诠释为她的疾病的核心因子的准象征：这个核心因素就是她那不间断和解离的意识。

反观疯狂却几乎总是被与原始和狂野相提并论，被与从某些幽暗和地下角落浮现出来的专横冲动相提并论。但出现在"疑虑"里那些"毫不留情的光"[119] 透露出还有其他类型的疯狂存在：它们更多是一种日神型（甚至苏格拉底型）疾病，核心特征是意识的过度肥大和疏远于生命力的泉源（本能）。对这种抽离和意识锐化之探索最不遗余力的一直是现代主义和后现代主义文化，所以，我们不妨用诗人帕斯（Octavio Paz）就"不折不扣现代意识"所说过的话结束本章——这番话同样适用于蕾妮在"疑虑"中经验到的"通了电的静止性"和无边视域。在《孤独的迷宫》（The Labyrinth of Solitude）里，帕斯提到现代意识"因为把目光转向自己，正是让自己囚禁在自身那让人目盲的清晰里"，而对于那些想撕开存在（ex-istence）的面具以看清其真面目的诗人来说，"一切都浸沉在自身的清晰和璀璨里，一切都指向这种透明的死亡"。[120]

第三章　孤离的自我

由于没有能力统治和服务，没有能力给予爱或接受爱……
他像个幽灵那样在活人中间流浪。

——霍夫曼施塔尔《提香之死》

我心肠硬得像冰，但又充满感情，近乎多愁善感。

——斯特林堡

意识的每个活动（act）都潜藏着异化作用。要能意识到什么，
要能知道它是一个对象，我们必然会同时意识到它的独立性，意识
到它与正在进行认知的自我不是一回事。要知觉到"事物本身"就
要把它向外扔，扔到位于意识最边缘的非我（not-me）的领域。由于
此乃有关意识的本质性事实，所以也必然适用于自我意识，换言之，
要认识自我必然会把自我倍数化或分馏化，必然会在我的认知意识
和作为有血有肉的我之间制造出分裂。

以上至少是对人类处境的其中一个观点。它根植于笛卡尔的
哲学，但其极端涵蕴却要等到现代主义的时代或该时代的前不久[1]
才被抽绎了出来（或者被活了出来）。其时，投入世界已不再被视为
理所当然，心灵开始向后撤或说把焦点转向自己。没有人比法国现

代主义者和一丝不苟的笛卡尔主义者瓦雷里把这种观点表达得更加清楚。他写道："说到底，这种双重化（doubling）就是本质性的心理学事实。"他指出，现代人的大脑因为"太过向内关注，乃至于用野蛮态度对待外在事物，激烈地否定它们。"不过，这个大脑同样"把自己的活动和变化看成奇怪和独立的事物。"[2] 这样的观点对于了解所谓的类分裂性人格（schizoid personality）——一种特别容易发展出全面精神分裂症的人格类型——具有特别相关性。莱恩（R. D. Laing）在《分裂的自我》（*The Divided Self*）里指出，类分裂性人格患者的心灵在两个主要方面发生分裂：一是他们与外在世界的关系，另一则是他们与自我的关系。一方面，因为无法对生活在世界之中和生活在其他人之间感到舒适自如，这类人倾向于"视自己为极端孤单和孤立"；另一方面，因为无法感受一个完好且整合的整体，这类人会以各种不同的"分裂"，包括"感觉自己的心灵和身体只有依稀连结，或是产生出两个或以上的自我等"。[3]

　　上一章探讨的是比较突然或突兀的现象。以下，我会转向一些较不着痕迹和较持久的心理取向或特征。从病程的角度说，这意味着把焦点从急性向度转向慢性向度，并在时间上往后退，探讨所谓病前人格（premorbid personality），其出现常常是先于精神崩溃，但未尝不会在精神病消退后重新浮现。与此同时，我还会进入另一个平面：向下或向内（downward or inward），借以检视人格特质的核心部分（它们常常是精神病那些更抢眼症状的基础）。一如既往，我也将考察现代主义表现出的相似之处。那将会是一个长篇讨论，因为它们涉及现代文化和思想的一些特别基本面，也在本书各处居于核心地位。[4]

类分裂性人格

"类分裂性"一词是在1910年由瑞士伯格霍兹里医院（Burghölzli Hospital）的布鲁勒和几个同事首先提出。它被用来指涉精神分裂症患者发病前在他们亲戚和他们自己眼里的一些反常之处。这一概念涵盖了一箩筐乍看之下没有多少共通性的特征——例如同时包含冷漠和过度敏感，同时包含固执和摇摆，同时包含叛逆性和胆怯。并非所有的精神分裂症患者都有这些病前特征，也因此不是所有类分裂性人格者最后都会发展出精神分裂症（事实上大多数都不会）。但是，类分裂性人格（现在更常称为分裂病性人格［schizotypal］）至今仍是精神分裂症最常见的病前人格类型：根据一些统计，有高达一半甚至五分之三的精神分裂症患者在早年表现过这一类人格的特征。[5] 另外，这些特征在那些病情最倔强和难疗愈的病人中间特别常见。[6]

虽然不可能找到扼要例子来说明整个症候群，但下面的小画像道出了类分裂性人格的一些主要特征：

在后续的追踪中，我们得知他十八岁，是数学系学生……十三岁起迷上计算机……除了喜欢读诗和现代荒诞剧，也喜欢读物理学和计算机手册……从来不曾有过同龄的好朋友。他……把性爱"看成一种宣泄精力的方法"。他说自己的最大问题是在沟通上。"我有一种孤立感；我用工作掩埋自己；我的主要兴趣是知识。"他喜欢演戏，但其他时候宁愿独处。"我去找别人的话，他们不会喜欢。他们因为某种理由躲着我。或许是因为我太知性……兴趣太窄，只懂音乐、诗和歌剧，然后是计算机，和别人没有什么交集。"他知道自己在理工学院里被视为怪物，是别人眼中的"讨厌鬼"，但莫可奈何。他很容易被别人说的话刺伤，但"我教会自己从情绪中抽离……我会旁观自己的情绪，然后按照被认为恰当的情绪作出反应。"他耽于做白日梦，梦想可以向世界证明自己的研究有多重要。他常常得到一些"声音"的"指引"，而他意识到它们是来自他自己的脑袋。有时候，他会觉得偶然事件都含有深意，这时，"各种意象会充满我脑袋……它们跑在我的前头，把所有事情连结在一起。"

　　他常常很不快乐。[7]

　　类分裂性人格者的最突出特征是讨厌社交和待人冷漠，常常结合着内向个性。这一类人极少会感到和自己的身体或环境和谐一致，而通常，他们的情绪不会以自然和自发的方式流动。代之以，他们的行为看似被强迫或僵硬，别人也许会觉得他们冷漠和没有感情，做什么之前都经过思考或盘算。他们往往会显得抽离，"就好像有什么不自然的和奇怪的事物把他们和世界分开"[8]，而别人会感觉他们的行为和情绪表达不是完全发自真诚。事实上，许多类分裂性人格患者都让别人有一种"好像"的感觉，只是在角色扮演，目的是自嘲、讽刺周遭的人或者只是为了让自己看起来正常。不过，在他们的冷漠外表下面，类分裂性人格者有时会极其敏感、脸皮薄、自卑和受不了别人的轻视或批评。有时候，他们会显得温顺、顺从和笨拙，但另一些时候却显得傲慢、自觉高人一等和叛逆。他们常常显得孤傲和带有隐约神秘神气，暗示着他们把一个经验领域隐藏起来，不让人知。虽然他们也许看起来谨慎和过度自制（例如过分拘谨或彬彬有礼），但也偶尔会表现出有过度补偿（overcompensation）味道的冲动性或伪冲动性外向行为，例如，一个腼腆内向青少年也许会突然变得大胆，向一个他几天前还不敢靠近的女孩示爱。

类似的双重性也见于类分裂性人格者或是分裂病性人格疾患患者的认知方式，包括同时过度多疑和极墨守成规，有时在思想或语言表现出一些不着痕迹的怪异之处。在认知领域一如在情绪领域，类分裂性人格者看来与他们的人类同胞失去接触，对那些对别人来说现实和明显不过的事情完全视而不见。通常，这一类人会痴迷于抽象、形而上或者技术性关怀，又因为执着于独立性和原创性，他们在追求知识的兴趣时会完全不管别人的意见。有一个这样的病人耽于思考哲学问题，但又坚决不读任何哲学书籍，唯恐自己的思想会被哲学书籍"搞乱"。[9] 也许可以说，他们感受不到或拒绝感受相互主体性（intersubjectivity）———一种与他人生活在同一个世界中的意识。[10]

大多数类分裂性人格者都清楚意识到自己的抽离。他们的典型说法是"在我和人类之间隔着一块玻璃"。后来得了精神分裂症的作家斯特林堡表示，他和像他一类的人之所以追求孤独，是为了"像纺丝一样纺织自己的灵魂"。[11] 病人劳伦斯回顾自己的前半生时，形容自己长久以来都是生活在自己的思想里，那感觉犹如悬浮在血浆里。[12] 类分裂性人格者有时还可以同时感到自己对自己的抽离，让他们有一种不是完全存在的感觉[13]，又或是感到自己的感觉

或行为无厘头、有破坏性或隐约不正确。一位类分裂性人格者对自 56
发性谈话非常不自在："如果我一想到什么便马上说出，就会有一
种无礼谩骂的感觉。"要跟别人握手时，他有时会突然缩手，生怕太
快握住别人的手会是一种得罪。[14]

　　就像精神分裂症的很多症状那样，类分裂性人格这些反常性所
代表的意义（还有它们和全面性精神分裂症有着什么关系的问题），
至今仍然充满争论。包括雅斯贝尔斯和施奈德在内的一些专家主张，
有鉴于精神分裂症的核心特征太过怪异，它不可能是源于类分裂性
人格或只是后者的剧烈化。[15]雅斯贝尔斯认定精神分裂症是一种病
态的"过程"（process），一种由意外发生的生理原因引起的事件，和
任何人格类型毫无关系，不可能是某种人格类型的表达（不过精神分
裂症倒是可能会进展至泯灭病人原有的人格特征的程度）。类似地，
克雷佩林认为，明显的"病前"特征不外是疾病过程本身的早期征兆，
不是"该疾病倾向的表达，而是疾病本身偷偷摸摸的开始"。[16]不过，
认为病前人格具有更核心角色的观点一样常见，也有很多人认为，与
其说精神分裂症是一个过程，不如说它是一种雅斯贝尔斯所谓的"发
展"（development）。根据这种观点，精神分裂症不像疟疾、肺结核
或癌症那样，是一种会让人染上或得到的疾病。它毋宁是从一个人
的基本人格发展出来，或者是这基本人格的表述。[17]

解释类分裂性人格的理论和
类分裂性人格的亚型

　　上述特征在几乎所有的类分裂性人格概念中都居于核心，但对

它们的解释却有两种相当不同的方式。两者的不同类似于（前面提过的）"无端受累"和"自己招惹"的分野。第一种进路（流行于向医学看齐的精神病学）对于类分裂性人格的讨厌社交和冷漠多少不加深究，径把它们归因于某种生理赋性（例如与生俱来的不敏感、情绪淡漠或认知和情感功能的失衡）。[18] 对类分裂性人格最感兴趣的精神分析学家（即英国的客体关系学派学者［object-relations theorist］）则采取完全相反进路，把不敏感和讨厌社交诠释为防卫策略，当事人用来保护和掩饰他们内心深处的过度敏感和对感情的强烈需求。[19]

克雷奇默尔的观点

　　不过，最细致和最合理的解释却见于《体质与性格》（*Physique and Character*）——这部出版于 1921 年的著作明智地避开上述两极化解释策略。作者克雷奇默尔（Ernst Kretschmer）是德国精神病学家，描写能力之强不亚于第一流小说家（可惜当代的精神病理学家极少读他的作品）。他认为，类分裂性人格具有人类两种普遍和基本倾向的第一种，只是因为他们这方面的倾向特别强，所以才会有时候发展成为精神分裂型或躁郁型精神病。他把第一种倾向称为"分裂气质"（schizothymia）：有这种气质的人在回应世界时会反复摆荡于感觉过敏和感觉麻木（或冷漠）。[20]

　　就像布鲁勒那样（他的见解和克雷奇默尔类似，只是没有太深入阐述），克雷奇默尔把类分裂性人格者和分裂气质人士区别于他所谓的"循环型"（cycloid）或"和谐型"（syntonic）* 人士，而后者有着人类

---

　　*　"和谐型"是布鲁勒的用语。

的第二种基本倾向：循环气质（*cyclothymic*）。[21] 与类分裂性人格构成鲜明对比的是，循环型人格的特征是放松和自发，对世界和对自己都有一种和谐统一感。[22] 他们倾向于"投入他们周遭的世界，既可以是感官享乐者也可以是进取主义者，既可以是现实主义者也可以是温柔敦厚的幽默家。[23] 他们的赋性可以是快乐或者悲伤为主，但更有可能是往返于两者之间（因此倾向于得情感性疾患，更极端者还会得躁郁型精神病）。但不管是这些情况中的哪一种，循环型个案一律善于交际、心直口快、人格相对整合，倾向于"全神贯注在四周环境和活在当下"。[24] 这一切都与类分裂性人格形成尖锐对比，因为后者包含着"内部多样性"和"不和谐"，通常"无法完整、充实而和谐地掌握当下、心灵框架、他人和整个现实世界"。[25]

克雷奇默尔认为，理解类分裂性人格的关键在于认识到大多数类分裂性人士事实上既非感觉过敏亦非冷漠，而是"感觉过敏和冷漠兼而有之，而且是以不同的比例混合"。他们是"充满矛盾的人，总是包含着极端，总是无法保持中庸"。[26] 因此，克雷奇默尔主张，我们不应该太硬性区分显得"冷漠"的类分裂性人士和显得"不敏感"的类分裂性人士，把前者的"冷漠"看成积极的防卫策略，把后者的"不敏感"看成是某种情感匮乏或失能导致（术语"情感低能"指此）。事实上，我们经常可以看到，"在同一个类分裂性人格者身上，不敏感可以转变为冷漠，冷漠也可以转变为不敏感"。[27]

不过，虽然定义类分裂性人格者和分裂气质人士的最好方式是指出他们对环境的敏感程度徘徊于两个极端之间[28]，不过，会比较偏向哪个极端仍然是因人而异（同一个病人也会因时而异）。基于这个理由，克雷奇默尔把类分裂性人格区分为两种变体：一种是以"感觉过敏"（hyperaesthetic）为主的亚型，一种是以"感觉麻木"（anaesthetic）为主的亚型。[29] 他所作的人格类型区分可以摘要如下：

A. 循环型人格或协调型人格：与生俱来的气质主要是循环气质。

58　　　B. 类分裂性人格：与生俱来的气质主要是分裂气质。它又分两种亚型：

1. 感觉过敏

2. 感觉麻木

（按："分裂气质"、"类分裂性人格"和"精神分裂症"可用于指称一个人的分裂气质的渐进强度。）

如果说感觉过敏亚型的人看起来"胆小、害羞、感觉细腻、敏感、紧张、易激动……异常细嫩、不断受伤和……'神经过敏'"，那感觉麻木型的人则是会让感觉"无聊乏味"，就像他们戴着一张面具，但面具后面除了深陷的眼窝和冷得像北极的呼吸气息以外，什么都没有，是一个情感空洞的深渊"。[30]

不过即便是这两个极端例子，克雷奇默尔仍然坚决认为，更仔细地观察会让我们发现，两者都各带有对方的影子。例如，就算在那些最感觉过敏的人身上，我们一样可以感觉到"一丝丝贵族的自命不凡，一种只对同圈子的人和事物起情感反应的自闭心态，偶尔还会听到他们对圈子外的人一声苛刻评语"。反观那些感觉麻木的人，虽然被认为待人冷漠，但"一旦我们和这一类类分裂性人格者有过密切接触，便经常会发现，在他们毫无感情的外表后面，在他们最内在的圣所深处，有着一个温柔的人格核心——它因为非常脆弱和敏感，才会退缩到自身之中，扭曲着身体躺在那里"。[31]

克雷奇默尔相信，整体而言，这两种主要人格类型的创作天赋或能力是旗鼓相当的。不过他又主张，两种人格偏好的创作活动各自不同。例如，循环型个案因为接受社会和对外在世界感兴趣，他们在艺术创作上倾向于写实主义和温柔敦厚的幽默，在科学研究上倾向于谨慎的经验观察（克雷奇默尔举出的例子是左拉［Èmile Zola］和洪堡［Alexander von Humboldt］）。反观类分裂性人格者（不管是感觉过敏亚型或是感觉麻木亚型），因为内向和喜欢沉思默想，一般倾向于唯美主义和神秘主义，在科学研究上喜欢走抽象或建立系统的路线。因此，不同的学术领域、思想流派和美学运动按性质的不同，对两种主要人格类型的吸引力也各自不同。例如，克雷奇默尔注意到，类分裂性人格者在德意志观念论和浪漫主义运动的参与者中比例甚高，荦荦大者有康德、荷尔德林、费希特（Johann Gottlieb Fichte）和席勒。[32]

但如果分裂气质和浪漫主义有一些亲和性，那它和现代主义的联系看来要更强烈——在现代主义，浪漫主义中的个人主义和表现主义被转化为更彻底的孤立和抽离美学。这一点从支配我们时代的文学形象可见一斑。例如，在乔伊斯被誉为"英语现代主义圣经"[33] 的小说《一个青年艺术家的画像》（*Portrait of the Artist as a Young Man*）里，主角代达罗斯（Stephen Daedalus）形容艺术家是"看不见、精炼过而冷淡，只管修剪自己的指甲"，又热烈相信艺术家注定"沉默、被流放和狡猾"，注定"遗世独立，甚至没有半个朋友"。[34]这种视观在19世纪初期的人眼里肯定非常古怪(华兹华斯[Wordsworth]曾把诗人定义为"一个对人类说话的人"[35]),但到了20世纪初,艺术家应该远离尘嚣业已成了西方的指导性文化假说。[36]其所反映的有可能是更大的文化变迁,一种远不只是发生在美学领域的变迁。就此而言,我们也许可以把艺术家同时视为一个象征性和矛盾的角色:他一方面象征着对现代社会一种不从众(nonconformist)的逃离或叛逆,另一方面又以夸大方式呈现出现代社会的流行趋势。

本章稍后,我会更详细探讨这些文化倾向,但在这之前,我打算先讨论两位可分别代表过度敏感亚型和感觉麻木亚型人格的现代作家:卡夫卡和波德莱尔(Charles Baudelaire)。他们两人都大有影响力,而且两人的人生和作品同时例示出现代文化的某些主要趋势。就目前,我们会把注意力集中在这两位类分裂性人格者身上,希望可以借此对色彩相当吊诡的类分裂性人格类型有更鲜明的说明。

卡夫卡：感觉过敏的心性

在卡夫卡(1883—1924)的作品里,人的孤立状态就像重力、时间和有生必有死的铁律一样,是最基本和无可改变的事实。他的小说是他个人经验的隐喻化——这一点是那么明明白白(任何熟读他书信和日记的人都会一眼看出),几乎不需要论证。这也是为什么他会对出版作品多所犹豫:他唯恐它们会构成他"为人软弱的证据",构成可证明他"耽于孤独"的证据。[37]

卡夫卡称孤独为"一种毫无例外总是能支配我的力量"。[38]事实上，孤独也是他笔下最常见的主题，是一种对他来说同时是天堂和诅咒的经验。作为 20 世纪最知名的孤独者之一，卡夫卡从十岁起便遁入孤僻和难以亲近。他一个同学多年后回忆说："他就像老是被一圈玻璃墙围绕着。他的文静亲切微笑本来可以帮他把世界打开，但他偏偏在世界前面把自己锁住，不踏进去。"[39] 卡夫卡终其一生都以类似方式自我形容。1911 年二十八岁时，他在日记里形容自己"缺乏感觉"，说是有一个空洞空间"隔在我和其他一切之间……而我完全没有试图把它钻穿……"。[40] 在一篇早期短篇小说的草稿里，他把和别人合唱的经验比喻作"被一枚鱼钩拉扯"。[41] 他自谓，为了可以写作，他必须拥有绝对的孤独——不仅仅是隐士般的孤独，还是死人般的孤独。[42]

卡夫卡看来是克雷奇默尔所谓的过度敏感亚型人物。与他的孤僻齐来的是强烈的脆弱感和自卑感，是极端的自我意识和不断渴望与他人接触。不停歇地反观内省也许是他可以获得安全感的一个来源，但这样子也有可能让他疏离于自己的生理自我和行动，变得笨手笨脚，口齿不清。卡夫卡的感觉过敏、他在社会世界中的不自适，还有他孤高外表底下有颗渴望与别人接触的心这一点，明显见于短篇小说《一只狗的研究》(*Investigations of a Dog*)。故事中，他透过叙事者（一只狗）之口说出自己有一种挥之不去的奇怪经验： 60

> 我老是感到有点格格不入，有点适应不良，导致我即使是进行最普通的互动时，一样会有一种挥之不去的轻微不自在感。另外，有时候……不对，不是有时候，而是经常……即便

只是看见我同圈子里另一只我喜爱的狗，我都有一种第一次看
见牠的感觉，内心满是不知所措和惊慌，甚至绝望……虽然我
有些冷漠、拘谨、膪腆和爱盘算，但总的来说还算是一只正常
的狗……这就是我的生活方式：形单影只和遁入孤僻，仅仅用
一些没有搞头（但也是我离不开的）的小研究打发时间。不过，
在我的遗世独立中，我从未停止从远处观望我的同类。[43]

在死后才出版的《给父亲的信》（*Letter to His Father*）里，卡夫
卡对自己的自卑感有更直接的讨论。那是一封长信（从没有寄出），
而卡夫卡写它的目的是要回应父亲的指控：这个指控说他完全有失
为人子的本分，说他对父亲冷漠、疏远和不知感激。信中，卡夫卡
不否认自己是那样的人，但又设法指出，他会变成这个样子，他父
亲要负大部分责任。他形容自己"软弱、胆怯、犹豫、老是坐立不
安……膪腆和紧张……爱疑神疑鬼"。反观他对父亲个性的形容则
像是枚举"循环型"人格的所有优点："有着强烈的存活意志、经商
意志和征服意志……强壮、健康、好胃口、声如洪钟、口才便给、自
我感觉良好、霸道、坚忍、事事经过盘算……脾气火暴。"[44]这些优
点很自然会对敏感（和有时吃味）的儿子产生强烈打压效果，让他
为了自保而蜷缩起来。

卡夫卡的向内退缩看来主要是响应自己感觉过敏的心性，是
要防卫克雷奇默尔所谓的"日常生活刺目而强烈的颜色和调性"。
正常人和循环型个案都会觉得"生活中的刺激性元素值得欢迎且
不可或缺"，但卡夫卡那样的人却会觉得它们"刺耳、丑陋和不可
爱，甚至会引起生理痛苦"。克雷奇默尔认为，为了"尽可能阻隔

所有外来刺激"，这类人会"把自我往自己里面压缩"，把"屋子的窗帘通通拉上，以便在阴暗和消音的室内空间过着一种梦幻般的生活——一种'敏于思而拙于行'的生活[引语出自荷尔德林的诗]"。[45] 这种取向明显见于卡夫卡很多作品。例如，短篇小说《不快乐》(*Unhappiness*)以这样的话开头："十一月一天快晚上的时候，我因为到了忍无可忍的地步，在房间的狭长地毯上像赛跑那样跑了起来。但当我看见点起灯的街道时，我惊住了，急忙转过身，跑到房间的另一头，在镜子的深处找到一个新目标。"[46]

卡夫卡用另一篇短篇小说《地洞》(*The Burrow*)说明这种遁入孤僻会带来什么后果。故事的叙事者（大概是鼹鼠或土拨鼠之类）把自己形容为"营造地洞的行家，一个隐士，一个和平爱好者"[47]，然后又用迷恋细节的方式讲述牠如何营造一个与世隔绝的完美避风港。但随着故事的推展，读者慢慢明白所谓"地洞"只是一个比喻，指的更多是叙事者随身携带的心理状态而不是物理实体："我和地洞是那么浑然一体……没有东西可以让我们分开太久"；"你[指地洞]属于我，我属于你，我们是一体的。既是这样，谁又伤害得了我们？"[48]

这篇故事也突出了克雷奇默尔有所忽略的一件事情：往内逃避并不是太成功的策略。因为我们看见了《地洞》的叙事者从没有在他幻想出来的地洞里获得自在，反而老是充满焦虑，偏执地想象可能会冲着他而来的各种危险和想办法抵挡（卡夫卡自己的文学作品也可以作如是观）。所以，他老是担心出现在地洞墙壁上的"丑陋突出物和令人不安的裂缝"[49]，从未忘记地洞的美妙宁静有可能是骗人："虽然我无时无刻不警惕兮兮，但会不会还是出现从意想不到角落而来的攻击？"[50]

　　软弱感和脆弱感是卡夫卡最显著的经验之一，他的小说提供了许多表达这两种感觉的隐喻和抵抗它们的方法（通常都不管用）。不过，我们从克雷奇默尔知道，在分裂型人格的脆弱感和自卑感之中，有时会藏着一种不着痕迹的优越感。卡夫卡固然一度说过，他对别人最深的情绪是恐惧和漠不关心（有一种说法认为这句话足以表明卡夫卡是现代人的一个代表）[51]，但我相信，如果光把冷漠理解为一种防卫恐惧的方法，乃是过简诠释。不错，卡夫卡的自我分析有时会鼓励这种诠释，例如，当他谈到自己的冷漠时（一种"冷冰冰、几乎没有掩饰、坚不可摧、幼稚、几近可笑，以自我满足为目的的野蛮冷漠"），他说这种态度"只是为了防御由焦虑和罪恶感引起的神经扰攘"。[52] 但在另一些时候，卡夫卡又认为冷漠是他的基本的人格特征。例如，在写给最终分手的未婚妻菲莉丝（Felice）的信中，他形容自己"基本上是个冷冰冰、自私和麻木不仁的家伙。我的弱点只遮掩了这些特质，没有让它们减轻"。[53] 在一段写于1913年的日记中，他表示自己讨厌"一切和文学无关的事情。谈话让我厌烦（哪怕是有关文学的话题），拜访别人让我厌烦，我亲戚的悲欢让我厌烦得要死"。他在写给菲莉丝的另一封信中又说："我没什么'文学兴趣'。文学就是我之为我。"[54]

　　遁入孤僻和关闭同理心的倾向慢慢成了卡夫卡人格一个深邃和持久的面向，而不管它们原来是用来防卫些什么，最终都成为了问题制造者。卡夫卡对自己的两难困境有很好的描述："你是可以和世界的痛苦保持距离，这是你有自由去做，也符合你的本性。不过大概又恰好是这种保持距离原本即是你唯一能避免的痛苦。"[55]

卡夫卡看来早早就意识到了问题的所在，因为当他还是二十或二十一岁的时候，他在信中告诉一个朋友，他只想读"那种会叮咬人的书……那种能像冰锥那般凿穿我们里面的结冰之海的书"。[56]

波德莱尔：表现不屑的新美学

波德莱尔（1821–1867）的孤独形态不同于卡夫卡的孤独，但他对孤独的强调并不少于卡夫卡。在他身上，我们找到了感觉麻木亚型人格的典型例子。虽然生活在现代主义时代之前，这位诗人和评论家（艾略特称他为"诗歌中第一个反浪漫主义者"[57]，说他远远走在自己时代前头）却是现代主义精神的第一个伟大先驱。作为艺术家，波德莱尔对19世纪晚期和20世纪初期的作品有着几乎无出其右的影响力。他也是现代艺术家形象的奠定者：在他身上，一种19世纪之前几乎无法想象的孤独形式第一次具象化：那是一种不靠别人排斥而自我生成的孤立，尤以身在人群中间的时候最能强烈感受到。他也是第一个陶醉在自我的疏离中的大诗人，并为此自命不凡——这种态度日后将会近乎是前卫艺术家的"范规"（*de rigueur*）。

就像卡夫卡那样，孤独和抽离的主题弥漫波德莱尔的人生和作品。在由自传性片段构成的《我心祖露》（*My Heart Laid Bare*）一书中，他指出他从童年起便有持久的孤独感："即便身在家人和朋友中间，我仍然有一种注定要永远孤单的感觉。"[58]他也像卡夫卡一样热烈拥抱这种孤独，称之为"沉默的特权"和避难所，说是在这避难所中，"人脸的暴政已经消失，我需要忍受的只有我自己"。[59]不过，他的孤独在情绪或调性上有别于卡夫卡。在这位法国诗人的情况里，孤独更多是出于不屑而不是出于恐惧或嫉妒，更多是出于 *spleen*［怒气］而不是 *Angst*［焦虑］。*spleen* 是波德莱尔自创的术语，指的是一种新种类的情绪，其中混合着幻灭、反讽、怨尤和百无聊赖（ennui），而且就像卡夫卡的"焦虑"一样，波德莱尔的"怒气"后来会成为现代主义情感的一个常见要素。[60]卡夫卡念兹在兹的是自己的脆弱和自卑，与此相反，波德莱尔对世界持一种傲慢不逊的态度：他认为这个世界丑陋、穷忙和庸碌，让人失望，而要不是他发现了一种新美学（也许可称为"表达不屑"的美学），这样的世界本来不值诗人一顾。

克雷奇默尔认为，波德莱尔表现的冷漠和蔑视特别常见于感觉麻木或不敏感类型类分裂性人格者，其特征是用"浮夸的幽默或挖苦"去"招摇自己对于别人看重的事情丝毫不感兴趣"。克雷奇默尔把这种人比作"一只只管自己走路的猫"，说他们"漠不关心而慵懒，和同类有太少共通性以及太过孤芳自赏"。[61]

有两大对象受到波德莱尔坚持不懈的嘲讽。第一类对象是自然世界及由其维系的所有有机和自发过程。他形容自然界面目可憎而腐败（"一个血的沼泽，一个烂泥巴的深渊"[62]），说它的无休止欣欣向荣和自我更新让他觉得可耻和沮丧。[63]他坚称"只有出自理性和计算的产品才会是美丽和高贵"，还主张"一切心灵所创造的东西不只比物质更美丽，也更活生生"。[64]

另一个被波德莱尔嗤之以鼻的对象是普罗大众和布尔乔亚的平庸和因循。在他眼中，这些人全都无法活出一个贵族色彩的理想：独树一格、自我节制和自我充足。[65]在波德莱尔看来，庸人的问题出在他们的合群性：他们总是渴望和别人一个样子，总是追求

符合别人的期望，更要不得的是，他们总是因为融入人群中而丧失 63
自己的独特性。反观天才人物总想"独一无二，也因此总是想要孤
独"，因为他们知道："按自己所定的标准成为伟人和圣徒才是人生
中唯一重要的事……真正的英雄总是可以在自己的孤独中自娱。"[66]

　　所以，波德莱尔的孤独和抽离不是要防御威胁，而是要发泄不
满。他自称拥有"一种被惹恼的忧郁、一种神经质的假设、一种被
放逐在一个不完美世界的天性，巴望着此世间所揭示的天堂"。[67]
不过，对他来说，可以逃离让人无比失望世界的圣所不是一个地洞，
而是一个神奇的内在空间，一个美学天堂，在其中，日常生活的平
庸会被变不见。既然波德莱尔厌恶所有生理性或自发性的东西，这
就难怪他的天堂不是一个酒神的天堂。与卡夫卡不同，他对好吃
好色和卡夫卡父亲之类身强体健的人从不曾表现出一丝一毫的嫉
妒，更遑论尊敬。例如，他把性欲貌称为"群众的抒情方式"，认为
这种抒情方式低俗和让人低俗。对他而言，真正的自然人（man of
nature）会让人反胃。[68]

　　波德莱尔敌视性爱是因为他厌恶一切生理性和自发性的东西
（它们存在于心灵的形塑和旁观能力之外），也是因为性爱让一个人
必须和他人发生接触。他告诉我们："爱情的恼人之处在于，它是
一种少不了一个共犯来配合的犯罪。"毕竟，"通奸就是打算进入另
一个人的身体"，但真正的艺术家"从不离开自己"。[69]事实上，波
德莱尔甚至主张，任何自然的东西（比方说激情）都只会扰乱一个
人对更高的美的追求——只有这种追求是本真的诗性冲动。[70]

　　他心目中的理想人物是型男（the dandy），认为这种人是自然
和社会的真正对立面。根据波德莱尔的定义，型男是"自幼养尊处

优的人……除表现优雅以外别无正业，总是仪容出众，鹤立鸡群"。
（补充一说，型男也总是男人，因为有厌女癖的波德莱尔认为女人是
相当可怜兮兮的生物，大多数时候任凭生理循环和冲动摆布。）但要
当型男绝不容易，因为他们对冷漠和自我专注的膜拜要求他们"不
间断地保持超群绝俗，日夜都生活在镜子前面"，总是陶冶一种"漠
然神气，铁了心不去感受任何情感"。不过，型男并非完全不被容
许拥有热情，只是这热情必须是不张扬和受到控制，所以波德莱尔
把型男之美比作"一团别人猜测得出来其存在的暗火"，说这团火
"未尝不能突然猛起来，只是当事人不乐意"。这样的人会努力让自
己的人生变成一件艺术品：一件自我专注和节制的艺术品，其基础
是自我与自己之间一种看不见和排他的关系。要做到这一点仍然
必须吸引他人目光注意，哪怕这么做只是为了证明自己的极度不着
痕迹，不可能被看见。所以，波德莱尔才会说型男的"漠然本身就
是一种挑衅"，说他们的"自我崇拜"让他们"以引起别人吃惊为乐，
又对自己不会为任何事情吃惊感到自豪和满足"。[71]

64　　　不过正如克雷奇默尔指出过，在如此一种冷漠和傲慢的表面底
下，一般都隐藏着一个温柔的核心："它是因为非常脆弱和敏感，才
会退缩到自身之中，扭曲着身体躺在那里。"[72] 虽然我们在最极端
的感觉麻木亚型类分裂性人格者的身上极少找到这方面的证据，但
"温柔的核心"在波德莱尔的作品中却相当明显，因为他的典型讽
刺口吻总是依稀带着一点悲凉，看似就像型男那团随时可能猛起来
的暗火（它事实上从没有猛起来过则是另一回事）。例如，在散文诗
《午夜一点》（One A.M.）中，诗人先是列举了自己加诸别人的一系
列变态残忍行径，看似漫不经心和自得其乐，但结尾的调子却迥然

不同（读起来像是告解和祈求）：

> 不爽所有人也不爽我自己，我乐于在黑夜的寂静和孤独中找回一点点自我救赎和自尊……上帝我的主啊，赐我写几句好诗的灵感吧，好让我可以向自己证明，我不是最卑下的人，不是比我轻贱的人还要低贱。[73]

与现代文化的相似之处：去连结

卡夫卡和波德莱尔都是在一个疏离于社会的位置创作：对前者，社会是个麻木不仁和有威胁性的所在；对后者，社会是个无知和庸俗的所在。不过，我们不应该忽略他们的态度和经验样态（一种类分裂性人格的典型样态）同样也反映着他们身处的文化——这个文化的正字标记往往是那些批评或否定它的人。

主流精神病学和精神分析学一向对文化和类分裂性人格的亲和性极少投以关注。医学取向的精神病学因为把注意力集中在神经生物性质的反常和神经认知性质的倾向，假定它们主要是一些不足或匮乏的状态，因而没有考虑类分裂性和分裂病性人格气质，二者与现代文化的内在复杂性和意图模式的相似处。

要概括精神分析取向对待类分裂性人格特征的态度则较为困难，这是因为它们非常多样化，偶尔甚至晦涩难懂。不过，在这方面，最有影响力的作者都是强烈依赖不同版本的固着／退化模型（fixation／regression model）。例如，海伦·多伊奇（Helene

Deutsch）把类分裂性人格说成是"一种不折不扣的婴幼状态"，是"情绪生活和性格形成的发展停滞在一定阶段"所导致，包含着一些"粗糙原始"与"未被驯化"的本能，特征是"与对象的关系停留在同一性阶段"而"未能把各种不同的襁褓认同整合为单一的人格整体"。[74] 类似地，费尔贝恩（W. R. D. Fairbairn）也认为类分裂性人格主要是因为"固着于早期的口腔期阶段"。[75] 他的追随者冈特里普（Harry Guntrip）主张类分裂性人格的孤僻和退化"基本上是同一回事"。在他看来，类分裂性人格的退化是一种极严重的退化，因为它追求的是回到子宫内状态（intrauterine state）的绝对依赖和营养被动状态。[76] 精神分析取向的社会史家拉希（Christopher Lasch）固然谈过现代文化和类分裂性人格的相似之处，但一样是把类分裂性人格视为为了"取消分离意识"而回到非常早期的自恋阶段，而使用的方法要不是想象与母亲的狂喜和无痛合一，便是想象自己完全自足或否定自己对对象有任何需要。[77]

65

我并不否认共生统一幻想和原始本能满足可能存在于类分裂性人格者的潜意识深处（我们许多人其实也是如此）。[78] 然而，类分裂性人格者的自述却透露出，上述精神分析取向诠释方式极端不充分（这还是客气说法）。从个案的自述看，他们经验到的更多不是无边界的一体性或绝对的自足，而是距离、差异和破碎，是"内在的多样性与不和谐"。[79] 就此而论，类分裂性人格者的经验世界和现代文化（或现代主义）的心性极端相似。[80] 在所有的人格类型中，类分裂性人格最清楚缩影着现代状况（modern condition）的独特特征。

还值得指出的是，精神分裂症并不会出现在青春期之前，这是因为青春期是一个"形式运思期"（formal operation）*的发展阶段。人在进入了这阶段之后才有了思考有关思考（think about thinking）的能力，并第一次感受自己可以站在一个距离之外自我反省。少年人面临的独立自主要求一直被认为是一种有可能触发精神崩溃的压力。不过，青春期才可能出现的自我意识也为常见于精神分裂症患者的"过度自我意识"提供了先决条件。[81]

　　相关的现代社会和文化框架的许多方面在过去一世纪已经被社会学家、人类学家、哲学家和形形色色的文化批评家描述过。令人惊讶的是，他们对某些核心特征有着相当高的共识。现代性（modernity）最鲜明和最普遍的特征之一看来就是强烈聚焦在自我（包括作为主体和作为经验客体的自我），以及强烈聚焦在个人的价值和力量。这些关注都不见于当代的部落和无文字社会，也不见于前现代的欧洲文化。现代文化显然有着某些强项，包括容许行为和思想上的自由，鼓励个人采取主动和自我表达。但它当然也有黑暗的一面，而以下的列举可以概括它的各种异化形式："孤立、孤单、疏离感、失去自然活力和失去随世界的本在性（givenness）而来的单纯欢乐，还有是一种因为真实（reality）只剩下个人赋予它的意义而形成的重担感。"[82] 光看表面，这样的画面和卡夫卡那个充斥"焦虑"的世界或波德莱尔那个充斥"怒气"的世界已经相似有余（克尔凯郭尔称之为"灵性的宣达吏"[83]）。不过，如果我们更深入观察这

---

　　*　"形式运思期"指人在十一至十六岁之间开始懂得以逻辑和抽象方式思考的阶段。

些相似之处，说不定还会得到进一步的收获。

　　我将从人与世界之间关系的断裂谈起，然后再探讨自我与自身关系的断裂。我会借精神病学家 R.D. 莱恩治疗过的一位类分裂症病人彼得的语汇，把前一断裂称为"去连结"（disconnection），把后一断裂称为"脱开"（uncoupling）。[84]

内在化倾向

　　社会史家埃利亚斯（Norbert Elias）指出，大约从文艺复兴开始，欧洲人便建立起一个异乎寻常的信念，而他们得到这个信念的方法是"把人类孤立起来观照，是把人类的'内在'切断于'外在'的一切"。[85] 现代性的这个方面表现在文化的许多层次：不光显示在思想领域，还内在于社会组织形式、文化实践和日常的经验方式。不过，把它表现得最清楚的仍然是近代最有影响力的两位哲学家：笛卡尔和康德。

　　被公认为近代哲学之父的笛卡尔（1596—1650）可以说一手创造出现代人的心灵概念，至少他也是这一概念基本形式的缔造者。由他哺育的某种二元论和主体性概念后来渗透到许多哲学、科学和伦理学思想。在笛卡尔的哲学里，意识截然不同于物质。物质属于扩延性平面，身体是这一平面的一部分，意识则是以某种难以理解的方式住在身体里——用哲学家赖尔（Gilbert Ryle）的名言来说，住在身体里俨然是"住在机器里的鬼魂"。甚至，笛卡尔假定意识无法抵达外在世界，只能抵达内在的"观念"（ideas），而这些观念以某种方式反映着世界（"除了透过我里面拥有的观念，我无法得到任何在我以外的知识"）。[86] 笛卡尔主义的这两个方面深嵌在现代人理解世界的方式，被当成是不证自明和没有其他可能。[87] 不过，其他文化和其他时代（例如古希腊）对心物关系的看法却是大异其趣。

笛卡尔思想对现代自我（modern self）的涵蕴可以用两个词语概括：脱离（disengagement）和反身性（reflexivity）。在这种对心物关系的理解中，人如果想要充分实现自己的本质，就必须摆脱身体和根植于身体的七情六欲，因为只有这样才可能达到自我驾驭，把理性的自我控制能力彰显和发挥出来。想要在知识上获得确定性（certainty）同样需要脱离，即不再不假思索地接受外在世界的存在性，改为用心灵的"内在之眼"寻找一些内在于心灵的"清晰分明"（clear and distinct）的观念（这就是笛卡尔著名的怀疑方法）。[88] 随之而来的是一种反身转向（a reflexive turn），即认识到我们的每一个意识活动都无可避免有"我思"（*cogito*）*的参与，也正是"我思"的确定性（我思故我在）让我们的所有知识得到了一个基础。因着这种观点，前此被认为是要透过对话产生的思想开始被视为一个私人事件，而前此被认为是公共财产的知识开始和一种"私人探问的逻辑"环扣在一起。[89]

康德哲学（出现在 18 世纪之末）有时被视为是现代主义思想的肇始。[90] 它激进得不亚于笛卡尔主义，因为它对脱离和反身性有更强烈的强调。"我思"（自我意识到自己有意识的事实）在笛卡尔哲学里的角色非常关键，因为它是知识确定性之所依，但"我思"在

67

---

* "我思"是一个"清晰分明"观念。

康德哲学的角色还要更关键。对康德来说，"我思"不只是确定性的基石，还是经验的基石：是"我思"的结构（包括时间、空间、因果性和物质性等范畴）构成（constitute）甚至可以说创造出我们的经验。正如黑格尔指出，这种思路会带来如下结果："认识活动失去了探讨对象和把握对象的兴趣，改为把注意力转向自己，也就是转向认识的形式方面。"[91]康德的观点还鼓励了一种尤甚于笛卡尔主义的物我分离。在笛卡尔，我们经验的观念固然是内在现象，但它们仍然被假定为与外在世界关联（哪怕这种关联没有确定性）。反观康德却把所有可能经验（他称之为"现象"领域）和实际存在（他称之为"物自身"领域）绝对分开，而这意味着我们和真实（the real）之间分隔着一道不可逾越的鸿沟——此一主张让我们"在世界之中落得孤苦伶仃，处处被鬼影包围"。[92]

早前说过，这些有关心灵和自我的哲学概念呼应着文化其他更具体层面的变化，后者包括了现代生活的社会、政治和经济面向。虽然这些面向不胜枚举，而且它们跟哲学观念和个人经验的互动也复杂得难以尽述，但以下我仍会举出两个具启发性的例子。

历史社会学家埃利亚斯对风俗史的生动研究，提供关于自我意识的增长，以及日常生活中与日俱增的内在化和私人化的案例。例如，他描述饮食在西方社会如何越来越成为受约束的对象，并且带来一项结果是，强调人与他人的分隔，使得人们遮掩甚至否认自身拥有自然或动物性的一面。在中世纪，人们用餐时都是从同一个盘子取用食物，而且是直接用手把肉撕开，但到了后来，每个人都有了各自的盘子，而且只被容许用餐具进食，不同的菜也有不同的上菜顺序。把骨头吐在桌子上成了禁忌，然后把骨头吐在地板上又成了禁忌，而过了不多久，在公共场合随地吐痰也成了令人蹙眉的行为。新的礼节被发展出来，要求人们约束情绪和自发冲动。这导致不断增长的自我审查和自我控制，又必然会导致何谓丢脸和得罪人的行为门槛不断降低。埃利亚斯认为，这种对情绪和冲动自发表达的约束导致人们感觉自己和外在世界之间隔着一道无形的墙，从而让人们更容易因为孤立而自我观照——"笼中自我"（self in a case）会在笛卡尔、康德和许多其他次一等的哲学家的思想里扮演重要角色，只是这种趋势的一种反映。[93]

识字人口的增加也助长了这种内在化趋势。正如学者翁格（Walter Ong）指出，写和读（特别是默读——这种阅读方式是慢慢才常态化）都容许甚至强逼人们独自思考，从而产生一种遗世独立的感觉。其中，写东西又特别要求和鼓励沉默的反思。写出来的文字可以说是思想的凝结化，是把思想组织和保存在视觉空间里，能够让人具象地体会何谓独立的心灵世界。翁格形容，这个"独立的心灵世界为思想提供井然有序的环境，不受干涉，纯然存在，不受任何看得见的人的过问和监看"。到了 18 世纪，把声音空间化的趋势（一种固存于以字母书写的趋势）对西方人看待世界的方式产生了显著影响，逐渐使得他称之为"类分裂性"的抽离状态成为可能——一种疏远感官实在和社会互动的态度，它让人可以逃到一个激烈行动和部落魔术之外的领域：一己心灵的内部空间。[94]

在内在化和抽离化这两方面，类分裂性人格者的心性看来和现代人特别接近。[95] 一个很好的例子是病人马丁。他是个年轻艺术家，少年时代第一次出现精神分裂症状，长久以来都有极深的分离感*。他在日记中写道："我发现自己总是在思考，而我的思考总是向内指涉。"回忆小时候坐汽车的感觉时，他写道："我是宇宙的中心，是'真实世界'的中心——坐在其他汽车里面的人都在我的内在世界之外。"他年轻时非常腼腆，常常沉默不语："这样不只让我可以专心聆听别人的谈话，还让我可以专心聆听我和自己的谈话。"就像笛卡尔所说的"内在之眼"那样，他会站在一个距离之外静观自己的感受或行动："听到一扇门吱吱作响，一只鸣叫的松鸦传送一波振动至我心灵的接收器，我接着在这般现象里伺机行动。"他在学校的作文中又这样写道："眼睛是用来看东西，而心灵会注视着眼睛。"

　　相当有趣的是，马丁在大学里偶然接触到康德哲学之后便马上深受吸引，日后有时还会把康德的句子嵌在自己的画作里。他自己解释，康德有关现象和物自身判然有别的主张非常类似他"在青春期对自己心灵所得到的了解"。读康德哲学带给他极大宁静，因为康德"去过我正在去的地方"，让他可以得到一种"存在于自己心灵里的安全感"。康德有关判断力（judgement）性质的论述让马丁非常震撼，因为他发现，他读这段文字时的心灵过程正可作为康德"判断力性质说"的例子。

　　类似的内在化也见于病人朗格（Jonathan Lang）的自述。朗格是二十出头患了偏执型和僵直型精神分裂症，自此大量阅读心理学文献，三十出头写出一篇谈自己病前类分裂性人格特征的文章，登在 1939 年的《精神病学》杂志上。他在文中指出："早在出现精神

---

　　*　指人我或物我分离感。

病之前，为了获得更高的情感潜能，我就有了一种让观念比直接外在刺激（人或事的刺激）先行的趋势。"他很小的时候就对情绪和任何与外界的接触感到不自在。基于这个原因，他"训练自己看重观念多于看重情感……以阻止情感反应显示出外在信号"。他总是喜欢阅读多于直接的感官知觉，认为感官"主要是获得信息的手段，而信息则是用来建立观念"。他写道："在学校上体育课的时候，我要么是一面打球一面想着别的事，要么便是设法用观念而不是直接的感官动作反应主导我的活动。他相信，他的"观念中心主义"（ideocentrism）——指他对观念的执着——是他后来得精神病的主要原因。[96]

69

失真

尼采把自己的时代和接续来临的两个世纪称为"虚无主义"时代，以此表达主体主义的剧化会为个人和文化带来何种后果。这种虚无主义的核心元素之一是价值的外在根基消失（这是由笛卡尔主义和伽利略的科学革命的挺进导致的），另一核心元素是经验世界的贬值——每当我们（像康德那样）假设有一个我们永远无法抵达的"物自身"（thing-in-itself）领域存在，就会出现这种贬值。[97] 但尼采又认为，我们必须把两种不同的虚无主义区分开来：一种是消极的虚无主义，那是软弱的表现；另一种是积极的虚无主义*，那是活力十足和意志力强大的表现。

对主体主义的类似批判也见于海德格尔的作品，特别是《世界

---

* 这是尼采自己采取的立场。

画像的时代》(The Age of World Picture)。[98] 海德格尔指出，正是
笛卡尔的形上学让人类主体变成"一切存在性和真理性赖以奠基的
存在者"。在中世纪，世界被理解为是靠着上帝的创造而进入存在，
但现在，世界却被看成在一些本质的方面需要依赖人类。所以"现
代的本质"就是"主体性的无条件统治"：人类把自己建立为终极
主体，把眼前的世界看成只是一幅画像。[99] 但这种对认知主体的吹
捧有一个大问题，那就是它必然会带来世界的贬值，让世界的存在
地位变成是次出、衍生和脆弱。"当任何存在者(that is)都变成了
被再现的对象，首先会引起的是某种方式的存有的丧失(a loss of
Being)"[100]，因为试问，我们"要如何得知这世界不仅仅是一个梦境，
不仅仅是一个闪闪发光的幻觉，一个不再是充满自己的光而是充满
我的光的视域？"[101]

这种丧失"存有"或存在的感觉看来特别常见于类分裂性人格
者，而且，他们也常常会尖锐意识到自己在自身经验中所扮演的重
要角色。莱恩治疗过的类分裂性病人詹姆斯表示："真实(reality)
离我而去。我摸到的一切、思想到的一切和接触到每个人都会在我
靠近那一刻变得不真实。"[102] 另一位病人把他的病前自我描述如下：

> 我从小是个腼腆、蜷缩的孩子，生性无法和陌生人自在交
> 谈、畅所欲言……我自小就旁观自己的心理异状……对于我意
> 识到的一切，我总是有一种不满足感。我常常问自己："为什
> 么虽然我完全看得见、听得见和感受得到一切，它们却显得不
> 真实？"[103]

揆诸卡夫卡1921年所写的一则日记，他定然有过非常类似的经验："离我无分远近，一切全是幻影。包括家人、同事、朋友和街道在内，一切全是幻影。"[104]

这些看来都是尼采所说的消极虚无主义的例子。而从当事人 70 的描述判断，他们经验的状态或心绪是无端受累，所以有理由被认为是"精神力的倾颓和衰退"的表现，是无力维系一个独立存在世界的表现。但其他经验失真的类分裂性人格者看来更能代表尼采所说的积极虚无主义：对这些类分裂性人格疾患者而言，这种经验较偏向自愿或蓄意招来，目的是为巩固当事人对世界的优越感，用以"表征精神力有所增加"。[105]

例如，我们常常会看到，很多类分裂性人格者强烈意识到发生在他们周遭的事情有着重复或陈腐的性质，所以有时会以不屑态度作出反应。例如，病人亨利在接受主题统觉测验时，反问我给他看的一系列图片算不算是"陈腔滥调"，然后又用最轻蔑的语气定义他所谓的"陈腔滥调"："一种被人们认为是经验面向的利用模式。"[106]

心理分析学家里克罗夫特（Charles Rycroft）一个年轻病人经验的失真感看来也是这类优越感和冷漠的积极宣示。在发展出精神分裂型妄想之前的十三年间，这位患者维持一种强烈的类分裂性抽离态度，认定自己经验到的一切仅仅是假设性，不值得深究。里克罗夫特这样说明他的态度：

> 他知道他是要找里克罗夫特医生接受分析治疗，不过，他认为我有可能不是里克罗夫特医生，又或者有两个以上的里克

罗夫特医生。不过对他来说，我是不是里克罗夫特医生或世上
有几个里克罗夫特医生并不重要。所有可能全都是"假设性"，
其中没有哪一种可能比其他可能更可取。[107]

这位病人的幻想有着相同的纯理论思维特质。例如，他幻想自己父
亲可能其实是个高斯（Karl Friedrich Gauss）之类的大数学家或罗
素（Bertrand Russell）之类的大哲学家。这种假设性意识有点像现
象学把"自然立场"（natural standpoint）括号起来的技巧，可以把
客观世界存在的假说悬搁起来。在这个病人的情况，他的假设性思
维方式看来是以防卫为动机，是要让自己可以避免承认现实中有任
何对他危险或让他痛苦的方面。

就像前面提过的艺术家马丁一样，里克罗夫特的这位病人对哲
学也是深感兴趣。他的虚无主义（积极虚无主义）最清楚表现在他
的某些唯我论宣称（例如宣称他的思想是唯一的真实，宣称他的思
想就是行动中的世界）。里克罗夫特敏锐地看出，他的这些经验虽
然是幻想，但不能被视为是弗洛伊德所谓的初级思维过程（primary
process）的表现，因为它们完全不包含本能或情绪驱力。这位病人
最喜欢的是观察自己的思想在"撇开一切"的情况下展开，而所谓
"撇开一切"是指摆脱情绪和切断于一切外在事物。

与现代文化的相似之处：脱开

去连结（即感到自己和外在事物及他人切断关系）不是类分裂
性人格者经验到的唯一分离形式。通常，这类人还会以另一种方
式分裂：不是在自我和世界之间发生分裂。而是沿着自我的断层

线分裂。这通常又会带来第二种形式的自我意识：在这种自我意识中，意识不是聚焦在作为认知中心的自我（一个与遥远或不真实世界并列的主体），而是聚焦在作为行动者和他人潜在知觉对象的自我。由此而产生的"脱开"有可能是无端受累，但也有可能是当事人蓄意招惹。不管是这两种情况中的何者，当事人的自我都会一分为二：一个是隐藏起来和"内在"的自我，其作用（一般是和心灵联手）监看或控制；另一个是公开和外在的自我，它被等同于身体外表（bodily appearance）和社会角色，并且常常被当事人感觉为虚假或不真。[108]

角色距离

戴维是莱恩治疗的一个类分裂性病人[*]，这位个案认为他所谓的"我的自我"（own self）和他的"人格"是两回事——前者是他的真我，后者是别人对他的看法或期望。戴维向往的是绝对的坦白和真诚，但和别人在一起的时候，他却有需要感觉自己是在扮演一个角色——哪怕这"角色"就是他自己。戴维认为自己在学生岁月中大部分时间都是扮演一个早熟、诙谐但有点冷冰冰的角色。后来，到了十五岁，戴维意识到这个角色开始因为"有一张下流嘴巴"而讨人厌，毅然换成较为讨喜的人格，结果发现"收效甚佳"。[109]

脱开可以在不同的类分裂性人格者身上表现出最大相径庭的行为。例如，他们可能会极端我行我素或极端守规矩，极端叛逆或

---

[*]　这里的类分裂性病人是指以类分裂性人格为病前人格的精神分裂症患者，下同。

是千依百顺。他们的行为也许是高度可预测（常常过度一丝不苟），但又也许会高度不一致（甚至是不停变换人格）。[110]虽然不同病人的行为模式天差地远，但他们有一个共通之处：让人有一种假装或"不真实"的味道。戴维就明显是这个样子：他喜欢穿斗篷和拿着一根拐杖，举手投足都有一种装疯卖傻的味道，就像是在角色扮演。[111]克雷奇默尔有一个感觉麻木亚型病人名叫凯特（Ernst Katt），表现出型男和玩世不恭者的混合角色，拒绝落入任何传统范畴，总是让自己像是"盘旋于人生之上的有趣面具和可爱精灵"，有时会突如其来爆出一句："我是一根香肠。"[112]

这类人看来并不认同于他们所表演的角色（这也可以称为一种脱开），又特别是不认同于这些角色通常隐含的内心感情或个人生命特质。他们有时会透着一种反讽的氛围，摆出的神情就像是暗示他们的行为举止别有深意或他们的内在世界截然不同。

"角色距离"这个由社会学家欧文·戈夫曼（Erving Coffman）提出的术语非常适合用来形容这种现象。它是指当事人同时从自己和一个旁观者的立场审视自己的行为，企图要预期和控制旁观者的反应。正如戈夫曼指出的，"角色距离"的作用与其说是要否定角色本身，不如说是要否定一般被认为是住在一个人的公开表演里的"虚拟自我"（virtual self）。[113]就像类分裂性人格的其他特征那样，这个特征看来也是现代世界的一个特别突出特征。以下，让我们来考察一下它的文化展现和文化源头。

当代西方社会和思想其中一个最基本的假说就是，每个人都有一个不同于或先于他们的行为或社会角色的内在世界。不过，历史学和人类学研究表明，这种观念绝非放诸四海皆准。它不只不见于

非西方的传统社会，还不见于现代之前的西方。在古希腊人或维京
人之类的英雄崇拜社会，还有在大多数所谓的原始社会，个人的认
同（identity）和他们的社会位置分不开。在这些社会里的个人是透
过知道自己在社会地位、社会特权和社会责任的网络的地位而知道
自己是谁——该网络是指导所有思想和行为的基本架构，几乎从来
不会受人质疑。另外，什么叫美德和什么叫恶德也总是透过行为来
定义，几乎完全避免诉诸个人的心理动机，就像不认为人有一个心
灵深处。[114] 例如，苏丹南部的丁卡人（Dinka）看来完全没有现代西
方人的"心灵"概念或大略类似的概念，即不认为"人有一个沉思
和储存经验的部分"。[115]

　　欧洲文化很有可能在中世纪末叶之前，也没有内在自我的概念
或经验，因为只有到了 16 世纪，我们才在文学作品里找得到一些自
我意识和角色距离的证据。然后，又要等到 18 世纪，独立于角色
之外的个人（person）的哲学观念才开始大行其道。历史学家和社
会学家认为，这是一种"发生在心灵深处的变化"，预示着"现代欧
洲人和美国人的出现"。[116] 为了解释这一变化，他们提出了许多因
素，其中之一是社会的多元化和分割化：现代社会要求人们扮演很
多不同的角色，甚至要求他们在不同的参照团体（Reference Group）
扮演互不相容的角色。[117] 另一个与此相关的原因是社会流动性的
增加，这种增加始自文艺复兴，此后越来越加速。这现象有可能会
鼓励人们以人为方式塑造身份认同（古希腊和古罗马的精英阶级很
流行这一套，但在后来的一千或一千多年难得见到）。[118]

　　内在自我和外在自我的两极化带来了重大的评价效应：人们越
来越看重内在自我，认为它的价值远远高于社会角色。可作为这发

展过程的一个反映是，在 16 世纪被奉为理想的真诚（*sincerity*）在 19 世纪被一个敌对理想——本真性（*authenticity*）——取而代之。真诚（即心与口的一致）并不牵涉对内在的高估，因为虽然它反对门面与内心的不一致性，但这种伦理学强调的是人在扮演社会角色时应该忠实和一致（*integrity*）。正如特里林所指出，"真诚"这个概念在过去两百年来已经失去地位，乃至现在听在我们耳里，会有一种陈旧甚至微微可笑的感觉。有很长一段时间（至少是直到前不久），我们都生活在一种后浪漫主义的气候中，而这种气候强调的是本真性，其重点是忠于自己多于忠于别人，是把自身原有的潜能充分发挥出来。类似的发展反映在文艺复兴的激情（*passion*）观念渐次式微（"激情"总是表现为某种外显甚至是激烈的行为），取而代之的是"内在"或"主体"的情绪概念变得抢眼。[119] 荣誉感（*honor*）观念被尊严（*dignity*）观念的取代体现着同一种发展趋势。[120]

  这种向内转向的一个后果是公开行为（至少是那些符合传统预期的行为）的日渐贬值。这一类行为越来越被看成无可救药的不真实（*inauthentic*），是受了从众心态（*conformism*）和戏剧表演性的要求所污染。[121] 与此相反，人的自我越来越被认为是人类意义的真正源头——华兹华斯和卢梭（Rousseau）称之为"存在的感情"（the sentiment of being）。有两种方式可以呼应这一类文化态度和评价方式，它们一种对应于感觉过敏亚型人格，另一种对应于感觉麻木亚型人格。接下来两大节将专门讨论这两种趋势。

公开自我的退让

  第一种呼应贬抑公开自我价值的方式是让公开自我完全撤

出——其中方法要不采取隐居式的遗世独立，要不仅同意以敷衍的方式与人互动。与这种响应方式伴随的是把存在的源头（source of being）放在内心生活的各种震颤和渴慕。这种态度泛见于包括伍尔夫和福特（Ford Madox Ford）在内的现代主义者，其中一个有力倡导者是当代法国小说家暨散文家娜塔丽·萨洛特（Nathalie Sarraute）。

娜塔丽·萨洛特是法国新小说派一员，对墨守成规的写作方式有着严厉批判。她认为，在小说创作上，严守"文学类型"的规定和专事对外部事件进行"烦人的描述"都是因循守旧的表现，主张这一类作品无视内心生活的"无比丰富和复杂"，所以落得形同"巨大但空洞的尸体"。[122] 她对内心世界的观点非常类似感觉过敏亚型人格的特征，因为她把内心世界形容为"同时包含着不耐烦和害怕"的内在扰攘，是由"一些微小和隐约的运动"构成，只会在"不动弹和抽离的状态中全面盛放"。她形容，她所说的内在扰攘就像"躲在潮湿洞孔里的灰色小昆虫，个性非常腼腆和谨慎，光是被人瞥见就会逃跑。它们几乎不会用行动的形式把自己表现出来"。所以，她的小说充满对内心世界最微型的描述：她笔下的世界是个意象和感受匆匆来去的世界，核心角色的极私人的意识稍纵即逝。

虽然这些内在的"颤动"和"蜷缩"也许缺乏自信和脆弱，却是人类生命的本质成分。娜塔丽·萨洛特认为，在现代世界，人类倾向于"变得自我圆满，追求尽可能不仰赖外来的支持"。虽然这番话主要是针对现代的小说艺术而发，针对现代小说作者和书中角色的内心世界而发，但它清楚蕴含着一套生活伦理。因为，按照娜塔丽·萨洛特的观点，正是心灵现象的"不间断上演"（她在其他地方

又称之为"潜交谈"［subconversation］）构成了"所有人类关系和 74
我们人生看不见的纬线"。本真的人生应该关注这些内在物事而不
是让自己因为行为和公共生活而分心。

这一类往内注视和疏离公开自我的态度常见于某些类分裂人
格疾患的患者身上。[123] 精神分裂症患者玛丽·麦克莱恩（Mary
MacLane）在1917年出版的回忆和反思录（作者当时大约三十五岁）
异常生动地描写了自己从童年开始便出现的内向个性：

> 我生命中最不重要的事情就是它的具体可触性。
>
> 唯一有持续重要性的是发生在我里面的事情。
>
> 如果我做了什么残忍的事但内心却不感到残忍，那它就什
> 么都不是。但如果我没做残忍的事却觉得自己残忍，我的精神
> 就会内疚得如同屠杀过一群人，满手血腥。
>
> 我的精神的冒险比发生在我身上的外部事情要更真实。

呼应着娜塔丽·萨洛特对内心生活的喝彩，玛丽形容她的自我"复
杂精微和多姿多彩，光彩夺目"。面对内在自我的经验让她"有时
还会兴高采烈"。相反，一想到"有形的生活中那些纷杂的外部事
件，就会让我的心情暗淡下来"。[124]

后来在《我是玛丽·麦克莱恩》（I, Mary MacLane）中，作者又
回忆说，曾经有过一个时期，她喜欢晚上单独散步，让孤独变成一
种快感。"散步的时候，我想到的全是我自己，全是我自己有多么
迷人"。回到家之后，她会坐在梳妆台的镜子前面，探身向前以便
可以更加接近自己："眷恋和温柔地……我看着镜子里的自己。我

对她说："妳让人迷醉！妳是我的同伴、我的闺蜜、我的爱人、我最让人发狂的甜心——我爱妳！……我爱妳的高傲、目空一切和深藏不露的超级敏感。"[125]

玛丽是"感觉过敏亚型"人格的清楚案例——至少没发病的时候是如此。这一类人会向内注视，发展出一种对世事冷漠的态度（主要是作为自我保护手段）。她早前的另一本书（写于十九岁）把这一点说得很清楚。她说，直到几年前为止，她一直是个"极端敏感的小傻瓜"，每当有熟人说她哪里怪就会让她深深受伤。不过，她告诉读者："那种敏感性已经离我而去。"现在，别人的意见对她"已经相当没有影响"。[126]这种刀枪不入主要是透过培养内在自我和外在自我的分裂达成："我从不披露我的真实渴望或我的灵魂的质地。所以，我人生的每一天都是在扮演一个角色。我把一大堆东西隐藏在我的斗篷底下……别人从来不会触及我的内心世界。"但是，这种硬生生的外在自我是要付出代价的。这代价表现于因造假而引起的痛苦感觉："当一个人一辈子都在扮演一个虚假的角色，因而成为一个狡猾的小骗子，甚至在上帝创造动物与人类的第五天和第六天便已成形。""在若干程度上觉得自己是一个杰出的骗子，有着低级品味的参与者。"她如此坚持，"总是会有一个虚伪的幽灵指着我说：'伪善者、蠢材'。"[127]

这种对造假而感到耿耿于怀在莱恩另一个类分裂病人身上表现得更加强烈：二十八岁的药剂师詹姆斯坚称，他的真我和假我之间有着极端分裂。一般情况下，为了保护他的内在自我，詹姆斯的行为举止会装得像一般人无异。不过，这让他感觉自己所做的一切都是虚假和装模作样。"如果我打开火车门之后礼让别人先进去，那我这样做并不是出于体贴，只是在演戏，尽可能让自己看起来像其他人。"此外，他的内在自我并没有处于演出者的控制之下，反而越来越独立和脱离掌握，有了自己的机械化生命。如果詹姆斯的妻子端给他一杯牛奶，他会留意自己对妻子报以一个自动化的微笑和自动化地说上一句"谢谢"，然后马上对自己和妻子的行为心生厌恶，就像两人只是按照某种"社会机制"行事："他想要牛奶吗？他想要微笑吗？他想要说'谢谢'吗？都没有。但他还是这样做了。"最终，这一类人有可能会感觉自己完全没有自我，没有作为一个独立生命的重量或实质。他说："我只是一个对别人的响应。我没有自己的身份……没有自我……我只是漂浮在大海上的一颗软木塞。"[128]

　　莱恩的另一个类分裂性病人只要一加入一群人之中就会有被困住或者落入陷阱的感觉。然后他会去租一间房独自生活几个月，靠些许积蓄过活，在几乎完全隔离的环境做白日梦。问题是，这种做法最后会让他感觉自己像是槁木死灰，感觉自己的"生命日甚于一日贫困"。[129]对那些从公开自我撤出的病人，另一个会遇到的问题是他们有时会觉得笨手笨脚，因而担心自己的造假会被别人看破手脚。[130]

　　不让人意外地，这一类病人常常假定，别人的行为也是一样的造作或机械性，不是自发和由衷。例如，戴维把所有人都看成是在演戏。詹姆斯的情况还更极端，常常把太太（一个活泼好动的女人）看成机器人，认为"它"不是真正拥有内心世界。所以，如果他给太太讲一个笑话而她又发笑，他会认为对方不是真的有感觉，只是根据"设定"作出反应[131]（类似的虚伪感也会发生在确诊的精神分裂症患者身上：例如，有一个被诊断为得了青春型精神分裂症的病人认为"田里的农夫不是真的在耕作，只是做做样子"）。

反成规和不真实

类分裂性人格还有另一种心理样态，这种样态要主动得多，而且也是源于现代文化对个体性的强调，以及源于内在自我和外在自我的分裂。有这类心理样态的人不排斥外显行为，不会视之为具有污染性，反而会透过行为展示他们的内在自我。通常，他们会采取以下两种行为方式的其中之一来达成目的，又或是把两者结合起来（因为它们很容易结合）：一是激烈唱反调，用反成规行为来宣示自己自由自在，不为社会拘束所囿；另一个方法是刻意招摇自己行为的不真实成分（这些行为可以是符合成规或反成规），以此暗示他们有一个隐藏起来的真我，不然至少是以此强调那个看得见的自我虚幻而肤浅。

对这种反律法主义伦理和不真实伦理，大力鼓吹戴假面具的尼采有过一些特别具影响力的宣言。他的英雄观念断然不同于传统社会。得到他称赞的不是那些忠于国人同胞和为自己文化牺牲奉献的人，而是"新人类，独一无二、无与伦比，自己给自己制定法律，自己创造自己"。[132] 这种人以反成规和拒绝真诚为荣。在《权力意志》（*The Will to Power*）谈到他心目中的"伟人"（Great Man）时，尼采这样说：

> 他更冷淡，更铁石心肠，更不瞻前顾后，无惧于"舆论"。他缺乏与"值得尊敬"和"得体"有关的所有美德，了无任何"群畜德行"（virtue of the Herd）的成分。假如他当不上领导

者，他就会踽踽独行。然后，他有可能会对路上遇到的东西咆哮……他不想有恻隐之心，只想要得到奴仆和工具……他知道自己无法沟通：他认为被人弄懂是没有格调；不管别人认为他是谁，他总是另一个人。当他不是对自己说话，就会戴上假面具。他宁愿撒谎而不是说真话，因为撒谎需要更大的精神力和意志力。他自有一种赞美或指责都无法到达的孤独，自有一套不容上诉的正义标准。[133]

不过，把追求"不真实"的现代态度的内在逻辑分析得最清楚的却是黑格尔的《精神现象学》（*Phenomenology of Mind*, 1807）。书中攻击真诚和一致（integrity）的部分被特里林称为"现代文化处境和精神处境的范式"。[134] 黑格尔剖析了为什么真诚和一致慢慢会被视为是自我实现的障碍，以及为什么人们在追求自我实现时不只越来越借助反成规，还越来越仰赖不一贯、反讽和自我分裂的策略。

书中的这个部分题为"处于自我异化中的精神"（The spirit in self-estrangement），专门讨论一本让黑格尔极为印象深刻的著作：狄德罗（Denis Diderot）的《拉摩的侄儿》（*Rameau's Nephew*）。此书是一部戏剧对话录，写于 1761 至 1774 年之间，但要等到 1805 年才出版。其中，狄德罗用两个对话者（分别称为"我"和"他" *）表现两种看待自我方式的尖锐对立："我"相信真诚和人格一致是重要价值，认为人应该追求前后一贯和心口如一；"他"（即拉摩的侄

---

* 书中没提两个对话者的名字，只称他们为"我"和"他"："我"是叙事者自称，"他"指著名音乐家拉摩的侄儿。

儿)否定人有可能追求一致,主张这种一致只是假象,是人用来假装自己不受从外强加的社会角色的限制。拉摩的侄儿曾经一度用哑剧的方式表演自己在富有人家饭厅扮演的角色(他长久以来都靠当食客维生)。虽然自视为"马屁精、弄臣、仆人和乞丐",但他又认为自己的所作所为实质上和所有人无异。因为(他这样反问)"就连国王何尝不是也必须在他的情妇和上帝面前扮演成什么人"?

对话的高潮出现在更后面的一场歌剧表演:在该处,拉摩的侄儿在"我"面前演出了一系列不同的声音与角色,包括祭司、国王、暴君、奴隶、疯子、悲痛的女人和芭蕾女舞者。他扮演的角色是那么惊人多样,表演是那么惟妙惟肖,足以否定人有一个统一自我的观点。虽然狄德罗对这出神奇但又让人震惊的表演表现出模棱两可的态度,但黑格尔的态度却一点都不含糊。他的回应预告了即将 77 来临的现代主义和后现代主义心态。

在黑格尔看来,侄儿的表演证明了"精神"(Spirit)已经上升至"意识生活的更高层次"——在该层次,"精神"认识了自己的自由和自主,而因此把自己异化于社会和自身。黑格尔指出,在社会的早期阶段(例如中世纪),人们倾向于与社会秩序和谐一致,对自己被编派的角色感到自如,对外在的力量感到敬畏,愿意顺服地为它们服务。然而,基于个人意识(即"精神")具有追求"傀然独立的存在"(existence on its own account)的本质使然,它最终必然会对社会秩序强加于它的身份限制心怀怨恨,虽然表面上继续服从,但"内心充满怨怼,随时准备造反"。

拉摩的侄儿是透过持续摆脱任何单一身份来宣示自己的自由和自主,这也是为什么黑格尔可以说,自我的"傀然独立的存在"

严格而言就是自我的失去自身（the loss of itself）（意指失去了任何
特定身份）。在这个意义上，否定自我是找到自我的唯一途径，是
确认自己真实本性（一种矛盾本性）的唯一方法。因此，正是透过
招摇社会自我（social self）最有问题的部分（戏剧性的自我意识、不
一贯和表里不一），一个人可以达至一种更高的一致性，甚至几乎
可说是达至一种新的本真性。黑格尔在整个分析的最后指出："只
有当自我意识起而造反，它才会认识到自己奇怪的矛盾状态，而在
这种知道中，它实质上超越了该状态。"[135] 拉摩侄儿的行为（至少
按照黑格尔的诠释是如此）不是为了追求身体快感或退化性融合，
而是要在更高层次的自我意识和自我异化中得到自我保存（self-
preservation）或自我创造（self-creation）。

　　黑格尔另一个同样重要的观点是认为，精神不只会逐渐意识
到自己具有异化的本质，还会逐渐意识到异化现象几乎普遍存在于
所有社会性存在（social existence）。他称此为"万物皆空的自我认
知"。拉摩的侄儿是这种认知的缩影，因为透过认识到自己，他也
认识到"存在于现实中的固体成分的核心中的矛盾"，认识到"一切
都会异化于自己"的事实。正如黑格尔所说，当精神"意识到自己
的存在有着让人心烦意乱的四分五裂性质"，它就会"依这种认识
表达自己，也就是以大笑来取笑弥漫在万有和自我中的混乱"。[136]

　　我们前面已看到过这种轻蔑在波德莱尔的核心地位，他的型男
概念明显代表着这种抽离和充满反讽的立场。不过，如果我们要为
这种态度挑一句座右铭，那应该挑的大概是王尔德（Oscar Wilde）
的名言："人生的首要责任是尽可能装模作样。"（他又补充说："至
于第二责任是什么，至今尚无人发现。"）[137] 王尔德极尽浮夸和过分

彬彬有礼跟型男的招展性沉默有许多共通之处：总是有礼貌，总是冷淡，言谈举止无比巧究，但又总能让别人感到他的角色扮演是一种侮辱，是一只用来保护自己的真我免于被低等人玷污的白手套。

然而，这只是表现不真实伦理的许多行为方式之一。另一些可能行为方式可以在荒诞派剧作家阿尔弗雷德·雅里（Alfred Jarry）笔下的乌布王（Père Ubu）找到（乌布王一半是野人一半是机器人，是雅里竖立在自己和世界之间的面具），也可以在不断变换人格角色的年轻士兵雅克·瓦谢（Jacques Vaché）身上找到（他让人发昏的角色扮演和极尽旁若无人的神态对布勒东和整个超现实主义运动都大有影响）。这类人要不是极端离经叛道就是墨守成规，要不是千变万化就绝对一成不变。他们的唯一共通点是冷漠，另外是让人有一种不在场的感觉：就像他们并未全幅度住在自己的行为里，而是站在一旁像个木偶师那样摆弄一切，又或是站在一个高处打量正在发生的一切。

安迪·沃霍尔（Andy Warhol）的诡异可预测性代表着这种存在样态的零度（zero degree）。他无疑属于波德莱尔所谓的"以漠然作为挑衅的一族"，既矢志于不断引起别人吃惊，又矢志于透过让自己永不为任何事情吃惊而获得满足与自豪。[138] 但他的无比冷漠和近乎"紧张型"的神态举止，不但让他毫无一丝叛逆分子的色彩，还让他了无潜伏在型男傲慢冷淡态度背后的暗火。沃霍尔给人的感觉是无限的不在场（absent），就像是他把自己的内在自我诠释为毫无内容，唯一剩下的只是抽离于身体、抽离于世界和抽离于自己那张乏味面具的姿态。

这一类装模作样举动在类分裂性人格者相当常见，他们的行为常常表现出一种无所不在但又谜样的反讽。例如，莱恩的病人戴维和詹姆斯看来都在他们戏剧化的行为中找到自我保护的方法，借此显示他们已超越了他们所扮演的任何角色。另一个年轻人菲利普（我很熟的病人）的行为也是俯拾皆是类似的反讽，而且反成规的色彩要更浮夸。他明显有着类分裂性人格（属于感觉麻木亚型），二十出头发展出精神分裂症，几年后自杀身亡。从十几岁开始，他便卖力用叛逆行为来表现英雄气概。他的夸张反讽和桀骜不驯明显表现在以下一段文字（引用自他的一封书信，其中挖苦他老爸老是念他，要求他找出一些严肃的人生目标）：

> 谈到大便，我最终找到了一个目标（老爸最近再次表示他可以帮我挑一个目标）。你听说过 copromancy［大便占卜术］这门高雅艺术吗？ copro ＝粪便。我决定了透过仔细规范自己饮食来预卜我的未来。当然，这种艺术的可能性是无限的（例如圆点花纹状和薄荷漩涡状）*，更不要说的是载体和方法可以多种多样（例如粪便从墙面上的高度一整个扑通掉到果冻里）。想想看，只要我的潜意识里出现一个错误形象，我就会搞砸我的作品。这目标最要命的要求是我日复一日只能吃只有一丁点变化的饮食，让人无聊透顶。（老爸说他对我的这个目标并不能真正感到满意，但不想阻止我做任何我想做的事。当然，你想必已经注意到，他总是个只有微薄艺术气质的人……）（正

---

*　"圆点花纹"和"薄荷漩涡"是一些图案的名称，这里也许是指粪便的形状。

如富兰克林年轻时说过的："如果有事真正值得你做，它就值得你去把它做好。"）

这封长信里的所有内容几乎都会让人想起尼采的"伟人"：炫耀冷漠、鄙夷"同情心"、高傲地认为自己有"捞别人好处"的权利和秉持面具伦理（ethic of the mask）过生活。[139]

后来在信中，菲利普又谈到自己有和父母做爱的念头。精神分析学家也许会忍不住认为这是一种俄狄浦斯色彩的幻想，是婴儿期的原始渴望把一个弱化了的自我压垮所导致（精神分析学家大概也会用肛门期渴望解释信中提到的"粪便占卜术"）。不过，仔细阅读这个年轻人的信，我们会发现，他想和父母做爱的念头更有可能是一种极端唱反调的表述：唱反调的心态驱使他感觉有责任去打破最根本的禁忌。事实上，我们真的可以说他是本着一种乖违但顽强的责任感过生活：这种责任感要求他捣毁一切成规，抵触一切人类行为守则，为人行事要尽可能让人不齿。例如，他在信中说，夏天的时候如果他不能和父母其中一方同床，就无法证明自己有资格住在家里："我心里毫不怀疑这是他们想要的，又特别是我老妈，因为她毕竟是女人。我怀疑这也是我想要的，哪怕我看见或想到他们时从来不会性致勃勃。比缺乏性致更糟的事情可能是我还没有杀死他们至少其中之一（我由此产生一种典型的内疚感觉）。现代版本的俄狄浦斯故事……"

这是一种古怪但鲜明的现代内疚形式：不是因为感受到犯禁的欲望或愤怒而内疚，而是因为缺乏这些欲望或愤怒而内疚，甚至是为了没有充分侵犯最神圣的禁忌而内疚。

极致的反抗路线：显性精神分裂症的
类分裂性特征

> 这种疾病［早发性痴呆］最典型的特征之一是常常无缘无
> 故突然放声大笑……一个病人的亲属说："他的思想总是让他
> 发笑。"
>
> ——克雷佩林《早发性痴呆和妄想痴呆》

我们已经考察过类分裂性人格，但还没有探讨这种人格和显性
精神分裂状态的关系。这是一个充满争论的课题，带给精神病学知
识一个两难困境：疾病本身和观看心理病学状态维度之间的冲突，
或说把一种疾病解释为一个过程和理解为一种全面性发展之间的
冲突。

许多精神病理学家都采取类似克雷奇默尔的立场，认为类分
裂性特征和精神分裂症特征具有连续性，即认为显性精神分裂症
那些夸张的症状只是类分裂性或是分裂病性人格特征的锐化，早在
病人发病前便已形成。不过，更流行的是雅斯贝尔斯的观点。雅斯
贝尔斯指责克雷奇默尔"无视存在于人格和过程性精神病（process
psychosis）之间的鸿沟"："人格"涉及的是正常特征的增加或减少，
"过程性精神病"却涉及一个完全不同的维度（一个正常人无法到达
的维度）。雅斯贝尔斯固然也承认，类分裂性特征（指广义界定下的
那些）特别常见于精神分裂症患者的病前史，但仍然坚持两者性质上
迥然不同，所持的理由是我们极少会分不出一个人是得了精神分裂

症还是只是有类分裂性人格。他的追随者施奈德写道："如果类分裂性人格和精神病之间真有任何关系的话，这种关系都断然不是一种演变而是一种跳跃。"根据这种观点，精神分裂症不单单是类分裂性特征的锐化，而是涉及一种发生在另一个维度的决定性变化。[140]

雅斯贝尔斯和施奈德的论证不容忽视，因为精神分裂症真的不纯粹是量上的变化，而且没有明显类分裂性人格的人一样有可能发展出精神分裂症。不过，在承认这些考虑足以让人拒绝把克雷奇默尔的诠释照单全收的同时，我们也必须承认，类分裂性人格和精神分裂症之间确实存在明显的亲和性。毕竟，类分裂性人格的最显著特征（明显讨厌社交、对别人漠不关心和倾向于向内注视）也是精神分裂症的特征，而且一般会以更极端的形式表现出来。率先提出预知感受概念的荷兰精神病学家吕姆克（H. C. Rümke）主张，精神分裂症的"基本现象"是"亲善本能（rapprochement-instinct）的弱化"（"亲善本能"是正常人赖以与他人和环境和睦相处）——这种主张让人联想起克雷奇默尔对感觉麻木亚型类分裂性人格的描述。[141] 其他作者较强调精神分裂症患者表现出的缺乏感情和抽离是因为气质上的感觉过敏（克雷奇默尔意义上的感觉过敏）而产生的防卫需要。例如罗瑟一个病人这样自述："我无法感受或联系……以前每逢我感受到情绪都会有阵阵疼痛的感觉，让我无法忍受。所以我把它们堵住。此后我就无法感受到别人的感受。"[142] 所以，虽然我们不能把精神分裂症单单视为是类分裂性人格的放大，它看来仍包含着一些值得我们注意的类分裂性趋势。

我们已经看到过，在最一般的层次，类分裂性人格的特征是不和谐、破碎和冲突（既会发生在自我和世界之间，也会发生在自我之内）。类似情形看来也是精神分裂症的核心性质，正因为这样，才会有人把精神分裂症形容为一种"心灵内部的共济失调"（intrapsychic ataxia）（指认知和情感的分离），或形容为一种"对精神人格的内聚性的古怪破坏。"[143] 我们已经在第二章讨论过精神分裂症较具体的症状（包括对世界的"去连结"）。以下，我打算聚焦在精神分裂症常见的另外两种"类—类分裂性"（schizoidlike）的不和谐表现：一种故意打破常规和标榜不真实的倾向，另一种是弥漫的反讽抽离态度。

反礼节

拒绝接受社会规范和传统角色，以及拒绝在人际互动中符合正常期望，在精神分裂症患者中当然是司空见惯。事实上，跨文化研究显示，精神分裂症患者通常会走上"极致的反抗路线"（the path of most resistance），即用尽一切力气打破被社会奉为最神圣的习俗和规矩。因此，在信仰虔诚的尼日利亚，精神分裂症患者特别喜欢触犯宗教禁忌，而在日本，他们最常见的破格行为是攻击家人。[144] 根据瑞士精神病学家曼弗雷德·布鲁勒（Manfred Bleuler，他的父亲正是前面多次提过的曼弗雷德·布鲁勒）*的诠释，这种反律法主义倾向显示出病人"不顾一切要活在自己的真我里"。小布鲁勒力主这类病人的否定主义是企图"撕去约定俗成的我，追寻更'真'的我。"他甚至想象一个病人有以下的想法："如果我坦诚呈现出我真正的样子，那别人大概会更了解我，不再认为我是戴着传统面具的

---

* 为识别起见，以下分别称这对父子为老布鲁勒和小布鲁勒。

那个人——那面具把我疏离于我的真实本性……啊，求求你们看在老天分上，接受我之为我。"[145]

小布鲁勒的诠释也许真的道出了精神分裂症患者的否定主义的一个要素。不过，这种追求自主的态度有可能比他的解读所暗示的还要孤绝。例如，一个病人说："我改变了，变得更仁慈了。这种改变会伤害我的脑吗？所有仁慈之心都会搅乱我自己的特有架构。它们会污染我。"另一个病人则说："我无法接近他们 [指其他人]，但我也不想接近他们。"[146]

精神分裂症患者追求本真性的冲动也可能比小布鲁勒所暗示的弱很多。正如我们知道的，这一类行为有时会是出于搞对抗的动机，不是要袒露真我，所以，他们的行为有可能只是为反对而反对，只是一种着眼于颠覆成规的反礼节。精神分裂症患者的否定主义具有针对性和对抗性这一点，明显见于老布鲁勒对其中一类精神分裂症患者的描述：

　　总之，他们反对每个人和一切事情，因此变得非常难以驾驭……他们有时只愿意在偷偷摸摸的情况下或不适合的钟点吃东西。他们抱怨食物难吃，但当你问他们想吃什么，得到的回答总是："别的食物，总之不是这里提供的。"……每逢应该说"你好"的时候，他们会说"再见"。他们把要他们做的事做得一塌糊涂，比方说把纽扣缝到衣服的反面。他们会用叉子喝汤，用汤匙吃甜点。他们老是占别人的座位，睡遍每一张床——就是不睡自己那张床……一位青春型精神分裂症患者不肯照吩咐下楼梯，却又突然纵身一跃，跳下整条楼梯……通常，你要求他们做什么，他们都是等到恰当时段一结束马上照做。[147]

这一类病人的反常规行为太过巧究、太过反动和太过有弦外之音（大概是一种"不怀好意的乖违"[148]），不太可能是自发地从内心自然涌起。事实上，精神分裂症患者行为的刻意或造作成分看来要大于自然和自发。并且正如老布鲁勒指出过的，这一类病人"对自己的矫揉造作完全心知肚明"。[149]事实上，我们不得不觉得他们很多人都在嘲弄和扮演"慢性小丑"。[150]雅斯贝尔斯说他有一个叫 R. H. 尼贝尔（R. H. Nieber）的病人，为人"很有方向感、理智、活泼、健谈和快活，随时准备好一有机会就说一句俏皮话"，把一生奉献在开戏谑的玩笑。尼贝尔没有强烈的困惑感，常常写诗，又喜欢写信给各类机关提出各种申请。有一次，他一丝不苟地画了一张支票的图片（包括所有常见的纹饰），寄给他上一次住过的医院，说要用它来支付住院费用。他还写过一篇题为《卫生纸——即兴之作》的"论文"，其中有以下的话："有关蜉蝣不会死、鸟枪风险低和达尔文理论有问题的论文已经成千上万，那为什么一篇谈卫生纸的论文不应该得到表扬和奖励？"[151]

有些精神分裂症患者甚至会让人觉得他们是假装精神错乱（这当然不表示他们不是真的精神错乱）。例如，老布鲁勒指出，过动紧张型（hyperkinet catatonia）的病人会老是比出滑稽可笑的鬼脸和手势：

　　他们让人觉得他们想要扮演小丑——哪怕是以笨手笨脚和不称职的方式扮演。他们卖力表现种种愚蠢和不可理喻的行径，例如打自己的膝盖、睡觉时把枕头和毯子对调、把水倒在地板上而不是杯子里，又或是把门抬起，让门脱出铰链。做这些事情的时候，他们看来很有方向感。这些时候他们一贯不说话或很少说话，如果说话，也主要是说些完全不合逻辑的骂人话或其他不知所云……有这种"小丑精神病"（faxen-psychosis）的人……通常是出于某种潜意识需要而假装精神错乱。[152]

有些病人明明没有某些症状，却装出有这些症状，又或是把不太严重的症状假装成很严重，这类现象并非不常见。他们的目的大概是为了回避和他人的亲密接触，或是借这种方式赖在让他们感觉安全的医院环境（老布鲁勒称这种情况为"飞入疾病中"）。[153]特别值得注意的是，有些病人之所以模拟某些症状，是为了掩饰他们的真实病情。我指的是，他们以夸大的方式表演他们一些本已有之的症状，目的是骗自己和骗别人相信，他们实际上要正常得多或者有自我控制能力。[154]如果把这种假装照单全收，我们就会误以为他们的疯狂完全是一种表演[155]。另一方面，我们也不应该忽略，他们采取这种策略正可反映出他们本人的一些特质，即反映出他们有着根本的分裂性和自我抽离性——这些特质一直以来都极少被认为是精神分裂症的本质部分。[156]

"著名的空洞微笑"

精神分裂症患者的搞笑、搞对抗或奚落也可能以较不着痕迹的方式出现。它们有时表现为挖苦（通常是以冷面笑匠的方式说出）。例如，一个病人这样说："我不只喜欢打猎，还喜欢成为我父亲的包袄。"另一个病人在写给母亲的明信片上说："你一直只是像我的母亲。"[157] 更不着痕迹的方式是脸上挂着一个怪异的微笑，不言不语。许多研究者认为这种微笑（被称为"著名的空洞微笑"）只是白痴傻笑，不值得深究。但 H. C. 吕姆克认为它一点都不空洞，而是源自对内心世界过于专注而引起的某种反讽和羞怯的表达。[158] 小布鲁勒指出，精神分裂症患者的微笑看来是一种"深情的表达方式"，是要告诉我们类似以下的话："朋友，我只是在演戏。如果你去得了另一个世界，我们将能够坦诚相待。"[159] 不过，更常见的反讽形式是那些强烈排斥正常活动和人际接触的病人所表现的反讽，例如，他们与人握手时会让对方觉得这种礼节随意和荒谬，又或是回答问题时让你觉得他是屈尊俯就，勉为其难响应一些无意义要求。有时，当你和病人一问一答，很难不会觉得你是被他们拿来当成笑柄。他们的语气通常模棱两可，让人说不准他们是真投入交谈，还是抽身事外，站在一个高处观察和取笑整件事情。

　　鉴于这种让人不安和似有若无的反讽姿态非常常见，我们不禁纳闷为什么谈论精神分裂症的文献极少投以关注。精神分裂症患者的情感常常被形容为"平板"、"肤浅"或"不恰当"，但很少有人指出这种"不恰当的情感"通常是一种很特别的情感：连带着大笑、傻笑、反讽性质的微笑、旁若无人的微笑或沾沾自喜的微笑。[160] 不过，考虑到用来理解精神分裂症的标准模型的性格，则这种忽略又是可理解的：反讽毕竟是一种有着强烈指向性和意义性的意识形式或表达形式，所以我们很难会认为一个被认为没有清晰意识的人（特别是没有"后设意识"［meta-awareness］的人）有能力表达反讽。文学评论家告诉我们："用最广义的方式来说，反讽需要当事人能够意识到［经验中］的不协调性……然后把经验安排得可以让观众得到一个高于演员的洞察。"[161] 而且，它通常意味着一种内在距离（inner distance），一种能分离于自我的能力。这一切都与看待精神分裂症的标准观点兜不拢——标准观点要么认为这病症是一种认知失灵的表现，认为它是一种原始融合或初级思维过程的表现（病人表现出不协调和吊诡不代表他们能够知觉到它们甚至用它们来消遣我们）。

值得注意的是，反讽也是现代艺术和现代意识的显著特征之一。早在 1800 年，F. 施莱格尔（Friedrich Schlegel）便抱怨"大大小小各种不同的反讽"在他的时代蜂拥而出。他认为这种新兴趋势相当危险，所以有此一问："什么样的神可以把我们从所有这些反讽中拯救出来？"[162] 反讽当然可以表现为很多不同的形式，但在精神分裂症患者，反讽的一个相当突出的特征是它无所不包（杜尚和雅里的反讽都有这个特征），换言之，病人不是要借反讽讽刺一件事而肯定另一件事，而是无所不讽刺。第二个特点是它会让别人弄糊涂和绝对反感。

通常，让病人感到不协调的事情并不会让我们感到不协调。这一点，加上病人常常是用面无表情、不显豁和含糊其辞的方式表达他们的反讽，很容易让我们听不出他们是在说笑。精神分裂症患者的反讽断然缺乏狂躁症患者那种欢心大笑的感染力[163]，也很难说是那种能够拉近双方距离的敦厚笑声。吕姆克指出过，精神分裂症患者的肢体动作僵硬或一板一眼，这让他们近乎不可能和别人发生一种嬉笑的关系，因为这种关系需要双方能够以流畅的方式互动。[164] 事实上，精神分裂症患者提供的线索常常很模棱两可，让我

84 们甚至无法确定他是在反讽。[165] 不过反过来说，我们也不能排除病人根本没想要让我们抓到笑点，不能排除他的笑话或挖苦只是用来自娱，不是娱人。所以，到头来，我们也许会怀疑病人不是把我们看成笑话的听众，而就是笑话的笑柄本身。这一切当然明显有着防卫动机，是病人宣示他们对互动和活动漠不关心的方法（哪怕这些互动和活动有可能会让他们深感威胁）。病人也有可能是借反讽宣示（同时对自己和对方宣示），他不只没有被人际互动弄得不知所措或吓着，反而比对方高一筹。虽然这一类反讽也许可以让病人得到一种古怪的满足感，但其后果通常更不可能让病人与他人发生亲密互动。

　　在荷尔德林人生漫长的精神病岁月，探访他的朋友通常都被他以这种方式对待。他一般不愿意（又或是害怕）回答朋友问题，如果他们坚持要问，他就会反问他们同样问题，或是用讽刺语气回答说：“陛下，我绝不能回答你。”听到这个，他的朋友会被弄糊涂，说不准荷尔德林真是不认得他们还是用迂回的方式取笑他们。[166] 精神病学家沙利文（Harry Stack Sullivan）把这种意义暧昧行为的效果形容得非常好：“你会觉得病人正在取笑你，而你并不喜欢被人提醒，你也许真的那样可笑。而且，不管怎么说，他都病得太厉害，不可能有好心情消遣你。结果就是，病人有可能失去一个本来可以较自在的接触机会，而这接触机会本来又可能会通向更自在的接触。”[167]

　　精神病学和精神分析学文献谈到这一类反讽、嘲笑和挖苦时，一般都视之为只是精神分裂症的派生性或边缘性特征。例如，对于病人会感觉自己疏离于自己的古怪行为这一点，有时会被归因于一个正常孤岛的幸存（the survival of an island of normality），也就是说，病人的世界虽然全面崩溃，但他原有的"观察者自我"（observing ego）却有一小部分不知怎地保存了下来，变成了冷眼旁观者。[168] 他们喜欢扮演角色这一点，则被认为只是一种不自觉地模仿别人行为的倾向。病人有时会说俏皮话也不被当回事，被认为只是流动性联想过程的一种副产品，或是因为他们不再受良知和成规的拘束所致。[169] 这些想法看来是假定，一个人如果能够拿疯狂开玩笑或在疯狂中开玩笑，就不会是真正的疯子。历来只有少数文学家——例如狄德罗和皮兰德娄（Pirandello）——主张真正的疯子有可能会开玩笑，而这些主张却从没有得到心理健康专业认真看待。

认为精神分裂症患者的反讽是完全刻意或完全自觉，或企图把精神错乱化约为假装疯狂，显然都是愚蠢之举。然而，我们仍然有必要究诘，这些疏离、反讽和伪装是否真如一般认定的那样，只是精神分裂状态的边缘特征。这些行为的一些表现形式（搞笑、模棱两可、装模作样和过分拘谨）乃是当事人跟自己的行为、外表、社会角色甚至生物性宿命（biological destiny）划清界线的一种方法。就此而言，它们是自由的表述或声明。但吊诡的是，这些行为样态也许还同时反映着一些深深烙印在类分裂性人格的元素，这是一种真实的污名与重担，同时也是一项潜在且独特的性情，诸如扰动的自觉、肢体动作笨拙和僵硬、缺乏自由流动性或服从规范等。这些类分裂性现象（还有它们预设的不真实和自我抽离形式）不只不违背精神分裂症病理学的一般进程，反而未尝不是和精神分裂症的核心紧密关系在一起。

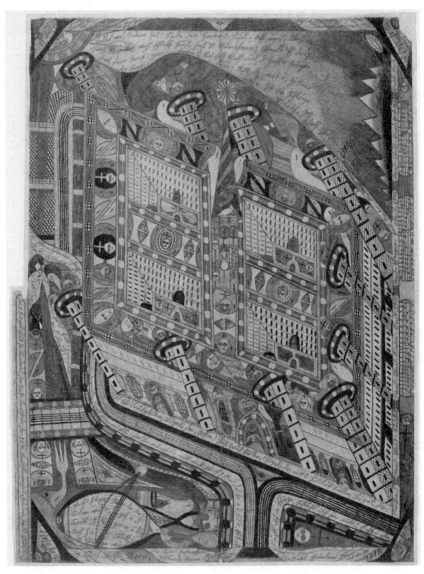

韦尔夫利（Adolf Wölfli），《精神病院海恩乐队》（*Mental Asylum Band-Hain*），1910。
《从摇篮到坟墓》第 4 册，第 203 页。铅笔和色笔，白报纸。99.7 × 72.1 厘米，编号：
A9243-20。由韦尔夫利基金会美术馆提供，瑞士伯尔尼。

第二部分

疯狂的一些面向：
思想和语言

第四章　认知滑移

思考任何道德体系都应该记住，基于它们的"本质"使然，它们一定会教导人憎恨自由放任和自由的美好面向，别好高骛远，只管把手边的事做好就好——换言之是教导人目光如豆，把愚蠢说成是生命和成长的前提。

——尼采《善恶的彼岸》

我的立场是不采取立场。

——杜尚

我觉得自己逻辑思维能力很好，但这能力让我变成了"绝对者"，因为我与生活失去了联系。

——语出一位精神分裂症患者，转引自闵可夫斯基的
《精神分裂症》

哲学家／历史学家福柯（Michael Foucault）在《词与物》（*The Order of Things*）的序言引用了阿根廷作家博尔赫斯（Jorge Luis Borges）的一段话，而我们未尝不可以把它视为精神分裂心灵和现代主义心灵的一幅夸大化肖像。在这段话中，范畴研究（一种本来颇为抽象甚至学院派的研究，并且可能极度乏味）变得充满异国情调，让我们受到一个完全是"他者"（Other）的世界的挑逗。事实上，正是这段让人匪夷所思的文字引发福柯写作《词与物》的念头——该书探究文艺复兴以来欧洲各个思想阶段用以组织知识的方式，发现它们不只截然不同，还近乎不可共量（incommensurable）。福柯指出，博尔赫斯的话迫使他去质疑自己思考方式的所有熟悉地标（包括被视为当然的"同/异"二分法），着手想象不可想象者。

90　　　在这段文字，博尔赫斯假装有"某部中国百科全书"把动物分类为以下不同范畴：

　　　　（一）属于皇帝所有的；（二）充满香气的；（三）驯化了的；（四）未断奶的猪；（五）海妖；（六）传说中的；（七）流浪狗；（八）包含在目前分类中的；（九）狂躁的；（十）数不清的；（十一）用细骆驼毛毛笔画出来的；（十二）诸如此类；（十三）刚打破水罐的；（十四）远看像苍蝇的。[1]

这个"中国的"分类系统既热闹又怪里怪气。正如福柯指出，它的怪（对我们正常秩序感的破坏）尤甚于把两种最不相干的事物并置在一起。后者的一个好例子见于大受超现实主义者崇拜的诗人洛特雷阿蒙（Lautréamont）的诗句："美也者，就是一部缝纫机和一把雨伞在解剖台上不期而遇"（出自《马尔多罗之歌》[Les Chants de Maldoror]）。我们在这诗句遇到了福柯所谓的"不搭界"（the incongruous）：八竿子打不着的两件事物同时出现在一个一贯和熟悉的背景里。不过，与博尔赫斯的百科全书相比，"不搭界"给人的怪异感要瞠乎其后，因为前者一刹那就把我们带到一个完全不同的宇宙。在其中，真正怪的不是被归类在一起的事物本身，而是它们赖以被归类在一起的视角——这个（或这些）视角不只怪异，还近乎无法想象。

例如，试问什么样的思考方式才会想得出"刚打破水罐的"和"包括在目前分类中的"这两个动物范畴？（前者着眼于当前和看来是偶然的事件，后者则较抽象，隐含着现代哲学熟悉的某种反身性吊诡。）让人更难想象的是这些范畴或视角全被统合到一部百科全书里，由此而形成的系统本身比它的任何组成部分都要怪得多。是什么样的解剖台（即共同基础或意识场）可以让"未断奶的猪"、"传说中的"野兽，"用细驼刷毛毛笔画出来的"动物和"远看像苍蝇的"生物凑在一起？分开来看，每个范畴都包含着一个可理解的组织原则，但放在一起，它们却变成是不可想象，让人几乎无法想象什么样的意识会容得下这样的怪物。正如福柯所说的，这是一种"异质结合体"（heteroclite），是一种"无处之地"（nonplace）*，在其中，大量可能秩序（possible orders）的断片分开地闪烁着，它们所在位置是那么大相径庭，以致"不可能为它们找到一个居留地，不可能界定它们背后的共同场所（common locus）"。[2]

比较契里柯的两幅画作可以为上述两种形式的怪异提供视觉模拟。《情歌》（图 4.1）里的事物虽然互不相干，但它们还处于一个

---

* 此处"nonplace"概念不同于法国人类学家 Marc Augé 所提出的"非地方"，故在此翻译为"无处之地"。

单一的世界，反观《科学家的游戏》（图4.2）却是把最迥然不同的事物或不可共量的世界并置在一起。（图4.6和图4.7是另外两个异质结合体的例子。）

在前几章，我介绍了那些常见于精神分裂症发作前的知觉变形，以及某些隐藏在它们底下的人格特征（特别是那些可同时见于精神分裂症发作前和消退后的社会态度和情绪倾向）。接下来，我会把焦点转向某些认知反常，检视一组经常被假定为更接近精神分裂症核心的征兆或症状（它们大概也构成了这种病症的定义性特征）。[3] 心理学家保罗·米尔（Paul Meehl）提出的"认知滑移"（cognitive slippage）术语可以捕捉住精神分裂症患者反常思维方式的全幅度（包括较温和的形式）[4]，很好地道出了其无定锚（unanchored）和摇摆不定的特点（这正是本章要强调的）。

在1911年出版的名著《早发性痴呆，又称精神分裂症症群》（*Dementia Praecox, or the Group of Schizophrenias*）里，布鲁勒描写了某些见于精神分裂症所有个案和所有阶段的"基本"思维特征，主张这些反常现象反映着思想的正常层级组织性和目标指向性的丧失，起因是正常联想线路的连续性的中断或松动。[5] 后来许多理论家对布鲁勒的解释表示异议，但他们很少人不同意他对这批现象的强调。我们应该把问题中的失调称为形式面（*formal*）的思想失调，因为它们更多是关于病人的整体思维风格而不是思想内容（即无关乎有无出现妄想或超价观念[overvalued ideas]*）。这种思考风格表现在很多方面，包括异于一般的范畴化方式、概念形成方式、逻辑

---

* "超价观念"指一些明显带有荒谬色彩的观念，例如相信地球是方而不是圆。

推理方式，还有就是组织经验的时间或空间型的反常，以及理解和操作符号—指称关系的反常。[6]

本章和下一章都专门讨论这一批包含广阔但定义不太清楚的障碍。在这一章，我会把讨论集中在认知的一个特定方面：病人操控概念和范畴的典型方式。到了下一章，焦点会大大放大，涵盖病人如何架构时间、空间和象征关系，并更多探讨精神分裂世界的生存条件（existential conditions）和经验感觉。

有大量对精神分裂症患者认知方式的研究都是把重点放在"中国百科全书"强调的认知加工过程，即病人的分类和识别方法，看他们是如何用被知觉到的同一性、差异性和相似性去形成范畴。我将会主张，精神分裂症患者思维方式的最显著趋势和博尔赫斯所揭示的认识论狂想颇为相似。首先，他们采取的分类原则或视角怪异透顶，而且这些原则或视角不是异常具体就是异常抽象（这一点留待下一章深入分析）。其次，他们倾向于在不兼容的观点之间作出急速转换，或是把不兼容的视角结合在一起，由此形成一种更高逻辑类型的怪胎——不妨称之为元怪异性（meta-strangeness）。第三种倾向在"中国百科全书"里不太显著（唯一例外是"包括在目前的分类中"的范畴），在很多精神分裂症患者身上也较不明显：那就是某种程度的自我意识，不过，这种自我意识常常只会让当事人和听他说话的人更糊涂。事实上，博尔赫斯整段文字所呈现的是一种视角主义（perspectivism）立场，一种不承认有"物自身"（thing-in-itself）存在的立场。用尼采的话来说，这种立场认为所谓的事物本质是"一件观点性的事情，本身预设了多样性"，默认其他视角存在的可能性，所以"归根究底和'它对我来说是什么？'的问题有关。"[7]

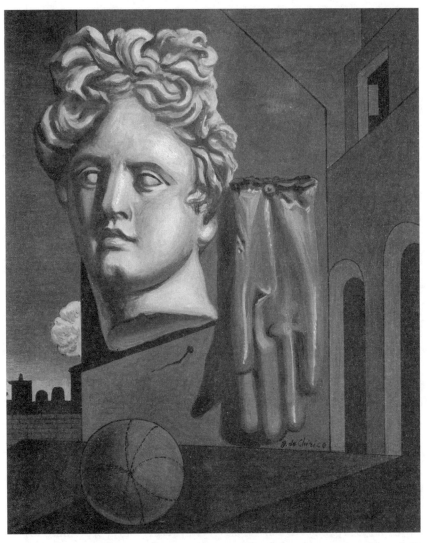

图 4.1　契里柯（Giorgio de Chirico），《爱之歌》（*Le Chant d'Amour*），1914。此作品说明了在单一场域里多对象的意外并置所发生的"不相称"（incongruous）。现代艺术画廊，佛罗伦萨。白色图像，佛罗伦萨斯卡拉数字档案。授权自数字使用互联系统（DACS），2017。

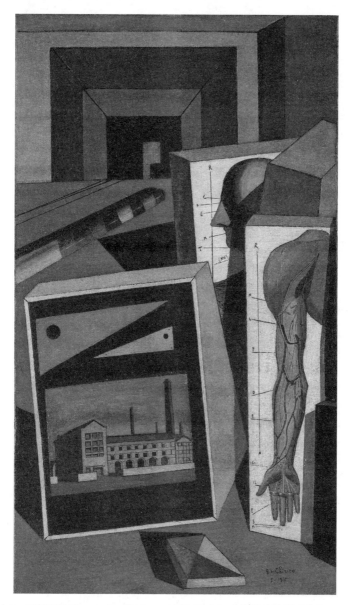

图 4.2　契里柯（Giorgio de Chirico，1888-1978），《科学家的游戏》（*Les Jeux du Savant*），1917。布面油画。此作品说明了"异质结合体"（heteroclite）：相异观点或"可能秩序"的不相称并置。明尼阿波利斯美术馆，美国明尼苏达州／马斯隆夫妇赠与／布里奇曼图像图书馆。授权自数字使用互联系统（DACS），2017。

这完全不是心理学或精神病学看待精神分裂思考方式的标准态度。所以，在进一步深入之前，我们不妨先回顾一下一些较有影响力的理论。

精神分裂思维方式

94

传统理论

这方面的理论大概以七十五年前由库尔特·戈尔茨坦（Kurt Goldstein）提出的理论最为著名。戈尔茨坦是神经学家，治疗过许多在第一次世界大战受伤的脑损伤病患。他主张精神分裂症的核心障碍是执着于"具体性"（concreteness），丧失"抽象态度"（abstract attitude）——情形和他从器质性脑综合症（organic brain syndrome）病人观察到的类似。

他相信精神分裂症患者"好动多于好静"，因为据他观察，这一类病人倾向于找事做，更喜欢处身于"从事活动的环境"，以及把对象体验为"有特定用途的事物"。[8] 然而，就像许多器质性病人那样，精神分裂症患者一般缺乏很多心理能力：比方说与实时感官经验保持距离以形成概括性概念的能力、把注意力从对象或情境的某一方面转到另一方面的能力，或同一时间把握住好几个不同方面的能力。他们还无法思考假说的可能性、作出选择或预期未来事件。这些人缺乏的是所谓的"抽象态度"，而戈尔茨坦相信，"抽象态度"涵盖心灵的所有较高级功能——不只是理论和抽象思考的能力，还包括与理论思考紧密交织的意志能力和反思能力（一个人如果想要能够作出选择而不只是靠反射动作行事，则反思能力不可或缺）。[9]

　　在极端情况下，执着于具体性的态度会让病人流于轻信、极度自信、回答问题时冲口而出，缺乏思虑、怀疑或自我批判。[10] 这个有关精神分裂症患者抽象能力不足的假说，大概就是师法医学的精神病学的匮乏观点的经典表述。它对精神分析学同样大有影响，因为在精神分析学，执着于"具体性"通常被视为是自我功能退化的表现。[11] 尽管受到过一系列中肯的批评，戈尔茨坦的理论仍相当流行（有时是以带点伪装的形式出现）。[12]

　　另一种颇有影响的观点是精神病学家多马鲁斯（E. von Domarus）和精神分析精神病学家西尔瓦娜·阿列蒂提出，他们主张精神分裂症患者表现出一种相当具体的逻辑故障，即以错误的方式进行三段论推理。根据这种观点，病人所犯的错误在于把只有单一共同特征的不同现象等同起来：例如，他们会只因为雄鹿和印第安勇士都跑得很快，把两者归为同一类。多马鲁斯把这种推理方式称为"谬误推理"（paralogical），但身为精神分析学家的西尔瓦娜·阿里蒂则喜欢称之为"古早推理"（paleological），因为她相信这种不严谨的推理方式可见于所有不成熟的意识形式，包括较高等动物、儿童、脑受损病人和有文字之前的人类的意识。[13] 精神病学家卡梅伦（Norman Cameron）提出了一个与此相关的理论，主张精神分裂症患者有一种"过度包含"（overinclusive）的倾向：他们往往要么是以不够严谨的方式运用既有的范畴，要么是自己创造一些过度泛泛的范畴。（所谓的"过度包含"可以是指把一些不适合的项目放入同一个类别中，例如把"蝙蝠"和"爪"放入"鸟"的范畴；也可以是指使用过于宽泛的范畴，例如基于橙和香蕉两者"都包含原子"的理由把它们归为一类。)[14] 就像精神分析学和其他有机主义发展理论一样，卡梅伦这种观点也是假设原始心灵没有能力建构边界——自我与世界的边界、图形与背景的边界，或两个范畴之间的边界。[15]

95

最后一种理论（流行于 20 世纪六七十年代）强调"选择性注意力"的不足，认为精神分裂症患者独有的思维方式是心灵赖以专注于某些刺激、对象或思绪的机制停摆所造成。换言之，它认为病人的问题在于无法把与手边工作不相干的思绪或知觉屏蔽或过滤掉，也因此只能把所有突然从头脑冒出或发生在四周环境的刺激照单全收。[16]

上述各种理论，加上一些影响力较小的其他理论，共同催生出一大堆实证研究和临床研究方面的文献。但是，虽然它们在很多方面有用（特别是在突显精神分裂思维方式反常性的多种多样这一点上），我们有理由认为，想要在各种反常中找出一种核心不足或倾向的努力，总的来说已经算是失败。[17] 因为，在在看来，精神分裂思维方式的典型反常特点太过多样化，以致无法归因于单一原因，也太过怪诞，以致无法简单解释为推理错误或退化。

观点上的偏颇

戈尔茨坦声称，精神分裂症患者缺乏"可以表示范畴或类别的通用词"，所以，当他们被要求分类物体时，比较不容易用真正抽象的方式思考，即无法有意识地在物体之间看出一些本质性和概念性的共同性质。代之以，他们倾向着眼于比较具体的特征——在戈尔茨坦的界定里，这些特征包括物体的外形、实际用途，以及当事人先前碰到它们的环境。[18] 例如，被要求分类物体时，有具体化倾向的病人也许会把螺丝起子、钳子和玩具锤子归为一类，理由是它们都是可以用来砸东西、都是在工具箱里面找到，或者因为它们都是银色，而不是因为他们都是工具（戈尔茨坦认为工具才算"抽象"范畴）。[19] 但这理论存在一些严重缺点，其中之一是戈尔茨坦用来区分抽象和具体的标准相当主观。[20] 而且就算我们接受他的区分标准，后来的研究者所搜集到的证据都不支持精神分裂思维方式缺乏抽象思考能力之说。[21]

诚然，精神分裂症患者有时会根据物体的实际用途归类物体，也有时会对物体的直接或物理面向着迷。但前一趋势在正常成年人一样很常见，而后一趋势（正如我们将在下一章看到的）并不必然反映认知能力上的不足或原始（戈尔茨坦的"具体性"观念有着这种涵蕴）。而且不管怎样，近数十年的研究显示，具体化倾向绝非精神分裂思维方式的唯一反常表现，甚至不是最常见的表现。事实上，精神分裂症患者往往会选择那些比一般更抽象或宽泛的范畴或描述方式。例如，在接受相似性测验时，精神分裂症患者的典型反应不是把"橙和香蕉"视为水果（这是一般人会有的"正确"反应），而是视之为"大自然的产物"；不是把"外套和礼服"视为衣服，而是视之为"可以让人保持端庄的对象"；不是把"苍蝇和树"视为生物，而是视之为"占据空间的东西"；不是把"空气和水"视为生命元素，而是视之为"分子密集状态"；不是把"桌子和椅子"视为家具，而是视之为"宇宙中的事物"。在一个分类测验中，病人把一些物体归为一类的理由是它们都是"能量形式"。[22] 病人选择的字眼同样显示出他们具有抽象能力，比方说把蜡烛称为"夜间的照明物体"，

96

把手表称为"时间容器"，或簸箕称为"家庭内器具"。[23] 职是之故，有些理论家反其道而行，主张精神分裂思维方式的核心趋势是病态的过度抽象（over-*abstractness*）。[24]

卡梅隆的"过度包含"假说也碰到类似难题。虽然一些精神分裂症患者表现出过度宽泛的倾向（"占据我们世界的空间的东西"是一个很好的例子），但有时也可能会表现出过度排除（overexclusive）的情形，即使用涵盖性异常狭窄的范畴（这种情形八成比前一种情形少见）。[25] 不过，我们不应该以为只要用过度抽象取代过度具体或用过度排除取代过度包含就可以让戈尔茨坦或卡梅伦的理论获得大幅改善。精神分裂症患者也许真的是以过度抽象居多[26]，真的是以过度包含居多[27]，但与这两个事实同样重要的是，他们兼具上述两种极端。任何模型或理论想要能足够解释精神分裂思维方式，都必须照顾到这种奇怪但典型的异质性。[28]（第五章会谈到造成这种异质性的一些可能原因。）

还必须知道的是，精神分裂思维方式有很多反常特征都无关抽象性面向或排除性面向。在这些个案中，唯一显著特征看来只是病人用于概括和分类的方法十足离奇，高度个人色彩，不太可能被其他文化的成员所分享或轻易理解。[29]

以下是一个例子。我曾要求一个年轻病人从一堆杂七杂八的东西中挑出他认为相似的东西，然后解释理由。摆在他面前的包括一根香烟、一个软木塞、一个水槽塞、一枚钉子、一对钳子、一把挂锁、一支螺丝起子、几片彩色纸，等等。他并没照一般人会用的方法归类（例如按照它们是不是工具、红色物体或纸质物体归类），反而把水槽塞、挂锁和一片红色圆纸张归为一类，解释说三者的类似之处在于"可以阻止流动或过程"（他认为红色圆纸张可以代表让车流停下来的红灯号志）。在另一个归类文字而非物体的测验中，另一位病人把"小喇叭"、"雨伞"和"哨子"三个单词归为一类，理由是它们都是会"产生噪声的物品"，又这样解释他为什么没有把单词"贝雷帽"归入这个群组：贝雷帽"不会发出噪声"。在另一个相似测验中，另一位病人被问到铅笔和鞋有什么共通之处时，回答 97 说两者都会"留下痕迹"。[30]

阻止流动、产生噪声和留下痕迹都不是特别抽象或特别具体的性质，因此也不是涵盖面特别宽或特别窄的范畴。它们也没有特别不合逻辑或反映出原始思维方式色彩，更是断然没有表现出戈尔茨坦意义上的具体化心智，没有表现出当事人无能力自外于习惯性和实用性的观点。[31] 事实上，这一类回应 * 看来显示病人具有一种看见不明显相似性的能力（那些无法摆脱陈腐或标准行为模式的人不太可能具有的能力）。[32] 这些响应的真正惊人和不可否认之处在于它们完全不落窠臼。就像博尔赫斯那部百科全书列举的某些范畴那样（例如"刚刚打破水罐的"和"远看像苍蝇的"），它们看来是要根据一种高度个人色彩和不实际的观点架构世界，所根据的是一些有别于一般被我们的文化认定为突出和基本的判准。[33] 有些研究选择性注意力的学者得出相似结论，主张精神分裂症患者的特征与其说缺乏选择性注意力，不如说分配注意力的方式大异于常人——他们会有这种倾向可能是他们兴趣异于常人和对世界常常采取一种不切实际或漫无目的的态度。[34] 因为这样，我们对精神分裂思维方

---

* 指病人在接受测验时所作的回应。

式的特征看来再次只能采取负面描述：会使用有别于正常的千奇百怪的方式思考，会使用"正常人几乎不能想象的方式"思考。[35]

精神分裂思维的怪里怪气断然不能简单解释为智力功能的失灵或降低（这当然不等于否认这些现象可能有着生理或神经学基础——见"附录"）。布鲁勒早就指出，精神分裂症患者在接受测验时所犯的错误和测验的难度并没有太高相关性（大部分有智力缺陷和脑受损的病人则有这种相关性）。他们的错误有时看来是故意的，是一种桀骜不驯或抵制测验的表现，有时则是因为被问到的问题包含着会引起他们焦虑的象征意义，还有些时候是随便回答导致。事实上，有些专家主张，精神分裂症患者比大部分正常人更具有抽象能力。[36]还值得注意的是，被认为可显示精神分裂症患者"智力不足"的那些测验结果往往和接受创意力测验的高创意正常人的回答难以区分。[37]我们也许可以把精神分裂心灵的主要特征形容为不连贯、脱离实际关怀、听任意识往没有预期和意想不到的方向漂移，最后安顿在一种奇怪的取向中。重要的是，在那些"无靠泊"（unmooring）状态可以提供优势的认知测验中，精神分裂症患者的表现更胜正常人。

98   一个例子见于俄罗斯研究人员波利亚科夫（U. F. Polyakov）和费根贝格（I. M. Feigenberg）所进行的一系列实验。他们让一批正常人和一批慢性精神分裂症患者辨识一个以不清楚方式呈现的刺激（例如一句最后一个单字被噪声模糊掉的话，或是一幅朦朦胧胧投射在屏幕的图画），比较两个群组的能力。他们发现，当最后一个单字是合乎常理（"街上飞驰过一辆车"），正常人群组的作答速度会较快，答对的比率也较高。但如果句子不合常理（"摄影师拍了漂亮的盒子"*）或图画内容不寻常（例如倒着飞的老鹰，或一个人躺在地上用脚画画），则精神分裂症患者的表现要较优。精神分裂症患者也较擅长解决一些需要不寻常专注力方能解决的问题（例如他们能看出蜡烛会在燃烧过程中变轻）。[38]

波利亚科夫研究团队用来形容这些结果的术语颇为专门（例如"拙于'机率预测'"）[39]，不过，我们未尝不可以认为，它们意味着当事人未能透过一种日常生活的视角或说常识性视角看事物。[40]常识性视角是一个框架，在大多数情况下都可以让我们辨识出熟悉的事物，与此同时又会让我们对不寻常的状况缺乏心理准备。反观精神分裂症患者却像是假定每个情境都包含着近乎无限多的可能性，因此拥有所谓的"病态自由"（pathological freedom）。[41]图 4.2 和图 4.3 都是这种自由的表现：前者的画中人有一根树枝手，后者的画中人有两只不是一模一样的眼睛。

这也许有助于解释，精神分裂症患者为什么特别欠缺实用性或常识性的社会理解（而不是缺乏事实讯息知识）[42]，以及解释为什么这一类病人随时准备好相信一些平常人会觉得难以置信的妄想性或准妄想性观念。例如，我检查过的一个病人非常不信任历史记载的可靠性，理由是我们不能排除有人会进入档案库，篡改历史档案。他不是认为这种窜改行为必然曾经发生，因为对他来说，只要这种事理论上有可能发生，便足以构成他不信任历史记载的理由。在他看来，可能性程度的大小是没有分别的，最大的可能性和最小的可能性之间并无区别。他在接受排列图片测验时表现出类似的

---

* "正确"回答应该是"摄影师拍了漂亮的照片"。

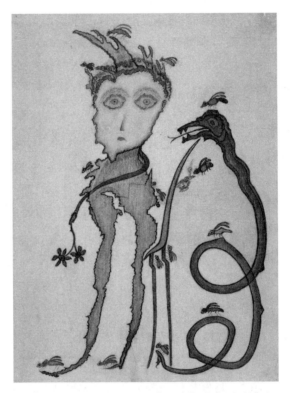

图 4.3　穆勒（Heinrich Anton Müller），《男子与苍蝇和蛇》（*L'Homme aux Mouches et le Serpent*，1925-27）。由一位精神分裂症患者阐明的"病态自由"。博尔南德（Claude Bornand）拍摄。域外艺术美术馆典藏，瑞士洛桑。

态度。我要求他把一些图片排顺序，根据它们说出一个故事（精神分裂症患者在这种测验上的表现特别差）。每次，他总是排不出来一般被认为正确的顺序（也就是一般人会觉得最合理的顺序），理由是他认为"任何顺序都说得通"。这话当然完全没错，而他也总是能够按照他排列的顺序说出一个故事。这些故事（从一般观点看

来）自然都非常牵强，但重要的是，它们证明了病人的心灵没有被
局限在具体性的层次，如果说他有受到什么局限的话，那就是他的
抽象功能太过发达（以致把许多种可能性同时惦挂在心里），老是 99
保持一种假设的态度，以及把自己抽离于眼前的现实和刺激所提
出的要求。[43]

摇摆不定和前后不一

精神分裂思维方式的另一个常见显著特点是严重的前后不一
和摇摆不定。一位研究者认为，精神分裂症患者在七种不同测验中
显示的极端反复无常（指他们老是把答案改来改去），正是他们和情
感障碍病患的主要分别。[44]在分类对象的测验中，精神分裂症患者
常常表现得"无比犹豫，对于要着眼于对象的哪个面向摇摆不定"，
反映出当事人缺乏从对象中抽取出一个面向而忽略其他面向的能
力。他们看来常常同时意识到一大堆可能性，但不会专注于其中任
一（例如颜色或形状），而是会把所有可能性同时纳入考虑，导致他 100
们不断把结论改来改去。[45]与此同时，这种思维方式会衍生出一种
"知性的矛盾"——我的一位病人称之为"抵消倾向"。布鲁勒一
个在大学念哲学的病人这样描述自己的经验："当我说出一种想法，
总是马上想到另一种相反的想法。这个过程会越来越热烈和急速，
乃至让我搞不清楚这些想法孰先孰后。"[46]

类似现象也常见于罗夏克测验（Rorschach test）。这个测验
是让受测者看一系列对称的墨迹图案，再说出他们从中看见些什
么。接受测试的精神分裂症患者会从同一幅墨迹图案看到同一事
物的不同方面，甚至看成不同的事物，或是看见事物以旋转的方式

出现在眼前，以致让他们有时会不确定自己看见什么。一位病人不能决定自己看见的是贵宾狗还是淑女，另一位病人说他看到"两个人……一分钟前，我看到的似乎是他们的眼睛，然后又像是他们整个身体"。第三个病人看到的是一只"飞走的蝙蝠"，再看一次之后又说那是一只"向我飞过来的蝙蝠"。[47] 在所谓的污染知觉（contamination percept）中，两个物体或观点会同时呈现，重叠在一起，就像双重曝光的照片（这是一种很罕有的知觉方式，几乎仅见于精神分裂症患者[48]）。一位病人把第三幅罗夏克墨迹的红色部分看成血之外又看成一个岛，所以就说自己看见的是一个"血岛"。另一位病人看了第六幅墨迹之后说他同时看见一只狗和一幅小地毯，所以就喊它"狗毯"。还有一个病人从第一幅墨迹同时看见蝴蝶和世界，所以形容它表现的是"一只蝴蝶把世界维系在一起"。[49] 精神分裂症患者的艺术作品常常流露出类似特质，会把两个或以上的事物或观点融合在一起（见图 4.4 和 4.5）。如果我要求他们画一个人类，他们常常把画中人的衣服和内脏器官同时画出来，或是同时从两个不同角度呈现画中人（这种不同观点的并陈被称为"旋转"）。[50]

心理学家戴维·拉帕波特（David Rapaport）和他的共事者认为，精神分裂症患者在互不兼容概念架构之间的频繁转换会导致"坚固性和一贯性"的丧失。[51] 在他看来，很多精神分裂症患者就像很多强迫症病人那样，缺乏"自动调向"的能力，被一种经常导致失能的自我意识和发挥意志的需要所苦："他们试图在适当时机决定话语的位置，但结果不是在我们先前所见的那种变换（不仅在关注对象之间转换，也在不同的观点或取向之间转换），不然便是在适当时机点却无能力转换，又或是处于一种无望的混淆状态。"[52] 这一类视角转换和思虑也许可以解释为什么精神分裂症患者的反应时间普遍很慢。[53] 不管怎样，他们都表现出一种不见于其他种类精神病患的"心理运作水平的惊人转换"，[54] 这种在大相径庭视角和取向之间的摇摆（有时还会摆荡在高度抽象和高度具体的反应方式之间）反映的与其说是不搭界不如说是异质结合体（福柯意义上的），因为每个罗夏克反应（就像"中国百科全书"里的每个动物范畴）看来是生存在不同的思维世界里。

精神分裂症患者的摇摆不定让他们的表现有别于器质性脑损伤病人，后者非常具体化（当然不是一律如此），不太倾向于建立不同的假设或在不同的假设之间移动。[55] 他们也不像精神分裂症患者那么矛盾、冲突、犹豫或自觉。在解决问题时，这一类器质性脑损伤病人会采取"欢快的、直接和不正确的方式，并没有真正理解自己所面对的问题的性质"。反观精神分裂症患者看来很清楚自己面临的观点选择难题。[56] 这一点在精神分裂症患者卡尔身上表现得特别明显。他在申请住院时抱怨："每逢要下决定，我都会面临矛盾的感情和处理过程。针对这情况会有很多行动方案摆在我的眼前。我总是不肯妥协，等着有更好的解决方式出现。"

我们还必须把精神分裂症患者的摇摆不定和躁症患者的不专心区分开来。后者的注意力也是迅速变化，但没有那么激进、让人困惑和自我麻痹。躁症患者的焦点迅速转移带有流畅、自发和兴高采烈性质，而且通常是在同一个脉络或领域之内的不同观念或刺激之间移动，体现出福柯所谓的"不搭界"。（在罗夏克测验中，这一类病人不会表现出"污染"类型的反应，即不会把不同视角融合，而会把格格不入的事物拉在一起，比方说"一头穿着鞋的乳齿象"

或是"两只梳着蓬松发型的乌鸦……牠们把两颗心推在一起"。)[57]
另外，虽然躁症患者的注意力也许不会在任何主题停留太久，他们
不太可能会感觉知觉对象端赖他们所采取的观点角度而定。在这
个意义上，躁症患者较不反思和摇摆，较不会出现视角主义者的意
识，也因此较不会感受到困惑和混乱。[58]精神分裂症患者则相反，
常常同时知觉到许多种可能性，又频繁在这些可能性之间移动或犹
豫，而且从他们的经验内容判断，他们主要不是游移于不同的物体
或主题之间，而是游移于不同的参考架构、论述宇宙或语意学层位
之间，构成了福柯所谓的"异质结合体"[59]。如果把意识比作探照灯
102 光芒，我们也许可以说，躁症意识倾向于在同一个支点上快速转换
焦点，而精神分裂意识却是滑出任何支点，不稳定地漂浮在许多不
同的观点之间[60]（这一点表现在病人韦尔夫利画笔下的精神病院：
见本书"第二部分"首页）。

所以，精神分裂意识看来至少在两方面类似博尔赫斯笔下那部
中国百科全书中那个匪夷所思和激烈摇摆的思想世界：两者采取的
观点角度都会让平常人感到古怪或非此世间，另外，两者都在大相
径庭甚至互不兼容的观点角度中转换，或是把这些观点角度结合和
混淆。这让我们在审视精神分裂症时一再遇见那两个特质：怪不可
言和极端异质性。这两种特质乍看都不可能进一步理解或解释。事
实上，对精神分裂思维方式的很多心理学研究都得出类似以下的结
论：虽然我们可以断言精神分裂症患者的反应方式是"我行我素、独
103 特、不恰当或怪异透顶……但任何进一步的说明都是不可能的"。[61]
但真的是这样吗？我们真的只能在"怪异透顶"的事实面前束手无
策吗？

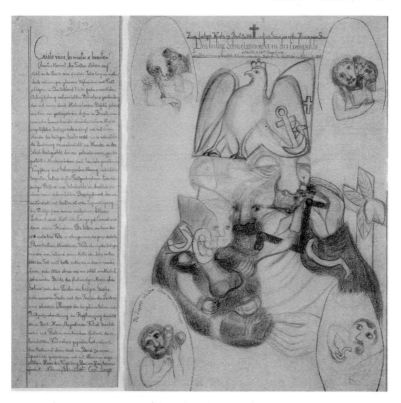

图 4.4 郎格（Carl Lange），《鞋垫中的圣汗奇迹》（*Das heilige Schweisswun-der in der Einlegesohle*）。一名精神分裂症患者在一幅画中同时出现多个（"污染"）视角。屏兹鸿美术馆馆藏，德国海德堡大学附属医院。

任何把精神分裂的思想混乱化约为一些简单因素的解释（无论是机械失灵说还是倒退说），看来都涵盖不了它的多样性和难以触摸性。但就像精神分裂症的其他方面那样，这并不表示理解之路已经被封死。因为，再一次地，现代主义心性的一些特征看来比儿童、"野人"或器质性脑综合症的病人更接近于精神分裂的思维方式。

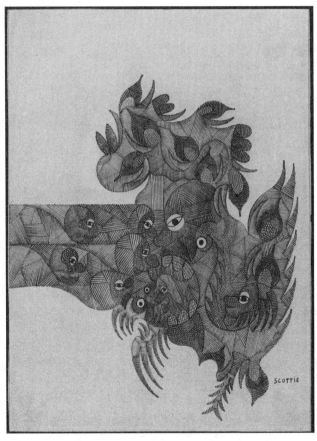

图 4.5 威尔森（Scottie Wilson），《贪心》（*Greedies*，1940-45）。一名精神分裂症患者在一幅画中同时出现多个（"污染"）视角。斯米尔利亚迪斯（Caroline Smyrliadis）拍摄，洛桑市数字化工作室。域外艺术美术馆典藏，瑞士洛桑。

这些相似之处也许无法为精神分裂意识提供一个因果性解释，却至少有助于照亮它的结构和心绪，特别是有助于厘清它那些经常被传统理论忽略的反身性和意志面向。

与现代主义的相似之处

> 当我最终屈从于现代的眩晕（vertigo of the modern），清
> 晰（Lucidity）来到我身旁。
>
> ——阿拉贡

　　观点的怪异和流动是泛见于现代主义和后现代主义文化的特
点。事实上，它们常常被视为是本真性或原创性经验和表达方式的
必要特征。在这方面，一个特别有代表性和影响力的人物是阿尔弗
雷德·雅里——他所写的《乌布王》（*Ubu Roi*）和其他戏剧大大启
发了后来的荒诞剧。

　　雅里是个最不寻常的人，有着近乎病态比例的类分裂性或分裂
病性人格倾向。他喜欢扮演机器人角色（最后看来也被这个角色上
了身），好用插科打诨和迂回曲折的文字表现沃霍尔色彩（Warho-
lian）的反人格（antipersonality）。他的俏皮话都是以古怪和机械化
的单调语气说出，一般是为了用最唐突的方式逆转常识，会让人觉
得他是站在一个情感冷漠和绝对不顾逻辑及现实的立场发言。看
见一个朋友发表了分析三十六种戏剧情境的著作后，雅里想出第
三十七种戏剧情境："发现自己妈妈是处女。"后来，他在写一篇谈
耶稣被钉十字架的文章时，又采取了一个奇怪和漏气的立场："作
为爬坡自行车比赛的基督受难。"一个典型雅里色彩的文字会同时
推翻好几个假说，并且超越中学生层次的搞笑。一个例子："反饮
酒者是被水俘虏的可怜虫。水是可怕的毒药，而且明明具有强烈溶

解性和腐蚀性，却被挑出来用于洗涤。清澈的液体（比方说苦艾酒）只要加入一滴水，都足以被弄混浊。"[62]

　　类似的叛逆主义（contrarianism）在 20 世纪初期的前卫思想中比比皆是。例如，达达主义者杜尚明确表示他鄙夷各种传统成规，立志创作"次微体"（*infra-mince*）范畴的作品——"次微体"是他开创的艺术新范畴，入列的包括一些一直被人不公道地忽视的现象（例如衬衫在洗过前和洗过后表现的不同占据空间方式）。[63] 又例如，超现实主义者阿拉贡把诗性意象（poetic imagery）定义为一种用于彻底逆转和激烈讽刺的工具，有能力消灭约定俗成的世界。谈到超现实主义的黑色幽默时，他这样写道："意象是幽默的载具。每个意象都应该以产生一场大灾难为己任……每个人都必须在自己身上找出一个可以取消整个宇宙的意象。"[64]

　　逃离成规束缚的渴望当然不是始自达达主义和超现实主义：早在浪漫主义排斥新古典主义美学提出的普遍规则时，我们业已看到了一种看重原创性和怪异观点的倾向。在整个 19 世纪乃至更后来，原创性继续被看重，所以就连自然主义大师左拉（Emile Zola）一样把艺术作品看成"透过一种性情气质所看见的自然一隅"。也是因为这样，古尔蒙（Remy de Gourmont）才会说，"为别人揭开一个反照在一己镜子里的世界"是让人从事写作的唯一借口。[65] 现代主义早期出现的无我美学（impersonal aesthetic）——代表性人物包括雅里、杜尚和艾略特（"诗不是个性的表达，而是对个性的逃离"[66]）——固然很快就让浪漫主义和后浪漫主义对一个内在或独特自我的关注为之式微，不过，它却在原地建立起一种"新日日新"的美学，比前人更加强调观点的创新。

精神分裂症患者的我行我素和认知滑移常常酷似上述现代主义例子,倾向于反转正常人对何谓重要、何谓不重要的认知和一般人不会注意的细节。一位女病人告诉我,她纳闷为什么人们上楼梯时都是走在横面而不走直面*。另一个女病人喜欢思考要怎样区分一件女衬衫的正、反两面(这种关怀显然够资格被纳入杜尚的"次微体"范畴)。[67]精神病学家沙利文(Harry Stack Sullivan)指出,这些"认知或认识过程的古怪偏斜是病人常常会显得"喜气洋洋"和他们会说些"认知层次俏皮话"的原因,也因此会让与他们互动的人有一种被讪笑的感觉。[68]他们采取的非一般知觉角度可解释他们为什么会表现出"不恰当情感"(inappropriate affect),特别是常常发出面无表情的傻笑(布鲁勒认为这是精神分裂症最突出的表征之一[69])。沙利文(他基本上是原始说的拥护者)认定这些古怪的认知偏斜是退化的结果,起因于"无力把意识的内容限制在被共识认为有效的更高指涉过程"。[70]事实上,这一类反常更可能反映着一种对小孩来说相当陌生的心灵无家可归之感。

对于精神分裂症患者的举棋不定和视角滑移,戈尔茨坦提出的解释和沙利文类似。他举出的例子涉及对象与背景空间的一般关系的反转。一位病人这样说:"空气还在这里,我是说对象之间的空气还在房间里,但对象本身却不见了。"[71]在戈尔茨坦看来,这一类反常经验意味着具体性和去分化(dedifferentiation)。他把这一类"反转"(背景的前景化)或摇摆(摇摆于物体与背景之间)归因于"图形—背景型构的匮乏",归因于"无法维持足够的边界"或这

---

* 这里的"横面"和"直面"指构成一级阶梯的一个横向面和一个垂直面。

些边界的"模糊化"。[72] 事实上，他的这个例子和其他类似例子（例如把焦点放在梯级的直面而不是横面）都无法支持他的诠释，因为，虽然反转和摇摆确实发生，但它们也许无关结构的瓦解，而是病人转换到另一个结构的表现。[73] 指出这种分别不是吹毛求疵，因为后者代表着对精神分裂症患者经验一种相当不同的理解：不是理解为准神秘主义色彩的融合或褵褓阶段的混淆[74]，而是理解为不同视角之间的摆荡、不同世界之间的转换，其中的每个世界都有自己清楚的边界线。反观混淆状态却会引起晕眩，会让前一个参考架构不断塌陷到下一个参考架构之中。[75]

怀疑的气概

精神分裂症患者马丁是年轻艺术家，他形容，他经验到的视角转换犹如不停变化的万花筒："当我醒来，我看见一棵树、一只猫、一只鸟和它们周围的空气。这空气有时看起来像水，所以我就把它画成水。有时，水里会有声音，所以我就画出声音。有时，那声音静得像游泳的鱼，所以我就画游泳的鱼。"我们不应该惊讶于马丁会利用自己的认知滑移作为灵感来源，因为这一类技术也是我们时代原创性想象使用的核心方法。[76]

小说家司汤达（Stendhal）谈到他最喜爱的创作方法时这样说："我不停沉思让我感兴趣的事情：透过从心灵的不同位置端详它，我最终会看到它里面的新东西，然后我会去改变它的面貌。"[77]在一个更普遍的层面，这番话也适用于席勒所谓的"感伤性"（sentimental）或说"反思性"诗人（这类诗人在现代世界越来越普遍），他们"因为自觉兮兮而自我分裂，创作时意识到多种多样的可能性，致力表象的不是在其客体本身(object in itself)[*]，而是主体中的客体(object in the subject)。"[78] 这一类技术衍生自现代人对视角或意识模式的高度看重，其源头是康德在 18 世纪近尾声的两个断言：意识的构成作用，并且意识无法企及终极的真实。这些主张引起了人们对意识自身的状态产生兴趣（往往是以冷落外部对象为代价），并吊诡地刺激起人们追求越来越极端形式的心灵自由的渴望。在一个视角几乎具体可触的世界，我们不应该奇怪有一个评论家会这样说："[艺术的任务是]上穷碧落下黄泉，以找到我们还不认识的实体(entity)。"[79] 所以，后康德主义者对视角局限性的意识矛盾地催生出一种渴望找到不可想象和匪夷所思视角的渴盼。一位活跃于 20 世纪 60 年代的极简主义雕塑家表示，他梦想可以创造出一件超越所有已知范畴甚至是所有可能范畴的作品，认为"找到一种既非几何亦非有机的形式将会是一大发现"。[80] 与此同时，概念艺术家也声称他们找到了"一种新的统觉(apperception)形式……凭着它，我们可以知觉到那些抽象和 / 或不可见的现象。"[81]

还有些艺术家渴望同时占据（哪怕只是占据片刻）尽可能多的观点角度。这种冲动明显见于分析立体派绘画的多元视觉主义(multiperspectivism)、毕加索的肖像画、艾略特的诗作《荒原》(The Wasteland)和斯蒂文斯(Wallace Stevens)的诗作《看一只黑鸟的十三种方式》(Thirteen Ways of Looking at a Blackbird)。这些作品全采取许多不同视角，暗示着所谓的真实包含着我们去看见它的努力。[82] 兰波和随后的诗人及画家（特别是超现实主义者）使用的

---

* "在其自己的客体"即客体自身。

107 "交叉淡入技法"（crossfade technique）在结构上和见于罗夏克测验中的污染知觉一模一样：它让两件事物或者两个领域互相贯穿，融合成只可能存在心灵的单一事物。在兰波的《海景》（Seascape）一诗中，被这种技法融合起来的是大地和海洋。[83] 最后还可一提的是现代主义初期最重要的创新（它也是所谓的后现代主义的一大灵感来源）：立体主义者和未来主义者的拼贴（collage）。拼贴是要透过混合达到自我指涉和自我质疑的效果，但被它混合起来的不只是不搭界的事物，还有它们所从出的脉络，又或是把不同的维度整合在一起，让人分不清哪些是图形，哪些是背景。由此创造出来的异质复合体和观点摆荡非常类似精神分裂思维方式的表现。两个好例子是毕加索所画的《小提琴与水果》静物画（图 4.6）和马格利特的《凝视的高峰》（图 4.7），后者把负责观看的眼睛（超现实主义的偏好主题）整合在画面里。[84]

　　但这一类视角的滋蔓会导致单一和全面性观点的失去，唤起任何事物都可以代表任何事物的世界，让任何最小的细节都可以被放大为意义十足的重大事件。视角的滋蔓也可能导致一种怀疑的雄风，又由此导致当事人拒绝作出选择或失去选择的能力。[85] 福楼拜即说过："大多数时候，下结论在我看来是愚蠢行为。"在一些现代主义的批评者（例如卢卡奇[George Lukács][86]）看来，这种态度已经导致了一种政治和道德上的无能，让人无法在人类处境的问题上采取认真立场。杜尚这样说明自己的基本立场："[我]怀疑自己，怀疑一切……从不相信有真理存在。"[87]

　　很多精神分裂症患者表现出类似的视角主义，思考问题时会在视角之间摇摆不定，同时又常常强烈意识到心灵在构成世界上的重

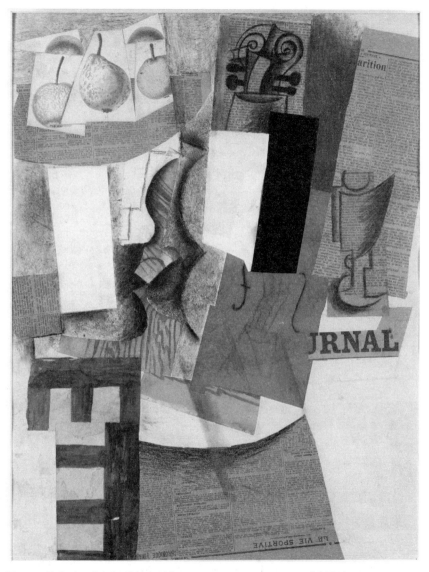

图 4.6　毕加索,《小提琴与水果》(*Violin and Fruit*, 1913)。此作品说明异质结合体(heteroclite)同时的不同观点。费城艺术博物馆,登录号 1952-61-106。加拉廷典藏,1952 年。授权自毕加索遗产／艺术家权利协会,纽约,以及数字使用互联系统(DACS),伦敦,2017。

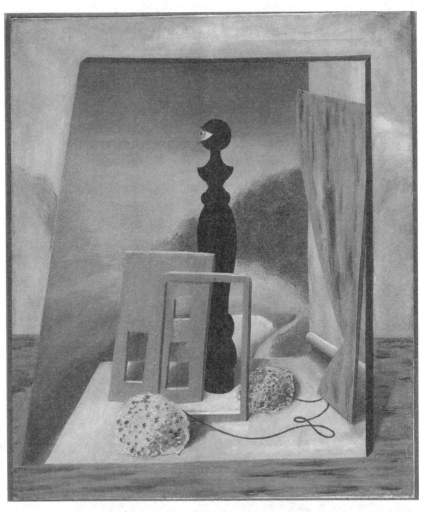

图 4.7 马格利特（René Magritte），《凝视的高峰》（*Le Sommet du Regard*，1926）。
此作品说明异质结合体（heteroclite）同时的不同观点。眼睛的图像包含在视域之内。
由高利（Giuliano Gori）收藏提供，意大利皮斯托亚。授权自图像与造型艺术作家协会
（ADAGP），法国巴黎，以及数字使用互联系统（DACS），伦敦，2017。

要角色。例如，自称"老佛教徒"的年轻精神分裂症患者安东尼在被问及他为什么觉得一幅罗夏克墨迹像"胎儿疣猪"时，这样回答："是被拟人化的关系。我给墨迹照了一些照片。我的心灵是一部照相机。在一张照片上，它被拟人化。一半是人类，一半是疣猪。"就像现代主义者使用的"交叉淡入技法"那样，有些病人在罗夏克测验中表现的"污染"或不搭界结合反映的更有可能是对经验采取主观观点，不是无能于认知客观真实。

一位女病人的妄想系统似乎整合了让她困惑的各种不同观点角度，从而使得这些内在于她的视角获得了某种半独立性：

> 病人：不错，我们全都有很多视角，每个人都是如此。然后你会求视觉精灵（perspectival spirit）帮你我找一间可以住下来的房子——如果你本来没有房子的话。这样……。
>
> 询问者：视觉精灵在哪里？
>
> 病人：问得好，在哪里呢？作为一条通则，每个人都有四个视角。一个在头脑里，另外两个手腕各有一个。
>
> 询问者：那第四个呢？
>
> 病人：一个在头脑里……不知道，我真的不知道。又或者是两个在头脑里……起码是那样子，我真的不记得了。我不完全知道它们被放在哪里。我不知道。[88]

很多精神分裂症患者都非常清楚（至少是有些时候如此），他们远离了常识性的生活样态，而且有时也许会感觉他们会这样乃是一种反抗，不是被某种由不得他们的力量征服。一位病人说："我的所有思绪都古古怪怪。我以前习惯把它们翻过来，让它们看起来不一样。"这番话呼应了司汤达对自己的美学沉思方法的描述。[89] 通常，他们的"病态自由"是一种认知上的桀骜不驯，相当于型男或波希米亚人用行为所表现者。因为，正如小布鲁勒指出，很多这一类病人也许是感到有必要"把自己从普遍接受的交往和思想规范中分离开来"，要以此确立强烈的个体性（individuality）感觉，以便可以（按照小布鲁勒的说法）"维持自己"。[90]《我是玛丽·麦克莱恩》的作者这样自述：

> 我是个让人神迷的东西。我不会走在让人僵化的车辙上。我的肩膀没有背负习俗的牛轭……我的心灵不会顺着其他心灵刻出的凹槽移动……当我看见路边的灰色圆石头，我不会用一位年轻女子或艺术家或地质学家或经济学家的观点看待它们，只会用我自己——玛丽·麦克莱恩——的观点，把路边的灰色圆石头看成是天地初开以来第一次出现……这也许是一种相当自我本位的观点……我说不准是不是这样，也不在乎是不是这样。它对我意谓着什么？我知道我的观点相当雄赳赳，就像划破我天空边缘的锯齿状闪电那样，让我兴奋、带来见识和把我转化。[91]

年轻病人菲利普（上一章引用过他的书信）的情形还要更极端。他不认为自己应该被"寻常的新陈代谢观念"限制。他写道："既然现实（reality）不过是一种社会认可（社会无可避免是由那些涉入在现实里的人所统治），而控制的重要性不过是一种属（genus）的认可（以没手没脚的鼠海豚为例，牠们智商大概比人类高，却不甩控制这一套），那我们为什么应该让自己被'现实'的理想绑住？（'现实'只是一个参数——一种被推到荒谬程度的相对性）。"他说他不准备愚弄自己，即不准备自以为规避得了控制（一如他不可能规避得了内疚），但他还是"选择把这两者视为假象，因为它们应该被如此看待……从这一点，我们是不是可以推论说，被人们认真对待、认真谈论的事情只是一些笑话？无论如何，我都想要自我催眠，想要其他的东西。在边边上来一两场狂欢死不了人。"菲利普看来以最纯粹的方式例示著作家（也是精神分裂症患者）罗伯特·瓦尔泽（Robert Walser）在一篇短篇小说里描述的一类人物：这类人物是"自由（freedom）的鉴赏家和美食家"，总是"向内专注于无污染的自由意象"。

这是一种多面向和矛盾的倾向，会同时让当事人感到兴高采烈和恐惧，同时感到充满力量和全身麻痹。[92] 这种倾向所能带来的绝对怀疑心态看来会在精神分裂症患者身上达到最高点，而正如雅斯贝尔斯指出过，怀疑心态在精神分裂症患者有时"不只是一种想法……还是一种绝望经验"。[93] 想要进一步了解这一类经验样态的源头和反作用力，有大量现代主义者是我们可以借助的，特别是尼采和穆齐尔——对于视角主义在现代西方心灵产生的心理后果，他们大概是最鞭辟入里和最矛盾的分析者，也是最活生生的例子。

相对主义与视角主义："现代的眩晕"

尼采的视角主义明显表现在他执着于反对柏拉图主义和一切形式的本质主义（essentialism）。他把本质主义定义为一种假定"事物可离开诠释和主体性而存在"的"懒散假说"。[94]几乎不让人惊讶的是，这种见解有时会让他偏好"以不相信作为本能"[95]，对所有的既有概念和"拟人化谬误"（这种谬误让心灵把自己建构的东西等同于真实）采取绝对怀疑态度。[96]尼采声称："看见莫不是从一个视角看见，知道莫不是从一个视角知道"，所以，有越多双不同的眼睛，我们所看见的就会越完整。[97]在《快乐的科学》里，他对出类拔萃的自由精神推崇备至，指出拥有这种精神的人"会远离一切信仰和不渴望任何确定性（certainty），会敢于靠不牢固的绳索和可能性维系自己，甚至会敢于在深渊边缘跳舞"。[98]尽管这样雄辩滔滔，但尼采对相对主义的支持并非全心全意，因为他同时意识到，内在于现代心灵的怀疑主义和视角流动充满危险并使人软弱。

在尼采看来，他自己时代的一个显著病征是"所有根基的疯狂支离破碎化和互相冲突"。他相信，新的历史意识和文化意识让现代人暴露在太多不同的存在观点（views of existence）之下。现代人被一种"过分肥大"弄得目盲，受到"太亮、太突然和太变来变去的光"所照耀，以致无法区分"什么是清晰和全然在目，什么又是黑暗和无法照亮"。其结果就是，现代人的地平线"不停歇地变来变去"，让他们无法"凭着发自本能的意志和欲望行事"。虽然尼采的作品无可避免会鼓励视角主义，但他自己又指出过，所有生命的基本生存条件都是只拥有一个单一视角。"这是一条通则：任何生物都只有生活在一条地平线之内才可能健康、强壮和丰硕。要是他们没有能力在自己四周画一条地平线，又或是太自私而不愿意让自己的目光受限于别人所画的地平线，他们就会变得衰弱，甚至早夭。"尼采批评现代人"听任静不下来和无止境追求新颖的世界主义所摆布"，说他们"在不饥饿甚至违反需要的情况下摄取过量知识，让知识不再能够推动行为，只构成了某种混乱的内心世界——可现代人又可笑地称这个内心世界为他独有的'内在性'，为此自豪。"[99] 这种人相当于一个"认知上的唐璜"（Don Juan of Cognition）*：他们对他们已认识的事物没有足够的爱，但又无休止地追求知识，乃至到最后"除了拥有认知带来的最痛苦后果以外，落得一无所有"。[100]

　　我们不妨把这种状况（诗人阿拉贡称之为"现代的眩晕"[101]）对比于前现代、传统或所谓的"原始"社会。在这几种社会，我们极少会找到相对主义态度（即相信一切都是约定俗成，连带相信一己的世界观只是众多可能的世界观之一）。20 世纪 20 年代在非洲中部研究过阿赞德文化的爱德华·伊凡-普里查德爵士（Sir Edward Evans-Pritchard）指出，阿赞德人生活在一张信念之网中。这张网"环环相扣，而一个阿赞德人不可能走得出它的网眼，因为那是他所知道的唯一世界"。在阿赞德人自己看来，这张网完全不是约定俗成，也不是一个"把他包封起来的结构。它是他思想的肌理，而他不可能认为自己的思想有错"。[102]

　　一个极可以阐明相对主义可以如何削弱个性的例子，是小说 112《没有质感的人》的主角乌尔里希（Ulrich）。作者穆齐尔（他从早岁便嗜读尼采作品）既是要用这个角色充当自己的分身，也是要让他作为现代人的某种代表。

---

　　*　西班牙家传户晓的传说人物，以英俊潇洒及风流著称，一生中周旋在无数贵族妇女之间。

　　乌尔里希备受过度强烈的理性和自我意识困扰，思考问题时总是不排除任何可能性。身为一个可能主义者（possibilitarian），他从小就生活在"虚拟心绪"（subjunctive mood）*中。在学校写的一篇作文里，他主张"上帝十之八九宁愿用虚拟语气谈祂的世界……因为在创造世界的时候，祂知道自己大可以把世界创造成别的样子"。乌尔里希每一刻都清楚意识到自己的"注意力跳跃、眼部肌肉的活动和内心的钟摆运动"——他的自我意识是那样的忙碌，以致连站直身体在街上走路看来都得花费巨大气力。他不能忘记视角和地平线的重要性，不能相信自己的视角是唯一有效视角，因为他深知（正如小说中的另一个角色指出的）"他会怎样看事情纯粹是由脉络决定"。[103]

　　因此，乌尔里希总是难于作出决定，不管买家具还是选择职业一律拿不定主意——一切可能的选项在他看来都找得到理由支持。事实上，他几乎不能感受到有什么事物是真正真实，因为在他那过度反身的心灵状态中，没有事物看起来是"在其自身"（in-itself），全都只是心灵的产物。他经验到的是"一个虚无缥缈的世界，是世界落在他的头脑里成形的那些方面"。结果是：

　　　　没有什么对他来说是稳定。一切都在波动，只是整体的一个部分，而这个整体亦仅是无数整体的其中之一。所有整体大概构成一个超整体（super-whole），但他对它一无所知。所以，

---

　　*　subjunctive mood 原是语法学术语，指"虚拟语气"。

他的每个答案只是一个部分答案（part-answer），他的每个感觉只是一个观点。一件事物本身是什么对他来说并不重要。重要的只是"它现在以什么方式呈现"。[104]

于是这便可以理解，乌尔里希不再经验到常识中的实在（commonsense reality）[105]。这个"现状的乌托邦"（utopia of the status quo）* 是一般人生活在其中的世界，对他们来说是铁一般的事实，只要张开眼睛就会看见。但事实上，就像穆齐尔在以下这段文字里指出的，真实的世界可怕、诡异和荒谬（这也是精神分裂症患者在病程早期阶段常会经验到）。一般人会感受不到这个，只是因为他们

用了五花八门的大量手段制造出目不暇接的假象，让自己可以生活在最不可思议的事情旁边，安之若素。我们把宇宙中那些冷冰冰的鬼脸称为一张桌子或一把椅子，称为一声呐喊或一只伸出的手臂，称为一种速度或一只烤鸡。我们有本领生活在头顶上方洞开的大洞和脚底下微微遮盖住的大洞之间，自感住在地球上就像身处一间门上锁的房间里一样安稳，不受打扰。虽然我们明知生命不存在于无限大的星际空间和无限小的原子里，但却把这两者之间的层次当成是事物构成的世界，不理会所谓的事物只是我们从中距离接收到的感觉与料（sense-data）。这种态度的水平明显低于我们的智力的潜力，[113]

---

* 指"常识中的实在"，称之为"现状的乌托邦"是因为它虽然看似"现状"，却不真实得像乌托邦。

却恰恰证明了情感才是我们生活的主要角色。事实上，与人类用于维持心灵心安理得的巨大潜意识努力相比，人类发明过所有用来保持心灵恒定状态的设计都不值一提。前者的运作是那么的完美，看来几乎是无可挑剔。但如果我们仔细看去，会发现那其实是一种极不自然的心灵状态，靠着它，人才能在旋转的星辰之间直立行走，才能虽然身处一个几乎无限陌生的环境，仍然可以威严地把手插在上衣第二颗纽扣和第三颗纽扣之间 *。[106]

精神分裂症患者也常常会觉得世界荒谬，觉得世界的样子轻易就可以变得迥然不同。这也许就是"空洞的微笑"的成因之一，它在青春型精神分裂症患者中特别常见（特征是思想前后不一贯、情感不协调、行为造作或古怪）。[107] 精神分裂症患者另一个更常见特征是自感被无穷无尽的可能性所淹没。前面提过的一位女病人（喜欢思考如何分别女衬衫正、反两面那一个）说，每当她写点什么东西，都会忍不住想到她没有写的东西，这让她感觉自己是住在某种没有尽头的全息影像里。[108]

我的病人罗伯特每隔一阵子就会自闭好几天，期间不言不语，几乎一动不动。他告诉我，在这些自闭期间，他完全无法发挥意志力，因为他需要应付太多"现实梯队"（echelons of reality），有"太多暗示他需要纳入考虑"。[109] 他失去了穆齐尔所谓的"视角删

---

* 这是拿破仑把手插在衣服里的手势。

节"（perspectival abridgement）能力——这种能力可提供一个稳定基础，让人在时间中稳步向前走，一如"火车开过自己前方铁轨"那样。[110] 罗伯特告诉我，他和别人谈话时总是会猜测别人下一句话会说什么，因为无法专心听对方正在说的话。我也感觉到，他有时会从谈话参与者的角色飘开，变成观察者。例如，有一次，他在回应一个问题时不是回答问题，而是问我是不是真的问了他一个问题。回答另一个问题时，他只是说（语气就像自言自语）："有时我会说没错，有时会说不对。"

这种自由浮动的思维方式有时会表现为一种铺天盖地的怀疑心态，让当事人产生正常人极少会有的疑问（例如不解为什么鸽子偏偏停在牠们现在停定的地方，或不解他们碰到的某个人为什么偏偏名叫史密斯或琼斯）。有这种铺天盖地怀疑倾向的人也会对一些被人们普遍假定或者公认为自明的事情起疑，包括怀疑别的心灵或"过去"是否存在。瓦尔泽有一篇短篇小说几乎通篇都是描写一个 114 男人的疑神疑鬼，例如怀疑他看着的一瓶葡萄酒是否存在，或他眼前的门是不是"确确实实关了起来"。[111] 这样的人难免会有失去方向感的感觉。有些精神分裂症患者会这样说："我想到的一切总是离我而去"；"一切都是持续变化"；"我的思绪好混乱，一切都在摇来摆去，没有东西是固定，让人无法抓住。"[112]

虽然这一类病人一般都能够在理智上知道自己身在何处，却也许会无法对所处的时空有实感。这是因为他们缺乏一个对方向感和稳定性来说不可或缺的来源：住在一个身体里的靠泊感。著名的偏执型精神分裂症患者史瑞伯法官看来就是因为这种无根的感觉才会抱怨说："光芒看来完全不明白任何人类都必须生存在某处。"[113]（他有一种被神性光芒折磨的妄想。*）瓦尔泽的另一篇短篇小说《街》（The Street）把这种让人头昏眼花的迷惘刻画得非常传神：

> 一阵颤抖穿过我的身体，让我几乎不敢再往前走一步。一个又一个思绪把我揪住。我在摇晃，一切都在摇晃。这里所有人都有一个去处。片刻之前，我也有一个去处，但现在不再有去处……我设法想要找到一个定点，却遍寻不着。我渴望静止不动，但有什么力量不留情地把我向前推。有太多和太快的运动。每个人都从每个人撤出。一切都在奔跑，都在液化，都在蒸发……我告诉自己："这个乱七八糟的总体什么都不想要，什么都不想做。"[114]

杀人凶手莫斯布鲁格（Moosbrugger）是穆齐尔《没有质感的人》里一个重要插曲的核心人物。他不善辞令，智商八成低于正常人，表现出一些典型的精神分裂症症状，被诊断出患有早老性痴呆。这个虚构人物鲜明例示出本章所讨论的认知滑移和视角冲突。另外，他也显示出下一章会集中讨论的另一些异样取向或存在观点（visions of existence）。[115]

卡卡尼亚市（Kakania）的市民认为莫斯布鲁格是原始心灵的化身，会杀人是因为控制不了自己的生物本能。但穆齐尔对莫斯布鲁格内心世界的描写却透露出一幅迥然不同的画面（这似乎显示

---

　　*　本书第八章对史瑞伯的个案有详细说明和探讨。

作者除了意识到现代主义和精神分裂症的类似之处，还意识到把
精神分裂症患者看成"野人"的标准观点有误）。[116] 一个例子见于
以下一段文字（引自"莫斯布鲁格思考了一下"一章），它除了反映
出莫斯布鲁格意识到文字概念的荒谬和任意以外，还反映出他的
桀骜不驯跟他的相对主义态度、疏离感和认定真实（reality）非人
类所能掌握相关。引文最后两句话甚至让他够得上是结构主义的 115
先驱。因为他似乎意识到，一个概念的意义取决于它和其他概念
的关系，不是取决于它和客观实在的关系——借他自己的话来说，
客观实在就像是"疾驰过树与树之间"的一阵风，对人类的理解架
构漠不关心：

> 莫斯布鲁格低着头，双手捧脸，从指缝望向木头床板，沉思默
> 想起来："这一带喊松鼠作'橡猫'。但如果有谁真是一本正经
> 喊出'橡树猫'这词儿，所有人准会竖起耳朵，就像听到一阵
> 放屁声中突然响起一声清脆枪声。黑森（Hessia）一带的人则
> 把松鼠喊作'树狐'。一个走南闯北的人当然会知道这一类事
> 情。"
>
> 　哈，那些精神科医生真傻，他想。每次他们拿一幅松鼠画
> 像问他那是什么又听到他这样回答："我看这是一只狐狸或兔
> 子吧，也可能是一只猫或之类的。"他们都信以为真，然后赶紧
> 问他："十四加十四是多少？"这时他会从容回答："大约介乎
> 二十八和四十之间吧。"这个"大约"让医生们感到困惑，但莫
> 斯布鲁格却会得意窃笑。道理其实很简单嘛。他当然知道一
> 个人走了十四步再走十四步就是走了二十八步，但谁规定人家

不能再往前走，只能停在那里？这时，莫斯布鲁格的目光会再
看远一些，就像一个人登上了一列山脉顶峰，可以看得见更远
处还有多少座类似山脉。如果一只"橡猫"不是猫、不是狐狸
或不是狐狸吃的兔子，那么我们也就不需要这么认真对待这整
件事情了：它不过是以这种或那种方式缝补在一起，和疾驰过
树与树之间的风了无关系。按照他的体会和信念，把一件东西
孤立起来理解是行不通的，因为一切东西都是和一切东西挂搭
在一起。[117]

莫斯布鲁格不是知识分子，但他对文字概念本质的朦胧洞察却
与各种现代形式的视角主义出奇相似。他意识到"事物总是不间断
地暴露在变化之下，会随着习惯、心绪和观点角度的不同而改变"，
也意识到所有概念和约定俗成的理解方式有所不足，因为"生活会
形成一个表面，假装它必然只能是它表现的那样子，但事实上，它
的表皮底下充满推挤和戳刺"。同章对于他的这些洞察和他的犯罪
行为有哪些关联亦有所提示：

　　　　在他这之前的人生中，他也曾对一个姑娘说过"妳的樱桃
小嘴真可爱"之类的话。但后来，这些话却突然在接缝处变了
调，带来了某些非常让人沮丧的结果：姑娘的脸变成了灰色，
像是被雾所笼罩的大地，然后在一根长茎的末端长着一颗樱
桃。这让他产生一种用刀把樱桃割下来或是把樱桃砸回那张
脸上去的巨大冲动。事实上，莫斯布鲁格并不总是会马上把刀
子拿出来，只有他别无他法时才会那样做。一般来说，他都只

是使出吃奶之力去把世界合抱住，不让它土崩瓦解。[118]

所以，就连莫斯布鲁格的杀人暴行（这是他最可以被认为拥有兽性意识或酒神意识的证据），事实上也是发生在一种超现实主义的疏离氛围中，动机是要克服世界的破碎、任意和荒诞。

117

第五章　距离的扰乱

多么任意的编派！……多么任意的区分！多么偏颇的喜好，首先是着眼于事物的这个性质，然后是那个性质！……文字词语从来不是为了追求真理而存在，从来不是为了追求足够表达而存在。

　　——尼采《论非关道德意义上的真理与谎言》(1873)

和时间嬉戏的感觉好神秘……一种陌生的时间似乎诞生了。

　　——语出一位精神分裂症患者，转引自雅斯贝尔斯《精神病学总论》

完全的理解会杀死活动——事实上，如果理解把对象指向理解机能，它就会杀死自己。如果一个人充分理解移动手臂牵涉到些什么，他就会再也无法移动手臂。但充分认识是不可能的，所以活动的可能性总是存在。意识是一枚没有尽头的螺丝钉：每次把它钻进什么东西，一个无限的过程就会开始，而它永远不会带来行动。

　　——尼采，未刊笔记(1780)

传统思维框架的摇摆和滑移让新的可能性得以出现。当思维不再被常规和实际需求束缚，物体和事件就有可能会以陌生和意想不到的方式被看见和理解。我们前面看到，精神分裂症患者和现代主义者都倾向于采取不寻常甚至怪异的立场，倾向于在大相径庭的视角之间摆动和意识到视角的存在，并因此显示出某种反身性，某种让别人困惑也让自己困惑的自我意识样态。尽管如此，他们的取向仍然算得上是一种视角主义取向。然则，这些人倾向于采取的是什么样的新奇视角？随着约定俗成地平线的消逝，升起的是什么样的新地平线？

118

精神分裂症患者其中的一些奇怪思维方式和现代主义者其中一些奇怪表达方式有可能只属普通怪异，而且因为太多样化而无法加以概括。但是，除了这些情况以外，还有些其他反常现象透露出模式确实存在——即它们对一般架构经验方式的偏离是表现出特定方向。虽然这一类反常也很多样化，看来不是任一个单一名称可以全面涵盖，但我们不妨将就着借用心理学家拉帕波特的一个说法："距离的扰乱"（disturbances of distance）*。[1]

正常的知觉和行动方式需要穆齐尔所谓的"视角删节"。[2]一般人生活在其中的那个世界是由中等大小的物体和熟悉事件构成，而值得注意的是，对这些物体和事件，我们不会视之为任意和约定俗成，而会视之为客观实在的基本配置，认为它们完全有资格独占我们的注意力。要让这样的事情能发生，我们必须把其他可能的知觉方式排除在意识之外。要做到这个，不可少的一步是对经验世界保

---

* 以下也会有时翻译为"距离扭曲"或"距离反常"。

持最优化距离，即既不能靠得太近（否则便有可能被它的绝对实在性、无限细节和无穷变化淹没），也不能离得太远（否则便有可能会够不着对象的约定俗成意义或实用意义）。在本章，我会考察精神分裂症患者对这种中距离知觉方式的几种典型偏离，特别是检视他们怎样形成语言概念、怎样架构叙事模式和怎样知觉视觉形式。在本章的三大节中，我们都是关心符号学性质的问题，关心"符号—指称关系"性质的问题。但在处理最后两个主题时，时间和空间的议题将会变得特别重要。

以下，我会从与上一章的讨论关系最密切的议题谈起：精神分裂症患者在形成语言概念时表现的反常性。为此，我将会再一次以尼采的思想作为引子。这位大有影响力的原初现代主义者（proto-modernist）的某些观念跟范畴化和概念形成的议题有着显著的相关性，但除此以外，它们对于探索本章处理的其他议题一样起到蓝图的作用。

文字概念和尼采的二元论

前面说过，尼采批判视角主义、相对主义和大脑机能论（cerebralism），认为它们是现代文化的核心元素和病征。但虽然强烈意识到安顿在单一视角的好处，他却受到多元主义和怀疑主义的吸引。与此相关的尼采思想面向是他的哲学立场流露出强烈的模棱两可色彩甚至矛盾色彩。这一点和我们马上要谈的问题——即精神分裂症患者有哪些典型的思想模式或结构——有更直接的相关性。

就像许多世纪之交的哲学家和艺术家那样，尼采秉持一种二元

论：一方面相信人类经验必须以范畴和概念为中介，一定会受限于
视角，另一方面又相信有未加工过的纯粹感觉或事物存在（它们被
认为是由一些绝对独一无二的成分构成）。[3] 不过，尼采对后者（即 119
前概念的领域）的态度就像他对视角主义的态度那样充满暧昧，甚
至是充满矛盾。与许多浪漫主义者不同，尼采不相信人有可能透过
感性直观直接掌握实在，[4] 即不相信人有可能直接接触到前概念的
经验层面——他称这个层面为“无形无状的混沌世界”。[5] 他认为人
类意识无可避免会受限于视角和概念。但虽然深信意识总是会“进
行安排、简化、图式化和诠释”[6]，他依然渴望可以跟前概念的实相
发生某种直接接触，又假定要接近这种“独一无二和完全个人性的
原始经验（original experiences）”不是全然不可能。[7]

　　这就是他为什么有时会呼吁人要逃出工具性成规（instrumental
convention）和抽象观念，走进感觉、直接和变化（becoming）的世
界。[8] 这也是他为什么会指责抽象概念扭曲了世界的真实性质，会
主张每个概念（例如“叶子”）都是“把它们和与它们不相等的事物之
间画上等号”，会批判忽视个体事物独一无二的特征和把它们用一个
统称一以概之的倾向。然而，在另一些时候，尼采又会一改态度，赞
扬那些能够毫不关心实相样貌的人，暗示追求与无形无状的实相接
触不是明白了概念的任意性之后的恰当反应，因为“无限复杂的概
念大厦是建立在一个不稳定的基础上，犹如建立在流水上”。[9] 代之
以，人应该纵情于美学游戏和概念游戏，致力于创造各种犯禁的比
喻和奇怪的概念结合，从而摆脱追求终极真理的“惰性心态”的束
缚，获得最高的自由。[10]

　　尼采的这两个向往——接触实相和刻意去创造别出心裁的幻

象——在现代主义和后现代主义都有突出代表，也见于精神分裂意识（有些病人会偏好具体感觉或抽象概念而不是采取中道）。[11] 第一种倾向的代表人物包括评论家罗兰·巴特（Roland Barthes）和新达达主义者约翰·凯奇（John Cage）。罗兰·巴特声称他渴望逃出"思考本质的疾病"*，宁取"被偶然性局限的短暂概念"。[12]（博尔赫斯的"刚刚打破水罐的"也许是这种概念的一个好例子）。凯奇也对独一无二和随机大唱赞歌，自称他会对蘑菇着迷因为它们无法被分类："你对它们认识越多，就越不敢说自己能够辨识它们。它们每一个都是自己，都是自成一类——是自己的中心。"[13] 这种态度会让人联想起他的祖师爷杜尚对例外法则（law of exception）的偏爱（即偏爱不可复制的事件）和对"取消任何两件事物可能相似性"的向往。[14] 这一切又会让人联想起雅里的"超物理学"（pataphysics）：他自言这门假科学"超越形而上学……专门研究支配例外的定律和那些具有独一无二优势的事实"。[15]

　　尼采立场的另一面——即刻意从事概念游戏或美学游戏——在现代主义和后现代主义一样常见。超现实主义者之坚持想象力凌驾客观世界就是一个例子，更近期的例子则是有着强烈个人风格的尼采主义者德里达。他呼吁人们乐在意符（signifier）的游戏之中，乐在没有真理、没有源头的符号世界之中。[16] 概念、视角或语言符号对客观事物的这种胜利也体现在法国"新小说派"常常使用的一种技巧：从同一个立足点或用同一批词汇去描写两个大相径庭的事物，

---

　　*　意指以思考事物本质为务的思考方式是一种疾病。

让人几乎难以把它们区分开来。在克劳德·西蒙（Claude Simon）的小说《三联画》（*Triptych*）里，被这样描述的两个事物是鳟鱼和阴茎。[17]

这两种态度或取向在精神分裂症患者之间亦司空见惯。有第一种态度的病患很容易会让人认为他们的思维方式原始或太过受限于"具体性"，因为他们会对直接的感官呈现（sensory presence）或事物那些看来不重要的方面表现出反常兴趣，又或是无法定义一些他们认为太笼统的字眼。一个好例子是精神科医生玛丽亚·洛伦茨（Maria Lorenz）著作中记载的一番答问（其中，一个病人被要求定义一些字眼）：

> 问：书。
>
> 答：这要看你指的是什么书。
>
> 问：桌子。
>
> 答：哪一类桌子？是木头桌子、陶瓷桌子、手术台还是你想要用来吃饭的桌子？
>
> 问：房子。
>
> 答：有各式各样的房子，包括漂亮的私人住宅。
>
> 问：生活。
>
> 答：我必须先知道你指的哪一类生活。是《生活杂志》的生活还是有一个甜心陪伴的生活？[18]

诚如玛丽亚·洛伦茨医生所指出，没有证据可以显示，病人不了解种或类的概念（真正有着具体化心智的病人则会如此），因为他在回答每个问题时都会反问对方问的是什么种类，显示自己不只有种类意识，甚至对分门别类的要求到了斤斤计较的程度。[19] 他的反应所真正能够显示的，是他对太大的概括感到不自在，就像是担心采取一个抽象和标准化的定义会让直接经验到的真实（比方说用来吃饭的桌子）被遗忘。（从病人对"生活"一词的反应，也许还反映出他的视角具有流动性。）

　　尼采的第二种态度（偏爱玩概念游戏）看来见于一位精神病患对"父母"一词的这番定义："父母就是养育你的人。任何养育你的人都可以是父母。任何对你有过教导的，不管那是物料、植物或矿物，都可以是你的父母。父母可以是世界上的任何事物。当一个人从观察岩石学到一些什么，岩石也可以是他父母。"这个例子见于美国精神病学协会出版的诊断手册，被引用来作为"不合逻辑思维方式"的例子。诊断手册又这样定义"不合逻辑思维方式"："包含明显内部矛盾，或它的结论来自明显错误的前提。"[20]（由于病人看似把大相径庭的事物看成相同，或把几乎全世界的事物归类到同一个范畴，所以未尝不可能被人拿来当古早推理说或过度包含说的例子）。

　　但与诊断手册的认定不同，个案中病人的说法并未包含真正矛盾或错误的前提。我们也不能说病人（按照古早推理说的假说）真的是把"岩石"和"父母"当成一回事，无法区分两者。因为他毕竟已经解释过他的定义是根据以下原则："任何对你有过教导的……都可以是你的父母。"他显然也知道"父母"一词的约定俗成意义，因为他一开始便提到："父母就是养育你的人。"他的回答所真正显示的，是他看来愿意用一种准隐喻的方式扩大"父母"一词的意义，而不理会它的约定俗成意义是什么（就像尼采也许会说的，约定俗成意义终究不过是一种社会契约）。所以，病人把"父母"一词的意义扩大，反映出他拥有若干的概念自由，愿意用范畴来玩游戏，而他会这样做，也许是因为他对社会成规或实用考虑漠不关心或抱有敌意。[21] 后面一种心态也许正是尼采矛盾立场双方的共同基底。这两种情况都是一种无能于或者拒绝住在常识世界的表现。常识世界就是中等大小物体的世界，是继承自我们的文化，也是我们与同一文化的成员所共享的世界。

尼采当然深知这种立场的危险性。我们有理由推想，尼采心目中的英雄是一个知悉所有相互冲突视角但仍然能够起而行动的人——这样的人深知所有视角都是任意，却凭着意志力为自己画出一条牢固的地平线，生活在其之内。问题是，这种方法会面临一个不断进逼的威胁（很多精神分裂症患者可作为其见证）：本来应该隐藏在意识背景的经验抢占前台，喧宾夺主。另外，单一概念和丰沛意识流的分裂也会瘫痪行动，窒息情绪，让所有意义染上一层扭曲和荒谬的色彩。

在本章和上一章，我用来说明精神分裂思维方式的例子大部分是取自纯粹认知测验（即不探究感情的测验），例如分类物体、辨识概念相似性或定义单字。但这让我们不太看得见也许是跟精神分裂思维方式息息相关的存在状态（existential condition）——不管是美学语境还是在日常生活中的存在状态。接下来我们探讨的病例是取自投射测验，而因为投射测验鼓励更复杂的自我表达方式，因而也可以更多地了解他们的经验世界。而且，由于病人在投 122

射测试的反应至少可以被视为一种准美学产品，所以让我们在把它们模拟于现代主义时不用局限在两者的总体哲学态度和认知倾向，而是朝向文学作品及视觉艺术所表现的相似形式特征。虽然将要谈到例子很多仍然包含“怪里怪气”和“摇摆不定”这两种成分，但我会把更多焦点放在其他议题，包括病人对时间、空间和符号关系（semiotic relationships）的架构方式（所谓“符号关系”是指符号和它指涉对象的关系，或是表象媒介和它所表象事物的关系）。

我会首先提到的投射测验是“主题统觉测验”（Thematic Apperception Test）。这种测验会让受测者看一系列图画（都充满心理张力和脉络模糊），要求他们凭着图画组织出一个故事。由于这种测验的目的是获得叙事，由此取得的材料最适合拿来和文学作品（尤其是小说）相对照。第二类测验是著名的罗夏克测验，它让受测者看一组模糊和对称的墨迹图案，目的是了解他们组织空间经验（而不是组织时间经验）的方式。这个测验和绘画艺术之间至少有少许相似之处，因为两种活动都企图赋予结构和意义一个本来意义模棱两可和二维空间的平面，而且达成这个目标的典型方法都是透过自然主义或准自然主义的方式在三维空间中表象出人和事物。

毋庸说，投射测验和艺术作品的不可模拟之处亦复不少。不过，在一个抽象的描述层次，所有这一类表达行为在关于现实的经验及其与自我的关系上，确实发挥了类似的问题。投射测验的反应和艺术作品两者都可以被认为是在感性形式对宇宙整体态度的客观化。与流动的意识流不同，它们具备可供我们分析的静止优势。如果我们仔细检视它们，并着眼于一般的形式特征或结构特征，我们将会发现困扰现代主义者意识和精神分裂症患者意识的两难式极为类似，而他们用来响应这些两难式的形式手段亦极为类似。

体现在叙事中的理解

叙事形式和精神分裂症

主题统觉测验要求受测者观看一系列图画，然后说出四件事：（一）图画描写的是什么活动；（二）这一活动是由什么导致；（三）这一活动会带来什么结果；（四）图画中人物的思想感受。很显然，这些要求是为了让受测者建构叙事而设，而大多数受测者大致都能够符合要求，说出一个相当符合"现实"的故事，即包含着因果关系和按照过去、现在和未来的顺序展开——这样的叙事形式我们可以称之为"标准叙事形式"。即便在不越出这些条件的情况下，不同受测者的故事建构当然还是可以大相径庭，也正是这一点让主题统觉测验对揭示人格类型和精神官能症类型有帮助。不过，在那些没有证据可证明患有脑疾病的病人中间，只有精神分裂症患者对"标准叙事形式"的偏离程度大得足以显示他们的经验结构和其他人有极深刻差异（即足以显示他们的偏离不只是出于心不在焉或不愿意袒露自己）。

以下的例子取自一部谈心理测验的重要教科书，很能说明精神分裂症患者在接受"主题统觉测验"时的典型反应。例子中的病人是个十八岁的住院男病患，他看过一幅图画（画着两个面对面密切互动的人）之后这样说：

在这幅图画之前，这两个人……对……恨着彼此……然后，他们偶然一起被丢进某种情境里……事情就发生在这幅图画的前面……一个我形容不来的神奇改变发生了。在图画中，他们……他们感觉他们像是一幅图画——像是一件完整的东西。他们意识到自己的限制，也接受了这些限制。在这幅图画之后，他们离开了彼此，也离开了图画。[测验主持人这时问他：他们的限制是什么？]是图画的边界。[22]

在这个叙事中，过去和未来的面目都相当模糊，近乎不存在。另外，这叙事里也不存在人类动机或因果事件，无法把过去、现在和未来联系在一起。它有着一种也许可以称之为现在主义（presentism）*或说无时间性（timelessness）的特质。事实上，它的空间性倾向要大于时间性倾向。例如，病人说的是"在这幅图画之前"而不是常见的"在这一刻之前"或"在这一幕之前"。与此相关的另一个怪异之处属于符号学性质。当被问到画中人物的限制是什么时，病人作出了一个奇怪的参考架构转换（这种事只会发生在精神分裂症患者身上），回答说他们的限制就是图画的边界。换言之，他把一个答案原是（照平常人的了解）涉及三维空间中有时间性人事物的问题塞入了表象媒介的领域（一个只有空间而且只有二维空间的领域）。在诠释图画中人物的思想感受时，病人甚至说"他们感觉他们像是一幅图片"和"他们意识到自己的限制"（而他们的限制又是图画的边界）——俨然把图画中人物说成可以意识到自己是以表

---

*　指当事人的时间意识缺少了"过去"和"未来"的维度，只剩下"现在"的维度。

象的方式存在。

精神分裂症患者的说话方式也常常表现出类似特征：缺乏有内聚力的主题或叙事线，缺乏常规的时空结构，缺乏可理解的因果关系，也缺乏正常的符号—指称关系。例如，研究发现，他们喜欢空间类型副词来代替时间类型副词（比方用 where 代替 when）[23]，而且喜欢强调世界的静态方面和不强调世界的动态和情感方面，所以，他们讲述的事情多涉及事物而不太涉及过程或行动（有情感障碍的精神病患则是反过来）。[24] 这些特点不是无关痛痒，而是反映着病人实际经验的某些方面——这一点可以从病人对自己的经验描写反映出来。这些经验包括感受时间固定不动、感受不到过去和未来、诡异的"似曾相识"（*déjà vu*）和"从未见过"（*jamais vu*）的感觉，或是难于把记得的事件排列成正确秩序。就像一名叫劳伦斯的精神分裂症患者所说的："我感觉自己已经失去赖以把过去事件连结起来的连续性。我的过去不再是一系列由连续性链接起来的事件，而变成了一些互不相干的碎片。我感觉自己身处一个无限的现在（infinite present）。"[25] 另一位病人说：

> 当我看电视时，它的内容甚至会变得更奇奇怪怪。我看得懂每一幕，却不明白正在演什么。每一幕都是跳到下一幕，彼此了无关系。时间的过程也变得奇奇怪怪。时间分裂了开来，不再向前跑。出现在我面前的是无数个迥然不同的现在、现在、现在，毫无规则或秩序可言，天下大乱。[26]

精神病学家西尔瓦诺·阿列蒂认为，失去把行动或思想组织为因果系列的能力或意愿（她称之为"排序功能"［seriatim function］的丧失）是精神分裂症的基本特征，而且随着病情越来越重，病人的妄想也越来越倾向于连接现在而不是未来。[27]精神分析学家拉帕波特、吉尔（Gill）和谢弗（Schafer）认为，上述参考架构突兀转换是潜在严重思想失调（应该就是指精神分裂）的重要指标。值得注意的是，他们举出的例子都取自主题统觉测验，而例子中的病人都是在应该采取非反身性反应时采取了反身性参考架构，包括把自己的经验图或构想故事时的知觉或思考过程纳入故事中。例如，当一个病人形容主题统觉测验卡中女人看来像是"吓坏了"，而测验主持人又问他那女人是被什么吓坏时，病人回答说："被她自己脸上的表情。"[28]

　　精神分裂症患者出现的各种不同扭曲（包括时空的扭曲、符号—指称关系的扭曲和参考架构扭曲），几乎总是被解释为认知能力低落导致，不然就是被解释为是退化带来的所有区别和结构的崩溃所致。另外，病人倾向于把焦点放在表象媒介（例如主题统觉测验使用的图画本身）这一点，也常常被看作是具体化心智的标志，因为它似乎是显示当事人无法超越刺激／对象的物理性呈现，无法把刺激／对象表象为某些意义或某些超越本身的假设性世界（参考架构的突兀转换和时间排序的扭曲则一直被视为反映出当事人倒退回到更早的认知阶段：在那些阶段，一个人还没有发展出稳定视角和用时间排序事件的能力）。[29]但值得玩味的是，几乎完全一样的特征却可以在我们时代一些最复杂的叙事（或说反叙事）里面找到。

现代文学中的空间形式

　　《秘密房间》(The Secret Room)是法国新小说派大将罗伯-格里耶在 1962 年发表的短篇小说。它由一系列静态描写构成，被描写的是在一个房间里被看见的一些东西，其中凑巧包括一具女性尸体。我们很难想象还有别的小说会比《秘密房间》更加符合哲学家加塞特在著名论文《艺术的去人性化》(The Dehumanization of Art)所讨论的那种文学特征。在该文中，加塞特主张，现代主义艺术家之所以要扭曲自然主义的表象方式，为的是要逃出人类情感的世界，躲进一个较不具威胁性和较不难懂的纯美学空间。然则，这一类艺术作品为什么常常多少保留一些客观的内容(尽管是大肆扭曲过的)？为什么不干脆采取绝对抽象化的手法？加塞特给出的回答是：留下一点点自然主义笔触可以突显作家对客观实在取得的胜利，是一种展示"被掐死的死者 *的方法"。[30]

　　《秘密房间》也保留了一些客观实在，而且这客观实在正好就是一个被谋杀的死者——只差死者是被人用刀捅死而不是掐死。作者对这具尸体的描写完全客观，不仅不带任何情感，还不带有任何一般意义的意义感和实感。[31]例如，它没有特别强调尸体是一个犯罪行为的结果，笔触就像是尸体的重要性不多于或少于房间里的沙发和壁纸。这一点从小说的第一段便昭然若揭，因为它对死者伤口的描写就像是纯美学的静观或一份几何学作业："首先进入眼帘的是一滩血污，又深又暗又有光泽，几乎带有一个黑影。它是不规则

125

---

　　*　这里的"死者"指客观实在。

玫瑰花结形状，轮廓突出，向着许多不同方向延伸出长度不一的宽阔溢流……整滩血污突出在一个光滑、苍白和圆形的表面，而这个表面柔和曲线连接到颜色同样苍白的宽阔区域。"[32]

《秘密房间》会让人联想起精神分裂症患者叙事的"永恒现在"氛围，因为作者看来是站在一个抽离立场，近乎无目的地瞪视着一小片时间和空间，不企图把它嵌入一个因果序列中。虽然故事没有从头到尾停留在同一幕，但幕与幕之间毫无关系可言，形同是把好些随机选取的画面摆在读者面前，而每个画面都一动不动。一位精神分裂症患者明显有过类似经验。回忆自己在发病时望着时钟指针看的感觉时，他这样说："指针的位置不断改变。它一下子在这里，一下子跑到别处。它是不是每次都是一根新的指针？也许是有谁躲在墙的后面，每过一下子就用一根不同的指针换掉原来的指针，而且放在不同位置上。这种现象会让你深深被时钟吸引住，看个不停，忘了要怎样才能回到自己。"[33]

《秘密房间》的另一个方面也会让人联想起精神分裂体验的符号学面向。它的静态描述最终让人有一种感觉：它描述的不是真实事物，而是倒着放映的一出电影的一系列静态画面："那个人倒退走了好几步。现在，他回到第一级楼梯，准备拾级而上。"有些时候，作者又暗示，他正在描述的是一幅二维空间的油画："再往前，同一批颜色又被涂在铺路面的石头和柱子上。"故事最后一句形容，一缕烟"垂直升起，飘向油画顶部"。

这些暗示表现出一种对这类小说常见的吊诡，会让人联想起尼采对实相和假象的矛盾向往。因为这一类叙事一方面看来客观到了极点，就像它是采取一个中性和被动的视角，把未经污染的客观实在赤裸裸呈现在我们眼前，其中不包含任何由人类情感带来的扭曲。罗伯-格里耶在理论著作中称这种扭曲为"预铸的故事大纲"（prefabricated synopses），指出"世界［本来］既没有意义也不荒谬，它只是单单存在着……我们四周的一切无视我们的泛灵化或家畜化形容词而径自存在……既没有虚假的华彩，也没有透明性"。[34] 但另一方面，这种纯物质性的世界也面临着耗散的危险，到头来有可能变得就像电影或一幅画那样稀薄和不真实。[35]

　　在新小说派另一大将西蒙的小说《三联画》里，读者一再发现，他们原先以为发生在真实世界的情节原来只是对某个图像的描述。例如，在谷仓里做爱的那对男女（作者把他们描绘得栩栩如生）原来只是墙上一幅海报的一个元素。西蒙的小说里有很多这一类变形，而如果说它们就像电影的淡出手法，那它们绝不会从一个真实世界的场景通向另一个真实世界的场景，而只会从一个视角通向另一个视角——方式类似博尔赫斯笔下的中国百科全书和福柯的异质结合体。[36] 这一类小说强调外部世界的根本客观性超越了人类意识，因此会在另一个层次上称之为无所不在的"合作有效的主体性"，让人察觉到小说本身只不过是表象的表象。事实上，一切都是再现，以此表象，含蓄地表明，所有的心灵对象（无论是真实的还是描绘的）地位相同。尼采即说过："没有事实，只有诠释。"不过我们也知道，他对这种把一切都主体化所隐含的平头化（leveling）和无重量感感到忧心。[37]

　　在这方面，这一类小说也和接受主题统觉测验的精神分裂症患者的反应方式相似：病人一方面把图画看成是严格二维空间的事物，另一方面又把图画内容说得就像它知道自己只是表象（或者甚至只是观看者眼中的一个影像）。[38] 其实，让病人的叙事不同于标准叙事模式的那些典型特征，也正是那些让现代主义文学不同于传统文学的典型特征——至少按照最多文学研究者赞同的理解方式是如此。这方面的经典命题出自约瑟夫·弗兰克（Joseph Frank）1945年发表的《现代文学中的空间形式》一文，其中描述了现代文学否定时间从而在一个深层次逼近同时发生感（senses of simultaneity）的种种方法。例如，这一类作家也许会集中描写静态对象而不是过程或行动，又或是作出反身性转向（弗兰克称之为"一种反身性指涉的空间逻辑"［a space-logic of reflexive reference］），即不是把焦点放在被叙述的事件，而是放在文学创作和文学产品的某些形式面向或结构面向（例如写作行为本身、文字的声音或外观、文学成规、角色的虚构性质，以及视角对创造故事的重要性等）。这两种倾向都会动摇读者的预期心理，让他们无法从故事中感受到因果序列，感受不到在时间中展开的真实事件。[39]

逃离时间

在他论 20 世纪前卫思想源头的著作近尾声处，文学研究者罗杰·萨特克（Roger Shattuck）主张，由剧作家雅里幻想出来的一部机器足以成为现代主义意识的一个象征。[40] 雅里的时间机器，类似陀螺仪那样可以透过原地转动达到一动不动。雅里认为，他的"超物理学"（或说伪物理说）证明了一个人只要在空间中不停旋转，就能摆脱时间的束缚。由于这部机器就像陀螺仪那样，是透过绕着自己的中心旋转而达到既动又静，它赖以摆脱时间的方法乃是一种内旋（involution）或自我指涉。[41]

这部狂想机器(它的创造者同时是个重度类分裂性或分裂病性人士和典型的现代主义者)和闵可夫斯基(Eugene Minkowski)、菲舍尔(Franz Fischer)及其他精神病学家搜集到的病人证言出奇相似。例如，一位病人形容自己"就像一部会跑但不会离开原地的机器。它全速前进，但始终留在原地"。[42]另一位病人明确指出他的向内注视和他被打乱的时间感有关，说他感受到"强烈的大脑活动，在其中，内在经验以越来越加速的速度发生，以致每一分钟发生的事要比外在时间发生的要多许多"。而这又会产生"一种慢动作化的效果……因为我的内在经验的加速会让外在世界的速度变慢"。[43]第三位病人的说法要更色彩斑斓：

> 我寻找寂然不动。我趋向于休止和不动弹。我的里面还有一种倾向可以让我四周的生命不再有动静……石头一动不动，但地球却是相反，不停动着。它不能引起我的信任。我只看重坚固性。当一列火车开过堤防，它不是为我存在；我只想要构筑堤防。过去是悬崖，未来是山，因此，我考虑在过去和未来之间放入一天作为缓冲。在这一天，我会设法一整天什么都不干。我会连续四十八小时不小便。我会设法唤起我十五年前的印象，让时间向后流，带着我出生时的同一批印象死去，进行环形的运动，好让我不会离开根本太远，不致被连根拔起。这是我的所愿。[44]

最后一句话就像雅里的时间机器那样，表明时空时代错乱并非完全不受当事人主观意愿的控制。但这样说当然不表示这种空

128　间向度的转向一定不是某种程度上依赖，在一定程度上失去了体验
标准叙事意义的能力或失去了维持单一叙事参考架构的能力（这两
个议题我们已经在第二章和第四章分别讨论过）。但我们也必须承
认，这种转向可以起到重要的防卫功能。所以，精神分裂症患者的
空间化既是无端苦恼，也是一种主动行为，而我们也有理由去探问，
这种行为的动机是不是和见于现代主义的空间形式的动机类似。[45]

　　以艺术史学家沃林格（William Worringer）的一些经典论证为
基础，约瑟夫·弗兰克主张空间形式可以被理解为某些个人或文化
用来逃离外在世界所引起之焦虑的方法。[46]透过把现实诠释为一个
无时间性的现在（timeless present），它的他性（otherness）——包
括它的不可预测性、变化性和谜样性——就会被否定掉。弗兰克还
指出，绘画中的平面性（flatness）相当于文学中的空间形式，两者
加在一起可以涵盖现代主义风格的很多重要特征。我们在精神分
裂意识的时空向度找到类似特征。一位病人的自述惊人地证实了
叙事的空间形式和视觉的平面性息息相关，也透露出这种取向和反
身性有关：

> 在我自己看来，我是一个没有时间性的存有。我的灵魂完
> 全清澈和透明，就像它可以看见自己的深处……过去变得受限
> 制、干瘪和脱白。它无形无状。我可以这样说吗？又可以说它
> 像一间垮掉的小木屋。这种无形无状来自那间小木屋的垮掉，
> 然后它攻击我。又或者可以说，它就像一幅本来有景深的图画
> 突然被压扁，只剩下一个平面。[47]

逐渐迈向平面化的过程明显见于精神分裂症患者韦恩(Louis Wain)的作品。他是商业画家，喜欢画猫，而随着病情越来越加重，他画的猫逐渐失去了空间和时间纵深，越来越展出闵可夫斯基所谓的"病态几何派画风"(morbid geometrism)————一种在慢性精神分裂症患者身上常见的典型画风。("病态几何派画风"的例子见图5.1和5.2)。沃尔夫利(Adolf Wölfli)很多作品也表现出类似性质(见图8.1)。[48]

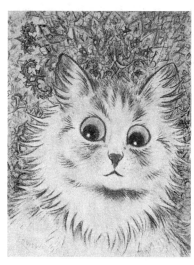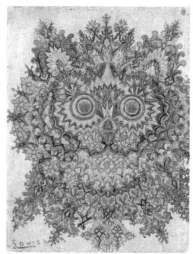

图 5.1　韦恩(Louis Wain, 1860—1939)，猫咪画作。说明在精神分裂疾病过程中"病态几何派画风"的发展。左图：莱布雷希特音乐和艺术照片库／阿拉米库藏；右图：万花筒猫IV(纸上彩色铅笔)。贝特莱姆心智博物馆，英国贝肯翰姆／布里奇曼图像图书馆。

文学中的空间形式和绘画中的平面性看来都是把两种迥异的性质吊诡地结合在一起(就此而言，它们例示着包括尼采在内的现代主义思想家的常见倾向：同时迈向客观主义和主观主义）。某个意义下，这种表达或经验方式让世界变得更坚实可靠，因为只要一个人聚焦在文字和颜料这些实质方面，它们就会是物质性（materiality）和他性（otherness）的标记，而被知觉事物的"在彼性"（thereness）便无可否认，也毫不模棱两可和不可改变（反观有时间流动性和空间深度的被表象世界却是模棱两可和可改变）。[49] 另一方面，聚焦在文字或颜料同样有可能会动摇世界的真实性，因为当一个人惦念的只是真实的被表现方式，真实是独立事物的地位便会被否定掉。在这个意义上，文字或颜料与其说是物质性的标记，不如说是心灵呈现（the presence of mind）的标记，甚至是世界有赖心灵来表象它的事实的标记。因此，外在真实有可能被主体化，由此抵消了许多潜在威胁。

这些反身形式因此可以成为不同种类安全感的来源。批评家格林伯格（他曾经把现代主义理解为"始自哲学家康德的自我批判倾向的白热化"）认为现代主义者的反思意不在颠覆艺术，而是要把艺术"更牢牢地扎根在它专擅的领域"。[50] 不过格林伯格看来也承认，颠覆是一种永远存在的可能性，所以他才会说现代主义者的反思有时可能还会导致"所有基础的破碎和互相冲突"，导致"一种不停的解体和越来越多样性的变动不居"。在尼采看来，这正是现代相对主义的病征之一（不过许多"后现代主义者"却予以热情拥抱）。精神分裂症患者看来也经验到类似情况：例如前面提到的病人便把无时间性和平面化形容为一种"无形无状性"，又说自己受到这种"无形无状"的"攻击"。[51]

在下一大节，我们将看看精神分裂症患者对罗夏克测验的一些

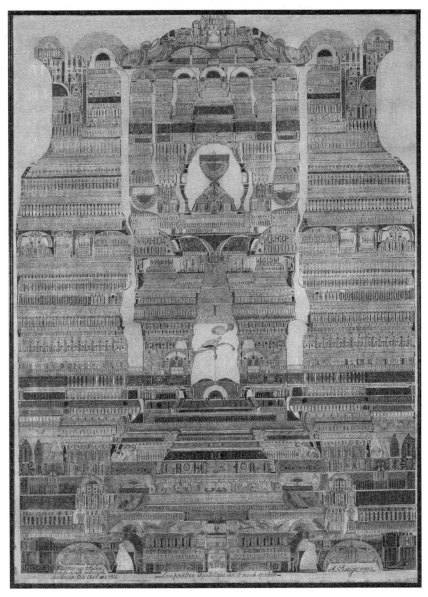

图 5.2　莱斯格（Augustin Lesage），《精神世界的象征构图》（*Composition Symbolique sur le Monde Spirituel*，1923）。精神分裂症患者绘画中的"病态几何派画风"。博尔南德（Claude Bornand）拍摄。域外艺术美术馆典藏，瑞士洛桑。授权自图像与造型艺术作家协会（ADAGP），法国巴黎，以及数字使用互联系统（DACS），伦敦，2017。

典型反应方式。它们进一步显示病人同时渴盼物质性和主体化，也让我们能在更近距离观察这第二种更不祥的可能性。

130

视觉形式

精神分裂症和罗夏克测验

> 看见是看得见。这么说，听见也是听得见，闻到也是闻得到的啰？
>
> ——杜尚

　　罗夏克测验要求受测者看十幅顺序固定的墨迹图案，每看完一幅便说出他们觉得他们看到的图案像些什么。绝大多数受测者都会假定这测验是希望他们采取一种也许可以称为标准表象写实主义（standard representational realism）的态度，也就是说希望他们从结构松散的墨迹图案联想到存在于三维空间的一些已知事物（不管 131 是真实还是虚构事物）。罗夏克测验当然纯粹是一种知觉测验，但大多数受测者所持的假定都和传统的表象派画家没什么不同——后者的立场可以用文艺复兴第一篇画论作者阿尔贝蒂（Leone Battista Alberti）的话加以概括："在镶板或墙壁上用线条和颜色表现任何物体的可见表面，让人可以在某个距离之外看到它是浮凸，宛如事物本身。"[52] 就像主题统觉测验那样，受测者在罗夏克测验的反应不一而足，不过，在那些没有脑损伤的病人之中，只有某些精神分裂和类分裂性受测者未能采取上述标准参考架构。

精神分裂症患者一个极为常见的反应方式是描述墨迹本身的样子而不是说出它像什么。以下是一个极端例子："图案边边有些不相连的浓密圆点，有可能是滴上去或涂上去的。图案外边缘的圆点看来轻些，它里面部分的圆点看来暗些，显示是重复着墨的点。图案顶部右边的线看来更像一条分隔线，更像一条标题线。"

这一类反应方式常常被认为可证明当事人思维方式原始或认知能力低下，因为它们看似反映着某种程度执着于具体性。至少就戈尔茨坦的用法来说，具体性是指当事人被刺激"束缚住"或对刺激"靠得太近"。这样的人会比较无法从多个不同视角经验对象，或比较无法用后设意识观察自己的认知活动。这种被观点限制住和对感官世界俯首帖耳的情况常见于婴儿、幼童和许多器质性脑损害的病人。准此，我们也许可以假定，上述那位受测者（一位有着强烈分裂病性人格的病人）拘泥于墨迹本身的作答方式，可能意味着他无法把自己从墨迹中抽离出来，乃至无法对墨迹图案提出一个表象性诠释。

但对这种"具体性"来说不幸的是，精神分裂症患者有另一些反应方式更加常见。这些反应方式虽然一样偏离了标准表象写实主义，但反映的却是一种非常不同于具体性的性质。有时候，病人不太理会墨迹图案的客观特点，反而用一种印象主义或象征主义的方式（换言之是非常抽象的方式）来诠释图案。例如，一位病人把一幅墨迹说成像"母亲"、"民主"或"站在外面的旁观者"。另一位病人则这样说："它是火山的象征。它像是一座思想的火山。思想来自精神，然后通过心灵和身体冒出来，充满情感。"[53] 另一种情形是，当病人被要求为他们的诠释提出根据时，他们可能会移转到一些奇奇怪怪的参考框架。例如，当一位病人被问到他为什么觉得一个图案像"软骨"*时，他的反应不是指出图案和软骨有哪些相似之处，而是给予一个非常反身性和抽象的回答："我的感觉来自光线和我的两只眼睛之间。"[54]

132　　　最后还应该指出的是，大多数表现出这种距离反常的病人都不是没有能力采取标准写实主义的诠释，因为他们有时也是用这种方式作答。因此，我们再一次发现，精神分裂认知方式的最大特征并非倾向于某一类反应方式，而是它的反应方式的极端多样。[55]精神分裂病患的这种认知风格迥然不同于器质性病人，后者要具体化得多，有时几乎总是受缚于刺激。精神分裂症病患的认知风格也迥然不同于狂躁症或严重忧郁症患者，因为后两者虽然也精神紊乱，但他们的思维方式一般好理解得多。不管是狂躁症患者那些意念飞跃，还是忧郁症患者的联想贫乏迟钝，都与思想速度的转变有关，而且经常是一种摆脱逻辑和现实主义束缚的表现，或是不觉得有必要停留在单一主题的表现。[56]

　　与此相反，精神分裂症患者的认知反常看来常常涉及概念态度的转换，就像他们的心灵生活失去了参与生活过程所获得的落实性（vital ballast）。[57]这种反常会带来的生存感觉清楚见于精神分裂症患者约瑟夫·福斯特（Josef Forster）的画作《无题（失去重力的人）》（图 5.3），有人称这幅画为"以表现主义风格画出的最现代主义作品"。福斯特自言，他画的是一个毫无重量的男人盘旋在地面之上，

---

　　*　原文为"histological plate"，正式名称应译为"骺板"，一种薄板状和波浪状的软骨组织，或称为生长板。

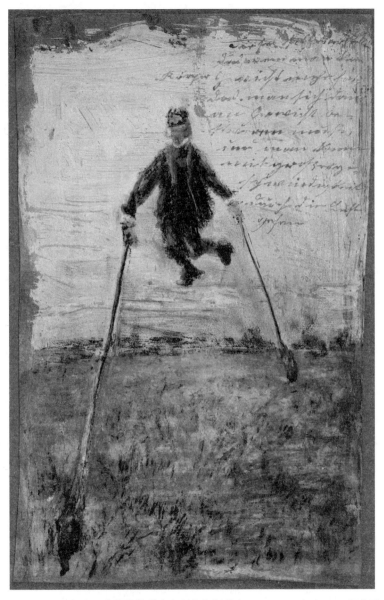

图 5.3 1878 年出生的精神分裂症患者弗尔斯特（Josef Forster）于 1916 年之后
创作的"无题"画作。"一位穿着黑色西装、脸上包围着蓝色围巾的男孩"在两
根重棍间移动。弗尔斯特在画作右上角的文字说明："这［幅画］意在说明，当
一个人不再有任何身体重量时，那个人必须承担额外的重量，才能够在空中快
速移动。"编号：4494。屏兹鸿美术馆馆藏，德国海德堡大学附属医院。

而这个男人必须负上额外负重方能移动得比空气快（画中人手上的高跷状竿子附有重物）。[58] 这一类人常常强烈自我关注、自我指涉和向往绝对自由（福斯特说他希望当一个"高贵"和精通所有艺术的人，整天盘旋在空中，只靠吃自己的粪便生存），加上思绪游走无定和视角变动不居，而且看来念兹在兹于经验到的经验本身。[59]

精神分裂经验这些典型特质（脱离一般的时空架构和方向感、偏向高度具体或高度抽象，以及高度关注经验本身）鲜明表现在一个思想严重失调的年轻精神分裂症患者亨利身上。我曾经让他接受罗夏克测验和其他一些心理测验。他的好些反应都是高度表面主义（literalist），例如："这个图案上是不是有些脏东西？你看，这里就是一些污垢或毛屑。"但其他时候他又会极度抽象："这么说，我看到的是一个现象。我无法解释为什么，它看起来是'虚构'的一个意象，是一个结构化的'虚构'……你也可以把它拟人化。它象征一种血缘关系。你可以看得出来，它是一个系统，一种信仰。"还有些时候，他的回答方式同时表现出距离过度拉大和距离过度不足："橙色和绿色的朦胧混合。在这种简单的混合中，我似乎看见了某种原型，某种象征。我真的不认为我有必要告诉你它看起来像什么。"[60]

最后一句话概括了他在接受测验时反复会表现出来的两种态度。一方面，他对常规惯例非常敏感和不屑（他在一次谈话中告诉我："逻辑在我听起来是很笨拙的东西———一种清教徒的玩意儿。"又有一次，看过好几幅主题统觉测验的图画之后，他说："又是这些老掉牙的东西？"）此外，他有一种反思心理测验性质或自己心灵过程的倾向。几乎和所有非精神分裂受测者不同，亨利没有采用标准写实主义态度（开始时是不愿意采用，后来是刻意遗忘）。事实上，他声称他觉得这一套平庸："就像罗夏克测验那样，笨蛋都看得出来这些图案像动物。它们像什么显而易见，也并不重要。"有一次，134他甚至用他那奇怪的语言近乎自发地陈述了所谓距离的扰乱这回事。回答他看到的图画像什么的时候，他这样说：

> 这种事真的很蠢，我只能在两种回答方式之间选择一种。我要么可以告诉你这些图画是物理性的，要么可以告诉你，图画以作为精神的化身（spiritual embodiments）而存在。现在我也许糊涂了。我说不准。我同时想到了罗夏克，既然他有特别方法设计这些墨迹，也许可以解释我为什么可以把它们看成形状或意义。我看到的是形式。

显然，他所谓的"这些图画是物理性的"或"形状"乃是他从一个过度具体和距离太近的角度看待图卡得到的印象，而他所谓"精神的化身"或"意义"则是他从一个过度抽象和距离太远的角度得到的印象。所以，在他身上，我们再次看见了同时在尼采思想里非常突出的两个倾向：出于对传统视角的不满，尼采要么转向概念思辨，要么转向实体或感觉的无意义直接性（meaningless immediacy）。

把这位病人的反应简单地形容为原始，把它们归因于心智混乱或"初级思维过程"[61]，将会带来一个非常扭曲的画面。照理说，原始或具体的意识样态应该是相对自发或缺乏自我监视，但我们讨论过的病人所表现的"距离的扰乱"看来却是一种强烈反身意识的产物。不妨再看看以下的例子：

　　［测验主持人：你说你看到一个男人，但他的脸长得像企鹅？］我自己也觉得说不通……但我注意到他的脸看起来有可能像企鹅。企鹅是黑白两色。就像清洁的观念那样。这个观念不知怎地让我感到柔和。不，不是柔和，是平淡。［什么让你感到柔和或平淡？］黑与白的对比。我想用平淡来形容会更贴切，因为它并不柔和。［它怎么个平淡法？］因为黑与白的对比太过硬性，而且是社会接受的标准对比，在种族或道德之类的事情上都是这样。就因为我们被告知我们是社会的一个代表，我们就被认为应该接受这种对比。［为什么平淡？］因为在我所能想到的颜色之中，它们是最让人舒服的。

在这个例子中，病人的联想把他带到"对比"的概念。黑白对比除了是由他联想到的企鹅引起，还由罗夏克测验的图卡本身引起（那张图卡只有黑白两色）。这时候，我们可以说病人的思考方式同时是太过保持距离和太过不保持距离，因为他的心思一方面离不开图卡的表面性质，另一方面又想着一个高度概念化的东西，即抽象的对比概念。[62]

　　想要理解这种距离的扰乱现象，需要知道的是它们包含一些在一般情况下只会以隐含方式被经验到的经验特征。在那些接受罗夏克测验的正常受测者的头脑里，会有几个心理过程同时发生，其中包括感官对刺激信息的登记和诠释这些信息的概念过程。在正常受测者之中（事实上几乎所有非精神分裂受测者都是这样），这些过程都是在当事人不自觉的情况下发生和结合在一起，反观上述病人看来却是不正常地自觉到自己的心灵运作过程。事实上，亨利会沉思对比现象，有可能正是因为他注意到一般人不会注意的罗夏克测验特征：一个人不管从墨迹图案中看出些什么，都必然需要以看出对比的基本能力为基础，即必须要能够把图卡中的深色部分看成图形，把白色部分看成背景。

　　哲学家迈克尔·波兰尼（Michael Polanyi）曾经从他所谓的"默会维度"（the tacit dimension）观念建构出一整个哲学体系。默会维度是显性知识（explicit knowledge）和隐性知识（implicit knowledge）的关键分野。正如他指出，过度的自我知觉会导致经验的混乱化和破碎化（他使用的例子后来变得非常有名：一个盲人如果太注意拐杖握在手里的感觉，就会无法用拐杖来感觉四周的情况）。[63] 依照这点来看，那么亨利的反身意识很少能维持在一个容易了解的程度，或他的反应很难达到一个融贯综合的程度，都不足成为否定是过度自我意识导致意识混乱之说。事实上，正如下面一段话所显示的，过度知道的认识有助于促成这个人的透视的波动，从而打乱他的思维连贯性和清晰度。被问到他所谓的原型或象征[*]是何所指的时候，他这样回答：

　　　　我就是觉得有什么东西正在望向这个朦胧的组合，它看来
　　　是某种基础的东西，是有形式的。它看来让我回想起襁褓时的
　　　经验，让我看见一些混乱的颜色，让我承认世界是由工具构成，

---

　　[*]　前面提过，亨利在看了一幅图案之后说："橙色和绿色的朦胧混合。在这种简单的混合中，我似乎看见了某种原型，某种象征。"

承认我们看见的一切都是有功能、有用途和有目的。它意味着些什么。我们也可以认为它有着被害妄想狂的性质，但我不敢那么肯定。它是一个事实，但我不确定我所说的事实是什么意思……我回答时设法超越认识世界中事物和认识我自己的扭曲之间的二分法，不，不是我自己的扭曲，更贴切的说法是我自己臆测的事物——有一个词汇可以形容这种状态……我确实认为人类可以透过改变美学改变智力——我无法解释我正在说的这话是什么意思。

在这番话中，亨利持续从一个视角滑移到另一个视角，明确意识到多个视角同时存在的事实，又不断考虑其他可能的视角，从而导致更前面视角的动摇和解体。这显然是听他说话的人和他自己同时会被弄糊涂的一大理由。然而，这种取向和现代主义者企图把人对客观真实的知觉整合为客观真实一部分的努力有共通之处。例如，一位评论者形容："在立体主义绘画，眼睛和它看见的对象是处于同一个平面、同一个场域，彼此互相影响。"[64] 在亨利的案例上，就像许多立体派作品那样，稳定的对象并不存在：他经验到的净是翻滚的经验和观点。因此，他不只提到"朦胧的组合"，还提到"有什么东西……正在望向这个朦胧的组合"。另一位病人看了一幅几何图形构成的抽象画之后有类似反应："我认为它是个象征，因为它看起来是这样。它十之八九是象征一个回忆。又也许是象征某个驾驶着风帆船的人的客观观点。"）[65]

一如精神分裂症的其他方面，我们很难评估在罗夏克测验所透露的知觉和经验形式中，智力不足因素和它的对立因素（防卫心理或准意志因素）各占有多少比重。高强度反身思维方式有可能很大程度反映着主动心理过程的失去控制并反馈自身（情形类似强迫性怀疑症），而这又很有可能有着神经生物层面的基础（例如某些神经回路过分活跃）。另一个可能是高强度反身思维方式只是一种派生性后果，是神经生理层面的紊乱（例如注意力的紊乱、整合系统或知觉系统的紊乱、指导性预期的紊乱，或对行动或思考内在监控能力的紊乱）驱使人放大某些本来是隐含在意识边缘的经验断片和经验到一种焦虑弥漫的过度意向性（hyperintentionality）。[66]

　　虽然这些因素的这一个或那一个也许会在某个精神分裂症患者亚群扮演特别重要角色，但我倾向于认为，它们中好几个复杂结合或协同组合很可能是最常见的情况（在人格研究的领域，最佳指导原则往往与奥卡姆剃刀相反 *。）值得玩味的是，当亨利设法解释自己的反应时，他看来正好把自己锁在这样一种解释困境中，在看过第一幅罗夏克图卡后，他说："我不确定要怎样看待这个对称图案。我是说我自己的毛病损害了我的判别能力。无论我所说的是个宏伟的废话（这里他大概是指他的前一个"假想虚构……结构虚构……亲属关系"），还是说它难以保持注意力专注。"另一位病人在谈到自己的症状时这样说："它们部分是我自己所选择，部分让我觉得厌恶。"[67]

---

　　*　中世纪哲学家奥卡姆主张，如果对同一个问题有多种理论，而每一种理论都能作出同样准确的预测，那应该挑选其中使用假定最少的一种。换一种方法说就是能够把假定"剃到"越少的理论越好。

视觉艺术

20 世纪视觉艺术有一些用于强烈自我反思的方法和精神分裂症患者的距离扭曲有着类似之处。拉大距离的显著例子是概念艺术，缩小距离的显著例子是极简主义和其他表面主义取向。至于平面性这种著名特征则会让人同时联想起这两种距离的扰乱。批评家格林伯格主张平面性是现代绘画步步追求逼近的目标，指出自 20 世纪 40 年代开始，画家对表象三维空间世界不再感兴趣或失去信仰，越来越偏好以反身性呈现绘画本身的特殊媒介：平面的画布。[68] 呼应着沃林格和弗兰克的观点，他认为这种趋势反映着画家想要向后撤退，退入一个以物质性为基础的安全基地。

艺评家弗里德（Michael Fried）根据他和画家斯特拉（Frank Stella）的谈话，把后者的一些画作诠释为进一步推进至（或说后撤至）表面主义（literalism）*。在发表于 1966 年的一篇大有影响力的文章中，他指出这些作品不只是突显画布的平面性（这是格林伯格的主张），还要表现颜料和画布的性质，让人感受到"如其然的图画表面"，包括"不同颜料的性质、施于图画表面的外来物质的性质、画布的纹路，又特别是颜色的纹路"。弗里德还指出，斯特拉处理视觉形状或形式的手法异常表面主义。在此之前的抽象画或非表象绘画都至少在一个意义上保留着表象性：都会在画布上（一律是传统的长方形）画上一些几何形状，让画布沦为背景，让它的表面

137

---

* 此处按文意翻译为"表面主义"，指涉精神分裂症患者把墨迹图案只看成墨迹图案，在新小说派是指极度"客观"的描写。

形状（literal shape）＊备受忽略。与此相反，斯特拉的作品都只画上一些和画布边缘平衡的条纹，所以，不管这些条纹构成的是什么形状，它们都不是独立于画布的形状，而总是呼应着画布的表面形状，会唤起人们对画布的注意。对于形状在早期前卫绘画经历的痛苦，弗里德提供了一个拟人论的有趣诠释：

> 现代主义绘画过去六年来的发展显示，描绘形状仿佛已经越来越不能成为一种自足的冒险，不能成为目的本身，就像是除非被描绘的形状能够参与到画布形状的权威中（达到这种参与的方法是帮忙确立画布形状的权威），画家的自信便会崩溃，一幅绘画便算是失败。在这个意义上，我们也许可以说被描绘的形状已经变得依赖于表面形状，而且除非承认这种依赖性，它们无法让自己感受到形状。[69]

就像精神分裂症患者和新小说派的表面主义和现在主义（presentism）那样，这一类表面主义绘画作品也表现出两种看似矛盾的倾向。一方面就像是为了抵挡蚕食性的不真实感那样，渴盼以直接和物理的方式够着一些外在物体。曾经是达达主义艺术家的里希特（Hans Richter）在 1964 年写道：

> 看起来，今日的人需要抓住什么实时可触的物质事物，以确认自己在世界里的存在……因为主体（即人自己）已经丢

＊　指画布本身的形状。

失，一种内在真空看来逼着人向外走去，透过事物证明自己存在……我们这一代人对存在感是那么如饥似渴，以致连马桶盖对我们来说都变得无比神圣，以致不满足于只是看见它的画像，还想要用身体完全拥有它。[70]

另一方面，现代主义视觉艺术又有一种把客观现实予以主体化的倾向。活跃于20世纪60年代的雕塑家瑙曼（Bruce Nauman）表示，他对自己的作品不能感到满意，因为"它们似乎太过关注雕塑，没有对他的思想过程投以足够关注"。[71]这番话表达出一种广为接受的美学态度——作为这种美学态度源头之一的杜尚说过，他想要用一种更纯粹的概念性绘画来取代"视网膜"绘画*，因为前者才是心灵更直接的表达。但我们也可以在形式主义画派的作品和画评里找到类似的态度，因为追求平面性就隐含地宣示光表象外在事物并不足以证明艺术家或艺术作品具有存在价值。在这个意义上，我们可以说平面性和形式主义的绘画是心灵的一个象征，在其中，心灵被视为一个自足和反身实体。[72]在我看来，这一类作品很多都表现出一种优越感和无能感的奇特结合（虽然有时也会让人嗅到至少一点点无奈气息）。[73]

138　　我们也不难在文学作品里找到类似的二元性。以下这段文字取自墨西哥作家埃利松多（Salvador Elizondo）的小说《笔迹学家》（*Graphographer*），它清楚地显示，在一种让人头昏眼花和根本上是一场闹剧的极端内旋（involution）状态中，任何与现实脉络或真

---

　　*　指传统的表象性绘画。

实题材的连结都会荡然无存。

> 我在写。我在写我正在写。*我在心灵里看见我在写我正在
> 写，也可以看见我看见我正在写。我记得我正在写，看见我正
> 在写，记得我看见我记得我正在写和正在看见我在写我看见我
> 正在写我正在写和我正在写我正在写我正在写。我还可以想
> 象我正在写我已经写了我打算想象我正在写我已经写了我打
> 算想象我已经写了我正在想象我正在写我看见我正在写我正
> 在写。[74]

就像前面讨论过的视觉艺术作品那样，这段文字看来也同时包含两
种不同的距离扰乱：一方面是拉大了书写和任何潜在现实题材之间
的距离，另一方面是失去了书写跟创作媒介、作家本人思想过程和
写作活动之间的距离。

艺术史家琳达·诺克林（Linda Nochlin）指出过，现代艺术的
特征是把好些在过去通常是结合或整合在一起的元素拆裂开来。
这些元素包括：对想象力的关心、对自然现实的关心和对艺术作品
物质媒介的关心。她认为，夏尔·勃朗（Charles Blanc）以下这段写
于 1867 年的话可代表"传统的艺术立场"（即可代表从文艺复兴到
现代主义刚开始时大部分西方艺术家所秉持的美学理论）："所谓绘
画，是要透过各种自然手段表达灵魂的各种概念，把它们的形式和
颜色表象在一个单一平面上。"[75] 这种综合的、前现代的知觉方式相

---

* 指我在写"我正在写"。

当于拉帕波特的正常人对罗夏克测验的反应方式：在这种反应中，受测者会知觉到墨迹的刺激（对应于物质媒介），会透过记忆把墨迹联想于真实世界的物体（对应于自然的现实），并形成概念（对应于布兰克所说的"灵魂的概念"）。这三个过程会携手合作，以相互依赖的方式创造出一个对三维空间事物的正常知觉。在其中，主体不会老是盯着这个高度"咬合"的过程看。[76]

在现代主义艺术中，有些个人或流派喜欢聚焦在传统艺术过程上述三元素的其中之一，把它当成几乎是唯一关怀——形式主义、照相写实主义和概念艺术都是这个样子。类似地，精神分裂症患者在接受投射测验时，也是强烈关心隐性经验的单一方面，例如关注墨迹本身，或是关注自己对墨迹的静观。这两种倾向看来呼应了尼采的观点：要么是让熟悉事物构成的世界脱落以突显概念的任意性，不然便是让熟悉事物构成的世界脱落以突显"前概念"的无定形经验。

这是一种有问题和自相矛盾的态度，而且正如我们在下一章会看到的，它不只可以侵蚀我们对一般知觉模式的信任，还可以侵蚀有意义沟通的可能性。埃里希·海勒在一篇论尼采和维特根斯坦的文章里对此有过精彩说明，所以我打算用他的话为本章作结。本着尼采和维特根斯坦的精神（两位都是深知意识太多有时会是一种彻头彻尾疾病的哲学家），海勒指出，现代哲学（还有现代诗歌和现代绘画）已经走进了困境："现在，每一个创作行动都离不开它对自身媒介的批判，而每件作品都会强烈反思自身，就像它们的存在是为了怀疑自身存在的可能性。"这个困境是尼采早在《取自后世历史的片段》（A Fragment from the History of Posterity）里为"最后的哲学家"画肖像时就预示过:"除了他自己的声音以外,不再有什么会对他说话。但因为神性有序的宇宙已经失去一切权威,他能够带着几分哲学自信说出只有是关于他自己的话。"[77]这个"最后的哲学家"是一个从内部被动摇的人:因为被歧义性弄糊涂和被犹豫不决所瘫痪,他发现自己被关在自己的自我意识之内,完全不相信世界是可理解和可沟通的。

第六章 内在性的语言

玛丽安：我要为我自己的动机负责。我紧闭嘴巴，张开鼻孔。

护士：你可以把话再说清楚一点点，好让我们知道发生了什么事吗？

玛丽安：去问问老是在我的签名簿签名那个人吧。它会被撕烂不是我的错。

精神科医生：你认为我们知道你这些话是什么意思吗？

玛丽安：我知道你们都知道我是什么意思。

精神科医生：不，我听不明白。

玛丽安：那不是你的错。

护士：我怀疑这房间里没有人听得懂你的话。

玛丽安：我是说，我记得我妈妈把头发披散到背后，老是把它剪下来。

精神科医生：我不知道这是什么意思。

玛丽安：这就是我的意思。有什么掠过我。我被什么掠过。

精神科医生：我还是听不懂。

玛丽安：看看那些黑影。你看见了些什么？是同一批猴子。

　　和精神分裂症患者交谈有时是最让人泄气的经验。他们常常突如其来转变话题，让听他们说话的人感到困惑和失去方向感，还有可能会产生预感感觉（praecox feeling），即感觉自己遇到的是个让人够不着的诡异异类。精神分裂症患者的遣词用字有时极端谜样，让人晕头转向，甚至让人怀疑病人有没有把自己当成谈话对象。

　　本章一开始引用的那番交谈发生在一间州立医院的会议室，玛丽安是一位精神分裂症患者。[1]她说的话让人满肚子疑问。例如，当她说"看看那些黑影"和"你看见了些什么"的时候，我们凭什么知道她是在问自己还是会议室里的其他人，又或是在问一个她想象出来的谈话对象？当她说到"同一批猴子"的时候，她的口气就像这句话非常普通，别人理所当然知道意思，但我们却说不准，她是说墙壁上的影子像猴子，还是说会议室里其他人像猴子？除了这些具体的疑问以外，还有一些更为普遍的不确定性存在于玛丽安说的话里，它们引起的困惑足以腐蚀掉人类用于理解和合作的框架。例如，我们会纳闷，她说的话是多少有点意义还是完全胡说八道？她正在努力说出某些难以表达的事情还是在逃避某种不可言传的东西？她知道自己的声音有多怪异吗？她的不知所云是刻意为之还是因为她脑子有什么问题导致？

　　克雷培林和布鲁勒在他们的经典著作里早注意到精神分裂症患者的怪言怪语，但这些怪言怪语虽然触目，却极难以界定，更遑论加以解释。这是因为它们表现出让人望而生畏的多样性，在在看来不是任何单一范畴或解释可以全面涵盖。[2]让事情更加复杂化的另一个因素（也是一个常常被人忘记的因素），是精神分裂症的语言现象非常不一贯和变化不定。事实上，精神分裂症那些最让人侧目和最知名的语言反常（例如自创新词）只会出现在很小比例的病人身上。大部分病人从来不会表现出言语和理解上的任何明显偏差，而那些会出现这些现象的病人一般来说也只是偶尔会如此。曼弗雷德·布鲁勒即指出过："临床观察显示，精神分裂症患者的说话方式（就像他们的思想和行为方式那样）并不稳定"：

> 有一个病人说起话来语无伦次，让人难以理解，但写出来的信却像是出自正常人手笔。另一个病人对我说话时口齿清晰和条理分明，换成对亲戚说话却不知所云和怪里怪气。还有一个病人有时连续几星期说不出一句让人听得懂的话，却又会突然之间头头是道，说明为什么院方应该批准他出院。[3]

语言和其他心理过程的相互依存关系让问题进一步复杂化，因为这种相互依存关系让我们难以判断病人表现出来的是语言障碍还是（比方说）认知或知觉失能，又或是受到妄想或者其他反常观念萦绕心思所致。有鉴于此，精神分裂症患者的怪言怪语常常被以消极方式形容，例如说它们是不可理解、反常和我行我素就不奇怪了。但这种形容方式仅仅表达出精神分裂症患者说话方式不同于正常或预期，却没有说出这些怪言怪语的性质和源起。

精神分裂症患者的语言倾向

大多研究过这课题的语言学家和心理语言学家都认为，在大部分个案，精神分裂症患者的语言反常并不反映语言本身的混乱。

也就是说，病人并不是不能掌握语言的规则（包括规定声音组合方式的语音学规则、规定字句构成方式的语法学规则，以及规定句子可否被接受的语意学规则）。[4] 就此而言，精神分裂症患者的语言表现迥然不同于患有失语症的病人，后者明显流露出语言能力的不足（看来是大脑的语言中枢受损造成）。玛丽安所说的话显示她的基本语言能力完好无损：虽然她的话整体来说给人以一种怪异感觉，但她的一字一句全都符合语音学规则、语法学规则和语义学规则。[5]（我在本章中不会讨论那些可能患有失语症的精神分裂症患者的情况。根据一项统计，他们的人数只占全部精神分裂症患者的16%。）[6]

　　近年来，越来越多的研究者相信，精神分裂症的语言反常属于另一个性质的层面：乃表现在他们的说话和诠释语言的风格，表现在语言跟实际脉络和人际脉络的联系方式。不过，精神分裂症患者的语言反常并没有单一主导的风格，而是表现出非常大的多样性。[7] 我主张，我们可以把这多样性归纳为三种大体倾向——我分别称之为脱社会化（desocialization）、自动化（autonomization）和贫乏（impoverishment）。（这三种倾向不是相互排斥，一个病人也许会在不同时候表现出其中两种或三种，甚至有可能同时出现，构成病人言语的三个不同方面）。虽然这三种倾向不总是严格的语言学性质，但它们跟理解单字、句子和较大的话语结构的特定方式紧密相关，会被用来表象和表达（大概还包括掩饰）各种不同的含义。三者都导致了精神分裂症患者语言的非传统性和不可理解。我会试着去证明，它们都和"反身性"脱不了关系——而我们知道，反身性是现代主义一个核心特征。

143

脱社会化

　　所谓脱社会化是指一个人未能监控自己的言语，让自己按照社会要求的谈话方式说话。这种现象可以发生在许多不同层次和表现为许多不同的说话风格（例如既可以表现为极简和晦涩，也可以表现为滔滔不绝但从来无法说出重点）。精神分裂症患者常常无法在话题与话题之间作出清晰转换，这让他们讲的话显得杂乱无章、文不对题甚或语无伦次。他们的话也可能听起来像电报内容，就像是把大量意义压缩在寥寥数语中——因为没有提供背景信息和脉络，听他们说话的人会丈二金刚，摸不着头脑。

　　精神分裂症患者的说话会让人难以理解，也可能是因为（这种情形比较少见）他们用了自创的新词，又或是（这种情形较常见）他们用的虽是常见的词语，但却是以非常个人化的方式理解这些词语，又懒得解释他们的意思。虽然他们的真正意思有时可以很容易猜到（例如他们说自己受到“肘边人”［elbow people］或“旁边声音”的折磨或是“被植物化”），但更多时候是让人一头雾水。[8]例如，有一个病人用“超级骷髅骨架化”（superskeletonization）一字来指一种位置高于一座吊桥的状态（这座吊桥可以从他所住的精神病院的高楼层看见，样子像骷髅骨架），但听他说话的人不可能知道这个意思。[9]一个与此相关的特征是指示（*deixis*）上的不清不楚。“指示”是一个专门术语，指的是和句子或话语的实用和社会脉络有关的方面——例如它的发生时间或地点，或它的参与者的身份。大部分人说话时多少会有一点指示上的含糊不清，但这种现象在很多精神分裂症患者身上特别显著。以下是一些例子：“我们已经站到了一个

铁锤的螺旋下面";"死亡将由金色匕首唤醒";"我不知道我在这
里是要干什么,一定是有目的的,这表示我将要和几位先生一起偷
窃。"这一类说话肯定会让人完全搞不懂它们是对谁说、依据的是
什么时间框架,以及指涉些什么。[10]

我们很难断定,这种含混不清是不是病人刻意制造,或在多大
程度上是病人刻意制造。但清楚的是,精神分裂症患者经常不理会
实用的交谈规则[11],不为听者提供必要的背景或脉络信息,又或是
不去给一番话建立逻辑关联性。

自动化

在精神分裂的第二种常见的语言倾向中,语言会失去透明性和
从属地位,不再是沟通工具,变成是独立的注意力焦点。例如,在
所谓的饶舌狂(glossomania)的个案中,病人的说话内容很大程度
是由音韵主导,或是由单字里与当前情境不相干的语意内涵主导。
例如,一个病人在被要求识别颜色卡上的色调时,这样回答:"看起
来像黏土。听起来像灰色。带你在干草上打滚,干草天。五月天。
救命。"[12]这番话的组织原则更像是押韵*而不是主题或意义(狂躁症
病人也有同样倾向)。病人的说话内容也可以是由个别音节或单字
某部分的潜在意义决定。例如,一位病人(菲利普)在信中谈到自
己父亲的"死"(demise)时,说他父亲有着一双"黯淡无光的眼睛"
(dim eyes)。

这种倾向除了见于病人说的话,也见于他们对语言文字的理

---

* 原文中的"陶土"(clay)、"干草"(hay)、"五月"(May)和"天"(day)押韵。

解。这时候，病人不会去管听到或读到的话的整体意义，反而把注意力放在意符的物质性、文字的声音或它们印在纸张上的外观。不同于患有弥漫脑器质性损害的病人（这类病人常常拒绝相信一个单字可以有一个以上的含义），精神分裂症患者看来常常对语言的多义性极度过敏，所以，他们也许会喜欢说双关语，或是在聆听或阅读时被多得铺天盖地的不同意义压得透不过气。[13]一位病人说："我试过读一本书的一段，但那花了我好多好多时间，因为我读到的每个字都会让我同时朝十个不同的方向思考。"[14]另一位病人在被要求定义满足（contentment）一词的意义时，也是把注意力放在一般人不会去注意的个别音节或字母上：

满足？满足这个字嘛，大概有一本书读就可以让人满足。书让你有一个主题可以读，有一章篇幅可以读。但当你碰到"男人"（men）这个字*，你会纳闷你应不应该对你人生中有过的男人感到满足。再来还有最后那个字母 t，它会让你纳闷你是应该为可以独自喝一杯茶**感到满足，还是和一群人共享它感到满足。[15]

这种饶舌狂式的说话和理解方式看来包含着若干的疏离或避责（abdication of responsibility）。这些时候，病人说出来的话不是由有方向的意向引导，而主要是由语言系统本身的特征（也是一些与当前

---

　　* 　指 contentment 中的 men 部分。
　　** 　英语中字母 t 和 tea（茶）同音。

情景不相干的特征)决定。[16] 一个后果就是，病人在重看自己写过或说过的话时，有时(就像其他人那样)会觉得大惑不解。[17] 如果你要求他们解释某句话是什么意思，他们有时会东想西想好一阵子仍无法回答，就像他们不比别人更有资格诠释他们自己说过的话。

　　病人也许会话一出口便忘了自己的意思，或忘了说话的初衷。一位女病人抱怨，她听自己说话像是听录音带。另一位这样说："我经常重复说同样的话，但它们的意思每次都不相同……我绝对不知道自己正在说什么……每次我会停止说话，只是因为句子已经结束。"[18] 这一类病人看来倾向于把他们所说的话经验为某种异在的实体，而不是他们可以随心所欲运用和灌注意义的媒介。一位病人说："我正在写东西这件事情让我感到困惑。我不能肯定自己是以作者的身份在书写还是只是产生一些字母。每次读我写过的东西，我会变得更加迷茫。看见我的名字打印在那上面会让我发疯，而这又进一步把我推入自己的发疯角色。"[19] 这种语言自动化现象也可以反映在视幻觉或视错觉上，例如，有位病人说他看见"文字像五彩纸屑那样不停闪烁"，另一位病人说他看见文字从别人的头顶跑出来。[20]

　　但避责现象并不必然会发生在焦虑满载的状态或必然表现为这么极端的形式。另外，够吊诡的是，病人也不必然会感觉意义和控制感的丧失完全超出他本人的意志之外。这一点明显见于以下一段华而不实且相当抽象的话语(它是饶舌狂的一个好例子)："对有需要采取的美国行动的推托之词和错误替代品，唯一能够带来的不过是负面满足感、漫不经心应用的不实际后果、自然而然的误置后果、错误目的和不正义的立场，以及不必要矛盾的不切实际实用性。想要找到这个两难困境的解决方法，请参考韦氏大字典。"[21] 这段话的用字看来更多是出于音韵而不是意义的考虑，因为它们全都是以 sub、mis、un 或 con 之类的音节开头，但是整段话最后一句却隐隐显示，说话人完全意识到这一点，而且还有可能是刻意为之。

贫乏

贫乏是精神分裂的三大语言倾向中异质性最高的一种，因为146 它把很多看来没有太大共通性的现象涵盖在内。第一种贫乏是话语的贫乏，指的是病人极少主动说话，沉默寡言或者缄口不言。这种情形有时是暂时性，但也有可能持续几年。[22] 第二种是话语内容的贫乏，指的是病人所说的话总量上虽然不算少，但传达的信息寥寥无几。这是因为他们说的话"模糊，过度抽象或过度具体，重复冗赘和千篇一律"。有些研究认为，这第二种贫乏是精神分裂症患者语言最显著的特征，常常会让人觉得说话者是在进行"空洞的哲学思辨"或"伪抽象推理"。[23] 这一类话语常常被认为反映着当事人头脑糊涂或认知方式的混沌。[24] 一个很好的例子是下文病人的这段话，它很容易会让人（特别是没有耐性或同理心的人）觉得不知所云或废话连篇：

> 在一个盒子里啁啾。如果你从某个脉络思考得够抽象，你看来就会创造出一种新的具体性。它不是你拥有或看见，但你不知怎地就是知道。它被心灵的生成过程弄得着迷。它被心灵过程抓住，但又从它抽象开来。它既在心灵过程里面，又在它外面——一切都环绕着我旋转。你会像星星爆炸一样爆炸。在天空中，它是一个燃烧着光的盘子。它是所有光和能量的象

征，而我就收缩在这个盘子里。[25]

　　精神分裂的语言反常有两个特征特别难以被归类，不过它们看起来和贫乏多少有点牵连。第一个特征称为堵塞（blocking），指病人思考和说话到一半突然暂停，甚至完全停住。这种情形通常发生在病人想要从谈一件事改为谈一件事的时候。[26]另一个特征是喜欢夸夸其谈和华而不实。就像布鲁勒指出，有些精神分裂症患者喜欢用最严肃的字句谈一些鸡毛蒜皮的小事，就像"它们关系到人类的最高利益"。例如，一位病人在信中这样写道："署名在下面的写信人冒昧透过这信件告诉阁下一些事。"[27]这一类冗赘和老套的语言常常给人一种空洞无物的感觉，就像当事人为了文字风格的花哨而不惜牺牲实质内容。不过这一类"病态的奇思怪想"有时也可能是出于反讽、戏谑或装神弄鬼的动机。例如，一个病人把性交（coitus）称为"进行神圣的疫苗接种"，另一位病人谈到死的时候不直接用"死"字，而是说："我们所有人迟早都会是火葬场的客人。"[28]

解释精神分裂症语言现象的传统理论

　　过去八十年来，出现过大量解释精神分裂症语言现象的尝试，其中很少后来完全式微（就像一位学者所说的，这个领域是一个"各种假说互相搏斗的领域，不断有新的角逐者进场，但被打败者从不退场"[29]）。最具影响力的解释可以分为两大类：一是精神分析学和某些志同道合的认知—发展理论采取的进路，另一是实验心理学的认知主义或信息处理观点（后者和医学取向的精神病学有着松散结 147

盟关系）。

　　各种精神分析学理论都认为精神分裂症的语言模式是一种原始或退化的表现，彼此间的差异只在于强调的原始性方面有所不同。有些精神分析学家认为精神分裂意识表现出孩子般的自我中心心性，认为这种心性让病人无法考虑谈话对象的观点。其他精神分析学家则着眼于困扰着病人的经验或意义的固有性质，认为这些经验或意义性质上太过原始（充满原始融合或酒神色彩的"反逻辑"本能），以致无法用约定俗成的成人语言范畴加以表达。还有一些精神分析学家聚焦在精神分裂症患者语言经验的襁褓性质（他们经常把文字看成类似物或具有不透明性），认为这反映的是一种深度退化回到语言发展的早期阶段——在该早期阶段，文字的声音和它的指称仍然融合在一起，意符的物质性和情感内涵仍然强大，不利于纯粹意义的出现。

　　当代的认知心理学和实验心理学主要是把精神分裂症的成因理解为机械性而不是发展性，用来描述这些机械性成因的字眼是"匮乏"、"不足"或"功能故障"。它们一般假定心理过程可以分割为一组次功能，把精神分裂的语言反常现象解释为这些次功能的失常。（有时会指认这类导致失常的生理原因，有时却不会。）假定的功能故障可能涉及一些一般性神经认知紊乱（例如"缺乏能力整合知觉和认知过程"、某些选择性注意力方面的失常，又或是"关于意图性信息的中心反馈"受到扰乱）[30]，或是涉及工作记忆或一般性执行功能减弱而导致无能力于创造和运用"脉络"。[31] 它们也许还会提到社会知识，例如，有一个理论就假定，病人表现出语言反常是因为失去了建构"第二序表象"（second-order representations）的能力

（这种能力是推论别人拥有意识所必须）。[31] 它们也可能涉及语言本身 [32]，例如假定"生产的话语所赖的无意识计划机制"受到干扰，或是假定病人失去了找到表达意义的约定俗成字眼的能力，或者在语义记忆中快速而不加选择地激活关联层次的能力。[33]

除了猜测病人可能会因为功能故障而感到困惑和焦虑以外，各种认知主义理论很少谈到病人的怪言怪语所可能反映的生活世界或存在条件。而且，由于这些认知主义理论一般把精神分裂症患者的语言反常理解为大脑或认知机制故障的副产品，它们也倾向于低估甚至否定这些反常表现有着意向和意义的面向。[34] 这不是表示我们不可能把认知主义理论的元素整合到一个能解释这些面向的更具包容性模型，另一方面，虽然某些认知障碍也许真的扮演重要角色，它们本身并不能帮助我们理解精神分裂症患者对语言的经验，也不能帮助我们理解他们的语言反常所具有的各种可能用途。

事实上，精神病学、认知心理学和精神分析学的主流思想普遍假定，精神分裂症患者对自己说话和理解语言过程的控制能力比有创造力的作家和一般人都要差。它们（至少在精神病学和认知心理学的情形是这样）据此推论，精神分裂症患者的言语没有太多诠释价值，认为他们的怪言语怪只是某些机制的失灵造成，不是企图要传达什么意义。隐含在这种观点里的是所谓"不对称原理"（principle of asymmetry）[35]——根据这条原理，理解正常行为应该着眼于它们背后的目的，但功能故障的情况则必须透过因果方式解释。[36]

这些预设所展现的强大影响力，反映在文学研究者和其他作家对于荷尔德林晚期诗歌的不同看法上，尤其是绝佳的例子。那些服膺传统文学假设和精神病学假设的专家倾向于认为这些晚期诗作

"净是一堆怪字，各部分毫无计划地堆栈在一起，意义极难以索解"。甚至有人视之为"僵直型白痴举止"的表征，证明了"语言表达的失败"和"无可救药的平庸"，满是"空洞字眼"，掩盖不了作者"极度无能于把握或表达抽象概念"。[37] 布鲁勒也认为这些诗作"观念空洞和模糊，但仍保有若干程度的形式技巧"。[38] 但有些文学评论家却认为它们富含意义，是诗人最优秀的作品。例如，一位学者主张："那些看似没有用的部分都是经过精心算计，那些看似滑移的部分都是出于对整首诗的刻意控制。"又说这些作品包含着"深邃的艺术理解力"。[39] 另外，罗曼·雅各布逊（Roman Jakobson）在对《视角》（*Die Aussicht*）一诗（十之八九是荷尔德林的最后诗作）其中八行作出详细分析后，也得到类似结论。

视角

当人类的有限生命淡入了远处，
远处闪烁着正在成熟葡萄藤的季节，
那里还处处是夏天的空旷田野，
树林连同它们的阴暗意象一起出现。
大自然完成了四季的意象，
它们快速过去，但它继续流连，
是完美的东西，天堂之光的高点
于人类，就像是树上盛开的花朵。[40]

荷尔德林这首诗和其他晚期诗作常常被指为单调和老套，但正如雅各布逊所显示，它们也可以被看作是展现出让人动容的"建筑学凝聚性"、"复杂和有目的性的设计"，以及"一种由最严格正典和惊人创造性变化构成的张力"。[41]

如此一来，或许可以明显看出，精神分裂的语言反常现象并不是身不由己／刻意为之二分法的哪一方所能充分解释。以下，我会提出一些替代性视角——我认为它们更能解释精神分裂言语反常的多样性、变异性和它的鲜明语言特征，以及也许可以让人更能看见位于它们底下的各种不同态度和经验。为此，我的目光将会再一次转向现代主义诗人和小说家：他们普遍感受到一种语言危机和喜欢使用困难的文体，而这种文体无论在结构上还是动机上，都和精神分裂症患者的言语反常表现出强烈的亲和性。

与现代主义的相似之处

论者普遍认为，在19世纪的最后二十年，人们看待语言的态度发生了重大转变。这场发生在思想界和文学界的危机是一件极复杂和多面向的事件，难以用一言半语概括。所以，能用来界定它的方式看似只有消极的方式，例如说它的各种表现的唯一共通处只是拒绝传统形式和语言使用方法，或只是都喜欢采取某种不可思议的文学形式。[42]不过，就像精神分裂症的言语现象一样，我们也可以在现代主义的语言态度中辨识出几种主要倾向。它们各自在不同的现代主义文学理论中占有突出地位，而且分别可以为先前讨论过的精神分裂语言现象三大倾向——脱社会化、自动化和贫乏——提供最佳的对照。（不过，为方便说明起见，这一次我介绍它们的时候会采取不同的顺序。）

第一种倾向是关注非笔墨所能形容的经验独一性和特殊性，以及由这些经验唤起的难以言说性。第二种倾向是迈向一种被认为比传统语言更加本真的内在话语（inner speech）。第三种倾向是重新肯定语言的独立性质，把语言视为一个有着自己运作方式和生产形式的独立系统——我称这种倾向为语言的神格化（the apotheosis of the word）。虽然这三种倾向的每一种都可以独立出现，但它们有时也会结合在一起（例子包括兰波、马拉美和布勒东的诗学）。尽管如此，每种倾向确实代表着面对语言的一种潜在独立取向，所以值得我们分开来考察，看看它们对于精神分裂的语言反常现象有何烛照。

这样的对比应该可以揭示某些认为创造性本质上有别于"疯狂"流行观念的不足之处。特别是"诗人是语言的主人，精神分裂症患者是语言的奴隶"之说。[43] 这样的观点通常假设了刻意为之／身不由己的二分法，也因此没有办法充分把握疯狂和艺术创作的复杂性。事实上，感觉自己驾驭不了语言的现代文学家为数不少，他们有些人的作品甚至就是以这种经验为核心主题。很多这一类作家相信诗人必须把主动权让给文字，而这表示真正驾驭得了语言的人是那些懂得如何充当语言奴隶的人。研究这种现代主义（和后现代主义）现象有助于阐明精神分裂症患者对待语言的方式。它也可以让我们知所避开某些过度简化的态度——例如，以为精神分裂症患者的言语要不是完全空洞无物，便是富含意义，没有第三种可能；又或是以为这些人要么是马基雅维里主义阴谋家，要么是彻头彻尾的受害者，没有第三种可能。

贫乏和难以言说性

> 我会把现代称为此种艺术：它致力于用它的"小小伎
> 俩"……去呈现存在有不可呈现者（*the unpresentable*）此一事
> 实。
>
> ——利奥塔《后现代的状况》

有一些文学研究者认为，西方文学史的重要转折发生在 19 世纪的最后二十年和 20 世纪伊始。在当时，许多作家不再感觉语言是一种天然的表达器官，开始觉得语言是一种拘束的力量，是一种会减损生命力和带来平庸化的媒介，不足以捕捉内心世界和外在世界的种种细微差别和特殊性，或最深邃真理。这种对语言失去信心的态度大概无可避免，因为艺术一旦投入那些被波德莱尔视为"现代性"的本质（着迷于现实"转瞬即逝、难以捉摸和偶然"的方面），或一旦作家开始被兰波的自相矛盾雄心（"书写沉默和夜晚，记录下那不可表达者"[44]）所诱惑，事情就很难是别的样子。到了 20 世纪初期，这样的态度已经相当普遍，乃至就像一种经验只有具有难以言说性（ineffability）才够得上是真正值得关注的经验。[45]

对语言局限性的一个经典表述见于一部我早前提过的作品：霍夫曼施塔尔的《钱多斯爵爷的信》，其核心主题是故事的叙事者完全失去对语言的信任感。在钱多斯爵爷（霍夫曼施塔尔的分身）看来，文字概念老套而抽象，完全不足以传达事物让人揪心和难以言表的在彼性（thereness）、具体性和个体性。包括最不起眼的事物在内（例如水桶里的水蟑螂或放在棚屋里的独轮推车），他举目所见的事物莫不是非笔墨所能形容。[46]类似的主题亦出现在维特根斯坦对"私人语言"（private language）的著名沉思。他主张，任何可想象的语言都必然包括性质上是公共的范畴，必然要与一些可分享和可观察的判准绑在一起。因此，语言因着自身性质的限制，不可能用来言说个人所独有的私人感觉。

霍夫曼施塔尔关注的是外在事物无法言传的实在性和存在性，反观维特根斯坦思考的则是内心经验的不可言传性。[47]但两人都强烈意识到语言的抽象和范畴性质让它们不足以描写个别物体或我们经验的内在瞬间。这种担忧在神秘主义传统和浪漫主义都有过先例，但只有到了现代主义阶段，它才变得铺天盖地。类似思想弥漫在里尔克、穆齐尔、艾略特等许多作家的作品里，他们全都分享了尤奈斯库哀叹过的一种无力感："没有语言文字可以道出最内心深处的经验……当然不是一切都不可说——只有活生生的真理不可说。"[48]萨特小说《呕吐》（1938）其中一幕对现代主义者的语言局限性感受有着最鲜明和最有披露性的描写。

在这著名的一幕里，身兼主角和叙事者的罗冈丹坐在公园一张长凳上，目不转睛看着一棵栗树的树根，被这东西的个体性和实在性压得透不过气。在这一刻，他感觉语言的范畴性和功能性概念变得与他完全无关，甚至会欺骗他。所有称呼（根、树、叶）看似"消失了，一同消失的是事物的意义、它们的用途和人们在它们表面找到的疲弱基准点"。罗冈丹陷入了一种"叫人害怕的狂喜"，为此，他想透过复诵字词恢复方向感，却徒劳无功，反而发现自己在眼前事物的无限独一性中越陷越深：

它多瘤、寂然、没有名称，让我入迷，充满我的眼睛，不断把我拉向它本身的存在。我反复自言自语："这是树根。"但一点用都没有。我清楚看出来，我不可能从它作为树根的功能，从它作为会呼吸抽水泵的功能，过渡到它自身，过渡到它海豹般坚厚的皮，过渡到它的油腻、冷硬、顽固的外貌。吸水的功能解释不了任何事情：它只是让你泛泛知道它是一种树根，但无法让你明白它本身是什么。这树根的颜色、形状和凝固姿态……是超越任何解释。[49]

经验过语言贫乏的精神分裂症患者不在少数。在《一位精神分裂女孩的自传》里，我们找到和萨特的描述几乎一模一样的场景。当蕾妮在"凝视中的真实"里被事物的"孤存感"淹没时，她试图透过喊出事物的名称逃离束缚。"我说：'椅子、水壶、桌子。这是一把椅子。'"但她的努力并不比罗冈丹的成功，因为正如她自己说的，她喊出来的名称"了无意义"，只是一些"没有内容的包装"，能够引起的只是一些空洞的回声，不再能够镇压住那些一度与这些名称相连的事物——事物现在都是一副桀骜不驯和面带嘲笑的样子。[50]另一位病人感觉名称和它们称呼的事物并无真实关系，而他看来也像罗冈丹和钱多斯那样，经验到客观世界无法形容的实在性："我的话没有一句有意义，所以你能指望我告诉你什么呢？思想和表达之间存在差异。我无法表达我的思想。"第一次接受治疗时，他这样自问自答："火车是什么？火车是个单字，和硬邦邦的火车了无关系。"[51]

许多精神分裂症患者也是对他们不可能描述内心经验感到萦怀。一个例子是作家兼演员的阿尔托（Antonin Artaud）。他被诊断出患有精神分裂症，人生最后十年大部分时间都是在医院度过。他为语言文字无法传达他的感情和感觉而备感痛苦，拼命追求一种不可得的私人语言："如果天气冷，我仍然能够说出天气冷，但有时候我就无法那样说：这是一个事实，因为从情绪的角度看，我心里会受损害，而如果有人问我为什么我不能说出天气冷，那我会回答说，我对这件微小和中性事情的内在感觉并不完全对应于'天气冷'这三个字。"他在信中写道："我缺乏的是每一分钟都能够和我的心灵状态对应的字眼。"[52]

152

我们没有必要假定这样的人在感觉或知觉上特别原始或具体（戈尔茨坦、沙利文和其他很多精神分析学家都是这样假定）[53]，甚至不必假定他们有什么根本不同于其他人之处。因为，光是把焦点放在内在的个人感觉，就有可能足以让人经验到一种不可言说的具体性和由此也许会带来的孤单感。虽然这种具体性呈现于所有人类经验，但也许只会在一个人采取抽离和向内审视的态度时才注意得到。[54]事实上，聚焦于这一类经验本身也许甚至会创造出这一类经验。

当然，精神分裂症患者除了向内审视之外，通常还会有其他不寻常的知觉和思考样态，这也会引起他们对经验的注意，而这些"内在"现象通常也是语言无法充分表达的。一个叫派翠西亚·鲁丘奥（Patricia Ruocchio）的女性病患看来就经验到这一类难以言说性，她自谓无法把内心世界表达出来而感受到极大痛苦："我没有能力用语言表达藏在我心灵深处的东西。即使是我口齿清晰的时候，一样会把话语变成一种诅咒……有些发生在我内心的事情我从来找不到字眼来说明。"她渴望可以"用视觉方式看见心灵世界"，渴望把她的"心灵整体"向别人和盘托出："我好想把我的心灵融入他的心灵，让他看看有什么发生在那里面。但我却受到阻碍。阻碍我的包括语言文字的局限性、一个各种思绪滋蔓的大脑和一个不让我走出其边界的骨骼结构。"[55]

正如维特根斯坦所描述并且作为阿尔托的示例，这种对内心感觉的关注是以一种对个体性和内在性（inwardness）的自觉关注（self-conscious concern）为前提，而这种自觉关注不管在个人还是文化的早期演化阶段都极罕见。对精神分裂症患者的实证研究也不支持传统的原始说、酒神说或匮乏说。没有什么证据可以证明病人像小小孩那样相信万物有灵论、富于情绪、聚焦于身体需要或相对缺乏反思性自我意识，没有什么证据可以证明病人像典型器质性病人那样缺乏抽象思维能力。事实上，实证研究显示的是一个恰恰相反的画面：与患有失语症的病人不同，精神分裂症患者的言语特征是缺乏日常生活的指涉，是关注一些"大话题"（宗教、科学、政治等等），或是关注一些抽象或冷冰冰的知识性课题。此外，精神分裂症患者常常会反身性地谈到自己的认知过程，谈到自己的内心混乱和他们对自己感官和思想的不信任。[56]

对于语言表达能力不充分的强烈意识会引起的反应不一而足，153 而其中几种反应看来对应于精神分裂症患者的"语言贫乏"现象。一种可能的反应是干脆拒绝说话（有时带有炫耀味道），用沉默不语的方式逃避语言的污染或稀释作用。[57]我治疗过几个月的病人罗伯特一度一整个星期不言不语。他后来解释，他会如此是因为感觉到存在的复杂和深邃难以言表，因为有太多"现实梯队"（echelons of reality）他需要应付，有"太多暗示他需要纳入考虑"。面对语言与现实的不一致，另一种可能的反应方式是以准寓言的方式说话，老是把"看来好像是"或"感觉好像是"挂在嘴上（这种措辞方式会让大部分听众感受不到鲜明的意义感）。[58]

第三种反应方式是放弃任何表达意义的企图，只管反复不断说些废话和陈词滥调——这是尤奈斯库的《秃头歌女》(*The Bald Soprano*)和荒诞派传统许多作品的核心手法。精神分裂症患者也有类似反应：要么带着嘲讽口气把话说得极端文绉绉或浮夸，要么便是不断重复一些高度约定俗成或陈腐的短语。在现代文学中，这种说话方式最有代表性的例子是贝克特《等待戈多》(*Waiting for Godot*)里幸运儿(Lucky)在第一幕近尾声时所说的那番著名独白。这番独白内容空洞、废话连篇、不知所谓，活脱脱是对精神分裂症患者话语的模仿。以下是一个片段：

　　如彭奇和瓦特曼的公共作为所显示的一位位格上帝夸夸夸夸蓄着白胡子夸夸夸夸存在于时间之外没有形体在神圣冷漠神圣沉着神圣失语症高处深深地爱着我们但有些例外情况原因不明只有时间能揭晓*……但不会那么快揭晓如果进一步考虑到泰斯丢和丘那德的人体测量学院的未完成的研究结果则毫无疑问除了依附着泰斯丢和丘那德的未完成的研究以外答案不会那么快揭晓原因不明。[59]

---

　　* "彭奇和瓦特曼"在此暗指上帝，因此这段话至少有这层意思：有一个蓄白胡子和没有形体的上帝在天堂高处深深爱着人类，但出于不明原因，他有时也会不爱人类，其原因只有透过时间才会见分晓。

当然，不太可能所有见于精神分裂症患者的"言语贫乏"个案都与难以言说性的经验有关。毕竟，一个人会沉默寡言或者不言不语，理由不一而足，而且既有可能是刻意，也有可能不是刻意。[60] 另外，我们必须记住，所谓的语言内容贫乏是一种主观判断，并且可以包含多种不同风格的言论。这一类说话方式可以是不同的心理过程所致，比方说对交谈不感兴趣、不想让自己被了解、自命不凡（这会导致当事人使用一些花哨和抽象的字眼），以及不专心或是摇摆于不同的认知风格之间。但尽管有这些可能存在，对语言的不信任看来仍然是精神分裂症患者语言内容贫乏的一个核心原因——这显示在他们非常喜欢抱怨语言表达力的不足。

但能够威胁语言的表象或表达能力的，不只是事物或感觉那种不可言传的具体性和独特性。还有另一种性质大相径庭的难以言说性也出现在小说《呕吐》里，而且可能和某些精神分裂症患者的言语"贫乏"个案有关。

前面提过，罗冈丹在公园里经验到一种无法形容的特殊性。但与这种经验交替出现的，是一种被绝对的普遍性（generality）压得透不过气的感觉。这时候他意识到，存在（existence）本身太过普遍和太过抽象，不是人所容易知觉或表达。"直到这几天之前，我从未真正明白'存在'的意义。我会像别人那样，说'海是绿色的'或'天空上的白色斑点是海鸥'，但从未真正感觉海或海鸥'存在着'。存在一般都会隐藏自己……但突然间，它跳了出来，清楚得像白昼"。被知觉的赤裸裸存在无比空泛和抽象（因为它毕竟不是事物中间一件事物或事实中间一个事实），也难以用语言文字形容：因为它无所不包，以致不管你用任何方式描述都必然会扭曲它的真正性质。

154

　　20 世纪两大哲学家维特根斯坦和海德格尔都谈论过这第二种难以言说性，主张有些事情具有极大的普遍性，以致不可谈论——至少是无法用日常语言谈论。他们各以自己的方式指出，这一类问题（包括存在的根本性质、心灵和世界的关系、语言和世界的关系之类的形上学或存在论问题）内嵌于我们的经验方式和表达方式，以致极难抽离出来，予以描写或批判。[61]

　　许多精神分裂症患者看来极端关注这一类包含巨大普遍性的经验。他们所经验的经验转化往往包含着一种无所不包的性质，影响的不只是这个或那个对象，还是他们整个经验世界的外观和感觉。而且，因为疏离于社会世界和实用世界，他们的具体而实际的关注往往会被高度抽象或普遍的思虑所取代。有一位病人被问到他心里正在想什么的时候，这样回答：“我猜我每样东西都想着一点点，包括现在、过去和未来，总之是我能够想到的一切。”[62] 一个病人在看过一幅罗夏克墨迹之后表示：“它的两端看起来像某种潜入到什么去的东西的尾巴。它潜入了永恒之中。它走出了这个世界，进入了空无。”[63] 以下一段带有过度普遍（hypergenerality）或明显模糊色彩的文字是阿尔托所写，它是那些被认为是伪哲学沈思（pseudo-philosophizing）或内容贫瘠的精神分裂症患者话语的绝佳例子：“就像生活，就像大自然，思想是先从外走向内，再从内走向外。我都是在真空（the void）里面开始思考，然后向满盈（the plenum）移动。等我到达满盈之后，就可以倒退回真空中。我是从抽象走向具体，不是从具体走向抽象。”[64]

　　阿尔托这番话明显表现出一种存在论或认识论的关怀，关心的是普遍真实（reality in general）和自我—世界关系的总体结构。所以，它会让与这类议题搭不上调的人听起来不知所云。这一类语句看来是企图述说一些本质上近乎无法述说的事情——一些包罗万象有如全宇宙又难以捉摸得像空无的经验，包括对存在的存在性（being of Being）和对非真实的非真实性（unreality of Unreality）的经验，又或是企图述说一个人同时存在于一己心灵之内、又存在于被认知对象之内是什么感觉。

正如雅斯贝尔斯指出过，很多精神分裂症患者"都乐于相信他们掌握了深刻的真理，对何谓永恒、世界、神明和死亡之类的观念得到了彻悟。这种状态平息下来时，这些彻悟是无法复制或描述的。这不奇怪，因为这些启示只不过是情感而已"。[65] 我们不难理解这一类关怀为什么会让当事人陷入沉默或作出一些拐弯抹角和模糊的描述（情形一如那些被"凝视中的真实"攫住的病人能够说的只是"一切看起来都迥然不同"、"有什么地方不对劲"、"不真实"或是"［比平常的真实］更真实"）。所以，在那些被观察者认为是空洞和不知所云的精神分裂症患者话语中，也许至少有一些是在努力表达太过无所不包或者太抽象而无法用清楚具体字眼去表达的关怀。其实，即便是头脑最清楚的人，谈到这一类问题时也会看似不知所云。[66]

我认为海德格尔就是一个例子。他的文字极度抽象和晦涩，常常让读者摸不着头脑。一个论者因此说他的文字"不可翻译——甚至无法翻译成德文"。但在说出"世界会引起世界"（the world worlds）和"无本身会引起无"（the nothing itself nothings）之类的话时，他只是努力避免使用只适用于世间内事物的词汇来表达存在论层面的事情。[67] 与海德格尔同时代的一些经验取向的分析哲学家——例如艾耶尔（A. J. Ayer）和卡尔纳普（Rudolph Carnap）——
对他充满敌意和鄙视，认为他的大部分话语都缺乏认知内容，情形
类似于很多精神病学家认为精神分裂症患者的言语贫瘠，不值一
顾。在这两种情况中，我们都嗅到一种对于离开社会和实用现实而
转向存在论思辨的心灵态度的不耐烦和有时几近厌恶的态度。但
是任何曾经让自己纵情沉思这一类问题的人都知道，任何有关终极
和全体性问题的谈论，都很容易看似摆荡于深奥和完全无意义之间
（这连说话者自己都可以感觉出来）。以下这番出自一位精神分裂症
患者的话看来就有这种味道（他老是抱怨自己有死了的感觉、世界
不真实和无法表达自己的思想）："我说的话开始好像毫无意义，然
后我发现我是在谈我的整个存在，然后我忘了自己说过什么。"[68]

　　一直下来，我在说明难以言说性的两个来源时，都把它们说得
156　像是互相对立。但尽管它们在某种意义上是对立，它们也是密切相
关，这一点隐含在《呕吐》里罗冈丹对栗树看得入迷的那个段落。
事实上，这种密切相关性也许也是精神分裂症患者会同时表现出过
度抽象和过度具体两种倾向的原因。因为随着熟悉的意义和区别
的消失，当事人很容易会被个体事物或感觉的特殊性所迷住，然而，
也恰恰是因为熟悉的意义和区别的消失，纯粹的存在（existence）反
而最容易突出出来，因为它乃是所有事物唯一的共通之处。

　　这种可能会随着实用性知觉丧失而来的过度抽象和过度具体
的奇特结合，也许正是我在前文为说明话语内容的贫乏引用过的
一段文字主题。它的第一句话（"在一个盒子里啁啾"）让人难以捉
摸，但接着说的"如果你从某个脉络思考得够抽象，你看来就会创

造出一种新的具体性"却也许暗示着一种丧失实用性知觉方式之后
会有的特殊性意识。接着，他看来又转向了一种对最一般或过度抽
象性质的反身性关怀："它不是你拥有或看见，但你不知怎的就是
知道。它被心灵的生成过程弄得着迷。它被心灵过程抓住，但又从
它抽象开来。它既在心灵过程里面，又在它外面———一切都环绕着
我旋转。"[69]

内在话语

> 把你的信任交给取之不尽的喃喃自语。
>
> ——安德烈·布勒东

对语言失去信任并不一定会表现得像霍夫曼施塔尔和尤奈斯
库（和一些精神分裂症患者）那样极端。这种不信任感有时不是全
面性，只是针对语言的某些表现形式。如此一来，发现一种不同且
更具本真性语言的可能性便出现了。现代主义文学有时正是标榜
这一类语言———一种和前述精神分裂症患者的脱社会化语言异常相
似的内在话语（inner speech）。

兴起于19、20世纪之交的新文学另一个特征是对并置（juxta-
position）的依赖。而不是起承转合，即喜欢把没有明显因果、逻辑
或叙事关联的元素放在彼此旁边。在研究20世纪前卫思想起源的
《宴席的年代》（*The Banquet Years*）一书中，评论家沙特克（Roger
Shattuck）认为，这种方法源自一种本质的反身性，是把焦点放在
意识自身的内在过程所导致，在其中，用类似拼贴或者蒙太奇的方
式把许多互不相干的感觉、思想、文字词语和感受联结在一起。为

说明这种由反身转向（reflexive turn）引起的"小心引爆"（careful detonated）艺术，沙特克引用 20 世纪法国前卫文学第一位巨子阿波利奈尔（Guillaume Apollinaire）的短诗《星期一克里斯蒂娜街》（Lundi Rue Christine）作为例子：

> 三盏煤气灯喷出火焰
>
> 老板肺有病
>
> 等你把事情做完，我们来下一盘双陆棋
>
> 一个乐团指挥喉咙疼痛
>
> 当你来到突尼斯，我会请你抽些
>
> 大麻烟
>
> 它看来押韵。[70]

157

有必要知道的是，有现代主义美学这第二种取向的作家并没有假定他们所希望唤起的内在或潜意识体验本质上是非语言性的。兰波是第一位实践这种破碎诗学的大师，但他非但不坚持经验的不可言说，反而有时声称他打算透过"文字的炼金术"（alchemy of the word）探索更真实和更活泼的存在层次（levels of existence）。[71] 类似地，布勒东也在 1924 年发表的超现实主义宣言里否定思想因为太难以触摸和太快速而无法形诸文字。他鼓吹所谓的自动书写（automatic writing），表示这种书写是一种（至少给人的印象是如此）"以尽可能快的速度说出的独白，在其中，主体的批判精神不带有判断，因此不受沉默寡言的障碍，在最大程度上是被说出的思想（spoken thought）。透过这种方法获得的结果将相当于"思想的一幅忠实照片"。[72] 与萨特或尤奈斯库不同，这种思路不强调文字词语的扭曲或污染力量，而是强调必须摆脱理性或沟通对文字词语的束缚。这是因为语言（至少是内在语言）有可能成为表现人类意识最本真的媒介。基于此，布勒东呼吁读者要信任"取之不尽的喃喃自语"。[73]

　　和同时代前卫作家过从甚密的俄国心理学家维果茨基（Lev Vygotsky）在《思维与语言》（*Thought and Language*, 1934）一书中对内在独白的语言特征有所说明。他主张，一般成年人的思想都是由一种"内在话语"作为骨架，其形式是由其功能决定，它的作用是作为表达的媒介而非沟通的媒介，是一种向自我象征思想的方式。所以，这种话语会把一切对说话人来说显然的信息省略掉，而且读起来像电报：语法简化、因果和逻辑关系欠奉、框架机制（例如日常语言会用来区分比喻和字面意义的机制）不见了。另外，整体话题是被默认而不会直接说出来，很少清楚提到说话人或受话人，或很少清楚提到时间和空间脉络，因为所有这些成分都被视为心照不宣。[74]

　　维果茨基提到的这些特征既可以在 20 世纪很多前卫文学作品中找到，也是精神分裂症患者脱社会化话语的核心特征。以下是两个例子，一是准超现实主义作家桑德拉尔（Blaise Cendrars）的一首诗，另一是一位精神分裂症患者的一番自发性话语（我把它诗体化）：

天上下着灯泡雨

蒙鲁东站地铁南北

河流船世界

一切都是晕轮

深奥

158

他们在布奇街叫卖《激进报》

和《巴黎体育报》

天空的飞行场着火了，是一幅

奇马布埃的画。

遗憾（regret）。丽塔（Rita）在哪里。丽塔河。

没有遗憾（*pas regrette*）。遗憾（*regrette*）。没有丽塔。

公主就是丽塔。

公主和丽塔一样。

维拉斯奎兹。线条是。

你说我们，我相信。

不。为什么是。金色叶子

英国枫树。在一阵微风中。

请再吃一块饼干。孩子们得到两块。

孩子们进入了。

旧的困难。

年轻人的困难。

日以继夜。夜以继日。

粉饼。卡朗香水。收缩。

我认为纽约太小，无法容纳。

从树到树的一片展开。

树精。七个德鲁伊。

凯尔特人。第五大道的凯尔特人。

华尔街，国王门的街道。

C街。那架子是大海。

伊娃。这是湿婆。海。[75]

桑德拉尔的诗（以上第一首）会偏离日常交谈或书写的规则，显然不像研究精神分裂语言的心理学家经常假定的那样，是因为缺乏某种心灵能力所导致——例如"无意识计划机制"失灵或没有能力形成可从听者立场思考的"第二序表象"。因为我们都知道，诗人（至少是现代诗人）追求的不是用清楚或约定俗成的语言进行有效沟通。事实上，自19世纪晚期起，晦涩难懂便不只是一种副产品，还是一种价值本身，几乎被认为是严肃和有美学价值的作品所必须具备的元素。这些文学发展的来源是多方面的，除了是为了自我探索和自我表达，还可能是刻意装神弄鬼、吓唬读者、搞对抗，或是为了让读者留下深刻印象。但不管动机为何，它们都致力于摆脱共通的主题和表达方式，转向内心世界，以此达到更纯正、更有力和更真的作品。（刊登在前卫刊物《过渡》[transition]的一篇宣言这样说："作家只管表达，不负责沟通。普通读者自求多福。"）[76]

有鉴于精神分裂症患者的语言晦涩表现为多种多样（当他们想别人听懂时又常常能把话说清楚），我们看来有理由认为，他们那些脱社会化的话语是出自现代主义者的同一些源头和动机。很多病人看来是脑子闪过些什么便说什么，类似超现实主义者那些七零八落的自动化独白。兰波之类的诗人也是这个样子，他更感兴趣的是观察自己思想的"绽放"，不是和任何听众沟通。[77]有一个病人在被要求把句子"我跑步时觉得温暖，因为……"续完时，写出以下两句偶句："快速，血，鹿的心脏，长度／驱动力，汽车汽缸，强度。"[78]

这些语言断片不是和原来的句子完全无关，但它们缺乏外显的逻辑连接，没有经过剪裁（把内在的意识流动加以剪裁是沟通的必要条件）。实证研究显示，一般来说，当病人被要求从事一件具体工作（例如描述一幅图片的内容），他们的话语不会被不相干的思绪打乱。[79] 但是，如果你任他们畅所欲言，他们说的话就常常语无伦次[80]，就像是任由话语跟随思绪的漂移而漂移，并没有紧附于一个焦点或在乎听者的需要。

我们很难断定，许多精神分裂症患者的语言晦涩只是一种向内关注的副产品，还是说被当成目的本身（很多现代主义者便是如此[81]），为的是吓唬别人或切断联系。不过有一点看来倒是很明显，那就是，精神分裂症患者的语言晦涩（至少在很多例子中是这样）与其说是某种基本认知功能或语言功能的失灵，不如说是一种态度的转换[82]，换言之是把注意力从对外转向对内，随之而来的是一种对交谈成规失去兴趣或拒绝遵从的态度。

我们不应该假定，精神分裂症患者拒绝人际互动必然表示他们让自己沉入到一个非理性、本能或激情的领域，因为初级思维过程毕竟不是常态的思维和语言过程的唯一代替选项。内在话语或类似的言语不必然会表现为阿波利奈尔和桑德拉尔那种精力过度旺盛的众声喧哗，更不必然会表现为兰波那种将破碎和不相容的欲望做激烈并置，因而获得激情洋溢的狂喜。如果有人还多少相信内省和酒神精神必然连结这种浪漫主义信念的话，他们的信念肯定会被贝克特的小说粉碎。读贝克特的作品时，我们会觉得自己是站在作者的头脑里，聆听着一种无比单调或让人消沉的内在话语。例如，在以下这个出自短篇散文《死掉的想象可以想象》（Imagination Dead Imagine）的段落里，作者发出的内在声音是一种偏执狂的声音，念兹在兹的是想象已死的问题（至少在很多有浪漫主义倾向的人看来，想象是一种可以透过内省而加强的机能）：

> 四周没有一丝生命的痕迹，你说，没有关系，想象力还没有死，好吧，它死了，但死掉的想象力照样可以想象。小岛，大海，天蓝，翠绿，这一切在一瞥中通通消失了。剩下的只有白色，圆形建筑上面的白色。没有路，我进去，测量。直径三英尺，从地板到圆穹穹顶是三英尺。两条成直角的直径（AB 和 CD）把地板分割为两个半圆形（ACB 和 BDA）。有两个白色的身体躺在地板上，都是卷曲成半圆形。[83] 160

现在再来看看一位精神分裂症患者所说的一段话，无论就其表现出的旁若无人、犹豫的偏执、孤绝心境和失落感，在在都与上引贝克特的文字相似：

> 一千群岛上共有多少秒钟是我提出的另一个问题。把两者等同起来。我想我是在玩遗憾的游戏。有一条步道，砖砌的。我不知道它会通到哪里。白色大理石的阶梯，紫红色的步道，就这么多。它没有通到一座官殿。这让人遗憾。危险场所……闲聊。你可以闲谈，你会思考。好吧，每当你闲聊，你就会思考。好吧，你已经向我显示了。收缩……。[84]

　　近期的实证研究显示，精神分裂症患者常常把各种联想一股脑儿放入说话里，不去明显指出它们之间的相关性。不过，与精神分析理论会让人预期的不同，性和暴力的主题在他们的言语中并不突出。另外值得注意的是，如果你要求病人解释他们各种联想的相关性，他们通常可以提供一个让人满意的说明。[85] 凡此种种显示，精神分裂症患者言语的脱社会化，不是（至少主要不是）倒退回到童年状态或者下陷至本能状态的结果。就像现代主义那样，它看来是一种转身背对人类社会，把焦点放在表达内心世界。

语言的神格化

> 我有病，我看见了语言。
>
> ——罗兰·巴特

　　寻找一种更本真的语言（一种更接近于自发的内心世界活动的语言）并不是霍夫曼施塔尔和尤奈斯库之类的作家在对日常语言感到绝望后的唯一替代选项。除了歌颂内在话语之外，现代主义还有另一种正面看待语言的态度：这一次歌颂的是语言本身，不是语言和真我的关系。这种态度也许可以称为语言的神格化。其所启迪的文学发展和我们在精神分裂症病患身上看见的语言自动化现象非常相似。

　　在《写作的零度》（*Writing Degree Zero*）一书（其中一部分内容早在 1947 年便发表），文学理论家罗兰·巴特提出了一个后来在后结构主义运动中成为正统教义的观点：现代文学会出现，是因为语言（the Word）脱落它的透明性，开始以独立的注目对象和意义来源之姿闪耀。他把这种文学对比于更早前的"古典语言"（Classical language），指出语言"是事先受到一种追求作为社会化论述的目的所导引"。[86] 在这些早期的文学阶段，语言只具有次要地位，被认为只是一种传达和美化意义的手段，因此，意义的存在先于语言，是作者在创作时赖以选择文字词句的根据。现代主义所隐含的这个激进变革在 19 世纪 80 年代由马拉美代道出，当时他呼吁，诗歌的推动力不是思想、情感或作者意图，而是语言本身：

> 艺术作品要能达到彻底纯净，诗人的雄辩身影必须消失。大诗人应该把主动权交给语言文字，交给它们被动员起来的多样性之间所发生的冲突。文字必须是透过相互反射而被点燃，就像火光在珠宝上的闪耀。这种反射取代了在旧的抒情抱负中可感知的诗人呼吸和个人对句子的热心导引。[87]

162

马拉美不是第一个主张语言决定思想的人（德国作家诺瓦利斯［Novalis］和克莱斯特［Heinrich von Kleist］都在 1800 年前后表达过相似立场[88]），但他却用自己的理论和实践给了这种观点最有影响力的表达。自此以后，这种以语言为中心的视观便一直是文学创新的主要来源。最能体现这种观点的 20 世纪作家包括斯泰因（Gertrude Stein）、俄罗斯未来主义者、巴黎的《原样》（Tel Quel）杂志团体，以及过去十或二十年来美国"语言诗"（language poetry）运动的成员。"语言诗"运动明确表示反对很多不同种类的"内在话语"文学，又把不可沟通性这个不可言说的美学的核心概念称为"幻觉"。[89]

这种把主动权拱手让给语言的态度会深刻转化一个人对语言的体验。持这一类态度的作家质疑语言有可能指涉稳定意义或外在真实的传统观念。与此同时，他们把语言媒介的两个方面突显出来（这两个方面在日常语言和传统文学中几乎总是受到忽略）：一是语言作为意义载具的感官呈现（包括说话中的语音和书写中的文字图形），另一是语言微妙的多义性。

马拉美主张诗应该向音乐看齐（音乐纯粹是声音，几乎没有任何指涉），又呼吁人们注意诗的图形外观：不只注意文字的一画一撇，还要注意字与字之间的空隙。他把字母比喻为明亮的星星，把它们之间的空隙比喻为朦胧的夜空。他还鼓吹一种虚无缥缈的艺术，一种充满无限多义性和暗示性的诗，这种诗要表达的"不是事物而是它自己制造的效果"。[90]描绘事物的时候，不应该着眼于它们的标准用途或明显的物理特征，而应该透过用比喻或状声方式把它们唤起。这样的描绘太间接和太不具体，所以会让读者产生很多不同的理解，最终导致被描绘的事物几乎不能被辨识，消解于自身的唤起之中。

把这种语言中心立场（language-centered position）说得最白和发挥到极致的是后结构主义哲学家德里达（Jacques Derrida），他把一种本质上有关语言的诗性功能的见解予以扩大化，让它成为一种独断性更强的语言理论。[91]事实上，我们也许可以称德里达为"马拉美的翻版"[92]。他可以同时被视为现代主义和后现代主义的理论家，值得我们投以较大注意，因为他把这些立场推到最大极限（在某个意义上推到了近乎精神分裂症的程度）。

德里达不断呼吁我们注意写字母写在一个背景上的实际样子：

例如，他指出对于写在黑板上的文字，我们应该看重的是这个事实：它们"总是以某种方式被写成白色"。[93]另外，他也非常关注文字的声音性质，不只可以从它们听见各种双关语（例如听见法文中的"黑格尔"和"鹰"同音），还可以听出字词在别的脉络可能有的意义——他把这一类若隐若现的意义称为"痕迹"（trace）。"痕迹"包含的意义同样捉摸不定，总是可以牵引出一长串其他意义——这个意义串就像地平线一样没有尽头，会在你越往前走的时候越往后退。德里达坚定认为，马拉美在诗性文字上看见的不透明性和多义性实际上是所有文字的真实处境，而这种主张同时动摇了文字指涉特定对象或表达作者意图的传统观念。

　　德里达这种语言观见于他对柏拉图《费德罗篇》（*Phaedrus*）的解读——《费德罗篇》刚好也是最早讨论言说和书写的哲学文献之一。在这篇对话录里，苏格拉底谈到希腊文单字 pharmakon 同时指"药方"和"毒药"（他是暗示书写可以治疗人类记忆力的不持久，本来是一种恩物，但它后来却对人类起了一定程度的污染和腐败后果。）虽然没有文本证据作为支持，但德里达认为柏拉图提到pharmakon 还有其他用意，指出这个字带有的"痕迹"会让人联想到一些近音字，包括 pharmakeus［魔术师或囚犯］和 pharmakos［代罪羔羊］，认定它们在这篇对话录里扮演重要角色。他解释说，他感兴趣的不是"被称为作者的柏拉图*的意图"，而是"语言游戏"引起的意义的无限蔓衍——这种蔓衍"是它们自己的作为"，不系于作者本人的意图或自觉。为了证明自己的语言中心进路有理，他这

---

　　*　《费德罗篇》是否出自柏拉图手笔无法证实。

162

样说："就像任何文本，'柏拉图'的文本无法不与构成希腊语整个系统的所有字词发生互动——至少是以一种虚拟、动态和横向的方式互动。"又说："某种联想力量会把一个文本中'实际出现'的字词与词汇系统的所有其他字词相联，不管后者有没有在文本中出现……它们会透过句法学游戏和至少透过构成我们称为单字的亚单位（subunits）与词汇总体进行沟通。"[94]

因此，德里达对哲学文本的进路非常类似马拉美对诗的方法。他们两人都例示出罗兰·巴特所说的，现代文学不是由说话者的意图主导，而是由包含众多意义的单字（例如 pharmakon）主导，这些单字"闪耀着无限自由，并准备好辐射出无数不确定性和可能的连接……栽进意义、反射和回忆的总体里"。[95]对于这种语言观会带来哪些后果，我们可以从德里达把说话描绘为一个让人苦恼又兴高采烈的过程窥见：说话者被动地看着"所有可能的意义挤在一条范围必然受限的言语通道中彼此推挤"，以致"谁都无法冒出头来"，与此同时"它们又彼此呼唤，彼此刺激，无法预见又像不能自已地作出一种意义上的自动过度积累（autonomous overassemblage of meanings），表现出的歧异性力量让传统上帝的创造力显得不过尔尔"。[96]

163　　　马拉美主义的理想境界和精神分裂症患者的语言自动化现象的相似之处相当明显。病人总是会对语言文字的外观或声音投以过度注意（"看起来像黏土，听起来像灰色"），也对双关语高度敏感（"死亡" / "黯淡无光的眼睛"）。他们同时还倾向于放大歧义性，会感觉自己被语言文字潜在的许多可能意义压得透不过气（"我读到的一字一句都会让我同时朝十个不同方向思考"）。他们让出自己对话语该负的责任，任由所说的话被单字中的"痕迹"所牵引（饶舌狂），有时甚至觉得从自己口中说出或笔下写出的句子不真正属于他们所有（各种被动化经验皆属此类）。（一个病人甚至经验到一种经典的德里达式偏执：他说他感到自己被迫给予事物第二种意义，特别是这事物是别人提到的话。"[97]）用德里达的术语来说，这些人是经验到"意义的自动过度积累"。我们也不难明白，这一类经验为什么会导致两种相当不同但彼此相关的现象（布鲁勒称它们为"精神分裂症患者所独有"）：一是思绪的病态暴增，另一是突然"堵塞"[*]。[98]后一现象会发生，是因为（用德里达的话来说）当"所有可能的意义都挤在一条范围必然受限的言语通道里互相推挤"，它们必然会害彼此冒不出头来。阿尔托对此有非常显豁的描写：

> 有一种收缩从里面关闭了我的思想，让它僵固得就像处于痉挛状态。思想和表达会停止，是因为它的流动太剧烈，是因为大脑同一时间想到太多东西，有太多话想说。是十种思绪而不是一种奔向出口，大脑在同一时间看见了全部思绪，还看见了它们所有的迂回曲折和所可能指向的观点角度。[99]

德里达让人感兴趣的不只是他的语言观，还有这种语言观背后的存在立场或态度。这种立场最清楚表现在他用来推销自己观点的主要比喻：书写。

---

[*]　前面说过，"堵塞"是指精神分裂症患者思考和说话到一半突然暂停，甚至完全停住。

他指出，大部分早前的语言理论都主张语言的本质系于言说（speech），只给予书面语一个次要地位，认为书写只是面对面交谈的文字化。不过，德里达自己却拥护一种把书写放在中心位置的语言观。因为这样可以突显出他所认为语言的两项重要特征：表意媒介的独立性和歧义性。毕竟，在书写中，文字内容名符其实是离开它们的作者和读者而存在，处于一个不同于表意意图的物理空间。而且，文字内容不会随着内心经验的消失而消失，反而会在空间和时间上继续存在，以及被转移到离开当初表意活动的发生地很远的地方。另外，和言语截然不同的是，书写的说话对象通常不是特定时空的特定个人。基于这些理由，德里达认为，书面语可以让我们同时意识到表意媒介的物质性和它的潜在多义性，让我们意识到表意媒介与原来的表意意图的非同一性。不过，他又进一步主张，经过反省，我们会发现书面语的这些方面其实也是所有语言形式的特征，就连言说也是这个样子，因为交谈所用的同样是约定俗成和任意的意符。为了捕捉语言的这个最基本真理，德里达提出了一个更具包容性的"书写"概念，他称之为"元书写"（arche-writing）。"元书写"不是和言说对立的书写，因为它把言说也涵盖在自己之内。

站在一个层次看，德里达的元书写概念无可非议。毕竟，我们无法否认任何语言沟通都必然要运用感官媒介，无法否认任何一串意符都潜藏多义性（即包含可以指向一个以上潜在意义的"痕迹"）。然而，我们又必须知道，德里达这些近乎老生常谈的说法在某个意义上只有着纯粹理论层面的意义：它们只是关于抽象的语言系统，用索绪尔的用语来说就是只关于语言（langue），无关乎日常沟通所用的言语（parole）[100]。人类沟通的通常情况非常不同于德里达的描述。一般来说，我们可以相当有效地沟通，不会因为语言媒介的物质性或无限多义性而不知所措。就像现象学家梅洛-庞蒂（Maurice Merleau-Ponty）所说的：“语言的奇妙之处在于它可以促进自己的被遗忘。”不只说听是这样，读写亦复如此：“我的眼睛顺着纸上一行行字移动，而一旦我掌握了它们的意义，就会对它们视而不见。纸张、文字、我的眼睛和身体在阅读过程中都是最模糊的背景。表达（expression）会在被表达的事情面前淡出。这就是为什么它的媒介角色会引不起注意的原因。”[101]

　　不过，我提这个不是为了讨论德里达的语言哲学能不能够成立，而是为了探讨这种观念会倾向于促进一个人和语言的哪种关系。因为，主张语言可以用“书写”作为模拟断然会鼓励人用某种态度看待语言。事实上，它鼓励的是一种和梅洛-庞蒂所描写刚好相反的态度，追求的是最大程度脱离表意意图（不管是说话人的意图还是听话者的理解）。德里达的“元书写”思想鼓励人把任何语言讯息甚至它的各部分看成从街上捡来的一张纸屑：由于它的内容可以是任何人写给任何人又或是不为任何人而写，又由于这内容可以指涉太阳底下任何事物或一无指涉，所以当事人会觉得上面的意符就像一些陌生而神秘的事物，起初先会注意到的是它们的物理外形，然后再考虑每个部分所可能包含的所有意义。这样一种态度显然是非人化的，缺去任何分享的社会脉络，不包含任何以同理心理解的企图。

　　精神分裂症患者的语言自动化现象更多反映的是这一类疏离感或陌生感，不是退化过程或认知缺陷。但早先的观点常常假定后者才是事实。例如，原始说认为，那些倾向于聚焦在语言文字物

165 理性质的病人退化回到一个还未认识意符任意性的阶段（在这个阶段，语言文字仍然被看成它们所指涉事物的本质部分，不晓得语言文字和事物的关联纯属约定俗成）。[102] 但精神分裂症患者对于语言文字的声音或外观的注意，往往更接近德里达的态度。我遇过的一个年轻男病患非常关注文字和语言，表示有一件事情让他感到奇怪："文字有自己的质感，这种质感有时会不同于文字代表的事物的质感。"在《一个精神分裂女孩的自传》里，蕾妮提到类似的语言异化经验：每个单字都"空洞地回响着，失去了所有意义"，看似"一个毫无内容的信封"，与它们所代表的事物互不相干。[103] 这些话显示当事人不是无法区分文字和它们代表的事物 [104]，更多的是反映一种强烈的拉开距离化（distanciation）———一种会把语言文字和任何表意意图切断关系的经验态度。

就连有些病人会把单字中的音节独立出来（例如把 men 独立于 containment），也不必然反映符号和意义的原始融合。[105] 因为把一个单字拆成几个音节来理解固然是不正常，但病人在拆字之后通常都是根据标准定义来理解拆出来的音节，不是根据拟声原则（后一情况才可能真算意符和意指的原始融合）。也没有任何证据可以证明，那个把 men 字拆出来的病人意识不到意符的任意性质。这类病人真正显示的是一种破碎化意识，倾向把现象（例如音节）抽离于它们的正常文化脉络。

这一类破碎化意识和抽离态度的关系，特别明显表现在德里达以下的这个主张：我们没有权利把一条表意链（signifying chain）的任何部分（不管是句子、短语还是音节）的意义等同于与它所坐落的实际语言环境看似最显然或最相恰的意义。德里达认为，由于我们总是可能透过把一个表意元素嵌入或嫁接到其他表意链而唤出它的其他潜在含义，所以"没有脉络可以把它圈禁"，也因此，我们应该对所有该元素可能包含的意义保持敞开。[106] 德里达这里推荐的是一种很奇怪的语言意识：这种意识一开始会收窄焦点，专注于一些孤立的部分，但接着它会不断扩大，因为它会不受限制地煽动每个部分所发现的"痕迹"不断（从而使我们陷入一种认知滑移）。这种对待语言的态度背后默认着一种特殊假设和抽离立场：这种立场不想知道说话人实际想表达什么，而是想知道，如果脉络发生变化，被独立出来的某些词或句可能是什么意思。

　　类似的过程看来也见于一些对文字多义性有着强烈意识的精神分裂症患者。平常人对单字中那些无关当前脉络的意义会予以忽略，但这一类病人却不是这样。[107] 在字词联想测验中，他们有时会不太理会既有的语意脉络。例如，在听到 pen[*] 这个字的时候，他们联想到的有可能是"农场"而不是"墨水"，尽管更前面出现的是"书桌"和"书写"两个字。[108] 在日常生活中，他们常常会注意到一般人不会注意的歧义性。有一次，我一个同事和一位病人外出散步，一度经过一个"ped Xing"[**] 标志，这时，病人转身用戏谑声音对他的治疗者说："我们已经进入了中国人的村庄。"[***] 他会注意到道路标志这种潜在意义，显示他的知觉方式颇具流动性和思辨性，而且能够对切近的脉络（在目前的个案是往来车辆和街道）有一定程

[*]　pen 既可指"钢笔"，也可指"牲畜围栏"。
[**]　"行人穿越道"（pedestrian crossing）的缩写。
[***]　Xing 一字最常见于中国人姓名的罗马拼音。

度的抽离。

在德里达的作品中，把这种抽离倾向表现得最明显的，大概莫过于《签名事件脉络》（Signature Event Context）一文。文中强调，有一个方法可以让意符逃出既定脉络，从而产生出无限多新的意义。这个方法就是把意符"放入引号"。[109] 例如，green is or 这个文字组合本来毫无意义，但如果把它放入引号，让它变成"green is or"，它便会获得某种意义——比方说是作为一个不合英语文法的举例。这种认为任何意符都可以被放入引号的态度，或说这种认为任何意符都业已被放入引号的态度，不只是要让意符和原有脉络脱离关系，还要把它放入一个特殊种类的另类脉络中。在该另类脉络，语言只是被提及而不是被使用，意符被看作是一个表意媒介而不是可指涉语言之外事物的透明体。这种后设移动（meta-move）和精神分裂症患者言语的一个面向（一个传统理论极少谈及的面向）颇为相似。有些精神分裂症患者喜欢用反讽和暧昧的态度说一些陈腐或华而不实的语句，仿佛是要表现自己和自己的陈腔滥调了无关系。有时候，这些病人几乎会让人有一种感觉：他们就像某些解构主义者那样，把语言文字（不管是他们自己还是别人的语言文字）看成永远受到引号的包围。[110]

精神分裂言语的意向性和意义

上述对精神分裂症患者反常言语的探讨反复触及两个紧密相关的大议题：一是他们的说话方式多大程度上有意向性？另一是他们说的话多大程度上有意义？（有意义的话又是何种意义？）我们是

应该把他们的疯言疯语理解成身不由己还是刻意为之，理解为认知或语言机能失灵的结果，还是为达到某种目的主动作为？他们的疯言疯语真的无甚意义吗，还是说他们用特殊方式传达意义，或是想传达某种特殊的意义。[111]

　　主张精神分裂症患者是完全身不由己的人会碰到一个问题，那就是，这些言语反常的形式非常多样化，而且非常有选择性。例如，上面提到那个对"满足"一词作出古怪解释的病人一般都是在特定语境才会罔顾字词的寻常意义，而会被他这样对待，主要是一些让他感觉有威胁性的字眼，例如"满足"、"快乐"、"寂寞"和"悲伤"。但在另一位病人（精神病学家玛丽亚·洛伦茨提到的一个病例），这种焦点转换看来却是有目的性，是她坚决回避有意义对话和共享指涉（shared reference）的策略一部分。相当值得玩味的是，她有一次还用这种策略来回避"指涉"这个字本身的指涉： 167

> 问：不要为打翻的牛奶哭泣 *……这句话是什么意思？
>
> 女病人：我今天就是这样。
>
> 问：今天发生了什么事？
>
> 女病人：今天发生了今天。
>
> 问：你指（refer）的是什么？
>
> 女病人：我没有指什么。毛皮（fur）……毛皮是动物的遮盖。[112]

---

　　* 这是一句谚语，指人不应该为无心之过长时间耿耿于怀，深陷其中不能自拔。

诚如玛丽亚·洛伦茨医生指出，女病人显然明白何谓"指涉"。事实上，她把话题转换到一个声音联想 *，正是为了逃避或否认"指涉"一词的意义。这一类转换不无可能反映着某种认知功能的异常或缺陷（是的话大概反映着选择性注意力的不足），但我们仍然必须承认，这种不足非常有选择性，只会出现在某些特定环境。[113]

精神分裂症患者的反常言语具有刻意或说意向成分也表现在这些反常的一些内容，因为它们常常看似不是无心之失。例如，那个在信中谈到父亲死了的病人把"死亡"（*demise*）写成"黯淡无光的眼睛"（*dim eyes*）并不只是一种随机的声音联想，而是富含情感色彩——据一些研究过这一课题的语言学家指出，这种情形在有饶舌狂倾向的精神分裂症患者中非常常见。与失语症患者不同，很多这一类病人都证明自己"语感敏锐"，甚至在配对意义和文字上表现出"让人叹为观止的能力"。他们与失语症患者另一个不同之处在于，他们往往知道自己的遣词用字离开了常规，有时还能够很有说服力并且很清楚地说明自己为什么要那样遣词用字。[114] 例如，上述病人（菲利普）在使用自创新词去形容一个他看见的女人之后，这般解释："我的 imego ** 乐于认为她的天真无邪冒犯了我……但不知怎地，我怀疑虽然自己所有的理性观念都告诉我男女平等，告诉我我渴求的是一个性开放的女人，但我的 libego *** 却告诉我，这个中世纪女人才是我想要的（libego 是个大有心理防卫潜力的用语）。" [115] 不无可能是某种信息处理过程的紊乱或反常让边缘性联想（periph-

---

　　* 　"指涉"和"毛皮"音近。

　　** 　似乎是"自我"的意思。

　　*** 　这个字看来是精神分析学所谓的力比多（libido）变化而成。

eral associations）更容易出现在这个病人的心灵，但即便是如此，他也断然以有意义的方式对自己的状况加以利用。

这当然不是说，精神分裂症患者的所有反常言语都有意义和值得细细推敲。这些反常的多样性大得无与伦比。有时病人说的话固然也许是在表达某些内心感受（这可以说是一种内在话语），但有时却也可以是随机的声音联想，没啥特别意义（这可以说是一种语言的神格化）。还有些时候，病人也许只是刻意说话难懂，话中并无深意。

有一位评论家认为，过去一个半世纪以来，现代文学和艺术经历了一种累进性的发展过程：一开始，艺术只是因为开始处理神秘朦胧题材，才发现自己变得神秘朦胧；到了下一阶段，艺术为了保护自己的神秘朦胧，不让太多人了解，刻意选择一种神秘朦胧的面目；最后，艺术变成是为了神秘朦胧本身而努力争取神秘朦胧，因为到了这时候，它的吸睛能力已大大依赖于神秘朦胧的性质。[116]（波德莱尔说过："不被了解是颇有面子的事情。"[117]）有些精神分裂症患者的神秘朦胧也许同样是无辜和蓄意的成分各半。一个病人（劳伦斯）告诉他的治疗师，每当他生谁的气或有谁让他难过，他就会坠入"神经病"的说话方式——也就是说的话非常抽象和使用非常复杂的字眼（这些字眼也许有意义，也许没有意义）。用一些别人听不懂的话来困惑别人，这是他用来吓唬别人的方法，此举也可以让他向自己证明，他还没有失去智力。莱恩即主张，精神分裂症患者的说话有一大部分也许"纯属毫无内容和扰乱视听的冗长废话，目的是把危险人物拒于门外，让别人觉得无聊透顶和徒劳无功"。他的一位病人这样说："我们精神分裂症患者喜欢一开始说一大堆有的没有的，然后再在话里混入一些重要事情，看看医生是不是够细心，可以察觉。"[118]

　　莱恩有关精神分裂症患者的疯言疯语是刻意为之的论点为很多人接受，但我们应该再次保持警惕，不要轻易过度概括。病人之所以说话难懂，有时也许只是因为对社会环境完全漠不关心或不在乎自己是不是被人了解（例如那个用 wuttas 表示 doves［鸽子］的病人只是因为无法马上想起他想用的字才会如此）。[119]另一些可能原因则也许和内在动机或内在因素有关，例如病人有一种用多面向或反讽方式看待世界的倾向，想要表达一些本质上不可表达的关注或经验，又或是不想直接面对一些会让他们感到难过的现实。

　　就像我们不应该在意义的问题上过度概括，在意向性的问题上过度概括也是一种错误。例如，我们不应该假定精神分裂症患者的言语反常完全是当事人刻意为之，或假定他们精通一个心理学家所谓的"假装精神分裂的艺术"。[120]有些时候，病人说话难懂也许很大程度上是故意，但另一些时候却可能是器质性缺损、疲倦、焦虑或过度兴奋所导致（这些情况大概会引起自动化的注意过程失灵：例如，过度兴奋已被证明可以让人失去对意义的意识）。[121]另一个同样重要的事实是，大部分的语言反常案例都极有可能是上述两大类原因不同程度的结合所导致，而这种结合并不容易定义或描述。这一点可以从马拉美或德里达对语言媒介的关注得到说明：虽然某种被动性（passivity）也许是内在于抗拒把语言熔接于意志的企图，但取代这种企图的审视性客体化却带有主动的成分（哪怕这种立场可能会被经验为强迫症的形式）。此外，虽然抗拒主动控制语言的吊诡行为有时看似是梦或心绪那样自行发生，但另一些时候却可以是

有目的性（事实上，一个人很可能需要锻炼出某种自我控制才能达
到无意志性（willessness）的状态，才能放任自己随着语言的流淌
漂流）。我看不出有什么理由可以假定，精神分裂症患者的情况不
是一样的复杂多样化。有一位病人的情况可以反映出这一类病人
会经验到自己在积极主动和消极被动之间来回移动：据他表示，他 169
说话时都是"有谁在控制我"，而他的话都是"自己说出来"，不过，
他又会应别人要求说出他独有的怪言怪语，而且一度抱怨他因为怕
别人以为他疯了，不敢练习他的怪言怪语。[122]

　　我在本章中探讨了三种不同的精神分裂语言风格。它们每一
种都可以在现代主义和后现代主义文学中找到模拟，而且每一种都
有自己一套看待语言文字的态度。它们也有各自的内在逻辑，如果
把这些逻辑发展到极致，将不可能和其他两种风格并存。然而，过
分强调三种风格的异质性同样是一种错误。兰波就是一个好例子，
因为他可以说是所有重要的现代主义取向的先行者。幸运儿在《等
待戈多》中那段独白，也可以被看成同时体现现代主义语言观的三
大倾向。很多精神分裂症患者的可变性不遑多让，他们有时候可以
在同一番话中来回转换于三大语言反常特征之间。有鉴于此，有一
个问题也许可以一问：三种取向是不是有共通之处？在我看来，唯
一的可能答案就是，三者都倾向于忽视或拒绝接受在日常语言和早
期文学作品中的社会规范和现实关怀，随着这种忽视或拒绝而来的
是转向内在的关怀。所以，我们大可以说，现代主义和精神分裂症
都有一种"发现和殖民化内省的倾向"，都是"透过将世界贬值来抢
救一个内省的小宇宙"。[123]

　　这种情形在"内在言语"的取向表现得最为明显，因为它热烈拥抱一种不理会其他人类，只管表达一己关怀的语言形式。另一种取向（对不可言说者的念兹在兹）会让人过度专注于太独一无二或无所不包的现象，但这些现象都不容易陈说，也不容易引起把社会成规或外在真实视为理所当然的听者的兴趣。至于第三种取向，即语言的神格化，乍看之下和其他两种取向相当不同，但这种不同并没有让它的错综复杂度和反社会程度有所减低。因为，在语言的神格化中消失的不是只有诗人本身，还有外在真实和其他人类。在这种取向中，透过语言与世界或他人联系的古老理念被丢弃，取而代之的是，追求一种单独和语言发生遗世独立的关系。又因为这种语言完全自足，所以最后只有它本身可以被视为是遗世独立和自我关注的一个缩影。[124]

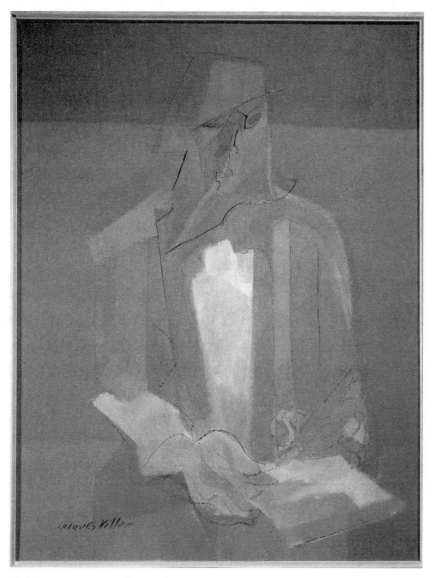

维隆（Jacques Villon），《抄写员》（*Le Scribe*，1949）。法国国立现代艺术美术馆，巴黎吉拉顿。

全面病的自我和世界

第七章　丧失自我

诗人消失了（这绝对是我们时代的发现）。

　　　　　　　　　　　　　——马拉美《论诗》

它从我里面说话。

　　　　　　　　——语出一位精神分裂症患者

　　求知本能是坏东西，会对人类幸福不利……求知意志……会瓦解主体的统一性：它释放出的元素专门颠覆和摧毁其自身。……求知意志的发展不会造就一个自由主体；正相反，它会让我们越发被它发自本能的暴力性格奴役。宗教曾经要求我们用身体献祭，如今，知识则要求我们拿自己做实验，用认知主体来献祭。

　　　　　　——福柯《尼采、谱系学、历史学》

　　在出版于 1641 年的《第一哲学沉思录》(*Meditations on First Philosophy*)中，笛卡尔为自己设定一项使命：质疑每一个假设，质疑每一种被人视为理所当然的确定性(certitude)。就这样，他踏上了现代思想赖以发动的著名怀疑之旅。这趟旅程让他不得不承认，整个物质世界——包括"天空、空气、大地、颜色、图形、声音和所有外在事物"——有可能不存在,有可能只是"相当于梦境的幻觉"。甚至他自己的身体——"包括手脚、眼耳口鼻和血肉"——都有可能只是一种虚妄想象。不过,他发现,说到底有一件事情的存在是千真万确,没有可供怀疑的余地:那就是他拥有心灵或意识。毕竟,怀疑是心灵本身的一种活动,所以,怀疑自己是否拥有意识会吊诡地证明这意识存在。事实上,笛卡尔还认为,怀疑是意识的绝对自由的一个特别清楚的展现,而绝对自由(连同不可割性)是意识的一个不证自明的特征。笛卡尔这样总结他的发现:"有一个我在怀疑、理解和渴望,这一点是自明的(self-evident),没有其他办法可以把它说明得更清楚。此外,我拥有想象能力也是自明的,因为即便我想象的东西无一为真,它们仍然是我想象出来,构成我的思想的一部分。最后,我还拥有的感觉,也就是说,我可以透过感官意识到对象,因为我确实看到光、听到声音和感到冷热。"[1]

至少对大部分现代西方人来说,要感受自己主体性的绝对确定性相当容易。通常,我们都会有一种住在自己的知觉、思想和行为里面的感觉;我们也通常会感觉我们的意识属于我们自己,又除非我们透过语言文字或手势表达我们的思想感觉,别人将无从得知。事实上,这些假设深深镶嵌在我们的世界观和存在方式里,乃至把它们直说出来会让人有一种套套逻辑(fautology)的感觉,就像任何替代方案皆不可想象(当代哲学家斯特劳森[P. F. Strawson]即说过,以下的说话或思考方式是不通的:"这个内在经验正在发生,但它是发生在我身上的吗?"[2])但够奇怪的是,随着一个精神分裂症患者病情的加深,上述假设对他来说会变得不再成立。此时,病人会进入一种我们近乎无法想象的无我状态。

例如，一个这样的病人也许会觉得自己失去了行动的主动权："当我伸出手要拿梳子，是我的手自己伸出去，是我的手指自己拿起梳子，我无法控制它们……我看着它们移动。它们非常独立，所做的事与我无关……我只是一个牵线木偶。当绳索牵动我的身体移动，我无法阻止。"这一类病人也可能会觉得脑子里的思绪不是属于自己，甚至认为自己是经验到别人的意识："我望出窗外，觉得花园很美，草地很棒，但安德鲁斯的思绪忽地进入我的脑海。我里面只剩下他的思绪，别无其他……他把我的心灵当作屏幕，把他的思绪投影在上面。"有些病人甚至觉得自己的思绪被人用古怪方式从他们的头脑抽走："有谁用吸尘器把我心灵里的东西吸走，让里面变得空空如也，什么都不剩。"[3]

在笛卡尔看来，我们拥有自己的意识和住在自己行为（act）里的感觉（我思［Cogito］的本质）可以充当一个阿基米德点，让我们凭这个有着绝对确定性的支点推论出上帝的存在和外在世界的现实，从而恢复原先被我们怀疑的所有事情的信心。不过，"我思"[175]有时不但不能为精神分裂症患者提供一个坚固的基础，反而会被视为最受怀疑或渐渐消逝的现象。因为失去了对自己主体性的意识和发挥意志的能力，病人有可能会经验到一种全面的破碎感，失去一切凝聚感、独立感或在时间中保持连续性的感觉。例如，一位病人说："我再也无法判断有多少自己是在我里面，又有多少是在别人身上。我是一个聚集体，一个怪胎，成分每天不同。"另一位病人说："我会蚕食自己，正在瓦解为一小片一小片。"还有一位女病人说她感觉有人用锤子把她敲裂，让她变成"无数分离四散的水银小颗粒"。[4]精神分裂症患者拉拉·杰弗森（Lara Jefferson）写道："有什么事情发生在我身上，但我不知道是什么事情，我唯一知道的是我原来的自我已经粉碎而完全剥落，从里面跑出来一个我一无所知的生物。她对我是个陌生人……她不是我——她不是真的……不，她就是我，因为我仍然把自己握在手上。就算我是个疯子，还是无法不和自己打交道。"[5]既然他们有着强烈存有上的不安全感，极端不确定自己的自我是否存在，这就不奇怪很多精神分裂症患者会常常把"我是"（I am）挂在嘴边，反复不断对自己说："我是我，我是我。""我是一切万物面前的现身者。""我是心灵，不是身体。"[6]

这些古怪经验看来涉及最基本自我结构的丧失或破碎化——这个自我结构有时被称为 ipseity（源自拉丁文的 *ipse*：自我或自己）。[7]雅斯贝尔斯指出："当一个人意识到他不是自己，是外在、自动、独立和来自别处，精神病就会发生。"[8]这一类经验显然和西方文化一些最基本的假设格格不入。文化人类学家格尔茨指出："在西方的概念里，人（person）是有边界的，各自不同，拥有若干整合的动机和认知宇宙，是意识、情感、判断和行为的一个动态中心，依此构成一个鲜明整体，同时跟其他类似整体和它的社会及自然背景形成对比。"[9]

这就难怪雅斯贝尔斯会认为上述一类经验是超出任何正常人所能设身处地感受之外，又在他大有影响力的《精神病理学总论》一书把它们视为精神分裂症最让人感到陌生和最无法理解的特征。[10]然而，格尔茨勾勒的观点虽然在西方文化（包括在哲学和日常生活两方面）已经称霸好几个世纪，它并不是唯一存在的观点。其他观点否定笛卡尔有关内在自我的看法放诸四海皆准，甚至否定其有效性，所以也许可以帮助我们理解精神分裂症患者自我拥有能力匮乏的经验。尼采便曾经这般指出："我们凭什么可以说有一个'我'存在，甚至说这个'我'是思想的原因？……一个思绪是在'它'想要出现的时候出现，不是我想要的时候出现……说得客气一点，那个著名和老掉牙的'我'只是一种假设、一个断言，完全不具有直接确定性（immediate certainty）。"[11] 类似观念也可以在较不情绪化的科学哲学领域找到：大有影响力的物理学家暨哲学家马赫（Ernst Mach）曾在 19 世纪 80 年代批评笛卡尔的主客体二分法，主张一般的自我观念大有问题，因为个人其实不过是"由感觉元素构成的相对稳定的复合体"。[12]

在 20 世纪的进程中，这样的说法越来越常见。事实上，在过去二十年来的后现代主义艺术和后结构主义思想，它已经取得了近乎正统教义的地位。接下来，我将会探讨这一类主张和精神分裂症患者表现的自我混乱（self-disturbances）或说自我失序（I-disorders）的类似之处——这种类似性非常有启发性。[13] 不过，在此之前，先让我们看看，精神病学和精神分析学的主流，还有文化的前卫主义，是怎样看待精神分裂症这方面的特征。

精神病学、精神分析和前卫主义的观点

自我混乱会成为诊断精神分裂症的重要判准，主要是德国精神病学家施耐德之功。他是雅斯贝尔斯的重要追随者，曾经提出一份他称之为第一级症状（First Rank Symptoms）的清单。被他纳入的症状包括妄想、幻觉和其他被认为是精神分裂症决定性指标的症状

（前提是病人没有明显的脑损伤迹象）。[14] 所有这些症状都相当具体，全都包含被动化（passivation）或其他对正常自我意识的根本扭曲。例如，病人也许会觉得自己的情绪、行为、知觉或身体感觉都是强加给他，或是感觉自己受到外在力量的控制。他们还可能听到自己的思绪大声说话（声音就像是从外面发出），或是感觉自己的思绪被广播到全世界，或是出现某些幻听（这一点稍后再谈）。思想过程对他们来说也许会像异己事物，不受控制。例如，一个病人感觉自己的心灵像是干燥的沙滩，自己的思绪是冲上沙滩的海浪。另外有些病人会觉得他们的思绪是"属于别人"[15]，是别人的思绪投影在他们心灵屏幕上产生。施奈德的清单长久以来在英国、德国和斯堪的纳维亚精神病学界都大有影响力，最近又被美国精神病学会整合到自身的诊断系统。现在，被这个系统列为精神分裂症的典型特征包括"丧失自我边界"（loss of ego boundaries）、"对一己同一性的极端困惑"和各种"奇奇怪怪"的妄想，而这些全是施奈德心目中的第一级症状。[16]

施耐德对臆测倾向非常有戒心，拒绝提供任何假设去解释这些"根本的质变"——自我经验的偏差，他认为是精神分裂症的高度特性。[17] 除少数例外（特别是有关监控意志性行为能力失调的神经认知理论）[18]，大部分受施耐德影响的人同样不喜欢建构理论，没有对精神分裂症患者的自我混乱提供任何概括性解释。不过，这一类症状同样受到对精神分裂症感兴趣的精神分析学家重视，而因为精神分析学的性格使然，理论和诠释在他们的系统里扮演一个吃重角色。

最早有关自我混乱的精神分析学见解是由陶斯克（Victor

Tausk）1919 年在一篇著名论文提出。陶斯克是弗洛伊德最早圈子的成员，也是第一个提出"丧失自我边界"观念的人。在《论精神分裂症中"摆布机器"的起因》（On the Origin of the "Influencing Machine" in Schizophrenia）一文中，他把焦点放在一种独特妄想上。这种妄想包含着施奈德的大部分第一级症状，也断然会引起预感感觉：

> 病人纳塔莉娅小姐（Miss Natalija A.）三十一岁，原是哲学系学生。她宣称，过去六年半以来，她一直受到一台在柏林制造的电力机器所摆布……该机器形状像人体，事实上就是病人本人的形状，只不过不是全部细节俱全……机器的躯干上有一个盖子，形状像棺材盖，上面铺着丝布或天鹅绒……她看不到人形机器的头，不知道这机器是不是有一个和她一样的头……这机器一个非同寻常之处是它受到什么人以某种方式控制，凡是发生在它上面的事情都会发生在她身上。当有人打这台机器，她就会感到自己身体的相应部位被揍……机器的内部由电池构成，被认为代表人体的内脏器官。操纵机器的人会把黏糊糊的物质放在她的鼻子，让她闻到恶心气味，或是让她产生某些梦想、思绪、情感，又或是在她思考、阅读或写作时打扰她。在较早阶段，操纵机器的人还会抚摸机器的阴部，让她产生性快感。[19]

在纳塔莉娅看来，各种一般被认为是有目的性的活动——例如移动一只手或是把注意力放在脑海中的思绪——都是别人强加在她身上。而且这种强加比强迫服从还要全面，因为她的行动和经验就像只是副现象（epiphenomenon），只是对发生在机器上的事情的自动、实时和被动反应。她说不上来这机器的确切所在，只知道它是在"别处"。[20]（图 7.1 是另一位精神分裂症患者所画的人体图，其中的人体也许和纳塔莉娅所说的摆布机器有几分相似。）

根据陶斯克的诠释，纳塔莉娅会有一种被外力控制的感觉，以及有一种身体的分裂感（这表现在她认为自己的身体之外另有一台摆布机器），是一种倒退回到胎儿阶段和婴儿阶段的表现。他所持的理由是，在这两个阶段，人尚未发展出自我和世界的边界，还没有能够完全控制自己的身体，所以身体对婴儿来说是个陌生环境。他们会觉得，出现在他们身上的身体感觉和冲动就像是来自一个陌生的外在世界。[21]弗洛伊德参加了陶斯克的论文发表，同意他的"丧失自我边界"之说，又提出了一些额外补充。[22]自此以后，几乎各门各派的精神分析学家都把自我混乱看成退化回到"混沌未分状态"的主要指标[23]。这种状态的特征是当事人会用初级思维方式思考、产生一厢情愿幻觉（hallucinatory wish fulfillment），缺乏一个"主观察的自我"（observing self）（"病人少有能力反省自我和直接经验"[24]），以及表现出安娜·弗洛伊德所说的"精神水平原始，不懂得区分自我和环境"。[25]

精神分裂症患者的自我混乱不只引起精神病学和精神分析学的极大关注，也在 20 世纪前卫文学家的想象里扮演重要角色，在他们的作品里担当主体破碎化的客体对应面。[26]这群人总是用一种尼采的视观看待精神分裂症患者，认为他们表现出"自我遗弃"和"自我遗忘"的"酒神型疯狂"，乐于让"个体性原理"塌陷，以在原

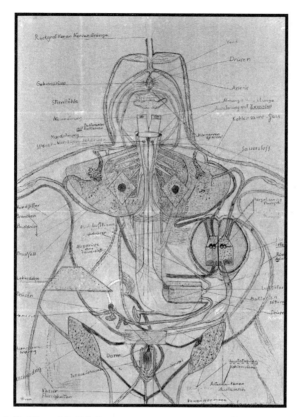

图 7.1　卡塔琳娜，《人体》（*Corps Humain*，1965）。人体图中显示内部器官，但显然没有头部。这是一位精神分裂症患者的绘画，让人想起纳塔莉娅的"摆布机器"。休迈尔（Marie Humair）拍摄，洛桑市数字化工作室。域外艺术美术馆典藏，瑞士洛桑。

始统一（primal unity）中获得"说不出的狂喜"。[27] 在 20 世纪晚期，由于后结构主义的推波助澜，人们对去中心存在方式（decentered existence）的兴趣大增，常常认为这种存在方式比一个整合的自我更加本真和更有活力（尼采即说过，自我只是一种虚构，是"外加和投射在原有的事情上面[28]"）。例如，在1976年出版的一部著作中，作者认为精神分裂症患者的丧失自我相当于他在兰波、洛特雷阿蒙、热内（Genet）和阿尔托作品里找到的"放下自我的狂喜"，又指出，在传统文学中，自我是一种"有条有理和带来调理的"存在，但在精神分裂症患者和兰波等作家的情况中，自我的一贯性和边界性已经被前俄底浦斯情结（pre-oedipal）的多样纷歧欲望和与所欲望对象融合的冲动炸得粉碎。[29]

分崩离析：现代文化与自我

接下来，我要对见于精神分裂症患者和很多现代主义作品中的自我意识突变现象提出一种不同的解释。要做到这一点，我们必须找出一条会导致累进性自我破碎和自我解体的另类路径。这样的路径在现代思想和艺术中都相当显眼，而有些人之所以不予理会，只是他们太想把自我诋毁为一种虚假的超越性，或是太想把"丧失自我"歌颂为一种能让欲望放任自流的更本真存在方式。[30]

我会首先检视这条另类路径其中一个最明显的例子：威廉·詹姆斯（William James）对自我的沉思。他是最伟大的哲学心理学家，也是处于现代主义时代开端的人物。虽然不是他的本意，但他的分析清晰显示出反思的一个核心吊诡：强烈的自我意识会导致自我的式微，与此同时又会模糊掉它自身在让自我式微一事上所扮演的角色。

威廉·詹姆斯：寻找自我

在《心理学原理》（*The Principle of Psychology*, 1890）论"自我的意识"（The Consciousness of Self）一章中，威廉·詹姆斯以一个相当笛卡尔风格的断言展开讨论，那就是，任何可以称为人类意识的意识，其特征都是有"一个作为核心的自我"，靠着这个自我，一个人的思想和感觉得以统一起来，不至于分离四散。与这个有着统一作用的核心相比，意识流的其他成分看来都是"转瞬即逝的身外之物，每一个都可以丢弃，但那个主丢弃者却始终存在"。威廉·詹姆斯接着提出一问：我们怎么会感觉有这样的核心存在？这个"城堡里的圣殿"*又是由什么构成？[31] 如果我们选择直接去观察它，会发现些什么？

经过直接观察后，威廉·詹姆斯得出了第一个答案。他主张，我们对意识流的控制感和对意识流的认同感息息相关，因为意识流中看起来和自我最密切相关的部分，就是我们觉得最能够驾驭的部分。这个"所有意识中的主动成分"是一种精神性的东西（a spiritual something），它看来会出去跟各种性质和内容会合，而后者看来会进来被它收取。它负责欢迎或拒绝。它主持对感觉的知觉，是"努力和注意力的源泉，也是意志的命令所从出之处"。自我的两个面向——统一性和主动的意向性——看来不可分离和互相依赖。[32]

不过，在对"精神性自我"提出过这样的解释之后，威廉·詹姆斯立刻发现它失诸笼统和模糊，不能让人满意。这样的描述——我

*　指自我。

称之为是得自"和缓"（casual）而非"激烈"的（exigent）内省*——并没有让威廉·詹姆斯觉得自己抓到痒处。因此，他改采一种更用力、更专注的内省方式，希望"透过与种种特殊性格斗，尽可能更靠近事实"。现在，他试图抓住经验的一些瞬间，用力观察，揪出构成它们的那些微观但具体的细节。

透过这种"激烈"内省，威廉·詹姆斯发现他根本找不到任何纯粹精神的成分："每当我的内省之眼快得足以抓住一个自发显现的意识活动时，我可以鲜明感受到的只是一些身体过程，而它们大部分是发生在头颅之内。"他观察过的意识活动包括意欲、反省、同意和否定。他发现（例如）每当他设法回忆或反省，他固然有一种从外在世界抽身的感觉，但这只是"眼球向上转和向外转"带来的一种错觉。类似地，同意和否定的感觉似乎涉及声门**的开和关，而空气自由流过鼻子和喉咙的感觉"是同意感的一个强有力元素"。所有这些例子都显示出"激烈式"观察立场的一个重要特征：它会把内省的自我（introspecting ego）和被内省的自我彻底撕开，让前者看起来像个被动的旁观者，让后者看起来位于一个距离之外，是所有思想感觉发生之处。

经过这样一番仔细检视之后，威廉·詹姆斯认为，"城堡中的圣殿"不过是"头颅内部或头部至喉咙之间一些特定活动的集合体"。所以，所有这些经验"严格来说都是客观事物"——包括"那个被我们用代名词'我'称之的假想存有（imaginary being）一样是如此"。当我们审视自己的经验，我们发现不到内在或主动的成分，

---

* 指威廉·詹姆斯上述的内省方式是一种"和缓"的内省。
** 声门为两瓣声带之间的开口。

有的只是自动自发的动觉过程（kinesthetic process）或生理过程。但这不啻是说，"我"这个同一性和意向性的"圣殿"并不存在，因为那些本来被用来定义它的判准——内在感、活动感和统一感——在仔细观察之下被证明只是错觉。"所以，就目前，我得到唯一的结论是：至少在某些人来说，自我那个被最鲜明感受到的部分大多只是一些头部内的运动或'调整'的集合体。如果不对它们投以注意和反省，我们通常都会知觉不到它们的本来面目。"

威廉·詹姆斯总是谨慎地对自己此一发现持一点点保留态度，181 没有把他对"自我"的怀疑推到极致。[33] 另外，他也在《心理学原理》其他地方提供了自我批判的所有必要因素。例如，在谈"思想之流"（The Stream of Thought）的一章中，他指出，自省过程似乎本质上就包含着一些有误导性的偏见，因为它偏好的是具体和分明。[34] 因此，自省（特别是"激烈"形式的内省）很自然会倾向于过分强调意识流的"实体性"（substantive）部分，而忽略了他所谓的"过渡性"（transitive）部分（包括对关系、过程和活动的感觉皆属此类）。他把设法看清楚一个过渡性现象比作抓住一个旋转的陀螺来研究它的旋转或打开一盏灯来研究黑暗：这些现象都会在你盯着它看的时候消失。一旦一个人设法内省一个过渡性部分，他的目光就有可能落在意识流的实体性部分，要不就是把过渡性部分扭曲为实体性部分。

我们不难看出这个由观察方法导致的错觉为什么可能瓦解对自我的经验：因为这种经验大有可能是由意识流的过渡性部分而非实体性部分所承载。事实上，威廉·詹姆斯的激烈式内省本身便是丧失自我怎样会发生的最佳写照：不是来自旁观的自我的弱化或意识程度的降低，而正好相反，是由于反身意识的过度肥大导致。

奇怪的是，威廉·詹姆斯并没有把他对观察方法的偏颇讨论用于他自己的观察，没有指出他会"发现"自我不存在是他的观察态度导致。不过，我们倒是在维特根斯坦的作品里找到了对这一类缺失的批评。维特根斯坦认为，正是这种缺失导致各种没有根据的"形而上"断言和不必要的哲学困境。他在《蓝皮书》(Blue Book)写道："想要厘清哲学问题，一个有用的方法是在我们倾向于作出形而上断言之处注意各种看似不重要的细节。"³⁵ 他相信，凝视(staring)在我们也许可称之为"哲学错觉的现象学"中常常扮演特别重要的角色(例如，他说，当我们光坐着思考而不是在街上走来走去的时候，唯我论*的主张会更像真理)。³⁶ 在《哲学研究》(Philosophical Investigations)一书，他更是直接批判了威廉·詹姆斯的"自我主要只是头颅内的一些特定活动"之说，指出这个"发现"事实上是内省态度的一个函数："詹姆斯的内省所表明的不是'自我'一词的意义，也不是对'自我'的任何分析，而是表明当一个哲学家对自己说出这个字和设法分析它的意义时，他的注意力是什么状态(这一点可以让我们学到许多事情。)"³⁷

182 维特根斯坦写到一种不自然的表达或思考方式有可能会让我们把意识或意志状态推到一个距离之外，弄得它们仿佛是一般意义的事物，是我们必须谛视方能知觉得到。这种内在分裂状态并不是不可能发生，只是每当这样的情形发生，它就会弄出一种异常的心灵状态。毕竟，就像维特根斯坦指出的："我不可能观察到未被观察到的自己。"因此，像"我知觉到我正在意识"之类的话描述

---

* 一种认为"我"的心灵是唯一存在的事物的主张。

的是一种对注意力的不正常安排方式，有可能会动摇一个人在活动和意识中一般会有的涉入感，让人失去主导自己行为的感知。[38]维特根斯坦提醒我们，这种自我生成的错觉极难以克服，因为它的根源正是一个对追求清晰了解来说少不了的前提：从活动抽身，进入冷静、抽离的沉思。位于这一类错觉底下的是一个吊诡处境：未能充分自我意识到自我意识的影响，以及没有对"拉开距离化"（distanciation）拉开够远距离。[39]

文学发展："想象力想象自己想象"

虽然用激烈式内省瓦解自我之举在较早的文学阶段不乏先例，但这种手法在现代主义文化中特别常见——现代主义艺术和哲学都非常喜欢对如其然的经验（experience-as-such）或语言媒介投以强烈审视。在著名的《怀疑时代》（The Age of Suspicion）一文中，法国小说家娜塔丽·萨洛特谈到了传统叙事的种种基础（包括行为和个性前后一贯的角色和一个整合良好和可理解的作者／叙事者）已从现代主义小说消失，又指出这个发展不但不代表某种倒退回到襁褓意识的状态，反而是一种"异常复杂发达的心灵状态"的表现。在她看来，现代之为现代可以用司汤达的一句宣言概括："事事怀疑的天才已经出场。"[40]

娜塔丽·萨洛特本人的小说所呈现的，正是一种日常生活在被激烈式反省凌驾之后产生的经验形式。这些小说没有情节，尽是描写无穷细小的内心攘动。这些内心扰动几乎像是植物那样自生自长，通常不会被人注意，但在娜塔丽·萨洛特看来却是人类生命的真正本质。这种说法呼应着一种在某些圈子几乎已成了正统的观点：人类经验的真相已经被骗人的自我统一感和控制感所蒙蔽，因为事实上，人类意识是由一些既内在又外在的微小和近乎自动化的事件构成，例子包括一闪即逝的记忆、隐约记起的语句、半自觉的冲动和感觉——这一切都是像划过池塘的水螅那样在意识场里自行划过。

在娜塔丽·萨洛特看来，现代小说的发展是由一种把内省客观化的趋势所主导。更早期的文学作品固然也会处理内心世界，让"无形无状的柔软物质在手术刀的分析下屈服和瓦解"（这种方法大概可以归类为和缓的内省），但在当代小说里，心灵世界的东西却变成是硬邦邦和不透明。它们的主角／叙事者往往是透过观察和谈论他们的人认识自己。[41] 就像漫画中的人物，他们是把自己的思想行为当成外在事物检视，仿佛这些思想行为是包在大致可以包住整个世界的对话圈圈里*。娜塔丽·萨洛特小说《生死之间》(*Between Life and Death*)里的阿兰(Alain)就是这样一个例子：他老是光坐着，观察思绪和感觉在自己意识里的生灭。对这个代表每个现代人的角色来说，就连"自我"（假定能说他有一个"自我"的话）都是一个他抽离出来所注视的东西：

> 小滴小滴的字词向上堆栈，形成稀薄的喷流，它们一滴推一滴，然后又通通落下。其他字词继续堆栈，然后是其他字词……同样的事情周而复始，无有终结。他再一次任自己漂来漂去……向自己卷曲，任由最轻微的漩涡牵引……他等待那些

---

* "对话圈圈"指漫画中用来圈住人物对话的圈圈。

浓稠分泌物现出蹒跚前进和后撤的轮廓，等待下一次的分泌。

对这个后期的马拉美式的观察者来说，握有"主权"的是字词：

> 它们彼此嬉戏，彼此应答，彼此回响。它们闪烁着，彼此
> 映照……他被困在它们的镜像所构成的迷官里，被囚禁在它们
> 无限的互相反照之中……他转身，从一个镜像转到另一个……
> 这是那种我们必须变成两个人的时刻。半个我脱离开另外半
> 个我，成为了见证人。[42]

小说的主角／叙事者凝视得愈是坚定，他意识里的思绪和感觉就愈
像是包含一切存在的外在事物，而他对那个超越意识流的自我意识
也越发稀薄。这种外在化是那么的极端，以至于让人怀疑称之为内
省是不是恰当。被观察的现象仅保留下一点点主体性质，那就是，
它们是感官与料（sense data），不是事物（things）。[43]

　　因此，伴随着激烈式内省或是过度反身而来的现象主义
（phenomenalism）会导致自我的消散。用瓦雷里的话来说，这过程
是一种"自我的离心化"，在其中，被意识到的现象会向外散射。[44]
娜塔丽·萨洛特在另一部小说《天象馆》（The Planetarium）的结尾
再次重申这个道理："一切在他里面的东西，一切在他四周的东西，
全都分崩离析……我想我们每个人多少都有一点是这个样子。"[45]

　　有时，这一类过度反身会包含一种奇怪的二元性：它除了会把
一般被感觉为内在或主观的现象外在化，还会把通常被视为外在
和客观的现象内在化。每当被凝视的对象是一个起表象作用的实

体时，这样的事情就会发生。这种趋势最清楚地见于当代的某些后现代主义前卫作品，它们以让人目不暇接的方式迈向自我意识和自我指涉，但它要引起自我指涉的不是作品里的角色，而是作品本身。很多这一类作品都透过聚焦在自身的小说或绘画身份，带来自我动摇或者自我拆解。有时，这种效果甚至是透过聚焦书写或绘画行为达到（也可以是聚焦在阅读或看画行为：这时，自我意识的焦点是读者或观画者而非创作者）。在这些情况中，被描绘的世界俨然比建构它的意识低一级。这就是一种"想象力想象自己想象"（imagination imagining itself imagine）的状态[46]。知名的文学概念184 "置疑"（aporia）或"镜渊"（*mise en abyme*）都是表达这一层意思。在这种状态中，无休止的自我指涉会形成一个无可遁逃的深渊，情形就像两面互相映照的镜子或是一幅以自身为内容的照片。[47]在这样一种艺术或语言意识中，主题和外在真实会失去一切重要性和实体性，但同一时间，作者和角色的鲜明自我和实在性一样可能会溶解。仅留下来的是一种奇怪的矛盾：没有主体的主体主义，没有纳喀索斯（Narcissus）的自恋（narcissism）。[48]

在我看来，这种过度反身的传统和先前提过的美学反理性主义不是同一回事。不错，就像见于洛特雷阿蒙、兰波和热内的一些作品那样，在威廉·詹姆斯和娜塔丽·萨洛特，那个"有条有理和会带来条理"的自我一样消失了。另外，娜塔丽·萨洛特一类作家所描绘的经验世界也可以化约为一系列不连续和破碎的画面，它们不具有真实物体的实心性和恒常性，会在影像的流动中互相融入。不过，在"欲望想象力（desiring imagination）的千变万化幻灯"和刚刚讨论过的"镜渊"之间仍然存在一些重要分别。前一个传统有以下的特征（至少有一些评论家这样认为）：诗人会"强迫世界变成一个他本人的欲望且让人兴奋的版本"，个人会被其"资源的肥沃性本身肢解"和"兴高采烈地融合于那些提供自身作为欲望舞台的场景"。[49] 在这样一种"欲求狂想的胜利"中，内在自我瓦解之后会融入它所欲望的对象。反观后一形式的自我破碎却会转身离开其所欲望的对象，转向内在经验和一个活力越来越衰减的自我。另外，在这种状态中，起主导作用的不是欲望或情感，而是一往无前的认知冲动。这两种倾向不是不可能同时存在于一件作品，甚至不是不可能被综合起来，但它们仍然是两种不同的趋势，即便不是严格不兼容，亦至少是有着基本的紧张关系。[50]

既然精神分裂症是一种退化的见解广为人所接受，这就难怪精神分裂症的丧失自我现象常常被归入前一个传统，即酒神传统。[51] 但接下来让我们看看一些病例，以断定这两个传统——一个包含"兴高采烈的融合"，一个是威廉·詹姆斯和娜塔丽·萨洛特的激烈式反思——何者也许更能帮助我们理解真正发生在精神分裂症患者身上的事情。纳塔莉娅的情况会是很好的切入点。

精神分裂的自我混乱

摆布机器

在谈威廉·詹姆斯的时候，我们看到，那些聚精会神观察自己意识流的人不太可能发现可显示自己具有同一性、内在性或意志性的证据。他们甚至有可能会觉得自己的身体感觉不属于他们自己，因为审视行为会把对象推向外。因此，把一己的感觉体验为原发于自己的另一个身体（即一部自己控制不了的摆布机器），看来是表达这种经验的适当方式（此举也可以让当事人得到一个对该经验的解释）。纳塔莉娅提到，那台摆布机器的盖子铺着天鹅绒，而我们也许可以把这块天鹅绒理解为象征她在激烈内省模式中对自己身体的隐性知觉，换句话说，如果不是采取激烈的内省态度，她的动觉感觉（kinesthetic sensation）也许会保留更大程度的过渡和隐含性质，即更像是过程而不像是物体。但在激烈内省的作用下，这些感觉会越来越静态化和实体化，最后以事物的形象出现——在纳塔莉娅的个案是以一块天鹅绒的形象出现。可以佐证这个分析的是纳塔莉娅无法说出机器的脸长什么样子（哪怕她意识到机器有一个头，而且这个头和她的头一模一样）：在和缓的内省中，当事人尚可透过模糊意识到正常的意义场（field of meaning）的整体（其中包括自己在别人眼中大概是什么样子），但在激烈式反省中，因为少了这样的意识，当事人的头和脸都有可能会不翼而飞，取而代之的是模模糊糊的一团东西，或是一组隐约发生在身体上方的动觉感觉。社会抽离（不管是严格意义上还是心理意义上）都很能够带来这些后果，因为够强和够长的孤立可以撕去一个人作为社会存在的隐含意识。这一意识部分是由别人的凝视维系，是感觉一己作为一个完整的肉身性存在的基础。[52]

　　我们也许可以把摆布机器视为精神分裂症的一种晚期症状，是因为定睛看着内在感觉和身体图式经验（body-schema experiences）所导致（这些感觉和经验在一般情况下是透明和不会显题化，在当事人的意识里保持隐性，而占据着知觉焦点的是外在事物）。根据这个诠释，摆布机器不是物理身体而是主体身体（subjective body）的投射意象，是一个被强烈凝视里外翻过来和实心化的身体。另外，因为这个被里外翻过来的身体大得几乎占满整个世界，世界会被化约为一间坐落地点模糊的房间，其他人也会被化约为一些模糊人影（他们的作用只是操控机器）。

在许多个案中，精神分裂症患者的病情推展都和这个诠释相当一致。我们知道，精神分裂症患者最常见的病前人格是类分裂性／分裂病性人格类型，其特征是强烈疏离社会和极端自我注意。一个最终发展出被摆布妄想的病人在自述中表示：“我从很小便是我的各种奇怪心灵状态的观察者，热衷于观察自己的程度非常罕见。”[53] 陶斯克也指出过，纳塔莉娅一类病人的病情通常都是始于温和的离异感（estrangement）。起初，他们也许只是知觉发生变化，出现了“坏心绪”的特征，但随着病人把注意力转而向内，他们会开始感觉自己和一些本来被归属于自我的现象产生距离。这时，不管是嘴巴里的口水、脖子的弧度或眼皮的开阖都会让他们觉得怪，身体感觉或思绪也看似是出现在一个距离之外。[54] 当这些奇怪的感觉引起病人注意，他们的注意本身又会让这些感觉变得更遥远、更外在和更具体。这是一种失去默会之知的表现，让病人无法继续住在身体里和浸沉于感官世界，产生出一种近似现象学反省的抽离态度——根据梅洛-庞蒂，现象学反省致力于“松开把我们连接于世界的意向性绳线（intentional thread），把这些绳线带到我们眼前”。[55]

激烈形式的内省常常带有过度意向性（hyperintentional）的性质，但我们知道，这并不意味着该内省形式完全或本质上由意志主导。它的来源事实上有不同的可能。它某种程度上也许反映着内向性情气质（在类分裂性／分裂病性人格之下）的加剧或是某种过度聚焦的认知风格的加剧。它也可能反映着某种根植于生理异常的更具体认知因素，例如丧失综合出更大完形（Gestalts）的能力，或是无法不去注意一般人不会注意的刺激源（动觉感觉和其他"内在"感觉是这一类感觉的重要子集）。[56] 在这几种情况中，自我的破碎不只是过度反身的结果，还是它的原因（就此而言，把他们模拟于威廉·詹姆斯的激烈式反省也许不完全恰当，因为激烈式反省基本上是一种发自意志的行为）。

但无论原因为何，持续的内省模式都是精神分裂经验的核心元素（待会儿我们将看到这方面更多证据），而且正是这种内省强烈导致病人抽离于自己的行为和经验。前面第一章提过，有个女病人把个人主体性形容为"人类精神竖起过的最神圣丰碑；即具备思考、决定和意志的能力"，又说她的自我"已经被自身撕扯得四分五裂"。她的这番话也许可以从上述讨论得到解释。

所以，我们不难理解一个从自身经验后退的人为什么会感到他的感觉和思绪源自他的身体或心灵之外，为什么会觉得他的思绪在他的头脑之外说话，甚至感觉自己的行为、感觉和情绪是强加在他身上。（有些紧张症病人甚至不敢把事情做到一半不做，否则就会问心有愧：这是因为他们把自己的活动看成独立事物，他们无权干涉。）缺去统一的意向性可以很容易导致自我消散的感觉，仿佛"自我"已经碎裂为无数粒子，旋转着向外飞散：

> 我的双膝发抖，我的胸口像一座横在我面前的山，我的身体的行动是不同的。手和脚都不在我身上，它们自行其是。这

时，我会觉得自己是另一个人，只是在照抄他们的动作，要不就愣在那里，呆若木鸡。我不得不停下手边的工作，看看我的 187 手是不是还在口袋里。

另一位病人这样说：

> 我的身体碎成一小块一小块。所有小块全混在一起，让我认不出自己。每当这样的事情发生，我会觉得自己多于一个人。我正在分崩离析……我连一句话都不敢说，生怕一开口所有东西就会离我而去，让我的心灵什么都不剩。这是一种比死亡还难过的恍惚状态，就像是我受到了催眠。[57]

这种内在化和外在化并行的过程有时会结束于一种系统性的妄想，靠着这种妄想，病人可怕的混乱感和解体感得到减轻。摆布机器（influencing machine）就由此而来。这个精神分裂症的典型妄想把病人的过度反身意识的一个准外在象征（quasi-external symbol）填入世界，让世界恢复稳定，也让病人对他们经验到的扭曲和被动化多少有了一个解释。（图 7.2 是一位病人描绘自己受到摆布机器的妄想。）

根据传统的原始说，"反省性思考"或"旁观的自我"（即心灵的自我监控能力）的减弱和"自我"的丧失（即失去一己存在的实感和凝聚感）是互为表里，是原始和病态意识的两个相互依赖的特征。[58]因此，许多精神分析学家都建议病人接受一些主要目的是鼓励内省和培养旁观的自我的心理疗法。[59]这种假定自我边界和反省意识相 188

互依赖和假定两者会在精神分裂症患者身上同时减弱的态度，几乎见于所有试图解释丧失自我现象的人——包括非精神分析派心理学家和前卫作家。[60] 一个好例子是学院心理学家朱利安·杰恩斯（Julian Jaynes），他主张精神分裂症患者会丧失自我——他称之为"模拟自我的被侵蚀"（erosion of the analog "I"）——是因为欠缺反省能力，无法思想思想（to think about thinking），或是无法建立内在的"心灵空间"（Mind-Space）。他主张，精神分裂症的典型幻听是一种退化回到一个人类早期演化阶段的表现。该阶段位于公

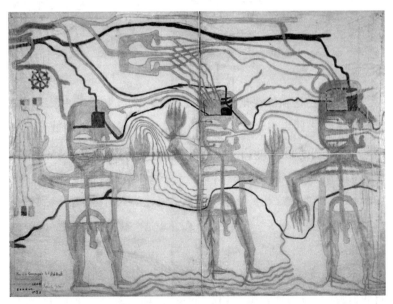

图 7.2　吉耶（Robert Gie），《中央机器和度量表的放射分布》（*Distribution d'Effluves avec Machine Centrale et Tableau Métrique*），约 1916 年。此画作说明了一位精神分裂症患者对他的摆布机器的妄想。柯恩（Arnaud Conne）拍摄，洛桑市数字化工作室。域外艺术美术馆典藏，瑞士洛桑。

元前三千年以前，可以称为"两院制"阶段，当时，一些演化程度偏低以致无法发挥思虑或自我控制的人行事时会直接从脑神经指令获得指引。[61]

但现在应该已经清楚的是，自我的被侵蚀有可能用另一种方式诠释。那就是，某些种类的自我观察不但不能维持自我意识，反而会引起其动摇。但为什么这种诠释比较好？既然两种方式都解释得了精神分裂症患者的思想和行为反常，有什么理由让我们选择过度反身意识的解释模型而不是较多人接受的那一个（即退化回到襁褓状态或出现不受拘束的欲望）？要回答这个问题，一个有用的方法是更仔细考察施耐德的"第一级症状"的性质，然后反省精神分裂症患者经验的整体心绪和结构。

"大声思考"

就像其他原始说的拥护者一样，杰恩斯主张，精神分裂症患者的幻听以"命令性幻觉"（command hallucination）最为典型，换言之，病人对这一类幻听会直接当真，不会有所犹豫或反省。不过，被施耐德列为第一级症状的那些幻听，其典型特征与杰恩斯所说的并不相符。在施耐德列出的三种幻听中，犹豫或自我监察成分在其中两种中都相当明显：一种是病人听见有声音取笑、批评或谈论他正在做或正在想的事情（"现在他走在路上，现在他到达路口，不知道该转向哪一边。现在他看着那个女孩的腿，想着这双腿真的有够脏"之类），另一种是病人听到有两个或更多的声音就他正在做的事情进行讨论或争论。在第三种幻听中，病人会听到自己的思绪大声说话——有时是在刚想到这些思绪之前听见，有时是想到之后听见。[62]

以下的自述出自同时有着偏狂型和紧张型特征的精神分裂症病患朗格（Jonathan Lang），很能表现出当事人的典型经验和表达风格。朗格听到的声音有两类，他一律称之为"大声思考"（thoughts-out-laud），而据他自己表示，"两类声音都不是他的意识自我（conscious self）所引发和预期得到"：

> 这两种风格高度对应于自我的不同取向。当自我有一个明显的取向，比方说阅读或书写或观察环境，大声思考的语言制作（verbal production）就会采取适合自我正在从事的那种活动的呈现方式，外加对自我说一两句题外话。例如，如果那个人*正在阅读，大声思考就会把那个人正在读的一字一句大声念出来，有时还会对某个段落加以评论。当自我处于更加严格的内向取向（比如说反省），语言制作通常是让那个人和他认识的人进行假想谈话。[63]

当朗格的意识改为向外关注，他的声音代表着一种对意识的意识，相当于一种后设意识。这种后设意识通常处于正在进行的意向活动的背后，但偶尔也会扰乱当前的意向活动：

> 每逢自我形成一种强烈的取向，大声思考会［倾向于］提供思考语言表达。但有时大声思考会在自我设法投入需要文字词语的活动时，继续给它呈现一些外来观念。

---

* "那个人"是指他自己。

当他处于较为反省性或向内关注时，他听到的各种声音会形成一种内在对话，表现出商讨、犹豫和争论：

> 在表达外来观念时，大声思考的语言制作通常都是采取独白的形式，试图说服自我信赖大声思考背后的能动者的权威，并且采取一种弥赛亚式的固着。与这些独白相附的是自我对独白提出的论证的思想表达。另一种情况是呈现试图说服当事人进行某种行为的论证。[64]

精神分裂症患者常常会听见自己的思想大声说话，或者听到有声音评论他们当前的思想和行为。[65]他们的幻听往往具有自相矛盾的性质，有代表正、反两种立场的声音在争辩，或者有一个声音命令病人去做些什么，然后又批评或嘲笑他们的服从或不服从。[66]一个三十二岁的女病人听见一个男声用强烈耳语反复说出她正在想着要去做的事情。例如，如果她心里想着："我必须把水壶放上火炉。"那过了一秒钟左右，那个男声就会说："我必须把水壶放上火炉"或"别把水壶放上火炉"。一个二十四岁的男子反复听到一对男女在谈论他。一个深沉沙哑的声会说："G. T. 这个人真是自相矛盾得要命。"然后，一个更尖锐的声音会附和："他就是那样的人，应该把他关起来。"然后，偶然会有一个女性的声音出来干预："他不是那样的人，他很可爱。"[67]患有精神分裂症的护士克莱尔·华莱士（Clare Wallace）自谓："一直有个爱批评的自我（critical self）让我不得安宁。"它让她有一种她是"自己的观察者的感觉。我看着我所做的一切，就像我不是自己，而是别人"。她又写道："每逢我躺下来设法思考，那声音就会打岔，批评东批评西，无所不批评。我的每种想法——几乎在它们还没有出现在我的脑海之前——都会受到批评。"[68]

幻听往往被认为是原始驱力的表达或古早记忆以某种方式向上冒出，突然闯进心灵的较理性部分。[69] 不过，正如我们看到的，最典型的精神分裂症病例和这幅传统的肖像画几乎没有共通处。我们倒不如把幻听视为尼采在《悲剧的诞生》里批判的那种过度理性主义的表现：他把这种过度理性主义形容为一种"畸形"状态，一种"非神秘主义者"状态。尼采指出，在这种状态中，"逻辑面向因为异期复孕（superfetation）而变得过度发达，一如本能面向在神秘主义者中的过度发达"，让意识（"劝说者和批评者"）代替本能成为了主导的动机力量。（在《悲剧的诞生》中，苏格拉底是尼采视为正在成为西方文明规范的这种偏差状态的缩影：他老是听到一个准神的声音对他说话，而这个声音就像精神分裂症患者所听见的声音那样，是一个"总是出言劝阻"的"纯粹禁制者"。）[70] 对于这一类病人，命令性幻觉可能有助于让他们逃出焦虑的自我意识和叫人瘫痪的矛盾心理，把自己弹射出没完没了的举棋不定、自我批评和怀疑状态。

这种状态离杰恩斯所描绘的生命世界显然相差甚远，即无意识和自动化世界缺乏内在"心灵空间"。更正确的形容也许称之为"内在关注的外在化"，在其中，病人被密切监视（并密切关注）的内心生活填满了外在世界，几乎把其他一切挤走。值得注意的是，精神分裂症患者听到的声音一般都不是来自外在空间的任何特定个人或物体，而是来自当事人身体之内或天空，就像是弥漫了整个宇宙。）[71] 事实上，大声思考看来是把通常是隐含的人类意识的本质结构给显性化，因为人类意识首先是以语言为本质，是一个内在对话的领域。迄今所见，最常见的精神分裂性幻听是听见一些极为有条理的声音，而且，与酒精性幻觉症（alcohol hallucinosis）病人的幻听不同，这些声音的概念成色要远多于知觉成色，就像是用心灵而非耳朵听见。[72]

就像纳塔莉娅的摆布机器妄想，这一类幻听看来是渐进地发展出来，是当事人越来越撤出实践活动和社会世界所导致。因此，与酒精性幻觉症的情况不同，精神分裂症患者的幻听极少出现在病程早期，而且出现频率倾向于在被动化（passivity）[73] 和离群索居的情况下急剧增加。反之，一旦病人开始与其他人互动[74]、聆听他们感兴趣的谈话[75] 或是从事重复性的体力活动（例如铲雪），他们的幻听就会减轻[76]（这是因为他们忘记了自己，或正在从事的活动不需要思虑和意识的选择）。病人法兰克（一位物理学家）的这番话可以说明病程较早期的温和自我疏离的性质（当时自我意识还没有把思想物化为外在声音）：“在我的定义里，心灵是思考器官，而思考是指以有意义的方式产生文字词语——一些非常轻声细语以致只有我自己听得见的文字词语。我经验到这些无声的文字词语凭空自行出现在我的头脑，但它们仍然受到我的充分控制，让我感觉是我在思考它们。”[77]

朗格写的一篇文章看来可以为内在关注的外在化的整个过程提供解释。他形容他的意识分为三个自我——更精确的说法也许是三个非我（non-selves），因为这三个存有领域的每一个（包括他所谓的“准正常层位”）都被感觉像是存在于一个距离之外，不属于他所有或是他自己意志的表达（每一个都被他物化，被他称为"它"）。朗格提到，所有他醒着的时间，他大多是抽离于"感觉运动活动"（sensorimotor），受到"意识形态活动"（ideological activity，即主要是符号形式［又特别是文字形式］）的思想活动所主宰。就像娜塔丽·萨洛特笔下的许多主角一样，朗格看来觉得自己只是思想过程的被动观察者，而在他的思想过程中，"概念有时会从一个层位转移到另一个层位"。那是心灵内容从一个逐渐缩小至不存在的中心越来越向外迁移的过程。朗格谈到，那些从"准正常层位"或说"自我防卫层位"移出的概念被疏离感更强烈的"幻觉意识形态层位"所接管。这种转移至"幻觉层位"的情况会发生，看来是源于自我的离心化所致，因为朗格指出，他的"幻觉意识形态层位是源自作者经验到的大声思考的外在内容"。朗格将之描述为"由作者自我分类为那些轻微、非自愿、副声音谈话等诸多幻觉统合现象所表达出来的外在观点"。[78]

　　事实上，朗格的整个讨论和威廉·詹姆斯对自我的激烈式分析非常类似，因为它们都关注意识流的实体部分而不是过渡部分，都"发现"经验自我并不存在任何内在核心，都是毫无反省地采取内省方法（激烈式内省的产物被认为是发现而非创造）。例如，在一个段落，朗格似乎认识到，他的声音会披上一层外在化性质（他称为"幻觉因素"）和他聚焦在对实体化感觉（"本体压力的感觉"）息息相关。这会让人想起威廉·詹姆斯的"发现"：自我无非是一些"发生在头颅内部的身体过程"。它同时表明了我们很难说得准被观察到的事物（威廉·詹姆斯称之为"实体性"感觉）是观察态度所发现还是创造。谈到他的"大声思考"时，朗格指出："除了语言制作，还会出现声带肌肉的最小紧张和本体压力的感觉。只要是在经验中出现任何幻觉因素，八成是本体压力的感觉所提供。"[79]

我们已经看到，威廉·詹姆斯因为使用激烈内省的方法，得出一个和他使用和缓内省时非常不同的结论，即认定自我并不存在，认定所有关于自我的经验"严格来说都是客观事物"。朗格看来也受到一个类似过程的牵引，才会抵达一种生命形态，其中的一切——甚至包括"作家的自我"和"准正常层位"——都存在于当事人外面，是当事人站在一个距离外看见。如果说纳塔莉娅的摆布机器妄想代表活历身体（lived body）被里外翻过来和放在一个距离之外观察，那么朗格的"层位"也是一种类似的外在化：把一般是隐含的内在话语和内在对话现象向外投射。借用哲学家亚历山大（Samuel Alexander）的话来说，这两种情形都是把我们平常会不假思索的经验或者心理过程置于"注视"之下。[80]这种倾向让人几乎不可能确认自己有一个自我，因为激烈式内省的座右铭不是"我思故我在"，而是"我思故我不在"。[81]

"监视机器"：失去自我

精神分裂症患者常常相信或感觉自己受到监视。年轻艺术家马丁在日记里写道："我一辈子都受到彻底研究，我的头颅里被装上伊安·弗莱明笔下詹姆斯·邦德的各种偷拍和偷听装备。"一位女病人说她的日常生活全被一部"监视机器"看在眼里。[82]在精神分析学，这一类经验常常被解释为一种原始或自我中心的表现，类似于婴儿会觉得自己是宇宙的中心。不过，精神分裂症患者的被监视感觉包含着一些特征显示出他们的认知发展层次远超过婴儿或小小孩。所以，这也许就是精神分裂症不会出现在少年期（"形式运思期"）以前的原因，因为人要到了少年阶段才会发展出反思能力。如果这样的人真是"自我中心"，那它主要是一种"更高层次"的自我中心：包含强烈社会自我意识和不惜牺牲具体真实去高估思维。[83]

我的一名病人从准紧张型精神分裂状态恢复之后告诉我："我感觉自己像漫画中人。我的思想和行为都是在我的身体外面，就像被装在一个对话圈圈里。"[84] 虽然他的经验某个意义上是被"主体化"，但这种主体化很难说是见于婴儿期的那种主体化。根据一般认定，婴儿的"主体化"比较缺乏自我意识：婴儿的主观投射也许会转化外在世界，但外在世界通常被转化成为一个奇幻宇宙，缺乏任何主体感受。[85] 反观上述那个抱怨自己思想跑到外面的人却非常能够意识到自己的意识，事实上，他看来是把主体性本身当成对象，因此把内在过程转化为外在事物。一种类似的被动化和疏离于自己心灵过程（语言过程）的感觉看来隐含在第六章提过的一个视幻觉："一张脸里面有另一张脸和另一双眼睛，语言文字从他的头顶跑出来。"[86] 此外，感觉自己被监视的病人一般也会强烈意识到别人意识的存在，而这种意识广被认为是婴儿经验所付之阙如。亨内尔（Thomas Hennell）在他书名饶富深意的自传《见证人》里说：

> 我认为，有一架威力强大的电影摄影机把这一幕拍了下来，因为有这样的机器对准我，它的作用可以维持几星期。无论如何，在这个画廊和可怕的环境中，我扮演的是可怜兮兮的角色，处于虚弱和半瘫痪状态……一个声音对我耳语说："托

马斯，他们给你的心灵拍了一幅照片。"[87]

这一类肥大的自我意识不太可能促进一般形式的实用活动和社会活动，而这一点也许有助于解释，为什么有些精神分裂症患者的举手投足会那么僵硬或笨拙。一位病人抱怨说："如今我没有什么动作是自动自发。我做什么之前——甚至包括走路、说话和吸烟——都得在脑海里演练许多遍。那样，它们才能显得是不假思索。"[88] 另一个病人说：

> 我不确定自己是不是还能够举手投足。情况很难形容……最近，我发现自己做什么之前都会先想一想。例如，在坐下来之前，我会先想一想坐下来牵涉些什么，甚至几乎看到自己坐下来的样子……所以，做每一件事都要花我更多时间，因为我总是要先想一遍。如果我能够不再注意我准备做什么，我做起来会快得多。[89]

根据精神病学家西尔瓦诺·阿列蒂分析，他的病人约翰的紧张型瘫痪正是由这一类自我疏离的过度意识（hyperconsciousness）所导致。露营的时候，约翰会被不确定性萦绕，挥之不去。他无法去砍树，因为，正如他所说，他会"给自己的怀疑加倍又加倍，再把加倍了的怀疑加倍"。不久，他便被铺天盖地的焦虑压倒，什么都不敢做。他开始意识到自己的意向和行为之间存在落差：他说的话看来不是他真正想说，只是和他想说的话有些关系。然后，他开始感到更加疏离：虽然头脑仍然完全清晰，他感觉完全无法控制自己的行为，唯恐自己会犯罪或干出什么引起灾难的事情。恐惧很快就强烈到足以抑制他的所有活动，引起石头化（petrification）：用他自己的话来说，他看到自己"凝固为一尊石像"。[90]

不让人意外地，这种自我客体化的倾向经常会伴随着本能欲望和强烈情感状态的减低（不过倒是会感受到一种深邃和无所不包但又抽象的焦虑）。没有什么比朗格那些冷冰冰的自述要更少一些酒神色彩：事实上，他的自述读起来就像一篇科学论文，严谨和不带感情的程度不亚于内省心理学的研究报告。所以，反精神病学运动和前卫艺术家常常把精神分裂症患者的失去自我现象理解为一种欲望得以自由表达的解放表现，不能不说是一大讽刺。事实上，这一类病人有些会逐渐完全丧失性欲。在纳塔莉娅的个案，这一点反映在她的摆布机器的所有性器官痕迹的逐渐消失。[91]

上面指出过，纳塔莉娅和朗格的经验世界以物化和僵固为特征，而这些特征可以让他们的经验恢复某种程度的稳定。不过，同样必须知道的是，特别是在精神分裂症的"急性"阶段，过度反身一样可能带来经验的瓦解和混乱，乃至于更容易被人误解为自我退化或者本我（id）当道的表现。

正如我们看到过的，精神分裂症患者常常被困在一个解不开的两难之中：他们拼命寻找自我，但他们的自我恰恰在这种狂热寻找中受到摧毁。一个病人非常害怕忘记自己："当我突然意识到我没有想着我自己，就会怕得要死。不真实感会向我袭来。我绝不能忘记自己，哪怕只是一刹那。我看着时钟，忙着记住自己，否则我就会不知道自己是谁。"[92]另一位女病人则拼命寻找自己意识的经验中心，却困惑地发现，这个中心就像永远后退的地平线，总是超出她的掌握之外，让她最终无法确定她的思想是不是真正属于她自己：

> 这些思绪不断前进。我正在越过边界。我的真自我总是往下跑——它本来只是位于我的喉咙，现在却到了更下面。我正在失去自己。我正在越走越深。我想要告诉你一些什么，但心里害怕。我的头脑充满思绪、恐惧、憎恨和嫉妒。我的头脑抓不住它们。我不能留住它们，我位于我的鼻梁后面——我是说我的意识在那里。它们正在裂开我的头，这就叫精神分裂症，对不对？我不知道这些思绪是不是我的。我想我上一次只是为了得到治疗，把它们杜撰出来。[93]

文学上的镜渊手法被形容为自我构成（self-constitution）和自我取消的吊诡结合，是一个范畴透过自我指涉而自我瓦解的过程。[94] 上述女病人看来也是被困在类似的两难之中：她拼命构成自我之举却是在挖自我的墙脚。[95]

"被剥夺"* 和 "被偷偷摸摸绑架"

最后，让我们更深入地看看一个破碎化和自我瓦解经验的个案。他就是前面提过的那个对现代人的疯狂概念有着重要影响力的诗人阿尔托。他既是精神分裂症患者（人生最后十年的大部分时

---

* 原文"Dispossession"直译为"占有"，在此依文脉内容翻译为"被剥夺"。

间都在住院），又是极重要的艺术家，对 20 世纪实验戏剧的影响力大概无人能及。与我们的讨论特别相关的是，他一直被认为是极端反理性主义的代表性人物。在反精神病学运动和文学界的前卫人士眼中，阿尔托是酒神型疯狂的最高代表人物，相当于野人，其文学作品被认为表现出"不受控制和多形态的欲望运动"或"了无束缚的力比多"，其美学方案被认为表现出一种足以媲美兰波《灵光集》（*Illuminations*）的"兴高采烈"的自我瓦解，是"一个欲望狂想的胜利"。[96] 不过，如果细读阿尔托自己的著作，我们就会发现这些意见即便不是流于肤浅，仍然是极端片面。

　　阿尔托最著名的作品是写作于 1931 和 1936 年之间的《剧场及其复象》（*The Theatre and Its Double*），其中确实鼓吹一种酒神色彩的"残酷戏剧"（the theatre of cruelty）——这种戏剧的目的是用过剩的欲望和痛苦冲破正常自我的边界。然而，阿尔托著作中最常触及的主题却是非常不同的东西。用他自己的话来说，这主题就是"心灵之火的付之阙如，生命流动的停滞"，或说是"真实（reality）的离形去体"。[97] 他深知"从情感能力的角度来说，我真的缺损了些什么"。他写道："我甚至在自己身上找不到可称为情感的东西。"所以，与其说他的"残酷戏剧"里的欲望过剩是为了表现生命力的自然涌流，不如说是为了对抗他生命所感受到的失去生命力和失去真实感（这样说并不会减低其著作的独特性和诡异精彩性）。事实上，阿尔托本人说得很清楚："我想要让戏剧成为一种电击疗法，透过电流让人们变得有感。"[98] 他在《剧场及其复象》的序言里表示，他乐于自比为好色的罗马皇帝埃拉伽巴路斯（Heliogabalus），又说这位皇帝所犯的无数罪行只能透过没有力量完全占有生命来解释。

[99] 精神分裂症患者有时喜欢自残也许可以由此得到解释：他们想要透过自残重新感觉身体属于自己。

阿尔托确实希望透过狂喜感觉和融合于周围世界让心灵变得隐而不彰。然而，这种状态不但不是他的基本状态，反而是他从未成功达到的逃脱：不管是透过吸毒、残酷戏剧或远赴墨西哥生活在原始的塔拉胡马拉人（Tarahumara）中间，一样无济于事（他原以为在塔拉胡马拉人那里可以找到一个"永远欢乐"的世界）。事实上，我们也许可以说，让阿尔托挥之不去的痛苦，还有他的美学哲学中极端反心理主义的最有力动机，都源于他的失去自我经验——他称这种经验为"正常水平真实（reality）的永远渗漏"、"我的存有的根本停滞"或"我的生命实体的被剥夺"。所以，他的苦恼更多是"镜渊"和自我疏离的内省所引起。正如他在该著作中所说的："如果说我们的生命缺乏硫黄，即缺乏一种永远的魔法，那是因为我们选择去观察我们的行为（act），让自己失落在思考它们的想象形式而不是任由它们的力量推动。"[100] 在诸如《幽域的中心》（*The Umbilicus of Limbo*）和《神经尺度》（*The Nerve Meter*）等文本中，他又这样写道："我们属于心灵里面，属于头脑内部"；"我会痛苦，是因为心灵不在生命里面，生命不在心灵里面；我会痛苦，只因为心灵成为了器官，成为了诠释者，成为强迫事物进入心灵里面的胁迫者。"

1925 年，阿尔托描述了一种身体破碎感："身体呈现在脑海的只是一些线状和毛茸茸的四肢图像。这些身体部分离我远远的，不在它们应该在的位置。"同一年，谈到自己的思想过程"掉进了陷阱"和"被偷偷摸摸绑架"，他这样写道："我是见证人，是自己的唯一见证人。"看来，阿尔托始终无法摆脱受控制心理活动和身体自我呈现的受损害感或伴随这种受损感而来让人困扰的自觉关注。十几年后，他去了一趟墨西哥进行他的原始主义实验，却深感幻灭，因为他发现参加塔拉胡马拉人的仙人掌仪式并没有如他预期的，可以"解放"他的身体。这时，他只惊讶于是"什么样错误的预感，什么样虚幻和人工的直觉"曾经让他抱有这种希望。仙人掌仪式不只不能带给他生命力和身体恢复完整的感觉，反而加剧了他的自我专注和破碎感。他描述，他的身体就像一个巨大而脆弱的宇宙，正在他的监视之眼的注视下分崩离析："这个作为我的身体的灾难……这个错位的组装，这片损坏的地质……这种二十八日的重度囚禁……这个错位的组装……这个胡乱组装的器官堆栈——它就是我，而我对它有一种目击的印象——就像一片处于土崩瓦解边缘的巨大风景。"[101]

结　　语

强调过度反身是引起自我混乱的重要原因，并不是要主张这些发展本质上是当事人故意为之，就像自我的破碎和错位完全只是当事人倒行逆施的结果。事实上，那种会瓦解意志感和积极参与感的内省过程本身，看来是外加于病人身上——他们大有可能会觉得自己是一种"不可抗拒的看见"或说一种向内指向的"凝视中的真实"的受害者。有一位女病人的情况很能说明这一点，她谈到她所谓的"分裂的'辩证法'"和"会彼此审视的自我"。这是一些自我监察的过程，每逢她参与谈话就会发生。它们看来具有强大惯性，会带来当事人不想要的痛苦后果："然后，透过我自己投射到另一个人和另一个人本身的结合，我受到监控，如预期作出反应。这种情况发生的极快，让我虽然想制止，却来不及制止。那之后，我就被自己离开，变得非常孤单。"[102]

让人好奇的是，这种无力制止反观内省的现象会不会某种程度上是自我加诸，也就是说，外在化内省的过程会不会让自我疏离加速？不管怎样，各种的神经生物学因素或认知异常都很可能牵涉其中：要不是透过这些高度反身或反思过程多少是直接的神经生物学基底，不然便是以较间接的方式，透过创造可以引起分析性审视（后者一个可能的例子是产生一种注意力的感官。不管怎样，想要正确理解这一类自我混乱都要求我们必须丢开广为接受的刻意为之／身不由己二分法，认识到（例如）这一类病人缺乏意识和控制自己的能力可以同时成立和不成立。我们谈论的病人看来无法控制的是自我控制本身，他们无法拉开距离的是他们对拉开距离的没完没了需要，他们无法意识到的是他们过分肥大的自我意识和这意识对他们世界的影响。精神分裂症患者很有可能会陷入困惑和迷惘，迷失在无穷无尽回归内心世界的孤立和抽象之旅，但害他们被困住的是一种过度反身状态，一种充满夸张意志力和自我指涉的状态。让他们无法回到一种较正常存在状态也许不是意志的无能，而是有时没有能力抵抗意志力，没有能力任由自己随着实用性活动的水流随波逐流。亨内尔看来明白这种吊诡："向内关注的心灵相信自己忙个不停，却什么也没干成。它的自我折磨部分是不由自主，部分是 197 有意为之，因为它在雄心勃勃地引导自己的同时，也增加了自己的痛苦劳动！"[103]

明白了自我意识和疏离是自我混乱的重要原因也让我们能用新的眼光看待"预感感觉"——在雅斯贝尔斯看来，这种非常本质的怪异感觉也跟自我及意志的基本突变息息相关。它表明了观察者从这种病人感受到的陌生感，并非源于他们是完全的异类。他们不同于遇到了一个（比方说）来自差异极大的异文化的人或者一个意识状态或意识阶段和我们非常不同的人（比方说醉汉或小小孩）。纳塔莉娅和朗格之类病人所给人的陌生感和他们自己所感受到的自我陌生是分不开的。但果真如此，那观察者感受到的陌生感就会有着一个奇怪的意含：要对精神分裂症患者产生同理并不见得注定失败，因为那也许是一种共享的陌生感，是由对病人正在经历的事情的精确直观所引发。而我们在某些精神分裂症患者身上感受到的眼花缭乱深渊，会不会正和他们正掉进去的"镜渊"有关？

第八章　一位神经症患者的回忆　

　　我决定不久之后申请出院，好能再次住在文明人中间，回家和妻子在一起。因此，有必要让我的社交圈子里的人对于我的宗教概念至少有一点大致的了解，这样，他们也许便可以稍微懂得迫使我表现出各种奇怪行为背后的力量——哪怕他们要充分了解这些看上去奇怪的行为一定是不可能的。

　　这就是我写这书稿的目的 …… 我当然不能指望我说的事情能够被充分理解，因为它们并非人类语言可以表达，甚至超出人类理解力之外。我也不会坚持，我说的一切无可辩驳（甚至对我自己来说也不是），因为其中有不少仍然只是推测和可能性。毕竟我也只是一个人类，无法不受人类理解力的局限性所限制。但有一点我却是确定无疑，那就是我比那些没有接受到天启的人要无限倍接近真理。(41)[*]

以上是《一位神经症患者的回忆》(*Memoirs of My Nervous Illness*) 的开篇语。[1] 此书出版于 1903 年，是历来精神病患者所写

---

　　*　作者原注：本章括弧中的数字都是《一位神经症患者的回忆》页码。

过最具影响力的自述著作。作者史瑞伯（Daniel Paul Schreber）具有极高智商且善于表达，1894 年经历第一次的精神崩溃，就在这之前一年，史瑞伯才被萨克森王国任命为德雷斯登最高法院的主审法官。史瑞伯表现出偏执型（paranoid）精神分裂症症状，住院多年（1893—1902 年），大多数时间都住在索嫩斯泰因精神病院（Sonnenstein Asylum）。在这段住院期间接近尾声的时候，史瑞伯写出他自己的回忆录，出版后引起精神病学界大部分名人的关注，而这位作者也因此成了有史以来最著名的精神病患。

史瑞伯的自述既复杂又极为怪异，其中的内容不可能撮要，调性也异常地难以传达。这回忆录是一个奇怪的混合体，将绝对自信和犹豫不定、具体和抽象、清晰和怪异绝伦集于一身。虽然史瑞伯的症状涵盖精神异常的广泛范围，但最引人注目的症状在于自我的深邃变化，包括自认为是宇宙的中心、失去正常的意志控制力，以及感到自我的破碎、解体和倍增。

史瑞伯有一些最让人吃惊的经验和信念，它们自成一个超凡脱俗的私人宇宙，由所谓的"神经束"（nerves）、"光芒"（rays）和"灵魂"（souls）等奇怪物事构成。这些物事能够接管他的意识，用他的头脑思考，用他的眼睛看东西。例如，他说："一度，和我发生神经接触（nerve-contact）的灵魂告诉我，它们在我里面遇到很多个头，并为此惊呼：'老天，一个人怎么会同时有好几个头！'"（86）。虽然这些症状一直被精神分析学派看成是一种退化回婴儿状态的表现，又被精神病理学认定是精神分裂症的不可理解性的典型例子，但如果我们仔细阅读《一位神经症患者的回忆》，将会发现史瑞伯几乎完全能够从事反省性思考和拥有着自我意识，如同一位成年人心智生活中那般发达与复杂。事实上，他的许多说法和关怀都会让人强烈联想到哲学家／历史学家福柯在其大有影响力的著作《规训与惩罚》(*Discipline and Punish*)中对于现代人自我(modern self)的核心特征所作的描述。

史瑞伯的书同时受到精神分析学派和医学取向心理学的极大重视。弗洛伊德用史瑞伯的病例写成了《史瑞伯：妄想症案例的精神分析》*——这是弗洛伊德谈论精神疾病中篇幅最长的论文。自此，史瑞伯便在精神分析学派同时成为了被害妄想型与精神分裂类型疾病的经典案例，被认为是退化至"婴儿自体性欲"(autoerotism)和无我状态(egolessness)的绝佳例子。[2] 包括布鲁勒、迈耶(Adolf Meyer)、荣格和雅斯贝尔斯在内，大部分早期精神分裂症经典著作的作者都研究过《一位神经症患者的回忆》，其内容也常常被重要的精神病理学专著和教科书引用。雅斯贝尔斯在《精神病学总论》中引用了不少史瑞伯的自述，以此说明何谓精神分裂症的怪异透顶和不可理解。[3]

事实上，史瑞伯的回忆录充满边界混淆和被动化的例子，读起来几乎就像是给施耐德所归纳的"第一级症状"加以举例说明（只不过这一次是从内省得出）。有时，史瑞伯相信自己就像所有空间一样广大，相信自己的边界和宇宙等宽。[4] 然而，另一些时候，史瑞伯又会坚称他的思想和行为完全不受自己控制，有时还会认为另一些生灵(beings)或心灵的力量禁锢了他的"意志力"，对他进行所

201

---

　*　《史瑞伯：妄想症案例的精神分析》(*Psycho-Analytic Notes upon an Autobiographical Account of a Case of Paranoia*)，王声昌译，台北心灵工坊文化事业股份有限公司(2006)。

谓的"灵魂谋杀"（soul murder）。史瑞伯靠着自己的"心灵之眼"看到了"光芒"："它们看起来就像拉长的纤维，从地平线一个极远处向我的头伸过来……它们有时会伸向我的头，有时会从我的头往后退。"（227）他也看到一些形状像小人儿的外在灵魂（后来也被他称为"光芒"）用蛛丝般的细线把他的眼皮拉上拉下。（138）* 就连他凝望的方向和心灵态度也受到摆布：史瑞伯声称，出现在他眼前的事物（比方说花园里的昆虫）是某种外在力量创造，而且会在创造出这些事物的同一刹那引导他的目光转向它们。史瑞伯的这种被动化倾向也表现在一种弗洛伊德特别强调的妄想型态：感觉自己的身体正在失去男性特征，开始出现"女性的丰满体态"。

　　史瑞伯所经验到的那个宇宙（由"神经束"、"光芒"、"神迹"和"灵魂谋杀"构成）怪异绝伦，乍看之下抗拒任何理性的解释。《一位神经症患者的回忆》行文错综复杂、盘缠曲折、细节无比丰富又近乎信口胡诌，使得读者很容易会认为，其中描述的妄想和准幻觉（near-hallucinations）不过是一个纯粹非理性心灵的随机产物，是当事人因为陷于失智（near-dementia）或谵妄而任意幻想出来。然而，更加仔细的阅读会让我们发现，想要去否定史瑞伯的妄想内容具有某种诠释性或同理性理解，反倒变得愈加困难。他的经验世界所表现的有条不紊和结构精密在在让人忍不住觉得其背后隐藏着某种一贯性，很难相信作者是

　　单凭想象杜撰出整个复杂的观念结构体和庞大的内容
　　　·　·　·　·　·　·　·　·　·

---

　　*　换言之他把自己张眼或闭眼归因于外在力量。

细节（例如有关灵魂语言［soul-language］和灵魂概念［soul-conception］等等的部分）。这岂不是证明了是思想本身把自己加诸一个能写出和经验这一类事情的人……证明了他必然得到过一些其他人不可得的特殊经验和特殊印象？(296)

但我们也许可以追问：这些特殊印象又是什么印象？是什么原因让史瑞伯经验到"神经束"会借助语言振动，或经验到"光芒"会像箭一样从很远的远处射过来？还有就是，作为史瑞伯的世界基础的那些独特经验真的超出所有正常或可理解的人类经验的范围之外吗？

弗洛伊德对史瑞伯案例的诠释集中在那些有明显色情内容的症状。他推测，史瑞伯感受到一种有威胁性的性渴望：对强有力父亲的情欲。换言之，他是感受到"同性恋原欲的爆发"，而他的各种妄想就是同时用来掩饰并表达这种禁忌情欲。[5] 不过，即使是在精神分析学派内部，认为这个解释并不充分的人却不是少数。他们认为，史瑞伯的存在结构本身发生的激烈转化（即被动化和边界混淆——我们也许可以称它们为精神分裂型特征，而不仅仅是被害妄想型特征）太过显著，这些无法以同性恋内容解释。[6] 因此，大多数精神分析学家都觉得有必要强调这是一种更加深度的退化。

例如，英译《一位神经症患者的回忆》的两位精神病学家主张，史瑞伯疾病的核心是一种比同性恋原欲更原始的东西，是源自"那些与生死、不朽、重生和创造有关的潜意识以及古老的生育幻想重新激活"，换言之是一些可以回溯至个人发展的口腔期（即最早阶段)幻想(395)。其他著名精神分析学家则认为,回忆录里有大量证据显示,作者备受"贪婪和原始的口腔期冲动苦恼",备受"婴儿时期未得满足的渴望苦恼",因为退化而被"原始知觉"、"口腔期的贪婪"和"婴儿期的执着"纠缠不清。还有些人认为史瑞伯是退化回到一个近乎前心理期的阶段——该阶段是"自我发展的早期开端,当时身体各部还相对独立自主……对当事人来说代表着整个世界和全部真实"。[7]

史瑞伯的有些行为乍看之下确实符合心理上原始的概念。例如,他经常如同不能自已一般地大声咆哮(这些时候他看起来想必像个野人),有时还会大小便失禁(这些时候他看起来想必很像婴儿)。[8]我不准备否认他的行为和经验有些方面跟婴幼儿类似,所以不排除它们也许是一种本能需求的表达。但很多人类行为本来都有这种成分,而且上述解释也解释不了史瑞伯的经验世界中那些鲜明的精神分裂症特征。正如我们将会看到,这些特征证明了他非但不是冲动和本能的奴隶,也不是完全没有自我监察能力,反而是个反观自照的狂热分子,一个自我加害的被害人——他的无休止自我反思同时是他的防御工事和监狱。事实上,他那些外表上最原始的症状(例如大小便失禁或无缘无故大声咆哮)恰好是一种过度反身的表现。这种状态和《规训与惩罚》所描述的现代社会知识/权力形构极其类似(福柯声称此书提供现代灵魂的系谱学)。当然,把史瑞伯看成是典型的现代人是荒谬的,但他有某些方面确实可以被视为现代人的一种例示。因为就像我将会说明的,史瑞伯乃是以最夸张的方式表现出现代心灵和现代自我的某些核心特征。(顺带一提,《规训与惩罚》关心的并不是现代主义文化,而是过去几个世纪以来现代性社会秩序的发展。不过，从它的分析所浮现的经验和表达形态也显著见于现代主义文化。）

妄想型精神分裂症病患常常被认为是倒退回到一种前文明的状态，类似半人半兽，受七情六欲完全控制，对"知识、语言、理性和文明社会的假定"漠不关心。[9]福柯在另一本较早期著作《疯狂史》（*History of Madness*）中亦将精神疾病看成是一种"非理性的主权事业"、"无法企及的原始清纯状态"，也因此认为它或许足以"全面抗衡"现代西方文明。[10]但正如我们将会看到的，实际的情形有可能是正好相反：即使是最自闭（autistic）的妄想体系也许只不过是公共世界在个人内心深处的镜像。

不过，在考察这个现代自我之前，并且在分辨一个自处孤独时代是如何把自己的状态烙印在个人生命之前，我们必须先对史瑞伯的病情和他内在世界的结构有所了解。

史瑞伯的妄想世界

史瑞伯可以被视为"晚发性精神分裂症"的案例[11]，因为他要到1884年四十二岁才第一次发生精神崩溃。当时他表现出各种多样的症状，包括语言障碍、近乎妄想的程度的虑病症（hypochondria），且对声音极端敏感。精神病院认定他"心灵状态非常不稳定"（xi），接受他住院，但6个月后就让他出院，显然是认为他已经疗愈。正如他自己所说的，在这次发病中，他没有经验到"任何和超自然现象有一丁点类似的现象"。（62）

之后大约过了8年，就在史瑞伯被任命为德累斯顿法院主审法官没多久，他第二次经历精神崩溃，这一次病情严重，从此长期住院（有时他不愿意），史瑞伯的余生27年中有17年是在精神病院度过。他最早的症状是听见墙壁发出怪声，他认为这些怪声是有谁"多多少少故意制造……目的是不让我可以入睡"。不久，这种怪声变成了"内在声音"，让史瑞伯的病情进入一个"来势汹汹"阶段。接下来的7年，这些声音不停地对他说话，即便他正在和别人交谈或从事体力劳动时仍不肯闭嘴（68-69, 225）。史瑞伯住院8年后，在1902年出院，但1907年再次发病，入住莱比锡–多申（Leipzig-Dosen）的精神病院，4年后逝世，死前处于"身体衰败、完全疯狂状态"。[12]

　　史瑞伯在发病期间的行为当然可以被形容为怪异绝伦。例如，他会不加解释地抱怨自己"失去了光芒"，又或是抱怨医生"疏忽地放走了光芒"（268）。用餐时他会一动不动直视前方，或是坐立不安，一边大声清嗓子，一边试图推开眼皮（他相信自己的眼皮"被神迹合了起来"）。有时，他会因为太兴奋而不停大笑或咆哮，又或是用医师和护士形容为"最让人困扰的方式"敲打钢琴（269）。他偶尔会大小便失禁，把粪便拉在床上或裤子里面。但在谈到无关他的妄想的其他话题（例如法律、政治、国家管理和艺术的话题），他又会表现得口齿清晰，意见中肯。一个医师在报告中指出："在有女士在场的闲谈场合，他总是行为得体和和蔼可亲，表现出高尚的品味与幽默感。"（280）

204　　　类似的二元性在《一位神经症患者的回忆》俯拾皆是。有时候，史瑞伯所描写的经验确实极为离奇且匪夷所思，例如："有一次，两百四十名本笃会会士在一个好像叫斯塔奇维奇神父的带领下，突然

跳进我的头脑，死在里面。"(71)又例如："我绝对肯定，我对经验
的指挥在人类之中是最卓有成效的———一般都承认指挥经验是有可
能的。"(33)不过，有时候他说起话来又头头是道，完全能站在听
众的立场思考。例如，他深知自己所谈到的事情极为费解(他称之
为"人类心灵碰过最难的问题")，可以预期读者会觉得诡异。在史
瑞伯看来，"世界秩序"已经四分五裂，但他又因为知道普通读者
不熟悉这一类变化，所以会事先提醒他们要有看不懂的心理准备：
"再一次，这些变化极难以用语言表达，因为被谈及的事情在人类
经验里完全没有类似现象，它们是我直接用心灵之眼看见。部分是
因为它们自己的作用，我才能够获得一幅大致相近的画面。"(117)
不过，史瑞伯倒是对自己疾病的性质和过程有详细交代。

　　根据史瑞伯自己的判断，他的"神经症"的主要成因是理性受
到攻击。史瑞伯的第一批症状包括严重失眠和意识强度不受控制
地增强。起初，他只是对发生在周围的事情(例如卧房墙壁发出的
奇怪吱嘎声)"高度敏感，但很快，他的注意力就转而向内，饱受他
所谓的"强迫性思考"折磨。这表示他必须不停歇地思考，害他心
灵的"神经束"没有机会休息。(70)

　　在史瑞伯看来，要描写自己的强迫性思考"无限困难"，因为
它们位于"所有人类经验的范围之外"，一般的读者不可能想象得
到。不过，史瑞伯还是对这种经验作出颇为大量的描写。在一个段
落中，他把"强迫性思考"比喻为背书或在心里重复默祷。但史瑞
伯也指出，这个比喻在一个重要方面并不精确：因为后两种情况"只
依赖当事人的意志，即只需要"神经束"自己起作用"，但在史瑞伯
的情况，"神经束是受到外力触动而运作起来"(69,70)。史瑞伯还

指出，强迫性思考使用的是一种特殊语言，他称之为"神经语言"（nerve-language）或"基本语言"（basic-language），而这种语言在一些方面和一般的人类语言大异其趣。

要了解强迫性思考和神经语言，有必要先了解何谓神经束、光芒和上帝，因为它们都是他所说的"四分五裂"世界的基本元素，也和他自己经受的痛苦密切相关（54）。他这样定义"神经束"：

> 人类灵魂是由身体的神经束构成。对于它们的物理性质，我这个外行只知道它们是异常纤细的结构，类似于最细的纤维。人类的全部心灵生活都有赖于它们接受外界印象刺激的能力。神经束发生的振动会导致快乐或痛苦的感觉，至于为什么会是这样，我无法进一步解释。它们也能够留住获得的印象，以及有能力移动身体的肌肉，让意志力感觉自己有行动的能力。（45）

换言之，神经束是所有人类经验的"基础"（70n），因为它们的活动（振动）对应于发生在一个人意识中的事件。这显然是一种把人类心灵视为高度被动和物质性的形上学观点——事实上，"神经束"这个字眼本身便有着机械主义或物理主义的弦外之音。就像风弦琴，神经束会以自动的振动回应外来影响力。即便是意志（更精确的说法也许是意志的假象）亦不过是这些机械化神经纤维的一个函数。正如史瑞伯解释说，"其他神经束（知性神经束）能接收和保留心灵印象，而它们作为意志的机制，还能带给人类机体冲动，让它显得有能力在外在世界行动。"（45）因此，所有神经束看来都是外来影响力的被动接收者，而这些外来影响力或表现为外来印象*的形式，或表现为光芒的形式。

光芒事实上就是一种神经束，只不过它们的性质和作为人类心灵基础的神经束有些不同。根据史瑞伯的说法，光芒是上帝"无限且永恒"的神经束的一种变形，而上帝"只有神经束，没有身体，所以和人类心灵类似"（46）。有时，光芒会影响神经束，引起神经束使用神经语言进行强迫性思考，也就是强迫神经束按照光芒的想法思考。光芒除了会影响神经束外，还会监看神经束的活动，光芒会不停这样问："你现在在想什么？"不过有时光芒也会允许一个人类心灵（基础神经束）什么都不去想（70）。（顺便一提，史瑞伯的用语不完全前后一贯，他有时会同时把神经束或光芒用作通称，同时指涉两种类型的存有或"灵魂"。）[13]

显然，光芒和神经束的关系某种意义上是敌对，类似于主奴关系，或是像刺探者和受害者的关系。但是，两者又存在某种相互依赖关系：神经束和光芒就像一对情侣，在必须保持接触的同时，也得维持一个精确程度的距离。史瑞伯花了很多篇幅解释两者的复杂关系，用的是最具体也就是空间性的描写方式，仿佛它们是一个妄想出来的太阳系中的两种物理实体。例如，史瑞伯说光芒是因为对神经束感兴趣，才会频频向神经束作出物理移动——情形有点像磁性相吸。根据史瑞伯，当基础神经束太过于兴奋，振动（即思考或经验）太过强烈，就会吸引光芒以过于强烈的力量向它们趋近。如此一来，在在威胁着两者必须保持一定距离的原则。

---

* 指看到的事物或听到的声音。

光芒和神经束的这种融合有时被描写为一种受欢迎状态，可以引发"灵魂丰盈"（soul-voluptuousness）的感觉。但更多时候，这种状态似乎充满危险，会让光芒有湮灭之虞。这时，光芒为保持自身的完整，会退回到极远的远处。史瑞伯对于光芒如何抗拒过强吸引力的描写非常具体生动。例如，他形容，光芒为了自保，会把自己"绑在天体上"，即把自己绑在位于它们上方远处的星星，以避免被神经束往下吸并且瓦解（118）。另一方面，神经束和光芒相互吸引力太小的话一样会有危险。这种情况常发生在神经束的思想已被光芒观察到且记录下来的时候。史瑞伯这样说："趋近的光芒有时会传来讯息说：'我们已经了。'（scil 记录下来。*）这时，以一种很难形容的方式，光芒会对被它记录下来的思想失去兴趣。"（122）（神经语言的特征之一是句子不完整："我们已经了"便是其中一例，这句话少了"记录下来"几个字。scil 是拉丁文单字 Scilicet 的缩写，意指"省去了"。）

如果由神经束携带的思想不能吸引到光芒的关注，那上帝（光芒的源头）就会假定史瑞伯的精神力量已经熄灭，他的理性已经消失。当光芒和上帝不再受引力似的神经语言吸引，它们就会从史瑞伯身上撤出。这是一种创伤性分离，会带来微型的世界末日（165-166）。这时会涌出各种噪声，史瑞伯便开始咆哮（他的说法是"咆哮魔法"被启动），并且听见正在远离的光芒和上帝发出求救声。（谈到这些求救声时，史瑞伯总是会补上一句："但愿这些该死的求救

---

* "scil 记录下来"是"省去了'记录下来'几个字"的意思。指"光芒"的讯息（"我们已经了"）的完整意义是"我们已经记录下来了"。

声停止。"）

以上就是史瑞伯的妄想世界的基本要素：它是由神经束和光芒构成，由强迫性思考和咆哮魔法构成，由绑在天体上的光芒和透过语言振动的神经束构成。以下，我们将会看见，这些古怪的物事与过程可以被理解为典型现代心灵的表达——一种福柯在《规训与惩罚》里描写过的状态。

正如福柯自己指出，《规训与惩罚》的一个重要目的是探索现代经验形式和主体性形态的性质和发展。他想要知道"自我为什么不仅仅是一个所予（a given），还是由它与自己作为主体的关系构成"。[14] 不过，福柯不是现象学家，关注的不是个人经验，而是其周遭的社会形式（包括制度、技术、社会实践和意识形态取向）——正是这些社会形式塑造出个人的内在世界。《规训与惩罚》只有对刑罚制度、监狱建筑、规训方法和司法系统的分析，因此，我们必须从字里行间读出我们所关心的问题：现代主体性的性质。[15] 顺道一说，《规训与惩罚》也包含一个准因果性的解释——福柯自己称之为"系谱学解释"。他认为主体性形式总体而言是社会安排和政治安排的结果。但因为我关心的是现代主体性的性质和结构，不是它的来源或外部条件，所以只会引用福柯整体论证的其中一个面向。

全景敞视

《规训与惩罚》用来描述现代社会秩序（和现代主体性）的核心意象是全景敞视建筑（Panopticon）——这种建筑是边沁（Jeremy

Bentham)在1791年构想出来，当时正值启蒙运动热情追求技术理性的高峰。虽然边沁的目的是设计一座监狱，但全景敞视建筑也可用于其他种类需要进行监视或规训的机构，例如学校、医院和军营。其基本原则是彻底分开观察者和被观察者，让被观察者处于不间断的监视之下。全景敞视建筑由两大部分构成：一是位于中央的柱状塔，另一是由许多小房间构成的环形楼。环形楼是薄薄一圈，两面开窗（都装有铁栏杆），朝外一面窗户让阳光可以透入，朝内一面窗户可以让小囚室里的人恒常处于中央高塔的监视，无所遁形。因此，每间小囚室房间的情况都能从无情的高塔看得一清二楚，而高塔却是内部幽暗，窗户呈窄缝状，外面的人无从看见里面的动静。

　　福柯形容全景敞视建筑为"一种分解观看／被观看的二元机制。在环形楼里的人彻底被看见，但不能看见别人；在中央高塔里的人总是把一切尽收眼底，但自己却不会被看见"。[16] 在福柯看来，我们不能对这种鲜为人知的建筑狂想一笑置之，认为那只是"异想天开的小乌托邦"或"乖违的梦想"，因为它恰好反映着现代世界的阴森本质：即便没有任何真正的全景敞视建筑存在，它的基本原则仍在现代人的生活中周流遍布。前现代社会是根据"地牢原则"运作，也就是说无权无势的人生活在幽暗角落，有权有势的人则具有很高能见度（例如在宫廷的气派活动中大大露脸）。但在现代世界，占主导地位的却是"全景敞视"原则：无权无势的人暴露在外，被站在暗处的有权势者无休止地端详。

　　对本书来说，重要的不是环形监狱会带给中央高塔里的人何种知识，而是它对那些被观察者会产生何种后果。也就是，囚犯会把这种设计内在化，根据它的标准和期望行事。如果我们设身处地代入囚犯的处境，就会意识到他们必然持续不断强烈感受到中央高塔的逼视，又由于他们无从得知塔里的人是不是正在盯着他们看，所以不能有一时一刻松懈。正如福柯指出，监视之所以比惩罚更能让囚犯循规蹈矩，乃是因为不间断的监视可以导致一种内在监视，也就是让囚犯的自我去监视自己。够吊诡的是，这种现象还可能让囚犯产生一种自由的感觉，因为这个时候，他们的自我有自由去监视或压制自己身上一个"较低下"、换言之较为对象化的部分。

　　尽管福柯没有详细说明环形监狱会如何形塑囚犯的经验，但我们还是不难想象出一二。这样一种设计会迫使囚犯同时把自己经验为一个被观察的身体和一个盯看者（一种近乎有全知能力的纯粹意识）。但奇怪的是，虽然囚犯某个意义上同时是观察者和被观察者，但在另一个意义上，他又无法真正认同于这两极的任何一极（即既无法认同于身体的自我呈现，也无法认同于进行观察的意识）。这是因为他无法从自己里面经验自己的身体存有，只能站在中央高塔观察者的立场从外面经验自己的身体。另外，只要他认同于心灵，他就会认同于一个本质上总是在别处的存有，即认同于一个总是站在一个距离外观察他的异己意识（alien consciousness）。

　　另一个吊诡是，这两个自我既绝对分离又绝对相互依赖（近乎是共生关系的相互依赖）。在这种版本的主奴辩证里，囚犯的两个自我（主观察的自我和被观察的自我）几乎须透过与对方的关系才能被定义，而这种关系的本质是距离和差异。因此，囚犯必然会将自己的身体经验为一个被观察的身体，一个为了遥远观察者而存在的身体；与此同时，观察者的存有会被化约为单一功能：从远方观察自己的存在。环形监狱还会带来一种奇特的隔离：一种当事人永远不会觉得孤单的隔离。因为,他虽然被剥夺去所有的"水平"关系(即与别人平起平坐互动或透过融入人群中脱落自己个体性的机会),但他总是被迫经验到(最后是内化)一种与总是高高在上的、看不见的他者之间"垂直"的关系。依照福柯的看法,将这种全景敞视系统表现得最淋漓尽致的是19世纪法国的梅特赖(Mettray)感化院,该院主要的惩罚是单独囚禁,禁闭室的墙上写着:"上帝看着你。"[17]

　　福柯认为,全景敞视建筑和梅特赖只是新的权力/知识体制最具体和最赤裸的体现,因为这种新体制的涵盖范围远超过惩罚系统。在他看来,现代世界发展出来的众多观察、分析、量化和控制人类行为的技术,都是笼罩一切的新的"真理体制"(regime of truth)的一部分——它不仅表现在精神病学、心理学和社会科学的发展,还表现在心理治疗的实践和日常生活的心理学化。这些方法貌似无害和立意良善,却无法否认自己和一个体制有所联系:此体制"以一种没完没了的规训为理想刑罚目标,追求的是无终止的审问、精细入微的程度可以无限扩展的分析性观察方法、永不结案的裁决,与冷酷好奇心交织在一起的精算过的宽大刑罚"。[18]

　　正如我们已经看到,史瑞伯的妄想世界以神经束、光芒和上帝为核心元素,而他在回忆录里念兹在兹于说明这三种不同物事之间的关系。接下来我要论证,这三种奇怪的准宇宙实体(这样称之是因为它们俨然构成一个恒星系统,存在于一个物化和外部化的空间)必须被了解为史瑞伯本人的意识(这意识同时被一种内在的全景敞视所撕裂和接合)的象征性意象。神经束代表的是被观察的心灵部

分（作为客体的自我），光芒代表的是进行观察的心灵部分（作为主 209
体的自我）。上帝居于光芒的背后（前面说过，光芒就是上帝的神经
束），代表着看不见、具有潜在全知能力和被半内化的他者，因此也
是史瑞伯那种特殊内省意识的源头和基础。以下我们将会看到，这
三种存有学实体和全景敞视建筑的三个基本元素完全对应，也就是
说分别对应于因犯、他想象中那个从高塔监视他的他者，以及把这
两个分隔遥远的人物硬撮合在一起的内在化凝视 *。[19]

"光芒"和"上帝"

回忆录里很多地方都暗示着光芒是一种反省性的后设知觉。
在其中一段文字，史瑞伯指出人和植物的不同在于人类拥有自我意
识，然后又把自我意识和光芒相提并论："至少对人类来说，神圣的
光芒可以进入植物是不可理解的。即便植物在某个意义上是活的，
它们仍然缺乏任何的自我意识。"（192）在另一段文字，他又说"透
过光芒的影响"，尸体可以恢复"自我意识"。（48-49）

此外，与光芒有关的那种自我意识看来结合了内在性和外在
性，结合了亲密性和陌生性，而这一点会让人联想起环形监狱中的
因犯的处境。史瑞伯的"上帝"的主要特点和中央高塔的观察者一
样：首先是站在远处或隐藏起来，其次是全知，更精确地说是具有
潜在的全知能力。因此，史瑞伯才会听到上帝这样自称："我是身
处遥远者。"又听到光芒把上帝称为"退居到极遥远处者"。（160，
191）不过，史瑞伯有时又会经验到上帝亲临到他本人最内在的思

---

* 称之为"内在化凝视"是因为它乃因犯把"狱卒"的凝视内在化而成。

绪。例如，他这样说："只要觉得有需要，上帝总是可能透过神经接触，了解到一个人的内心深处。"(54)他感觉光芒既内在又外在于自我，可以被他的肉体之眼或心灵之眼看见："如果我张开眼睛，就会用肉体之眼看见"；"如果我闭上眼睛，就会用心灵之眼看见。"(227)这种感觉看来反映着史瑞伯感到自己受到一种同时存在于内部和外部的凝视审视，这审视既属于自我，又属于某个在远处的他者。一方面，他形容，光芒"能够看透我的心思"或"参与我的心思"(187，50)。就此而言，它们是内在于自我。但光芒同时又会像个观察者或批评者那样不停质问、要求或取笑史瑞伯：例如，它们会这样质问他："你正在想什么？"或"你不感到羞耻吗？"要求他："你为什么不把你知道的大声说出来？"取笑他："真难想象这个人是个主审法官。"另外，光芒每次观察到史瑞伯有什么思想，都会说一句："已经记录下来了。"(70，199)

不过，史瑞伯的处境比环形监狱里那些随时被盯住的囚犯还要不如。这是因为，他陷入的是一种内在的全景敞视，所以就连他的身体边界亦保护不了他：光芒存在于一个超越物质的维度，所以可以穿透他存有的最核心：

> 我将会提到的事情，可以用"魔鬼有办法爬过钥匙孔"一语来形容。我认为，我的这种信念是正确的，因为没有任何机械性障碍可以阻止光芒的进入。我每一刻都可以在自己的身体感受到。再厚的墙和关起的窗都无法阻止光芒的穿透。以一种人所不可能理解的方式，它们可以到达我身体的任何部分，特别是我的头颅。(242)

210

史瑞伯如常地用一些相当具象的词语来描写自己可怜的处境，例如："一梯队又一梯队的光芒犁过我的头颅。"又例如："［光芒］透过把我的骨质研磨成粉，暂时削薄我的头颅。"（131, 136）

"神经束"和"神经语言"

"神经语言"一个不寻常的特点是语法常常不完整：最初是缺几个关键单字，后来整句句子没头没尾。史瑞伯指出，因为受到他所谓的"对我的可恶滥用"，他被迫把这些不完整的句子想通——就像有一个什么人老是追问他是不是真正知道一句句子的完整意义（70）。此外，随着时间的推移，史瑞伯在他的幻觉世界里听到的语言又增加了另一项奇怪特征：只有声音，没有意义。

前面提过，史瑞伯相信一般人极难理解他对他的"强迫性思考"的自述。正如他所说的："我所讲述的事情在人类经验里没有类似的情况，那是我直接从我的心灵之眼得知。"（117）不过，完全正常的人类意识其实有一个方面和史瑞伯觉得非常古怪的强迫性思考的特征极为吻合：这个方面被心理学家称为内在话语（inner speech）。事实上，正如我们将会看见的，我们要么可以把他的强迫性思考视为正常的内在话语，要么可以视之为内在话语被带进意识观照的不正常举动所导致（一般人在使用内在话语时都是不自觉）。

维果茨基在经典著作《思维与语言》中指出，正常成年人的思想结构或骨架大半是由"内在话语"所提供，而这种"内在话语"最初是衍生和模仿自公开（overt）且有声音的言语。[20] 在一个人成熟的漫长过程中，他的内在话语会发展出一些有别于大部分公开语言特征,包括内容变得浓缩、语法简化、用字数目减少;这是因为当事人本来就知道自己要谈什么,所以没必要把每一个细节摊开来。维果茨基认为,以这种方式思考可以提高思考的效率。

史瑞伯在从事强迫性思考时所听到的声音恰好具有内在话语的各种特征,包括简略和浓缩。起初,在史瑞伯(或说"神经束")思考时,一句句子只会缺一两个单字(例如把"他应该思考世界的秩序"中的"思考"二字省掉)。但越到后来,丢三落四的情形会越来越普遍和极端。他会听到"为什么不……"、"万一……"、"现在缺乏的是……"和"我将会……"之类有头没尾的句子。(172)史瑞伯解释说,会有这种情形,只因为句子先前已经以完整的形式出现过,所以他总是知道它们是什么意思:例如,"我将会……"是表示"我将会首先思考那件事"。

史瑞伯的回忆录好几次都显示,他自己近乎意识到神经语言事实上就是一种内在话语。例如,他在一个脚注写道:"灵魂习惯……给予它们的思想不完整的语法表达,也就是说,它们会省略某些对表达意义来说非必要的单字。"(70)由此显示,他看来已经处于理解神经语言为什么会不完整的边缘:因为他自己同时是说话人和听话的人,所以不需巨细靡遗。这也许就是为什么他会经验到(前面提过的)"一个以上的头(即好几个人同时处于同一个头颅里)"。(86)

强迫性思考在史瑞伯的经验里占有非常突出的地位,显示出他内在全景敞视的程度极大,也显示他的审视对象不是肉身自我而是内在自我,是一己的内心世界。但我们必须理解到,他的全景敞视性凝视(或者激烈式内省)不只会揭示或澄清现象,还会转化对象,具有福柯所说的"能够狡诈地客体化它所及的一切力量"。要了解这一点，我们也许可以再一次以史瑞伯的强迫性思考为例，但这一次重点不是放在史瑞伯的"神经语言"和正常的"内在话语"之间的相似之处，而是放在它们的差异之处。

在正常的内在话语，当事人通常会感觉自己处于主动和控制着自己的思想 [21]，也不会意识到自己是在使用不完整的句子思考。另外，正如维果茨基指出的，正常人使用内在话语思考时，通常会把注意力放在意义上，也就是说他们是住在字词里，所以几乎不会意识到字词的字词身份。所以，文字虽然提供他们思考的结构或骨架，却在某种程度上是透明的，情形类似我们用铁锤钉钉子时，不会感知铁锤的存在（它就像和我们的手融为一体），所有注意力都放在钉子和木板上。所以，在正常情况下，意义会占据前景，而语言媒介的特征（语法结构和声音等）会退居幕后。[22] 但史瑞伯的强迫性思考却遭到一种客体化审视的渗透，于是在他的自我意识的人为凝视中，语言媒介的"外观"会被突显出来。[23] 这时，语言不再被经验为一种当事人居于其中的透明媒介，而变成了不透明且神秘兮兮的神经语言，独立于当事人之外，不为当事人控制。

因此，虽然史瑞伯马上就可以知道神经语言一句句子的完整意义，但仍然强烈意识到该句子的语法不完整。此外，他总觉得自己有义务向"光芒"和上帝证明他知道一句句子的完整意义，就像他不是和自己对话，而是在应付他人反复的追问："为什么你不把你知道的大声说出来？"（70）随着病情越来越重，史瑞伯的注意力越来越转向自己思想中字词的声音层面。例如，他谈到有一种形状像鸟的光芒，它们有时看似在他外面，有时看似在他里面，而它们所说的话带有一定程度的外在性和不透明性。正如他自己指出的，这些鸟光芒（看来代表他自己心灵的投射）"不明白它们自己所说的字词的意思，但明显对声音的相似性有着与生俱来的敏感"。因此，"对这些飞鸟来说，Santiago 和 Carthago 之间或 Chinesenthum 和 Jesum Christum 之间并无多少差别。"（168-169）

这最后一个症状——即更多是倾向于响应字词的声音层面而非它们的意义（或是让前者来决定后者）——在精神分裂症患者很常见，另一个常见的症状是病人感觉控制不了自己的思想。[24] 几乎所有精神分析学派都认为这些症状显示当事人退化至语言和思想发展的早期阶段。在该阶段，当事人尚未学会符号 / 指涉对象的区别，会自然而然把注意力放在文字的声音层面，不晓得自己的思想不是外在世界的一部分。[25] 不过，这种主张有一个问题，那就是小小孩的语言经验充满活力而神奇，语义激烈增生，声音和意义互相流入对方。但在史瑞伯，语言却越来越失去意义：字词以准物质性的方式独立显现，几乎不带有感情或语义。这种经验看来更能够用他的全景敞视世界的整体特征来解释，换言之，史瑞伯经验到的语言不透明性（还有被动性），乃是一种激烈且抽离的内省导致，因为他没有住在语言里面，而是从一个距离之外来忖量语言。[26]

所以，史瑞伯"强迫性思考"的真正奇特之处，不在于他看见或听见些什么，而在于他有看见或听见它们——因为事实上他看见些什么泰半是由他的看见所决定。神经语言的古怪元素（语法不完整、被动性、语义不透明）本来是常见且正常的现象，但却在一种夸张或说全景敞视的自我意识照射下显得完全不正常。

内在寓言

当心灵只跟自己沟通，不再和对象打交道，它就会跑去模仿对象，某个意义上沦为对象。

——列维-斯特劳斯《生食与熟食》

清楚的是，我们应该把史瑞伯的神经束和光芒放在心理学而非宇宙学上来理解，把它视为他自身过度反身而导致分裂状态的寓言。正如我们所看到的，"神经束"构成了某种基础水平的经验，在其中，相对"自发"的思想是被审视的对象。光芒盘旋在这些神经思想（nerve-thought）的上方，监视着发生在底下的事情（内在话语的领域），成为一名积极的监视者。在这种二分性的存有论中，我们看见了全景敞视建筑所带来的同一种恼人的分裂。（图 8.1 和 8.2 可以让人体会到精神分裂症患者老是觉得被一双监视之眼盯着看的感觉。）

在另一个脚注中，史瑞伯颇为贴近地指出，应该对神经束和光 213 芒采取心理学而非物理学的解读。他说，神经束对光芒所发挥的吸引力不应理解为"纯粹机械性的自然力量"，而是应理解为"类似心理动机的力量：是光芒因为对神经束感兴趣而被吸引"。（48）由于光芒和神经束明显代表史瑞伯自己心灵的不同部分，令他感兴趣的似乎主要是自己没完没了的向内关注，而这种向内关注总是发生在一个距离之外。[27] 在这个既不是不可理解亦非原始的内在宇宙里，光芒和神经束相互依赖，同时具有主动和被动的性质，同时空虚与丰盈，就像一个分裂为观察主体和被观察客体的自我会让人预期的那样。事实上，神经束和光芒会让人想起萨特极端两极化的哲学，在其中，意识的自由虚无和存有的被动丰盈演绎出它们无止尽的敌对共生关系。[28] 因此，光芒虽然一般扮演主动角色，它们也包含着萨特认为与意识（他称为"自为存在"）相连的若干空虚成分。根据史瑞伯的说明，当光芒向人类趋近时，它们"本质上是没有思想的"（234），就像前面提过，他其中一个强迫性和不完整的思想是"现在缺乏的是……"（完整的意思是"现在缺乏的是主导性观念，也就是我们光芒是没有思想的。"）所以，光芒看来没有自己的生命，它们的整个存在只是依托于发生在神经束上的事情。就像一种离形去体的意识（自由和空虚的本质）或没有性质的存有，它们要依靠神经束的确定性和丰盈，而神经束则越来越带来意识对象（萨特称之为"自在存在"）甚至物质世界的实心性和不透明性。这种受到高度监视的神经语言大概可以作为现代主体性的一个隐喻。虽说这是自我最亲密并且最熟悉的部分，这个奇怪的媒介——一个自我审视的鬼魅般准产物——却又以准外在事物的方式，同时活在自身之中以及创造此一存有之外，不断地检视和解码的异种神秘领域。

法国文人瓦雷里（1871–1945）——艾略特称其或许是 20 世纪的典型诗人[29]——有时会在作品里以古怪的精准唤起史瑞伯的分裂性存在。这一点在他笔下的泰斯特先生（Monsieur Teste）表现得特别明显。作为瓦雷里本人的分身，泰斯特先生把史瑞伯在回忆录里以准寓言方式表达的经验用更直接的方式表现出来。（史瑞伯和泰斯特先生的一些分别会在下一章探讨。）

"泰斯特"是法文"头"的古体字，瓦雷里形容，泰斯特先生"是一个头：一个让人望而生畏的封闭复合体，一个容纳许多自我的家，一座容纳许多自我的孤岛"。[30]瓦雷里显然认同于"这个自处孤立且拥有古怪知识的怪物"，认同于这个"切断的头"或说"自我意识的神秘主义者与物理学家"。瓦雷里告诉我们，他是在一段"自我意识奇怪地过度发达"的阶段构想出这个人物，当时诗人正"为一种称为精准的急性疾病所苦"。在泰斯特先生身上，心灵会和生命打斗。就像史瑞伯那样，他是个"被自己的'观念'观察、监视和刺探的人"。他不能睡觉，因为每当他做梦，就会知道自己正在做梦。瓦雷里论泰斯特心灵状态的那些笔记事实上可以被视为对史瑞伯的心灵之眼世界的描述——在该世界中，心灵事物（神经束和光芒）在一种准空间中被配成对：

> 在泰斯特先生……内在变成了外在（客观）。外在又变成了内在，而可看见或可知觉或外在的世界变得稀薄。
>
> 如果我们可以闭上心灵之眼，从里面抽离，所谓的内在世界就会变成外在，就像另一者一样。
>
> 两者都是虚构。

瓦雷里形容，泰斯特是个"永恒的观察者"，否认外在事物的存在，感觉一切都包含在他自身里面。但就像威廉·詹姆斯的急迫式内省一般，泰斯特遇到的也是客体般的自我。这个自我被形容是位于他的"头部或脸后面"的感觉，是介于"我左边嘴角皱纹以及眼睑压力和眼肌肉扭动之间的事物"。

史瑞伯和泰斯特都渴望自我的统一并希望能与世界沟通。不

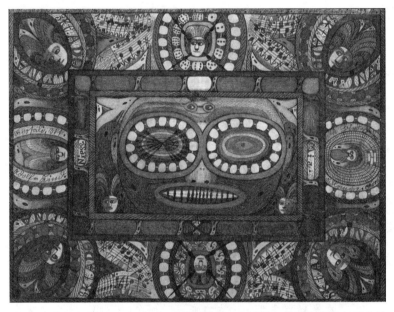

图 8.1 韦尔夫利（Adolf Wölfli），《戴眼镜的圣阿道夫，在尼斯和米亚两大城市之间》（*Saint Adolf Portant des Lunettes, entre les 2 Villes Géantes Niess et Mia*, 1924）。这说明了精神分裂症患者在一幅画中对观察眼睛的专注。雷弗利（Olivier Laffely）拍摄，洛桑市数字化工作室。域外艺术美术馆典藏，瑞士洛桑。

过，到头来，两人看来都因自我意识而受到监禁，注定生活在一种让人困扰的内在分裂、孤立状态。瓦雷里在题为"泰斯特与自恋"的笔记里有这么一段话：

> 盯着自我看个不停的结果：
>
> （1）研究复本。可能性。
>
> （2）一种让人无法忍受的缩小。

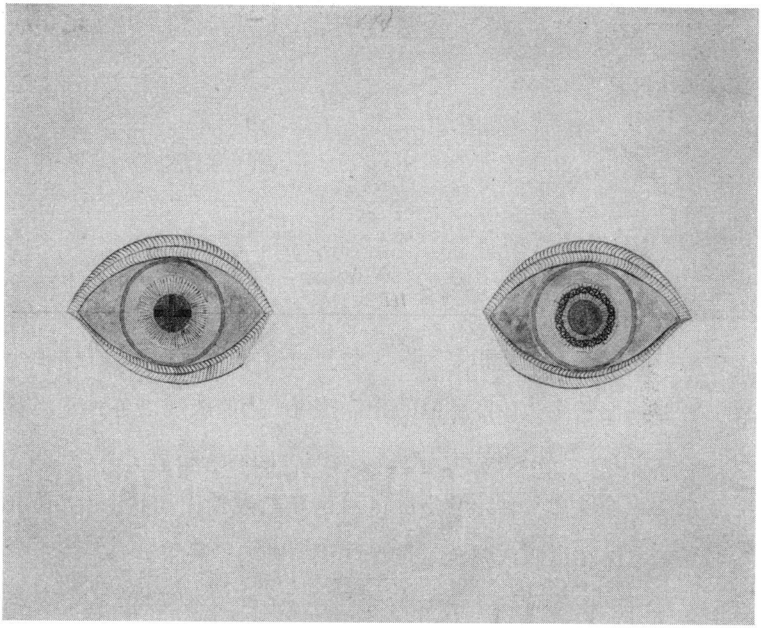

图 8.2　纳特尔（August Natterer），《我在幻影时的眼睛》（*Meine Auge zur Zeit de Erscheinungen*，1911/13）。这说明了精神分裂症患者在一幅画中对观察眼睛的专注。编号：166。屏兹鸿美术馆馆藏，德国海德堡大学附属医院。

　　　　被此一自我的意象所包围。[31]

我要用泰斯特太太的一些疑问结束本节，因为这位虚构太太对其虚构丈夫的看法同样适用于史瑞伯，大概也适用于瓦雷里本人以及其他很多热衷于追求过度反身的人物："他的目的不是在世界之外吗？他会在他极端聚精会神的意志中找到生或死吗？会不会，他在思想最深处遇见的上帝或其他什么可怕物事，不过是他自己可怜兮 216

兮实体的苍白光芒？"

身体与灵魂

> 一个人绝不可视自己为（eye oneself）拥有经验，否则他的
> 眼睛就会变为一只邪眼（evil eye）。
>
> ——尼采《偶像的黄昏》

如果说史瑞伯的意识是因为无休止过度反身而分裂，那这种分裂也延伸到他整个人，打乱他的身体感觉，让他表现出各种奇怪行为。这些行为（例如突然大声咆哮、喃喃覆诵同一番莫名其妙的话，甚至是大小便失禁）乍看像是倒退回到婴儿或野人的状态[32]，但其实都是无情反观自照或说全景敞视意识的进一步后果。

史瑞伯把心灵状态分为两种，一是"强迫性思考"，另一是"灵魂丰盈"。这两种状态完全对立，因为就像他自己指出："每一种心灵活动……总是会让身体健康（bodily well-being）显著减少。"（210）无论是哪一种状态，他看来无法自适其中。他认为，人类不是"生而追求丰满的欢乐"，但另一方面，"持续的思考，即任由知性神经束不停活动而毫不休息（光芒透过强迫性思考加诸我的情形就是如此），同样是违背人性。"他努力寻求一种中道，但这种中道又总是不可得。所以，他发现自己老是在两个极端之间摆来摆去。（209）现在让我们设法探讨他为什么随时随地都会被这种不得安宁（dis-ease）困扰。[33]

前面说过，"强迫性思考"会发生，是因为高强度的自我意识不能自已地不停盯着自己看。大多数时候，史瑞伯将他自己放在一个高度察觉与反身性的位置，这种相当不自然的状态对史瑞伯来说

几乎是自然。因为无法活在不假思索中，以致即便是在进行最简单的活动（例如看着一只蝴蝶飞过），他一样会分析自己的经验，要确定他是真的在从事自己认为自己正在从事的活动：

> 每当一只蝴蝶出现，我的凝视首先会被指向它，就像是被指向一种在那一刹那才被创造出来的物事，然后有声音会对我的"神经束"说："蝴蝶——记录下来了"。这显示，有谁认为我可能已经不认得蝴蝶，所以考考我是不是还知道"蝴蝶"两个字的意思。（188）

在史瑞伯的妄想世界里，心理分裂表现在主观察的光芒（或上帝）和被观察的神经束之间的一种物理距离，一种空间分离，情形 217 类似全景敞视建筑中的中央高塔和环形楼之间的距离。所以，史瑞伯才会谈到所谓的"上帝存在的空间条件"。（229）

但在"灵魂丰盈"状态中，自我监察不复存在，而光芒和神经束之间的距离也因此垮陷，情形一如神经束发出太大吸引力，光芒就会消失到它们里面去。这种自我意识消失的情形看来会发生在全神贯注中（无论是强烈的生理快感还是知觉经验带来的全神贯注）。例如在看戏或做礼拜的时候，史瑞伯有时会暂时忘却自己，因为这时候，"总是爱刺探的光芒对眼前的情景太过入迷，以致它们的撤离倾向会减到最低程度。[也就是说光芒会忘记撤退到对全景敞视的自我意识来说适当的距离外]"（222）

史瑞伯既渴盼又害怕他所谓的"丰满性"或"所有光芒的结合"（指的是光芒和神经束的结合）。这是因为，这种状态一方面可以让他脱离强迫性思考的"心灵折腾"——他形容这种自我折磨的反身性像是看见"一整个世界的光芒,以某种方式机械般牢牢固定在我的头脑里乱转,想把它撕开成四分五裂一般"。(136)但丰满性也有它的威胁:不是带来分离或破碎化,而是带来湮灭。就像上引那段有关蝴蝶的文字显示,史瑞伯常常需要一个监视者确认他的存在,但丰满状态因为没有自我分裂,让这种确认变得不可能。要能够享受一种非反身的意识状态,需要能够把它自己的存在隐含地经验为一种主体性或心灵呈现,不去不断查验自己,而史瑞伯看来无法做到这个。他说:"每逢我的思考活动停止,上帝就会立刻认定我的心灵能力已经熄灭。"(166)

不思考状态不只会威胁神经束的存在,还会威胁光芒的存在,因为它是心灵的反观自照部分。光芒若想要继续存在,就必须和神经束保持适当距离。如果神经束发出的吸引力太少(这是不思考状态的结果),光芒看来就会备感威胁,就像它们知道自己只要漂流到被它们监视的对象(神经振动)的引力场之外,就会归于无有。(顺便一说,这种经验也会引发上述微型世界末日经验,因为史瑞伯一停止思考,光芒就会开始叫救命。)另一方面,神经束发出太多吸引力同样会威胁到光芒的存在,因为被吸引得太靠近的光芒会融进神经束里。所以,史瑞伯想必也尽量避免思考得太过激烈,因为就像太过激烈的感官经验一样,太过激烈的思考会让他忘记盯住自己,从而威胁到光芒的寄生性存在——史瑞伯称这种威胁为"世界秩序"的"阿喀琉斯之踵"*。(140)

----

* "阿喀琉斯之踵"为罩门、要害之意。

相当耐人寻味的是，有一种光芒并不执着于自身的寄生性存 218
在：我们也许可称之为"妻子光芒"，因为它们和史瑞伯的妻子有一
个重要的相似之处。史瑞伯指出，这一类光芒"就像我的妻子那样，
总是对我表现出竭诚的爱。在所有光芒中，它们是唯一愿意放弃自
己的存续而没入我身体里面的。"(116)这些"妻子光芒"会用句子
不完整的神经语言表达自己的意愿："让我。"根据史瑞伯在注释里
的解释，这两个字的完整意思是："虽然其他光芒设法把我拉走，但
让我尽情被我丈夫的神经束的吸引力吸去吧！我已经准备好融解
在丈夫的身体里。"[34]

所以说，史瑞伯有时还是会渴盼丰满状态，因为这种状态可以
对治他无休止的自我监察（哪怕他极少对于自我意识的完全阙如感
到自适）。弹琴是他用来克服自我意识的一个方法。透过沉浸在弹
琴的行为和音乐声中，史瑞伯可以忘掉自己（至少是一时三刻）。这
时候，自我凝视之眼会闭上，他脑袋里的各种声音会静默。但看来
史瑞伯无法忍受这种状态太久，无法忍受和自己合一太久。因为即
使正在弹钢琴，他有时还是会在脑海里（"我的心灵之眼里"）看见
自己人在别处，例如看见自己穿着女装站在一面镜子前面。(181)
他不愿允许自己只是那个正在弹琴的史瑞伯，所以透过唤起另一个
史瑞伯把自己从自己弹射出去。这是一种最典型的自我意识：透过
揽镜自照的史瑞伯，他看见自己正在盯着自己看。

但这种过度反身的存在形态包含着一个致命瑕疵：一些最基本
的人类活动（例如睡觉、做爱或排泄）都是以失去自我意识为前提。
在身体经验的这些方面，史瑞伯说得非常白，虽然仍然是用"所有
光芒的结合"这种准寓言的方式表达。这种结合发生在睡觉中，也

388　第三部分　全面病的自我和世界

发生在蠕动肠子或小便的过程中："把粪便加诸肠子的压力释放可
以带来强烈的幸福感,特别有益于神经束的丰满。小便也有同样效
果。基于这个理由,所有光芒都毫不例外会在我大解或小便时结合
起来。"(178)

　　但是史瑞伯的强迫性思考看来常常会排除这种状态。根据他
的自述,他"总是需要被一种目的性思考引导。我必须无时无刻问
自己,你现在想要睡觉或休息或进行某些知性关注或发挥身体机能
(例如小便)?"(228)他声称,有七年时间,他几乎无一刻能够摆
脱这一类从"光芒"发出的声音——它们当然主要是它的自我监视
的表达。(225)正如我们看到过的,他的心灵的自我意识部分总是
追求保存自己,而这意味着防止"所有光芒结合起来"的情形发生。
我们已看到过他是如何抗拒完全沉浸在琴声中。另外,每逢"出现
219 由魔法引起的大便需要",他也会感到冲突(179),因为正如他解释
的:"虽然谈到了大量的'嘘嘘',一个人总是会设法抵抗清空自己
的需要,就像它的满足会带来灵魂丰盈。"(228)

　　弗洛伊德在他的著名病例研究中把史瑞伯的光芒看成情欲能
量,说这些光芒不外是"原欲宣泄的具体再现和向外投射"。[35]但正
如我们看见的,爱刺探的光芒事实上会起到抑制情欲效果。过度反
身的这种生理抑制效果倒是和福柯的一个说法更相合:福柯指出,
在全景敞视周流遍布的现代,"灵魂成了身体的监狱"。[36]

　　史瑞伯常常是这种自加的"力量"*的受害者,他的生理功能因而
被瘫痪。有时,他会一连几天觉得自己不被允许大便(或说不允许

---

　　* 指(例如)不允许他大小便的力量。

自己大便——到底这两种说法何者更精确实难断言）。毫不奇怪的是，久而久之，他变得大小便失禁——因为身体最终一定会自行解决。但现在应该清楚的是，史瑞伯的大小便失禁和婴幼儿的情况毫无共通之处：婴幼儿是因为还未能监测或抑制排泄系统的自发性功能，才会大小便失禁。史瑞伯的经验也没有和精神分裂症患者常常被认为拥有的古老意识（archaic consciousness）有类似之处：这种意识被认为"以更加直接和绝对的方式与物理环境打交道"，有着"更大的在世界性（in-the-worldness）"，少有能力"反省自我和直接经验"。[37] 事实上，现代思想的一大讽刺之处正是把史瑞伯这一类病人视为退回野蛮或褴褛状态，有时甚至视之为可以摆脱理性主义压抑的可喜表现（超现实主义就是这样主张）。[38] 真实的情况更有可能是自我意识的过度肥大，与史瑞伯自己的诊断更有共通之处："过度文明引起神经兴奋的普遍蔓衍。"（140）

史瑞伯其他看似幼稚或怪异透顶的行为也可以从他的全景敞视意识得到解释，但它们不是强烈反观自照的直接结果（大小便失禁属于这一类），而是一种对付或防卫过度反身的方法。史瑞伯自己就说过，他的一种怪异行为是为了克服自我意识引起的便秘：

> 因此当我想要睡觉或解手的时候，必须暂时忍耐咆哮之类的丑陋行为，因为能够身处具体之中对一个人的身体健康来说是不可少的。我特别需要用一些方法来防止别人（一种有时和上帝有关的星云般存有）施展魔法阻止我大小便，而我最成功的方法是坐在一个桶子上弹琴，直到我首先能够尿出来，然后（这通常要费些劲）把大便排出来。不管听起来有多么荒谬，这

个方法确实管用。因为透过弹琴，我可以迫使那些想要从我面前撤走的"光芒"更靠近，从而克服禁止我大便的力量。(228)

220　　　他会咆哮或喃喃自语也是出于同一目的。透过大叫大喊或复诵一些毫无意义的句子，他可以让头脑里那些"废话连篇和恬不知耻的声音噤声"，让神经束暂时得到休息。(176, 123)[39] 他自言，他会咆哮不是毫无用意，而是为了"允许"某些事情发生。(227)由此可见，他的咆哮就像他的喃喃自语一样有用意。

史瑞伯也非常在意每逢这些时候别人怎样看待他。他担心他的行为"在不明其中道理的医生看来一定会以为我是失心疯，因此会用治疗失心疯的方式治疗我"。(123)[40] 正如他在《一个神经症病人的回忆》一开始所说的，他撰写回忆录的目的是"让别人对我的宗教概念至少有一点约略的了解，俾使他们明白我的各种怪异行为都是被一些力量所迫，有其必然性"。(41)但端看当前对疯病的盛行观点（又特别是对史瑞伯本人的观点），他的目的显然没有达成。史瑞伯确实渴望"所有光芒结合起来"，即渴望自我意识和自我控制的瓦解，但这样一种存在样态（也许可以称之为"原始的"存有样态）与其说是他的疯病的核心原因，不如说是这病的潜在解药：

我自然会认为，像野兽一样咆哮让我有失身份……但有些时候，我还是必须允许咆哮发生，只要是它没有太过分的话。我在晚上特别有这个需要，因为其他防卫措施（例如高声说话或弹琴等等）在晚上几乎没有实际可行性。在这些环境下，咆哮可以让向我头脑说话的所有声音被盖过，让所有"光芒"很

快再次结合起来 。(227—228)

在他,所有光芒结合的作用类似于现代主义文化中的原始主义:不是为了表达一种被压抑的内在本质,而是渴求逃离一种更根本的分裂和自我疏离。

第九章　病态梦中人

我是太阳吗？我是谁？

——语出一名精神分裂症患者

转引自雅斯贝尔斯《精神病学总论》

对我来说，实体已经变成了精神。

——语出一名精神分裂症患者

转引自小布鲁勒《精神分裂失调》

想要确实掌握妄想现象，我们必须摆脱一个偏见：妄想的根源是某种智力的贫乏。

——雅斯贝尔斯《精神病理学总论》

　　自我和世界的混乱是本书各处皆有触及的主题，而前两章探讨的更是一些形态极端的自我扭曲和世界扭曲。我们看到了经验和意向活动的统一中心有可能瓦解，看到了一个人有可能感觉自己的意识落入外力的控制下，或感觉自己正在消失或破碎为碎片。

　　在本章和第十章，焦点会从自我的扭曲转到世界的扭曲，它们的程度同样弥漫和深邃，而且经常超出病人的表达能力和心理学家的理解能力。因为随着自我的破碎和消散，一种相反的态度也许会产生：这时候意识不再觉得自己受到某种外在力量的摆布，反而变成了整个宇宙的必然基础，外在世界则变成是转瞬即逝和虚幻不实。一位病人这样说："原来的真实不复存在。真实生命发生倾颓。"另一位病人则经验到所有其他人类不过是影像或表象，与此同时坚称主观和内在的心灵或精神领域有着更大的存在确定性："在我看来，所有人不过是一幅图画和一个幻觉，他们被错误地知觉为众数。除精神以外别无真实。因为什么是物质真实无人可知，但精神却是可以经验得到。"还有一个病人说他"就像很多精神分裂症患者那样，相信只有我是真实，世界的其余部分都是不真实。"[1]

这些说法会让人联想到贝克莱主教（Bishop Berkeley）的主观观念论（subjective idealism）和后康德观念论的一些元素。事实上，它们有时还会触及被看成是现代世界的本质。在哲学家海德格尔看来，我们生活在一个"世界观点的时代"（Age of the World View）或"世界画像的时代"（Age of the World Picture）——在这样的时代，世界被经验为一种观点，类似一幅主观化的图画。这个过程由笛卡尔倡议，由康德主义者实现，又在当代的后现代主义和后结构主义那里达到了一个奇怪又有点自相矛盾的高峰。在这个过程中，人类意识把自己设定为一切存在事物的基础，而其中一个重要后果就是宇宙看来"失去了存有"（语出海德格尔）。[2]

在本章和下一章，我将会颇为详细地探讨精神分裂症和现代世界这个类似面向。以下，我会首先勾勒出精神分裂世界状态（worldhood）几个关注的面向。

精神分裂世界状态

主要症状

本章和下一章会讨论的那些症状传统上被归类到三个多少有点互相重叠的范畴。加在一起，它们构成了精神分裂症患者对外在真实的经验的地图。虽然三者都和妄想的主题有特别重要的相关性，但它们也和所谓的"丧失真实感"（derealization）及改变了的"真实感"现象有关（两个现象常常重叠）。[3]真实感的整体改变是精神分裂症患者的主体性的核心面向，如此弥漫有时难以捉摸，但对我们理解他们的生活世界的典型改变具有关键性。我们将会从不同角度和以若干类比加以说明。

三个范畴的第一个涉及病人对共识世界的判断明显扭曲，被称为"差劲的认知测验表现"（poor reality testing）。第二个范畴常常被称为"失去自我边界"，指的是当时人分离于世界的基本意识的丧失或削弱。第三个范畴涉及所谓的"世界灾难"或"世界毁灭"妄想或幻觉。

第一个范畴（"差劲的认知测验表现"）对临床心理学和临床精神病学来说大概是最重要的断症概念，因为它一般都是被用来区分如假包换的疯病（精神病）和其他较不严重的心理干扰。在官方的断症指南里（从 DSM III 到当前的 DSM-5[*]），"精神病患者"一词是

---

　　[*]　DSM 指美国精神医学学会出版的《精神疾病诊断与统计手册》。III 指第三版，5 指第五版。

被定义为那些在"认知测验中显示出严重偏差"的人。这样的人"对自己的知觉和思想的精确性有不正确评估，对外在真实作出不正确推论，即便面对相反证据仍不为所动"。DSM 也把精神病人定义为 223 出现真妄想或幻觉的人。这意味着，病人会把"错误"或严重"不正确"的观念当真，会把经验到的不存在事物看成具有"真知觉一样的直接真实性"。[4] 同样的想法在精神分析学也是居于正统地位，因为精神分析学家同样是把"差劲的认知测验表现"用作区分精神病和精神官能症的判准。[5] 这种把疯狂等同于认知错误的观点形成于 19 世纪，但源头却可回溯至更之前的两个世纪[6]：其中之一是巴蒂医生（Dr. William Battie）大有影响力的著作《论疯狂》（*Treatise on Madness*, 1758）。此书把"虚妄想象"看成是心智失常的本质："只有那些把确实不存在或没有出现在他眼前的事物完全当真，深信不疑，并根据这种错误认定而行为的人，方才可以被称为疯子。"[7]

有些被认为是"差劲的认知测验表现"的情况特别常见于精神分裂症患者（它们在躁郁型或纯粹的被害妄想型精神病则不常见）。这包括相信一些"怪异绝伦"的妄想——称之为"怪异绝伦"是因为它们除了不真实，还是明明白白的不可能，抵触逻辑的基本法则和人类状态的最基本结构（DSM III 的说法是：它们的"内容显著荒谬，没有半点事实基础"）。[8] 例如，布鲁勒的一个病人宣称自己已经死过三次，却仍然预报自己将会死去和一再试图自杀。一位女病人则说她可以"在处女和已婚女人之间转换，有时是个处女，有时是个已婚女人"。[9] 和狂躁型或忧郁型精神病人的"情绪符合"妄想不同，最典型的精神分裂类型妄想怎么看都不像是强烈情绪（不管是亢奋还是忧郁情绪）的产物。情感性精神病病患的妄想通常相信自己被许多人恨、被许多人爱或身罹重病，但精神分裂症患者却会相信自己是一部机器、太阳或是小说里的一个角色。

精神分裂型妄想一个特别突出的特征是它们带有某种宏伟、虚无或宗教色彩，焦点是放在极为抽象或笼统的非切身性或世间性关怀（例如怀疑自己被人嫉妒或被人迫害）。也因此，有位病人说这种妄想有着"形而上"、"无所不包"或"无限"的特征。[10]另一个病人宣称，有几千人和"从最小到最大的所有事物"全包含在他里面。还有一位病人相信，整个世界将会被他头脑放出的"磁力"弥漫，所以，在他死亡的一刻，全世界都会收到讯号，而"一个重新纪年的新时代"亦会随之肇始。[11]

上举的最后两个例子也包含着第二种"世界突变经验"的范畴：失去自我边界，即无法把自我和世界区分开。在病人科特（Morag Coate）的自述里，我们看到了一个程度极端的"边界失去"的例子："在我还陷于心灵疾病的那段期间，我扩大和延展到超过一切合理范围。我是一切的一部分，而且，整个世界（有时候甚至是整个宇宙）某个意义上是我的一部分。"一位病人签名时都自称为"世界的开始与终结"。还有一位女病人拒绝吞咽，因为每次吞咽，她都会吞下全世界。[12]

当精神分裂症患者经验到这种物我分离性的丧失，很容易会觉得自己是受到外在力量摆布：正如我们在第七章看到的，病人有可能会感觉，他们的经验或行为是外在事件或其他生灵的思想的后果，甚至是它们的副现象性质反映。[13]但一样有可能的是，病人有可能会感觉自己力量无边。例如一位病人相信他的凝视就像雷达波束一样，可以任意移动其他人，或让他们变得苍白和害怕。另一位病人觉得他可以透过改变自己的情绪控制天气。一位女病人认为，世界上所有的死亡、疾病和灾难都是她透过一种电磁液体制造出来，而有些人之所以会疯掉，是因为被她偷走心灵。[14]另一个女病人认定她经验到的物理事物和其他人类都是以某种方式从她的双眼流出："许多东西从我的可爱碧眼跑出来，例如被单、烫得贴服的枕头、白色或有色的羽绒被、床架、室内便器、针线、各种颜色的袜子和衣服（从最朴素到最精致的）。最后还有人会从我的眼睛飞出来，幸好他们都是衣冠整齐，不是一丝不挂。"[15]

　　精神分裂世界的第三个方面（将在下一章处理）是近乎不可形容的"世界灾难"，也就是说病人会经验到整个宇宙已经毁灭或行将毁灭。外在真实看似迈向死亡，瓦解成为极度混乱又或失去所有实质，只剩下一些来去无定的影像。[16]例如，史瑞伯相信全部人类已经灭绝，出现在他四周的人都只是一些假象：他称之为"倏忽而过和临时创作出来的人类"（fleeting-improvised-men）。另一位病人指出，在他发病期间，他四周的人看似是僵尸。还有一位病人说他看见的人都是"会活动的赝品"。[17]一位病人这样说："你可以问我任何问题，我也能够有问必答。但我的印象是，无一物存在。"[18]精神分裂症患者有时会为他们的世界毁灭经验炮制出一些妄想性解释。他们其中一位说："我听见世界发生爆炸。"另一位说："我必须走了，因为世界已经被搞垮……我想是发生了核子爆炸。"[19]但更常见的情形是，病人会因为意识到世界毁灭而无比震撼并呆若木鸡，找不到方法形容他们经验到的天翻地覆。不过，世界末日的微光也会出现在罗夏克测验之类的投射测验中，例如，一位病人这样形容一片墨迹："它没有像爆炸那么强，只像是一种扩张，让本来合在一起的东西分崩离析。像旋卷烟雾的部分是本来中心部位的本质。"[20]

传统的解释

一般来说，精神分析学家都把精神分裂世界状态的这三个方面理解为一种严重退化的表现，这种说法并不让人意外。"差劲的认知测验表现"总是被解释为倒退回到一种一厢情愿幻想当道的原始状态，是当事人因为自我弱化，会像婴儿那样用不讲逻辑的初级思维方式思考所致。"失去自我边界"一般被视为退回到婴儿与世界

225　浑然一体或近乎浑然一体的状态。[21]（这种婴儿般的未分化状态常常被认为是"差劲的认知测验表现"的起因，是由于当事人没有能力区分存在于自我"内部"的幻想和存在于"外部"的事物所导致。）世界毁灭经验则被精神分析学家归咎于好几种不同的因素：病人把婴儿般的强大摧毁冲动投射到世界；原欲的逆行（这让当事人的性爱爱恋对象从外在世界转回他最初的自恋对象或说"自体性爱"对象，即自我）；病人因为"失去自我边界"而失去了一个鲜明的世界。[22]虽然这些有关精神分裂世界状态之理论的具体内容常常相当不同，但莫不分享着相同的一组假说，而这些假说值得我们较仔细地考察。

首先是，所有学派都假定病人本质上身处一种混淆或错误状态，无法区分主观／客观、内在／外在、想象／事实、比喻／字面意义等不同的存在领域。[23]其次，广泛认为，这种混淆领域的情况表现出某种方向性，在大部分情况下都是用幻想去同化事实，用主观去同化客观，用比喻同化字面意义，而不是倒过来。病人被认

为就像婴儿或野人那样，因为"意识不到事实和虚构的分别，一律把所有故事当成客观报导对待"[24]，所以相信任何可以引起他们产生情绪反应的事情（包括最主观的幻想和恐惧）是客观存在。他们表现出哲学家桑塔亚纳（George Santayana）所谓的"动物性信仰"（animal faith）：这种信仰是"一种随时准备好去相信任何让人目瞪口呆的事情的事实心态"，是一种"原始的轻信，就像当事人是身在梦中，不把任何矛盾或者不协调当一回事，整个灵魂都愿意全心接受每一个幻影"。[25]

第三个假设大概已经隐含在前两个假设中：精神分裂症患者的领域混淆是反身性自我意识减弱或阙如所导致，特别是源于病人无法领会心灵在形塑和构成经验上所扮演的重要角色。[26]许多精神分析学家都把精神分裂症的核心特征理解为"反思意识的阙如"和"对自我和直接经验的反思能力的减弱"，认为慢性精神分裂症患者的意识就像梦中人那样，常常包含皮亚杰（Piaget）所谓的"极端自我中心主义"，完全不知道要区分自我和外在世界，透过完全专注或等同于外在世界而压抑自我的意识。[27]例如玛格丽特·塞切耶即认为，蕾妮的世界灾难恐惧是把"痛苦、恐惧和侵略性等内在元素投射到外在和公共世界"所形成：她因为对自己的主体性不再有丝毫意识，所以经验到各种负面情绪是名符其实的"在外头"。[28]最后一个假说（没有前三个那么普遍）是：精神分裂症患者的妄想世界是由本我（id）和初级思维过程宰制，所以充满感情和欲望。

与精神分析学家不同，主流精神病学家（即以医学为师的精神病学家）一般并没有把精神分裂的扭曲世界视为是退化回到原始状态所导致，也不太认为幻觉和妄想是发自本能的一厢情愿幻想的表

226

226 达。更多时候，他们满足于只是描述这些症状和指出它们对诊断的重要性（DSM 的第三版和后来各版都是这样），要不就是把这些症状视为不同种类的神经反常或神经认知反常的副现象或是对它们的响应。但就像 DSM 对"妄想"、"幻觉"和"精神病患"的词条定义所清楚显示的，精神病学家一般来说就像精神分析学家那样，相信上述的三大假设。这些假设（即认为精神分裂症患者意识具有混乱、不反思和字面主义性质）事实上根深蒂固地根植于西方对心灵和疯狂的概念，乃至于几乎无法和现代人对于疯狂的看法分开。

以上是精神分裂世界扰动的典型样态和对这些样态的标准解释。但病人的实际经验和行为又是如何？它们真的和长期以来固定于现代西方思想中对于疯狂意象所做的传统假定相符合吗？

精神分裂型妄想的非一般特征

精神分裂型妄想一个最引人好奇的特征就是当事人对自己的妄想同时持有绝对确定无疑和漠不关心两种态度。雅斯贝尔斯指出过，精神分裂型妄想的判准是"自信十足"和"不为任何相反证据所动"，但同时又表现出一种"奇怪的前后矛盾"。

典型的精神分裂型妄想具有不可动摇的性格，再多道理十足的论证和经验证据仍然无法改变病人的态度。（有意思的是，雅斯贝尔斯认为有这种特质的信念即使后来被证明为真，一样可以算是具有妄想性质。）[29] 就像雅斯贝尔斯和布鲁勒都强调的，极少病人认为他们的妄想和共识世界有任何关系。他们也极少会根据他们的妄想性信念行事，所以，行为上一般都远比我们预期的正常和有能力："病人会根据自己妄想的逻辑涵蕴行为的情形颇不常见。例如，他们会在前一刻用最强烈的语气指出我们是他们的囚犯，下一刻却要求我们帮他治疗某种小病痛，或向我们要一根烟。"[30]

所以，那些自认为可以用情绪控制天气的病人一样会担心天气，那些认为自己的咖啡被下毒的病人照样会把咖啡喝下去，那些自认为是圣母或英国女王的病人照样会按照院方吩咐从事劳务，不会提出抗议或觉得这样做有失身份。但是，病人也不会完全意识不到自己的这种矛盾立场。例如，一位病人在自称是"天国里的上帝"之后又马上改口，交代医生"不要把这个写下来。我说自己是上帝只是天大谎言"。[31]马丁（那个曾经因为精神分裂症住院的年轻艺术家）有一次告诉我，他在发病期间觉得自己的妄想绝对"真实"和完全"合逻辑"，有办法用最严谨和最严格的论证去捍卫它们。然而他随即又表示，"深信不疑"几个字其实不能精确形容他对这些妄想的态度。在在看来，他的妄想与其说是一些被客体化的幻想，不如说是对被知觉实在（perceived reality）的正常信念的动摇："例如，我也许会相信我旁边的这张桌子并不真实存在。"

所以，与其说这一类病人会混淆妄想和真实的领域，倒不如说他们是"脚踏两条船"，会把妄想和经验的其他部分分开存放。[32]例如，蕾妮也意识得到她的世界毁灭妄想基本上是她个人所有："我相信世界会毁灭的方式和我相信真实事情的方式不同。我隐约有一种担心，那就是这个信念是和我个人的恐惧有关，它是我专属的，不是普遍意见。"[33]不过，知道自己脚踏两条船并不会让病人更容易丢弃妄想。一个病人即便意识到自己的世界毁灭恐惧只是私人信念或有时会把自己的被迫害妄想拿出来取笑，一样会牢牢抱住原有的信念不放。[34]

另一个同样让人侧目的现象是，病人虽然会死命执持自己的妄想性信念，却又会对它们表现得漠不关心，而且这种现象不只出现在病情减轻的病程后期阶段，还会出现在更早阶段。与狂躁型精神病或被害妄想型人格失调的病人不同（这些人对自己的信念充满激情，所以会［例如］试图勾引每个他们看见的人*、把所有的钱花在一些愚蠢计划上或是没完没了地兴讼）[35]，精神分裂症患者的妄想看来是存放在某个偏僻角落，不会引起当事人的行动动机或情绪反应。常见的是，精神分裂症患者的内心世界缺乏一般情绪（例如恐惧、忧愁或欢乐）。所以，当他们描述一些最可怕的被迫害妄想或世界毁灭妄想时，常常目无表情，有时甚至会微微带笑。[36] 不是说一脚踏两船和漠不关心的性质一律会见于精神分裂症患者的妄想——这些妄想有时也会较接近标准的被害妄想型妄想。不过，这些性质对精神分裂症最专属的那些难以理解或"古怪透顶"的妄想（或准妄想）却是典型。我们在这里和第十章主要关心的正是这些最典型的特征。[37]

精神分裂症患者的幻觉也常常充满类似的不真实感。即便他们经验到的视幻觉在他们看来栩栩如生（这样的情形不是通例），但他们很少会把这些幻觉当成客观世界中的真实存在。例如，蕾妮虽然会幻听到各种不同的噪声和声音，但正如她自己所说，她"随时准备好把这些声音区分于真实世界中的声音。我听见它们而没有听见它们，知道它们是发自我里面"。[38] 大部分病人被问到的时候

---

　　*　这情况大概是指那些妄想每个女人（或男人）都爱他（她）的病人。

都会形容他们在幻听中听到的声音是用心灵或头脑听见,不是用耳朵听见。[39]

布鲁勒有一位病人声称自己"看见一切都被绿色的蛇充满",接着又补充说她不是真正看见了蛇,只不过是觉得"它们好像在那里"。另一个病人解释,他在幻听中听见的声音就像把一个贝壳靠近耳朵时会听到。布鲁勒相信精神分裂症患者得到的视幻觉其实只是"准幻觉"或"错觉",而且病人本身意识得到,因为他们通常会形容这些幻觉是"图像"或"影像",不是真实事物。[40]这一点清楚显示在精神分裂症患者科特女士身上。她老是看见有一个入侵者在她的卧室里跪行:"我只是用内在之眼抽象地看到那个人。我意识到他的态度和大致体格,但我们是处于不同的时间和存在平面。"[41]很多乍看像是完全客观断言的幻觉和妄想,在经过仔细探问后会发现只是疑似或比喻性质。[42]

在少数情形下,有些病人确实会根据他们的虚妄信念行事,但就连这些例子也未必表示当事人把自己的信念当成客观事实。心理治疗师福雷尔(August Forel)的病人 L. S. 小姐表示,她虽然会按照自己的虚妄观念行为,但仍然意识到它们充满不真实感:

　　迹近真实的虚妄观念但又截然不同,整个过程存在着另一种状态:半受一种冲动驱使,半自觉和半自愿地,我为自己创造出一个角色,让自己继续扮演和朗诵。我完全被这个按照它演出的角色包裹,完全专注其中,但又没有完全相信我就是它。在这当中有很多不同的层次,从虚妄观念的边界到仅仅是兴高采烈或兴奋的心绪。发生这一切时,我完全清楚我自己和我周遭的环境，至少我自己是这样觉得。[43]

有一次，因为相信"中国人已经入侵，占领了几乎一切"，马丁走进一个湖里，差点溺死。但事实上，他并不是真的相信有入侵这回事，也不是因为这样而走进湖里，情形更像是"我要把我对自己说的一个故事演出来"。所以，虽然 L.S. 小姐和马丁都按照自己的妄想行事，但我们却不能说他们把自己的经验和行为视为理所当然。看来，他们的行为和相信或不相信无关。要解释他们的行为，我们大概应该从美学借来一个观念：不相信的悬置（suspension of disbelief）。

病人会怎样经验这一类妄想或准妄想，很好的例子见于一个有数学博士学位的中年病人，他相信自己有许多分身，包括精神病学家、身负外交任务的秘密特工和有许多私生子的快乐已婚男人（事实上他是单身和处男）。当访谈人问他："你真的相信你是这些人吗？"他以颇有披露性的模棱两可回答说："当然，很大程度上相信。我扮演这些角色扮演得非常认真。"不过，顿了一下之后，他又补充说："不过从未认真到不能以某种方式从这些角色抽身的程度。"被问到那些分身——他以前称之为"伪装"和"双重开关"——的作用时，他回答说："八成是防卫机制的倒转。"不过，他很快又否定这个解释，称之为"胆小鬼的出路"，指出"真正的出路是，那是一出严肃的戏剧，为某些吊诡的目的演出至极致"。[44]

看起来，对很多精神分裂症患者来说，除了自我以外，就连客观世界一样缺乏坚实的存有基础。通常，他们因为太敏锐地意识到意识的构成功能，会让他们看到的事物染上一层主观色彩，让一切变得失去生气、不真实和（有时）阴森森。一位病人说："我现在看到的东西都不像我原来看到的样子。我现在看到的东西都没有实体……它们必然是幻觉，不是真实事物……事物只会对我的眼睛起作用，不会对我的头脑起作用。毫无疑问我看见一切，又毫无疑问一切并未改变，差的只是它们并不真实……我看见的只是一出戏，它笨拙、庸俗并且让人不愉快，又特别假惺惺。它并不实际存在。"另一个病人抱怨他无法与自己太太做爱，只能和她的影像做爱。[45]

一个叫彼得斯（F. Peters）的病人对这种世界有独特披露性的描述。在他的世界里，真实被化约为表象，他再无法感觉到一个无所不包的外在宇宙：

> 每当我把眼睛从他们［医院警卫］身上挪开，他们就会消失。事实上，任何不是我定睛看着的东西看来都不存在。我眼睛的作用有着某种奇怪的连贯性。代之以可以聚焦在一个对象和获得一个我人在房间里的视觉印象，所有存在的东西都直接存在于我的视线。[46]

史瑞伯常常有类似经验。某些东西——例如他称之为的"魔法变出来的"昆虫和"倏忽而过和临时创作出来的人类"——在他看来只存在于他周围，只会在他看着它们的时候存在，一等到他把目光转开就会消失。[47]

至少在一个肤浅层面上，这一类经验类似于婴儿和小小孩的缺乏"事物恒常性"（他们会把离开视线的玩具当成不再存在）。在这两种情况中，没有被看见的都被当成不存在，而真实则被等同于对意识的片刻呈现。然而，我们绝不可忽略的是，两种情况仍存在着某些极重要的差异：首先，小小孩对自己意识的作用缺乏自觉；其次，小小孩会把他们看到的一切视为实在或客观的存在。威廉·詹姆斯在《心理学原理》中说过一个被后来大部分的心理学家接受的意见："原始冲动是把眼见的一切直接肯定为真实。"他指出，如果一个新生儿看见一根点着蜡烛的影像出现在一个黑暗的背景，则虽然该影像是虚幻，但新生儿仍然会把它经验为客观的真实："只要它持续多久，它就会是心灵所知道的整个宇宙。那根蜡烛就是一切，就是绝对。它就在那里。没有其他可能的蜡烛，没有其他可能的地点，没有其他可能的物体，或甚至可能的想象。所以，心灵又怎能够不相信那蜡烛是真实？"[48]

精神分裂症患者经验到的世界看来却大异其趣，会再一次让人联想到哲学中的观念论或唯我论。在这一点上，虽然不是每个病人都表现得像史瑞伯或彼得斯那么明显，但他们的知觉仍然常常带有主体化色彩，即会让当事人感觉有哪里不真实，或是感觉它们的存在有赖主体的观察。

另外，住在一个主体化世界的病人有时也会清楚意识到有其他类似的世界存在，但其他世界是自己够不着的（蕾妮说："每个人都会依自己的方式创造出一个世界。"）这一点当然有别于原始的"自我中心主义"，因为后者都无法想象有其他意识存在。就算精神分裂症患者有时会忘记或意识不到其他意识存在，并因此表现出一种自我中心主义，但某种残存的视角主义或主体主义仍然会在他们意识里持续运作。彼得斯提到的"我的眼睛的作用"这句话暗示着他尖锐意识到意识在构成世界上所扮演的角色。其他认为世界有赖于他们的凝视、"雷达波束"或"电磁液体"而存在的病人也是如此。史瑞伯一度这样沉思："绝非不可能的是，看见这回事是局限在我本人和我的周遭环境。"这表示，他有点相信自己的意识也许是四周宇宙的真正中心和唯一源头。[49]

我们绝不能把这种经验世界的方式和以下几种方式混为一谈：小小孩的自我中心主义、器质性脑疾病病人的字面主义和原始部落的自发性轻信。[50]再一次，与之最接近的模拟要往现代主义和后现代主义的时代找去，要往"世界作为观点"的时代找去。

"世界作为观点"的时代

许多人类学家和文化史学家都主张，在原始和未有文字的文化（现代之前的欧洲文化多少也是如此），人类是被学者奥格（Walter Ong）所谓的"世界临在"（world presence）所浸透。换言之，外在世界的存在和价值被视为理所当然，而世界则被感受为是把人类包围在其中，不是被人类包围在其中。到了 16 世纪晚期和 17 世纪，宇宙无所不包的观点开始衰落，到最后逐渐被一种新的经验样态取代，在这种经验样态中，存在和真理都是以人类主体再现和构思它们的能力作为基础。从世界临在到世界作为世界观的改变涉及各种不同形式的"主体主义"或"唯美主义"，这是一种不着痕迹却具深刻性的转换，使得存在本身被认为是服从于意识之下，或是服从于众所知悉的表现样态之下。231

这种趋势特别明显表现在哲学家胡塞尔提出的"现象学态度"。现象学的基本方法是把对世界的所有"预给予性"（pregivenness）

给"括号"起来，透过这个方法把世界转化为主体性的"对应项"。胡塞尔认为，这种方法可以打断"自然存在"，带来"彻底的个人转化，类似于宗教改信的开端，本身带有人类最重大存在转化的意义"。[51]

有些学者主张，这种对待世界态度的转变首先出现在 17 世纪的绘画。[52] 当时有一种新的"写实主义"画风，第一次严格从画家本人的角度描绘自然世界，让画家俨然有了神一般的地位和成为被知觉宇宙的组织中心，宇宙不再被感到是无所不包和充满内在价值。[53] 不管这种说法能否成立，从 19 世纪开始，对意识作用的重视产生出一些更明显和彻底的主体主义或说唯美主义形式。在绘画，这种态度表现在各种偏离传统写实主义画派的兴起。例如，在浪漫派画家透纳（William Turner）的画笔下，外在世界越来越是为了服务画家本人或观察者的情绪或美学感性；在印象主义和立体主义，外在世界被化约为主观感受或知觉的形式结构；在行动派画家波洛克（Jackson Pollock）的"斑点主义"（tachism）中，外在世界更是在画家的任意挥毫中完全瓦解。在在看来，每件现代主义艺术作品都是追求以独标一格的观看或表象方式去建构一个全新的宇宙。画中世界通常不是三维空间，而是一个不间断的单一连续体，其中的事物是一个主体化和某个意义上是二维空间的宇宙折射。[54] 这又带来了两种不同形式的唯美主义：其中一种认为艺术作品是主体性、自由或秩序的避风港（这里的"秩序"是相对于周遭物质世界的黑暗和混乱而言），另一种则认为艺术作品要用来宣示并无独立于人类心灵而存在的真实。[55]

显然，这一类主体主义或唯美主义倾向包含着一些异质性非常高的不同潮流，反映着许多不同但又不是完全彼此无关的美学感性和个人经验。它的其中一个后果是孤独的激化。对此，一个有代表性的宣示是主观观念论者布拉德雷（F. H. Bradley）在 1893 年所写的一段话（后来见引于 T. S. 艾略特在现代生活的反史诗《荒原》的脚注）：

> 我的感官感觉就像我的思想感情一样，完全属于我个人。在上述两种情况下，我的经验都落入我自己的圆圈里，而这圆圈对外封闭。而且由于圆圈里的成分一样，它的领域对围绕圆圈其他领域来说都不透明……简言之，作为一个表现在灵魂中的存在，每个人的整个世界都是独一无二的，为他自己的灵魂所私有。[56]

主体主义除了可以表现在自我与其他主体性切断联系，也可以表现在自我与事物切断联系。例如，普鲁斯特即形容意识是他自己和外在世界之间的闯入者，说它以"一细长和无形体的轮廓包覆物体，阻止我和物质形体发生直接接触"。[57] 不过，把世界经验为观点的态度还可能导致外在世界的消失。瓦雷里有一段文字道出了这种存有论的突变时刻，在其中，世界失去了独立性，变得像是一种从自我的流出："我把这种其中一切都是有生命的封闭形式称为'孤独'……我周遭的一切分享着我的临在。我房间的墙壁看来是我意志的结构的外壳。"[58]

一种类似但更极端的观点——它被某些后现代主义者和后结构主义者抬高到近乎神圣教条的地位——清楚见于德里达反转柏拉图

的山洞神话之举。在柏拉图的知名比喻里，人类都是被监禁在一个山洞里的囚犯，看不见客观真实，只能看见从山洞口倒映到山洞里的光影。这个比喻固然是怀疑主义的经典表述（因为它肯定人类意识和客观真实之间隔着一道鸿沟），但却绝非仅仅如此，因为柏拉图至少假定山洞里的囚犯确实存在，也假定了客观实在（虽然人类够不着）确实存在（这是布拉德雷、普鲁斯特和瓦雷里都持有的假定）。反观德里达却假定宇宙完全是主体性质，其中所有事物（包括人类、山洞和外面的整个世界）无一例外是由影像或反映构成：

> 镜映的影像不是在世界里，不是仅仅包含在所有存有物和它们的影像里，而是相反，"呈现"的事物是在它们里面。镜映的影像（影子、反映、幻影等等）不再被理解为存在于山洞的存有论和神话故事的结构里面，而是把它整个包围起来。[59]

德里达要质疑的不只是个体自我，还要动摇仍然存在于柏拉图和布拉德雷的常识二元性和层级性，例如真／不真、客观／主观、原本／表象、实在／幻想的差异。要不就是把这些二元性完全收摄到后项（不真、主观、表象）。我们当然可以认为这种立场缺乏逻辑一贯性（因为如果不谈真实或本尊的领域，镜子、影子或反映又要从何谈起？），但它可不可以成立不是本书关切的问题。因为不管它的逻辑通不通，它所代表的极端主观主义或唯美主义都可以在疯狂和现代主义找得到模拟。

主体主义和精神分裂世界

我刚才已经探讨过主体主义在精神分裂症患者身上的好几种表现，现在且让我们来看看它们和现代主义及后现代主义的密切 233 亲和性。主体主义其中一个面向——即布拉德雷的散射式内在世界——清楚见于蕾妮日记的以下段落：

> 举一个例子。有一个医生问我有多喜欢我房间里的帐幔，我回答说："难看死了。"我这样说完全不是要和他唱反调。因为在当时，根据我对世界的看法，事物并不是独立存在，每个人都会依自己的方式创造出一个世界。所以，医生会觉得帐幔漂亮，护士会觉得它们有趣，我会觉得它们难看，是很正常的。社会关系的问题并不会以最小程度触及我的精神。[60]

主体主义的另一个方面——感受到自己与外在世界切断关系——则受到一位名为法兰克的病人所强调。法兰克是一位物理学家，最终认定自己是拉斯普京、恺撒和耶稣基督，声称能用心电感应控制整个宇宙发生的事件。在病程最初阶段，法兰克写了一篇谈论"文字和真实的性质"的"科学论文"，其中有以下的话："我们没有理由相信有外在世界之类的无法观察事物存在，所以，我的心灵——乱七八糟地堆满惊人不相协调的影像——是唯一的真实。"至少在他病程的这个阶段，他清楚意识到这种孤独样态的优点和缺点。"这种观念也许有它的补偿，但却是一种孤单的观点。"他写道：

"清楚的是，避开有一个外在世界存在的观念是可欲的……你住在一个只有影像的世界，不与任何人分享，连接于一些无色和湍急的实在。"他说的"湍急的实在"是指他的内在思绪，它们苍白但逼人注目，让他"大大降低对周遭环境的兴趣"。[61]

至少在写下这些文字的时候，法兰克仍然多少明显保留着少许对真实与想象的分野的意识，因为他把自己的内心世界称为"只有影像"的领域。要到这种区分完全消失，病人才会陷入最大的混乱状态。不过我们没有理由认定，这种混淆必然是"差劲的认知测验表现"所假定的类型，即把内在与想象的领域同化到客观或字面的领域。有时候，病人的情形刚好相反，会完全失去把真实区分于想象的能力，而理由正是因为不管是实际事件还是想象事件，都被觉得只是活灵活现的赝品或瞬息的影像。一位病人说："发生在真实时间里的事件在我看来只是我的一个梦的一部分。"[62]一旦进入这种德里达色彩的世界，区分真实和想象的可能性就会消失，这时候，"影子、反映、幻影"会把整个宇宙包围起来。所以，有一位病人老是觉得他和别人的互动只是一些内在或主观事件。他对治疗师说："当我和你说话时，我说不准自己是不是正在看见一个幻觉，或是幻想出一个回忆，或是回忆起一个幻想。"[63]看来，这位病人关心的只是正在发生的是哪种种类的主体化事件，就像真实事件的出现不在可能性的范围内。

234 想象的领域

在这些时刻失去的是实在性或真实性的性质，但要精确界定这种性质却大不易。威廉·詹姆斯在《心理学原理》里"对实在的知觉"一章中指出："对于何谓真实感，大概我们唯一能说的只是它像自己。"[64] 不过，他继而又描写了几种经验性质，而即便它们不能算是真实感的定义，也和真实感密切相关。[65]

他提出的第一种性质是可以唤起鲜明和有趣的感觉。有些精神分裂症患者的幻觉也带有这种性质，因此常常说他们的声音幻觉或触觉幻觉，对其而言比任何其他东西更"真实"。不过，精神分裂幻觉也可以缺乏真正感官知觉那种鲜明而具体的性质，这些时候，它们包含的概念色彩要大于感官色彩。[66] 但不管怎样，病人的幻觉和妄想都极少显示出威廉·詹姆斯讨论的真实意识的另外两个方面：倾向于"在我们里面引起运动冲动"和唤起正常和饱满的情绪。真实感的第四个方面（威廉·詹姆斯没有论及的方面）是共识性或说相互主体性：即感觉客观真实是人我所共享。前面引用过的许多病人话语都显示出精神分裂型妄想和幻觉也许不在这个意义上为客观或实在。又鉴于精神分裂症患者一般都懒得说服别人相信他们的妄想或分享他们的幻觉，这显示同样情形也适用于很多或甚至大部分这一类经验。

在《想象的心理学》(The Psychology of Imagination)一书中，萨特指出"真实"经验和"想象"经验的分别在于，只有前者是隐含地超越当下的呈现，所以包含着引起好奇心和悬疑的成分。和想象出来的房子不同，真实的房子总包含着无数未知但鲜明的面向，让人可以合理地提出各种问题（例如通到地下室的楼梯有多少级、房子怎样建造、是不是有一个后门廊等）。然而正如萨特所指出，从大部分精神分裂症患者和其他的"病态梦中人"对待他们的妄想和幻觉的态度观之，他们经验到的对象乃是想象的而非真实。[67]

精神分裂型幻觉一般缺乏让人惊奇和独立的性质。例如，它们总是出现在某些特殊的环境：当病人处于一种倾听的态度，某个意义上预期会听得见它们的时候。[68] 另外，一般来说，这一类妄想并不会在病人心中引起好奇心或悬疑感，因为它们不像真实事物那样有着无可穷尽的丰富性和超越当下的面貌。正如克雷佩林曾指出，这一类病人"不会设法解释他们的观察和结论的可靠性，不会为他们的奇特经验、他们的被迫害或他们的好运寻求解释"，而且，通常这一类病人的妄想"要不是彼此完全没有内在关联，就是以非常肤浅的方式关联在一起"。[69] 譬如他们不会想要搞清楚他们听见的奇怪声音来自何处 [70]，也不会担心发出声音的人说不定有一天会现身。如果一位病人相信自己受到摆布机器的摆布，那他通常不会好奇那机器怎样运作或操纵机器的人长什么样子。一个提出这些问题的访谈者会迅速感觉到他的问题无关宏旨，就像这些妄想对象除了已经被病人经验到的部分之外，别无其他性质。[71]

这样的情形和"原始的轻信"或单纯的认知错误显然相去甚远。不只不会把一切照单全收，精神分裂症患者经验到的是一个心灵、表象和主体性质被突显出来的世界。在某些情况下，他们几乎就像是把某种形式的超越观念论活出来，把世界看成不是一个独立实体而是一个纯粹观念，是意识本身的一种产品或流出。[72]

精神分裂的生活世界之主体主义面向有助于解释前面提过许多精神分裂型妄想的奇怪或非一般的特征，包括了它们的匪夷所思和无所不包性质，也包括了它们的确定无疑和漠不关心。

显然的是，在一个纯粹观念的宇宙里，一般的逻辑约束或现实约束并不适用。因此一个人可以既死了又活着，既是处女又不是处女，或可以同一时间分处两个不同地方。[73] 如果病人隐含地意识到他谈到的事件只是心灵转化（类似于发生在一个不真实或想象领域里进行的思想实验），那他们的矛盾声称就未必意味着当事人缺乏逻辑思考能力。那些认为自己可以改变性别的病人（"我有时可以出现男人的性高潮，有时可以出现男孩的性高潮，甚至有时候可以感受到女人的性高潮。"一个病人这样说[74]）也并不真正有违生物法则。他们至少有一些模糊意识，意识到自己描述的是自己的幻想领域——一个不受拘束的想象领域，在其中，这一类奇怪转化有可能发生（虽然只是作为思想发生）。

其他看来确实包含逻辑不通的例子也许不是出于想象领域不受逻辑拘束，而是出于当事人的脚踏两条船。例如一个病人虽然主张全世界的事物都在他里面，但接着又愿意承认这些事物是存在于外面。当访谈者问他："就连这个房间或这张桌子也是在你里面？"他回答说："不错。""但它是在你外面的啊！""不错，也在我外面。"一个病人也许会说："我是 H 医生，我不是 H 医生"或"我是一个就像你一样的人类，虽然我不是一个人类。"[75] 当一个病人声称他里面包含着好几千人因而受到质疑时，他回答说："这不要紧的。虽然我包含几千人，但我仍然只是一个人。"[76]

这些说法有时会被认为表现出初级思维过程的逻辑混乱和漠视矛盾性格（这种思维方式容许一物同时是 X 和非 X）。但病人未尝不可能只是在两个不同的经验形态或领域中转换：在真实领域中，他们承认人类条件的正常事实；在想象领域中，他们纵情于最恢弘和不真实的幻想，但没有把这样幻想严格当真。如果这样一种不同样态的意识确实呈现（通常是以隐含或非显题化的方式呈现），那他们的说法的幻想性质就不能算是完全非理性的表现，至少不是严格意义上的无能力体认逻辑矛盾。[77]事实上，如果我们更仔细观察一些最宏伟和最虚无的精神分裂型妄想，就会看出它们并没有乍看之下那么不现实，至少是不像差劲的认知测验表现公式所暗示的那般谬误。

至此我们已经看见过，精神分裂症患者可以隐含地赋予自己很多经验（包括幻觉和妄想，也包括实际知觉）以主体地位。但这种主体化的性质并不总是停留在幕后，只是作为一种氛围而存在，而是有时还会出现在妄想的外显内容，成为有关他们的生活世界的存有论地位的表达。

认识论性质的妄想

被害妄想几乎见于所有类型的精神疾患（包括情感型精神疾患和纯粹被害妄想型精神疾患），但某些种类的被害妄想看来是精神分裂症独有。这些妄想主要并非关于现实的内容，即并非有关此一世界里是否会引起高度恐惧或被迫害感的事情（例如怀疑有个闯空门的强盗就潜伏在附近）。此处，并不是指出某些会威胁当事人宁静和安全的闯入者，而是经验坐标本身的深邃突变：一种存有论的错乱，会透过把一切化约为让人困扰和坚持不断的"看见"过程而导致实在的无化。在这种也许可以称为本体论被害妄想的状态中，世界会变得让人不安地不真实，其作为知识对象的存在有赖于某些记录或表象事件的意识或表象装置。一位病人说："然后同样的事情又在起居室发生。我老是感觉自己被一部录像机监视……我有一种巨大的幽闭恐惧感觉。我感觉自己落入陷阱……我像置身在一个故事中。"[78] 另有两名病人也经验到这种可以称为认识论面向妄想的经验。一个患有精神分裂症的护士表示："我有一种最让人魂不守舍的经验。我看见什么都好像从一个摄影镜头看见。"科特表示："我自己就是一部摄影机。我眼睛所看见的人是在什么地方被拍摄下来以便制作一出三维空间的电影。"[79]

当我们把这一类认识论性质的妄想解释为有关真实世界的事物（例如说把病人提到的录像机当成是被他想象为存在于真实空间的真实摄录像机，或是存在于被拍摄的不真事物的同一空间），就会和它们的意义失诸交臂。我的这个论点比早前一个论点更深细。早前论点是有关精神分裂经验世界的美学化或主体化性质，但现在却是要主张摄录像机或摆布机器之类的现象，不是存在于与其他妄想对象相同的主体化领域。我的主张是，这些妄想现象毋宁是用作主体性本身的象征，以象征作为主体的自我，所以，它们并不是内在于世界中的事物（不管是真实还是妄想），更多是表达世界赖以被构成的认知或经验过程。如果真是如此，这一类现象必然是双倍转瞬即逝和不真实，而且难以定位——理由不只是因为它们在独立于主体意识的客观世界中没有存在性，还因为它们不太可能作为内在对象呈现在它们自己（主体化的）意识场，情形就像我们用来看东西的眼球不可能被我们所看见。

事实上，出现在认识论性质妄想中的表象或录像装置或人物，常常是一种阴影性的存在。例如，病人虽然知道有一部摄影机存在于什么地方，却无法用心灵之眼看得见或说得出来它的确实位置（娜塔莎的摆布机器看来也是这样）。其他种类的想象或妄想对象固然也让病人没有实在感或不包含不可穷尽的侧面或特征，但它们在想象的视域之内至少有一个具体的坐落位置，反观摄影机之类的装置却无处不在，又无处可寻，只是像沼气一样弥漫在病人的整个经验宇宙。这不奇怪，因为如果这种现象有一种更具体和物体般的存在，那就会抵触它作为物体赖以被看见的意识的象征。（这倒不是说，这一类矛盾不可能出现在精神分裂症患者身上——每逢这种情况出现，就会引起让人魂不守舍的结果。详见本章稍后和第十一章。）

也许可以说，这一类妄想是关于存有论的问题，是关于整个宇宙的形而上地位或牵涉认知者和被认知者的关系的根本问题，而不是关于存在于宇宙之内的事物或事件。昧于这个事实（差劲认知测验表现）是引起精神分裂症患者和治疗他们的人发生误解的重要原因之一。我们不应该从字面理解"从最大到最小的一切事物都包含在我里面"之类的话，即不应该把话中提到的事物理解为房间中的家具或抽屉里的铅笔。那个说"我的眼睛和太阳一样"的病人不太可能是指太阳已经离开了天空，被放进他的头颅内。[80] 虽然这一类说话乍看之下表现出最严重的认知失误，但我们最好把它们理解为具有存有论或认识论的意涵，是要宣称当事人的知觉（以眼睛为象征）不只是反映客观事物，还要（就像太阳一样）让客观世界得到活化或成为可能。

同样道理也适用于那个说事物和人会从她"可爱的碧眼睛"跑出来的女性患者。这样的妄想十之八九相当于一种认识论宣称，就像主张世界是他的观念的哲学唯我论者。这种妄想与其说是倒退回到褪褓期的自我边界混淆，不如说是意识构成世界的感觉夸大化。（这表示，我们应该把该女病人所说的眼睛理解为意识的中心而非视觉器官，而事物和人从她的眼睛跑出来这一点也应该理解为进入存在而不是在空间中的移动。）[81] 这当然不是说活在这一类唯我论妄想里面的人并无不正常或病态，但如果认为这是一种差劲的认知测验表现，便是把这一类存有论的突变等同于发生在常识世界里的那一种错误。这不只会过度高估精神分裂症患者犯错误倾向，更重要的是会低估他们的认知方式有多么不同于正常人。

两个反对意见

我前面主张，精神分裂型妄想有某种主观性质（至少是非客观性质），而且在很多个案中，这些妄想的对象有着认识论意涵，与此相关并非世界内的特定事物，而是世界本身的存有论地位。正如我们看到，这种假说看来可以解释精神分裂症的很多差劲认知测验表现公式解释不了的方面。在继续谈下去之前，我们应该先考察两个潜在反对意见。只有把它们考虑进来，我们才能对精神分裂世界有一个恰如其分的了解。

传统观点的捍卫者也许会指出精神分裂型妄想有两个特征是我迄今忽略的：一个是很多精神分裂症患者在描述自己的妄想时都会当成事实来陈述，另外是他们的妄想对象很多都具有具体和物体般的性质。这两种特征在精神分裂症非常典型，也是精神分裂症患者会给人一种"缺乏洞见"印象的重要原因。[82] 另外这两个特征看来也和我强调的主体化和过度反身不一贯。以下我们会轮流看一看这两个重要反对意见。

"真实" 的问题

前面我引用了一些病人的话来说明他们的妄想世界的主体化和不真实性质。但必须承认的是，并不是所有精神分裂症患者都是这个样子。例如，那个说有东西从她眼睛飞出来的女病人并不是说好像有东西从她眼睛飞出来，那些担心世界灾难的病人通常也不是表示世界好像将要毁灭。不错，在受到富有技巧的探问后，很多病人会后退一步，承认他们也许只是在打比方。但值得注意的是，他们是在受到压力时才会作出这种让步，所以我们有理由怀疑他们一直保有相应的自我觉察。再者，有很多病人谈到他们的妄想时，都不会主动加上但书或是语带保留。又虽然这一类病人极少在乎别人相不相信他们的妄想，却断然相信自己的想法非常重要。但这样的话，我们还能说他们经验到的只是影像或幻想，只是心灵之眼里面的臆造吗？

要说明精神分裂症的这个方面，我们可以回到史瑞伯法官和泰斯特先生那里。在第八章，我们看到这两个具有强烈自我意识的人表现出惊人的相似性：两人都执着于一种激烈内省，以至把自己的存有分裂为一系列分离和外在的自我。不过，他们之间有一个重要分别我当初略过未提。瓦雷里在他谈泰斯特先生的笔记中写道："心灵的目标是心灵。"读到这个，我们有理由假定瓦雷里的分身泰斯特先生自己是知道自己关切的自我指涉和主体性质。但史瑞伯的情形看来相当不同：他看来是描述一些让他痴迷的现象（神经束和光芒）。对他来说，它们不是内在或心灵事件，而具有外在甚至准物理性质。

不错，史瑞伯并不总是把他的神经束—光芒宇宙里的事物当成完全客观的存有（前面提过，他说它们存在于他的"心灵之眼"[83]，也至少在一个脚注里主张以一种心理学方式解读神经束对光芒的吸引力），但这并没有让这些事物的强烈物理和外在性格有所减轻，因为他老是把它们比作一个待探索的神秘太阳系元素。[84] 正是这一点让《一位神经症患者的回忆》弥漫着疯狂气氛，反观泰斯特先生的著作则始终看似出自一个极端我行我素的神秘主义者或哲学家之手，而非出自一位疯子之手。在在看来，虽然史瑞伯承认他的世界是一个心灵之眼中的世界，仍然把它当成有某种客观性和异常巨大的重要性，甚至是解开宇宙奥秘的关键，是一种"宗教和形而上真理"。他说："所以我必须指出，我对上帝的知识确定无疑，也绝对深信我所处理的事——上帝和神性魔法——高于一切经验科学。"[85]

有鉴于史瑞伯是那么强烈反观自省的一个人，又显然有着很高的智力处理复杂的论辩和理解力，他会看不出来自己经验到的是一个内在世界不可谓不奇怪。我们不禁要问，这么一个最有自我意识的人为什么会经验不到自身存在的最核心事实：他经验到的事物只是他自己心灵的投射？要怎样解释他为什么会倾向于把神经束和光芒看成准外在的事物而不是他自己的一部分，只是他可怜兮兮实体的展现？

按照传统的解释，反省能力的阙如使得当事人无法体认到他的妄想只具有影像和投射性质。但在史瑞伯的个案，这个解释很难说得通。例如，他完全意识到别人对他所说的那一套会觉得不可思议，也完全理解他们的反应，哪怕他继续坚持自己的经验具有天启

240　意义。我倾向于同意史瑞伯的自我评估：“我的心灵，也就是说我的心智能力的运作，清晰和健康得不亚于任何其他人：从我的神经症发生开始，它一直没有改变……我坚决否定我得了精神疾病，因为在寻常人的用法里，这个词暗示着智力混沌。”[86] 所以，问题的症结不在认知能力不足或头脑混沌，而是在经验态度或取向的方面。这个方面，我们也许可以称之为史瑞伯的整体存在立场（overall existential stance）。

一个正常的人未尝不可能会经验到史瑞伯在《一位神经症患者的回忆》中有关神经束和光芒的类似现象（极长时间的沉思默想有可能诱发类似经验），不过他不太可能会用物化的方式去经验（或描述）这些现象，或把它们看得太过认真。其理由和此人对日常生活方式的基本投入有关。我们一般都会把世界视为理所当然，认为那是不容置疑的存在基础，其中的事物不只存在于心灵之眼，还占有一个独立的领域，对任何人的经验敞开。梅洛-庞蒂这样说过：“当我考虑我的知觉本身时，在我未进行客体化反思之前，我从未意识到自己是被关在自己的感觉里。”又说过：“我和保罗一起看见这片风景，我们联合在一起呈现在它里面时，它对我们来说是一样的——不只有着一样的认知意义，还带有某种一样的世界风格，是它自己本身。”[87] 对把世界看成最基本的人来说，那些被私人意识谛视的对象只能有一种缩小了的存有论地位。代之以把神经束和光芒之类的现象经验为客观实在的基本建材，它们会被视为价值不高和不真实，就像当事人不知怎地意识到：“我只是正在内省。”

我们也许会忍不住认为，这种普通和贬值化的理解乃是一种更高层次的自我意识的产物，是一种可以掌握和超越激烈内省所得到幻象的进一步反思产物。但我们已经知道的是，精神分裂症患者看来并不缺乏这种再退后一步的能力，总是能对"我知道我知道我知道"的序列作出递归补充。史瑞伯够不着的（大概也拒绝够着）看来是一般的社会和实用世界，是生活在一个实用活动共享视域里的意识。[88]一个沉溺于孤独沉思的人，又如果他失去了对共享和实际宇宙的投入，很容易会对他在孤独内省中得到的产物看得非常认真。[89]事实上，如果他真的抵达一种不折不扣的唯我论立场（在这种立场中，所有现象都会被感到是有赖于他的意识），那么，在他孤独沉思中被具体化的事物将会真实得不亚于任何真实事物。鲍德里亚（Jean Baudrillard）在谈后现代世界的处境时即说过："错觉不再可能出现，因为真实事物已经不再可能存在。"[90]

所以，史瑞伯的经验世界的不寻常特征也许是拒绝接受以共享的世界作为前提或组织原则所致。他的自闭标志（就像一个唯我论哲学家那样）将其终极信仰并非放在共享的世界而是放在自己的直接经验——特别是放在那些他身处被动、抽离和孤立状态中得到的经验。[91]

正如我们看到过，精神分裂症患者对自己主体主义的经验会相当不同于正常人——这要么是因为他们把共享的客观世界看得极不重要，要么是因为客观世界本身被吸入一种主观化的观点（所以变得不比妄想世界更真）。正是失去对一个周流遍布的客观世界的感知可以解释精神分裂症患者为什么把他们的妄想对象看得那么认真，或给予它们那么大的存有论分量。

存在者层次和存在论层次

即便接受精神分裂型妄想所经验到这种具意义与不具意义的组合论调，也许有人仍会针对我所主张的存有论提出反对意见。第二个可能的反对意见是针对我所谓的认识论性质妄想。我说过，这一类妄想是有关生活世界的高度抽象面向而不是世界里的具体事物、事件或过程。批评我的人也许会提醒，精神分裂症患者使用的语言常常极为具体和物理性。他们会指出：那个说有事物和人从她的眼睛"飞出来"的女病人如果关心的是认识论关系或存在论事件，她又怎么会用"飞出来"这种说法？如果那个说他"包含着"一切的病人是在表达一种认识论关系而非空间关系，他又为什么要用"包含着"这个词语？如果病人是要表达万物都是由意识构成的观点，为什么又要用录像机这么具体的措辞？如果他们的关怀真的具有更普遍的哲学意义，为什么他们不干脆用普遍的哲学式的表达？

就像我紧接着会讨论的，这种批评有若干道理：病人的物理性词汇未尝不可能精确反映出他们的经验世界。但如果认定这个论证可以支持传统的差劲认知测验表现观点或否证我的解读，那就忽略了语言一些不易捉摸但吃紧的特征，特别是忽略了不想要诉诸物理性或日常概念去描述或思考存有论种类的洞察有多么困难（事实上不只是困难，而是近乎不可能）。凑巧的是，海德格尔和维特根斯坦都对语言这种局限性投以相当大的关注。他们各以自己的方式指出，西方哲学的许多重大谬误、晦涩和争论都是因为把一些只适用于世间事物的概念拿来描述总体世界，或描述世界与意识的关系。在他们看来，就连最杰出的哲学家也未能免俗。以下我对日常语言局限性的说明主要借自海德格尔。[92]

　　海德格尔对笛卡尔最重要的批判大概就是指出笛卡尔哲学犯 242
了一个范畴谬误：把经验主体和它的对象看成是一样的存在论地
位，也就是说把经验主体当成世间事物而且不是世界的超越基础。
康德和胡塞尔也这样批评笛卡尔，但他们自己其实以更不着痕迹的
方式犯了一样的错误而不自知（至少海德格尔是这样认为）。海德
格尔主张，康德和胡塞尔都倾向于把先验主体看成可以（至少原则
上可以）先于世界或没有世界伴随的情况之下存在，如同主体和世
界是并存在世间的两件事物。这种思考方式模糊了意识和对象的
基本不可分性，导致了一种错误的认识论，以为心灵就像一物产生
出另一物那样构成对象。[93]海德格尔认为，这种以世间内事实作为
模拟（他称之为“存在者下”（ontic）的措辞方式）去诠释、理解或
表达存有论层次的议题，乃是整部西方思想史最为深重和要命的错
误。[94]出于这个原因，对存有本身的研究要不是被遗忘，就是与对
存在者层面的存在者（beings）的研究搞混。

　　如果海德格尔的分析属实，我们就不应该惊讶于看见，精神分
裂症患者在使用词语时不比西方大多数哲学家更细致或更小心，乃
至落入了同一个诱惑的陷阱。这个诱惑是无可抗拒的——因为它看
不见，又因为看不见所以无可抗拒。所以无怪乎他们会用空间性和
物理性的词语谈论自己的存有论层面经验（即经验自己是世界的中
心），例如说整个宇宙“包含在”他们的头脑里，或事物会从他们的
眼中“飞出来”。

　　不过，认为这种存在者的措辞方式只是一种比喻方法，是病人
在完全自知的情况下借用来表达他们的存有论层面经验，会是一种

过简解释。毕竟，混淆存有者和存在论层次并不是一种可以轻易矫正的小错误。它源自一个有关人类状态的基本真理：基于人本身的局限性，反思或描述一些具有无所不包和周流遍布性质的心灵经验极端困难。海德格尔形容，这些方面靠我们靠得太近，也无所不在，以致基本上是隐藏起来，近乎不可能看得见。我们绝不能以为这种混淆存在者和存在论层面的情况只限于普通人。病人本身一样有可能会陷于同样的思考方式和混淆，因为她一样缺乏必需的概念工具和语言工具去把自己的经验显题化。在尝试理解自己经验到的突变世界时，他们很容易就会拿现成的理解形式来用，想以此抓住事实上发生了整体突变的经验世界本身。[95]

在接续谈论之前，必须先对我就精神分裂经验的伪存在者性质的强调作出一些但书，否则，我们得到的就会是精神分裂世界的一幅过简图像。在某些个案，相关的不只是一种不可言说的经验（它是病人以某种方式内在意识到）和一种误导的表达或概念化形式（即存在者形式），而两者各自独立。有些时候，有一个也许可以称为"前反思"层次的意识（对纯粹存有论层次突变的意识）是病人可以感受到的（不管多模糊）。但正如海德格尔强调，我们诠释经验的方式一样可能会转化经验，以至于某些人类存在的思考方式（例如笛卡尔主义的思考方式）不只会遮盖对象，还会扭曲对象。海德格尔明显相信，由柏拉图肇始而在笛卡尔达到高峰的哲学错误不只影响了哲学，还影响了人类经验。这类形而上模型或说解释模型（它们是反思性思考的产物）也许会潜入前反省的领域并影响到实际经验——这正是海德格尔的杰作《存在与时间》（*Being and Time*）处理的一个较晦涩议题。[96]

　　不管怎样，我会主张，基本的存在论层面经验是有可能被转化为存在者或至少是准存在者的性质。看起来，每逢一个人把存有论层面的洞察带回到较为日常生活的脉络中，这种转化就有可能发生。事实上，要完全避开这种回到日常生活脉络的趋向就是要求当事人几乎完全排除人类行为与语言的正常状态（包括假定有一个物理性和分享的世界），而这一点大概对任何人来说（不管是不是精神分裂症患者）都近乎不可能。（维特根斯坦即主张，使用语言的行为本身便必然预设着一个共享的世界。[97]）因此日常生活看来对语言和经验发挥着一种近乎是万有引力的拉力（一个病人承认："当我知觉我的身体，我被迫感觉到自己是被别人环绕"[98]），大概只有向内游得够深的病人才能摆脱。

　　由于日常的存在形态近乎不可能摆脱，一个感觉自己在很大程度上具有作为经验世界构成中心存在论经验的病人，除了会形容他的经验，还可能会经验或知觉自己是在准字面或存在者的意义上创造或包含世界，就像他拥有某种经验力量。心理学家维尔纳（Heinz 244 Werner）有一个女病人采用字面意义的词语去描述外在世界与其意识之间的密切关系："她说她把自己的视觉和听觉感官'转移'给事物，透过这种方式穿透事物。她的眼睛直接朝外发射和接触到事物。例如，看着一片风景时，她会带走被构成对象的一些实际物质。"[99]这一类例子显示的是一种混合或说矛盾的经验，是当事人摆荡于两种不同的形态中。在这个意义上，我的潜在批评者的一个说法是对的：精神分裂症患者那些形而下层面的表达形式必然反映着他们的实际经验。但不管怎样，主张这些经验纯粹是存在者层面

（"差劲的认知测验表现"说法就带有这种涵蕴）都是一种极大的过度简化。

正是这种奇怪的模棱两可性让一些精神分裂型妄想非常难以捉摸：它们显然不是一些直接适用于共识性和客观性世界的经验宣称，但又不是纯粹的哲学宣称，即不是彻底抽象，完全不指涉具体或特殊的领域。其结果是，病人有时不只会用混淆的方式表达自己的经验，还会用混淆的方式经验自己的经验。他们就像海德格尔和维特根斯坦批判的唯我论或观念论哲学家那样，摇摆于存在论层面和存在者层面之间。（在本书的第十一章，我将会讨论精神分裂症患者经验中与此紧密相关的另一种二元性：福柯称之为"认识论上的联立"［epistemological doublet］。）

精神分裂症患者的唯我论

既然已经厘清过精神分裂型妄想具有主体化性质（或说准主体化性质），现在我们应可能了解雅斯贝尔斯和布鲁勒都指出过的那种奇怪的吊诡：虽然对自己的妄想内容确信无疑，但很多精神分裂症患者对他们投以很大关注的这些"信仰"却出奇的冷漠，很少会把它们化为行动。

如果病人的妄想完全是不及物，仅仅指涉内在经验，那么他们所谈到的主体化世界将会对任何客观有效性的测试免疫。如果我声称我可以同一时间出现在两个不同地点，又如果我谈的只是我的感觉，那么你举出多少的反对证据都无法驳倒我的确信。[100]另一方面，这种确信在很多方面来说又是不相干的。我的经验对象隐含的主观或私人性质（我对它的态度与其说是相信，不如说是一种"不

相信的悬置"）在很多情况下都不会让我有所行动。存在论的妄想
或准妄想（例如那些有关世界的不真或只是主体性质）也会弥漫某 245
种不相干和不真实的性质，一种对不真实感的不真实感，伴随着相
互主体意识的丧失。[101] 所以，就像那些会向同事发表见解的唯我论
哲学家那样（这种行为让他们看来相信"其他心灵"存在），一个相
信"客观实在并不存在"的病人一样可能过着正常生活。[102]

精神分裂症患者此种奇怪的解离和情感不投入（大相径庭于大
部分狂躁症、忧郁症和纯粹被害妄想症患者对待妄想的态度[103]）还
可以用另一种方式理解：他们经验到的是一个纯粹私人性和主体性
的领域，而这个领域无可避免是和正常情感、行动和欲望的泉源割
裂开来的。这不是说精神分裂症患者的主体化没有任何心绪——事
实上他们会在这些时间经验到最强烈的虚无绝望感和天眼大开的
幸福感（blissful revelation）[104]，但值得玩味的是，他们的心绪常常
带有一种非生理性、指向一切和近乎抽象的性质。我的主张是，会
有这种情形是因为病人关心的不是人类条件之内的渴盼、恐惧或野
心，而是宇宙本身的存在地位。因此，与之相关的心绪（情绪一词
也许不适合用来形容这一类那么知性和抽象的经验）也一定是笼罩
一切，例如因为觉得自己是宇宙的中心而来的幸福感觉。[105]

我们有理由认为，这样一种世界不受任何世间拘束或限制，而
这就是为什么有一位病人会说："拥有疯子的特权有时很惬意……
当一个精神病人就像当一个王子，可以拥有各种自由和思想。"另
一位病人把这一层意思说得更扼要："在我的世界里，我可以为所
欲为；在你的世界里，我得要用外交手段。"[106] 但正如萨特指出，这
一类病态梦中人摆脱的与其说是客观实在的内容（贫穷、失败或爱

情挫折），不如说是客观实在的形式，也就是客观实在的不可预测性和独立性。去掉了这些客观实在的性质之后，就不会再有惊奇这回事（但也没有悬疑这回事，因为在你讲给自己听的故事里面，何来悬疑的余地？），也不会有按照外在要求行为的最少需要。一位女性患者这样形容她所经验到的"疯狂世界"："一切都是可以预测的，一切都是始终如一，没有事情会改变。"[107]

因此，他们拥有的力量和负有的责任都带有奇怪的抽象或存有论性质，让他们更像是一个具备建构能力的神明而不是一个世间的国王。他们的力量也是一种被动的力量，即不是透过对世界有所行动发挥出来，而是从经验后退一步，直到世界整体看起来要依赖他们的自我来构成。饶富意味的是，很多幻觉和妄想（特别是一切事物不真实的妄想）都是发生在病人无所作为的时候，又会在他们和外在世界互动时（例如煮饭和梳头）消失。[108]一位在幻觉中看见半人半兽生物的病人说："当我静静躺着，我就会一再看到这种生物。"[109]另一位病人把无为和主体化的紧密关系说明得更加详细：

当我躺在床上，客观实在就会不知怎地跑到我里面，就像我的脑子转过了身……接下来我变得对回忆更感兴趣，没有多少兴趣知觉我四周的现实……起初，我会有一种近乎恐怖的绝望感，稍后，这种感觉被扁平化取代……我变成了"自发"的对立面，结果我变得非常没有自信，做什么都要大费气力。[110]

在现代主义里，被动化和过度专注通常是被用来取代自然态度的一种方法，类似于主观观念论或唯我论。例如，达利（Salvador

Dali）在《可感知的女人》(*La Femme Visible, 1903*）里谈到他的"被害妄想—批判方法"的审视性知觉态度时指出，这态度不只是为了创造天马行空的并置和转化，还是要作出一种存在论的声称——用他自己的话来说就是"要让真实的世界名誉扫地"，就是要断言"外在世界的真实乃是为我们心灵的真实服务"。[111] 有些精神分裂症患者看来也是采取类似的技巧，行为有时候会像贝克特笔下的墨菲（Murphy）——这个角色为了可以更彻底活在思考里而把自己绑在椅子上。这也许可以部分解释，为什么精神分裂症患者的慢性抽离状态常常带有刻意成分。例如，有位病人为了进入沉思默想状态，会一连好几小时呆若木鸡地站着凝视天空，透过这种方法让自己的感觉和云朵的形态合一，以达到"内在的幸福感觉和宽广的自由"。[112] 病人卡尔在接受主题统觉测验时看似有着几乎一样的经验。要他看的是一幅表现主义风格的图画（图卡 19 号），画着一些狂乱云朵下的一片寥落雪景。他的故事显得心绪诡异和恢弘，但同时又是静态和缺乏一切活力："天空充满黑暗的不祥之兆，就像某人的令人激动的幻想拆解了自己，扭曲了整片风景。他不在乎现在，一直等待天空中的所有事物受到整顿和梳理。"当他被问及："你有什么感觉？"他回答说："一种盛大庄严的印象。"

这个主题统觉测验的故事很好说明了精神分裂型妄想世界典型的存在者／存在论的混合特征。在其中，世界整体（由天空和风景代表）可以被理解为象征无所不包的心灵，而这个整体里包含的事物（有待"整顿和梳理"的事物）看来代表一个唯我论宇宙里的思想—事物（thought-things）。这样一个宇宙见证着那个消极观看着的"他"的存在层面力量，他等待着宇宙被他自己的主体性充满。（这

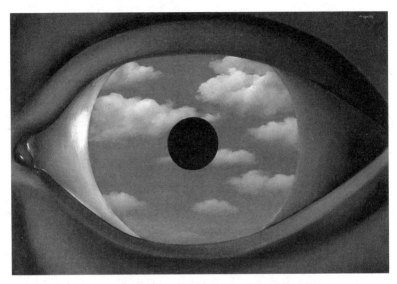

图 9.1 马格利特（René Magritte，1898-1967），《假的镜子》（*Le Faux Miroir*，1928）。这幅画作表达了精神分裂症唯我论宇宙的经验。收藏于纽约现代艺术博物馆（MoMA）。布面油画，211/4″ × 317/8″ 英吋（54 × 80.9 厘米）。购得品。编号：133.1936。授权自现代艺术博物馆，纽约／佛罗伦萨斯卡拉数字档案，2016，以及图像与造型艺术作家协会（ADAGP），法国巴黎，和数字使用互联系统（DACS），伦敦，2017。

一类经验的一个视觉例子见图 9.1。）全知感和全能感有可能是由当事人经验到自我是所有存在的先验基础引起，这就难怪这些感觉绝对而不受限制，是那样的自由，乃至可以摆脱世间的所有焦虑和拘束。事实上，透过把自己的心灵本质和存有整体合一，这一类病人也许达成了利科（Paul Ricoeur）所谓的"绝对意识的三重愿望"：第一重愿望是成为全体，包含所有观点角度；第二重愿望是变成透明，让自我和世界的所有元素都成为意识的对象；第三重愿望是完全自足，无须依赖身体或社会环境。[113] 自笛卡尔采取撤退到看似确定无疑的"我思"的策略之后，这三重愿望一直是现代心灵的一个核心追求，充分体现在各种现代主义唯美主义的表达方式。[114]

几乎不用赘述的是，用这种方法达成的全能感觉并不是酒神形态的激情或襁褓形态的融合。不管在现代主义还是疯狂，全能经验都更接近于泰斯特先生这位"永远的观察者"或"被切断的头"。他什么都不做，只管观察自己的思想。而据瓦雷里形容，他的思想"同时摆脱了它和世界的相似和混淆，另一方面又摆脱了它的感情价值"。就像泰斯特先生，这样一个人会成为"有史以来最完全的心灵转化者……一切看来都是他的心灵运作的一种特殊形态，而这种运作被等同他对它的观念或意识"。正如瓦雷里指出的，在这样的情况下，一个人会感觉自己全能乃是无可避免，因为他意识到："上帝就在不远处。他是最近在咫尺者。"[115]

249

第十章　世界灾难

意识的最大化是世界的末日。

——瓦雷里《出纳员》

精神的总体价值是个常数，而最荒谬的是，它加总起来等于零。

——语出一位精神分裂症患者
转引自小布鲁勒《精神分裂失调》

知识的对象是世界的消亡。

——尼采，未刊笔记，1870

上一章以一个胜利音符作为结束：意识宣布自己无所不知和拥有无边力量。不过，如果我把对世界状态（worldhood）的分析结束于这个胜利音符将会是一个错误，因为那会暗示主体性的神格化可以摆脱一切焦虑、迷惘和恐惧。这样说并不是要收回我刚才说过的话，因为某个意义上，精神分裂经验确实实现了绝对意识的三重愿望（成为总体、透明和自足），而且有时候，病人几乎可以用毫无杂质的方式达到这种境界。只不过，更常见的情况是（大概十之八九的情况下），病人的主体化同时会动摇或抵触唯我色彩的力量感与安全感，事实上有时还可能会夺去主体性意识本身。这不是说精神分裂症患者不能是唯我论者，只不过，他们的唯我论内含吊诡或自我损害。

现代主义和后现代主义也是同样情形（现代主义是黑格尔的预言——客观实在将会被完全经验为"因我而存在的表象"[1]——最充分的实现，而后现代主义更是认为，表象用不着一个经验主体作为基础）。这样一种世界会弥漫什么样的焦虑，我们可以从史蒂文斯的《秋天的极光》（Auroras of Autumn）一诗窥见："拿着一根蜡烛的学者看见／北极光闪耀在他的存在的一切的骨架上。他感到恐惧。"[2] 研究后现代时代的社会理论家鲍德里亚指出，自我瓦解的冷冰冰狂喜会带来所有实在感的丧失。他说，"所有内在性的被迫外翻和所有内在性的被迫注入"都会摧毁所有的边界感和驱散任何隐私光环，让人暴露在一种完全的实时性和万物的亲密性之下。[3]

我将会在本章检视各种牵涉其中的吊诡。这些吊诡高度相互依赖和重叠，但作为方便说明的权宜之计，我们还是可以把它们区分为两大类。两大类吊诡都可以理解为剧烈化主体主义（an exacerbated subjectivism）之自然而然但始料不及的结果，而且两者在现代主义和精神分裂症同样典型。第一类吊诡会在唯我论推进至某种高度时向下反转，让人产生一种不安的责任感、一种深邃的不安全感，导致自我和世界同时失去生命力。第二类吊诡倾向于抹拭掉它本身赖以成立的区别，带来混淆和融合状态，最极端的情况下会引起主体性本身瓦解。如果说第一类吊诡可以引起一种对空无（nothingness）——死亡和空虚——的感觉或恐惧，那第二类吊

250

诡会引起的就是一种混乱感觉，一种彻底的形而上崩溃。

蔓生主体主义

存在层面的不安全感

唯我论最显著的冲动是它对巨大权力感和安全感的宣称，是它断言宇宙臣服于意识自我的帝国主义姿态（有时甚至断言宇宙是自我的一部分，是自我的外在化或某种伪装）。最接近于鼓吹一种全面性唯我论的西方思想家是德国的费希特（1762—1814）。他是第一个显示康德哲学深邃影响力的大哲学家，某种意义上也是现代哲学中主体主义的最高水位线。

康德首倡先验转向（transcendental turn），主张真实世界的结构派生自认知主体（knowing subject）的结构，正是这一点让他成为现代主义艺术和思想的真正源头。不过，康德哲学中的主体主义涵蕴受到两件事情压抑。第一是他继续认定有一个存在于人类认知能力以外的实在，他称之为物自身。这个物自身虽然不可知，却是我们所有经验的源头。第二是，康德认定只有一组可能的知性范畴，让人类别无选择。但费希特却认为这两个紧箍咒似的假定毫无道理，甚至与康德自己思想的基本洞察相抵触。为了推翻它们，他建构出一套绝对自由的形上学，成为了现代主义扩大自我之举的先驱。在他最有影响力的作品《人的使命》（*The Vocation of Man*, 1800）里，费希特把康德的某些洞见最大化，把主体主义推进至一种"神经病程度"（语出罗素）。[4]

书中的主要发言人"精神"宣称 *,所有知识"不过是图画,不过是表象",主张物质世界根本不存在,因为它"只能透过被认识而出现"。明白了这个道理之后,我们就"不会再为那种只存在自己思维中的必然性吓得发抖,也不会再害怕被那些不过是你心灵自造的产物压迫"。费希特用相当形而下的方式来形容心灵的这种高升,以军事力量或政治力量作为比喻:"然后我的力量——它是由我的意志所决定——将会入侵外在世界。我将会是自然(Nature)的主人,她将会是我的仆人。我要根据我的力量来影响她,而她将不会对我有任何影响力。"[5] 不过,这种解放(从世间的必然性和恐惧中解放)看来会伴随着一种新的焦虑,而这种焦虑的涵蕴费希特没有充分掌握。它是一种无所不包和有点抽象的焦虑,有关的不是世间的事件,而是世界本身的存在地位。

如果说梦想真的会带来责任,那么终极责任(ultimate responsibility)的千钧重担便会落在那些梦见世界的人肩上。我指出过,很多精神分裂症患者都是唯我论者("拿着一根蜡烛的学者"),感觉自己是准神圣中心和万物的基础。我还没有探讨的是这种知觉有可能会让人事物凋谢,甚至会让整个世界完全消失。不同的病人以不同的方式表达这一点:"如果你们不和我保持接触,你们就会死掉";"一旦我死掉,你们全都会疯掉";"如果你们不能找到一个代替我的人,一切都会消失。"[6]

一位病人宣称他和妻儿是最基础的"看见者和聆听者"——因

---

　*　《人的使命》采对话体,一个参与对话者被称为"精神"(spirit),另一个被称为"我"。

为"我们越温暖，太阳就会变得越有生产性"。不过看来真正锚定宇宙的是他本人，而意识到这个让他害怕会发生一场终极的存有论灾难——世界消失：

> 整个欧洲只有一个农民可以支撑自己（support himself），那个人就是我……如果我望向或走过一片荒原，它就会变成美地……我的身体会结出果子……它是一个世界身体（world body）……没有状态可以支撑自己。如果世界变穷，他们必须来找我。他们必须找一个人来支撑世界：世界必须被表象，否则就会消失。[7]

不是所有精神分裂症患者都会推进到这么极端程度的唯我论。不过，应该不让人奇怪的是，那些会推进到这种极端程度的病人也很容易会被一种沉重的责任感和世界末日恐惧所束缚并且压得透不过气。所以有一位病人说他有责任不断转动身体，以维持"世界之轮"转动。另一位病人因为唯恐世界会倾倒，会用一种不舒服的姿势站立（只有脚趾着地和双臂举起），一站就是几小时。他说："只要我能够维持一种完美的悬浮姿势，我就可以让地球保持悬浮，阻止世界朝毁灭迈进。"[8] 要能够把世界经验为一种心灵的流出物，一个私人的或纯粹的心灵对象，就是放弃固有的共识经验、实际活动和活的身体里的锚定稳定性和生命力泉源。不管一个人采取什么策略，任何安全感和全能感全面翻转或崩溃的可能性都会脆弱不堪。罗莎（Rachel Rosser）的一位病人说："我原以为我思考得越快，我的身体就会动得越快"，但"有时当我想得起劲，把一个思想高高在我的头脑里举起，它却会瓦解在内在的空虚中"。[9]

担心这样的结果一直是 19 和 20 世纪文化里一个重要的亚主题或反主题，后来，随着主体主义在现代主义盛期取得胜利，这种担心越来越走到前台。[10] 在贝克特的苍凉宇宙里，一切事情看来都发生在一个"被抛弃"或"想象出来的头颅"的"象牙地牢"里[11]。小说《如此情况》(How It Is)的最高潮和最可怕时刻发生在叙事者被逼承认一件他十之八九一直都隐约知道的事情：他听到的各种声音只存在于他的头脑里，所以他孑然一身，是自己世界的源头。在第六章，我曾引用贝克特的短文《死掉的想象力想象》，在其中，自然世界的消失被想象力的死亡，就像是存在(existence)本身有赖于心灵的生命力："四周没有一丝生命的痕迹，你说，没有关系，想象力还没有死，好吧，它死了，但死掉的想象力照样可以想象。小岛，大海，天蓝，翠绿，这一切在一瞥中通通消失了。"[12] 我们不应该认为这种消失是一种独立事件，只是刚好被观察到：毋宁是主体化凝视把自己眼前的事物给虚无化，而它之所以能够做到这一点，恰恰是因为它把客体转化为仅仅是被知觉到的对象。事实上，这种对客体的否认还可以被用来作为炫耀自己拥有上帝般权力的方法。例如一位病人说她单凭思想就可杀死任何事物，另一位则说他可以透过"清洗"自己的世界，让那些鬼影般影像变得像骨头一样干巴巴而孤立无援。[13]

不过，在唯我论者宇宙里并不是只有世界及其客体在本体论上是可疑的：自我一样可能会变得虚无缥缈。我们在早些章节已经看见过，主体性本身有时可能会被放逐，突变成为一种准客体。现在，我们更知道主体性除了可能被异化，还可能会丧失真实性，导致一个失去任何主体性意识的主体化宇宙。

自我的这种脆弱性明显隐含在费希特的主观观念论，在其中，自我被形容是某种形而上求人运作程序的产品："我创造我自己：用我的思维创造我的存在，用思维本身创造我的思维。"[14] 在费希特看来，这样一种自我创造见证着意识的力量——当它维持得住的时候确实如此。但当一个人失去了自己有能力构成万物（包括自我）的自信时，会发生什么情形？上述罗莎的病人说："我就是我的经验，但因为没有人知道这个，所以我并不存在。"这位病人因为相信自己失去了记忆，也没有其他任何人知道他的过去，所以他是没有过去的。[15] 一位女病人把自己的存在完全奠基在她自己，宣称"她是自足的，是自我拥有的"，但最后却感到自己失去了所有实质和生命力，就像"杂草丛生花园里的鬼魂"、一座"废弃城市"或是一种"躺在一个黑色太阳底下的死东西"。还有一个病人害怕自己一旦和外在真实切断联系，就会失去所有自我："我沉思默想得那么深，几乎走出了这个世界。然后你会开始害怕失去自己。每逢这些时候我都会感到忧心和兴奋。"[16]

以下诗句行出自病人马丁（年轻艺术家）所写《在澄明的事物里》一诗，它唤起存在脆弱性的感觉。这诗让我们可以一窥一个主体化的世界，一个扁平化为二维空间的宇宙，它受到意识的象征所束缚（"在眼睛缝隙，一根睫毛的朦胧边缘"），然后经历了一种存在的塌陷，就像自我和世界同时坠入空无[17]：

> 在眼睛缝隙，一根睫毛的朦胧边缘
> 一个扁平化世界的边界，

我们掉下了边缘。

在外面浮动着一道白色的墙。

真理存在于原子的核心。

我担心从边缘向下倾泻的溪流。

我在这个分析过程涉及一种抽象化，一种分离于梅洛-庞蒂所谓的世界的血肉（the flash of the world）。世界的血肉指的是鲜明、恒常存在和血肉丰满的事物领域，会驱使人去感觉和行为。但这种抽象化过程有可能会被误解为太过抽象或太过孤立，就像那是受控制的知性练习，一如那些待在书房里思考的怀疑主义者从不会让他们的怀疑主义影响他们的日常生活。我们必须区分在这种主体化活动中主动性和被动性的奇怪混合，还有痛苦与麻木的奇怪混合。我们还必须明白精神分裂症患者的主体化可以多么弥漫和阴险：在它可以带来无边力量和安全感前景的同时，它又会用某些终极灾难的暗示（放逐、饥饿、窒息，最后是可怕的消失）侵蚀一个人的信心。虽然这一类经验近乎不可形容，但我们还是可以从病人提到的死亡、废墟和灾难意象略窥一二。

为了更充分地召唤起这样的世界，召唤起它的逻辑和心绪，我会借助阿根廷作家卡萨雷斯（Adolfo Bioy Casares）的中篇小说《莫雷的发明》（*The Invention of Morel*）。卡萨雷斯和博尔赫斯是好朋友，两人有时还共事。[18]《莫雷的发明》（1940 年出版）在英语世界不太知名，但对法国的新小说派却大有影响力，据说也是罗伯-格里耶和雷奈（Alain Resnais）合作的重要电影《去年在马里安巴》（*Last Year at Marienbad*）的灵感来源。我们未尝不可以把这部小说同时理解为精神分裂症患者和现代主义者心灵的隐喻。

254 莫雷的发明

　　这部小说采取日记体，描写一个男人一觉醒来发现自己身处于有两个太阳和两个月亮的神秘岛屿。这个不知名的男人（同时是主角和叙事者）显然是因为犯了什么罪而正在逃亡。他很快便发现一群衣冠楚楚的男女也来到同一座岛上，样子就像是到马里安巴之类度假胜地避暑的游客。他一面听留声机播出《鸳鸯茶》和《瓦伦西亚》一面观察这群男女的动静，最后注意到他们的行为有些什么怪异之处。首先是，他们看不见主角的存在，这让他纳闷这是因为自己是隐形还是说他们是盲人？另外，十分奇怪的是，他们会不断重复自己做过的事或说过的话。

　　过了一段时间之后，主角才明白究竟是怎么一回事。原来，他看见的人物都是一些假象，是一些投射到他面前的三维空间影像。甚至，他周遭的几乎一切——包括墙壁、水族箱里的鱼、其中一个太阳和其中一个月亮——都是假象，是由一部藏在地下的神秘机器放映出来。（他发现他正在看的一本书也是假象：当他把手上的书与正本对比，发现它们"不是同一本书的两个印本，而是同一本书的两次"。[19]）

　　最后，主角知道了他看见的影像都是一个叫莫雷的人所拍摄，这是因为莫雷自己也出现在自己拍的电影里，还解释了他是怎样用他发明的机器把朋友和熟人的行为举止拍摄下来。他的目的是赋予出现在电影中的人物某种永恒生命，只不过，拍摄过程也会逐渐把被摄入镜头的人物杀死。再后来，主角进一步意识到，电影里的很多场景事实上从未发生，而是经过莫雷篡改。例如，为了让自己可以永远站在一个他显然爱着的女子福斯蒂娜（Faustine）身旁，他走到她的影像旁边，把这一幕拍下来。

　　整本小说（特别是后来阶段）都带有暗示，或者应该说在这个幽灵宇宙中没有任何事情是完全肯定的。主角也许其实就是莫雷本人，而他观看的影片就是由他自己创造。要不是这样的话，我们很难解释主角为什么一发现录放映机器就感到无比熟悉，为什么他和莫雷凑巧同样是发明家，为什么他会说"这是一个发明家被自己的发明愚弄的个案"之类的话。[20] 事实上，到了这时候，读者必然会对一个问题大感好奇：主角之所以需要逃亡，会不会就是因为发明了一部为保存生命而谋杀生命的机器？主角形容自己有一种一个人同时扮演演员和观众两种角色的感觉，又问自己"我归给莫雷的那个地狱是否就是我自己的？""我就是那个爱上福斯蒂娜的人，就是那个有能力谋杀和自杀的人。我就是那个怪物。"他说，承认莫雷的所作所为"近乎崇高"。[21] 在全书近尾声处，主角做了莫雷一样的事：走到福斯蒂娜的影像身边，把这一幕拍摄下来。日记的最后暗示，他的灵魂也许行将会完全没入影像的世界。

　　《莫雷的发明》要求我们把它解读为生活在一个"作为观点的世界"的隐喻。那样的世界依赖某种意识或表象机器而存生，它不含真实的呈现，只包含影像、假象和表象，威胁着甚至要把知觉者吸入它们的不真实领域里。[22] 这会让我们联想到人在摆布机器妄想中会经验到的那个世界，在其中，当事人会感觉所有经验都是虚幻不实，只是由一部神秘机器产生的假象——它既是当事人心灵的展现，又是一部异在的神秘装置，可以从远处影响当事人。

但不管怎样，莫雷（一个陷在自造困境中的人）的故事都不是要讴歌主体化。在一个段落中，主角形容自己是一具"准尸体"和"被失眠所苦的死人"，因此把意识过剩和生命力的消散相提并论。[23]但如果主角所犯的罪确实就是和莫雷一样（为拥有和保存而谋杀），那么他到幻影之岛就不是出于逃亡，而是接受一种罪有应得和恰如其分的惩罚。因为这种主体化保存要求以死亡作为代价——这种死亡首先是环绕主角，然后是感染他。事实上，当主角考虑要改进莫雷的摄放映机时，曾经说那样可以把生命本身变成一个"死亡的仓库"。有时候，主角会觉得那样的存在状态有吸引力："所以我已经死了！这个想法让我高兴。（我感到自豪。我感到自己像小说中的一个角色）。"但在其他时候，他又批评自己这种"不抱希望疗法"（"不抱希望所以可以避免失望：认定自己已经死去可以让自己远离死亡"），形容这种方法只会让人陷入一种令人胆寒的死寂。"[24]

在日记的最后，主角不抱希望地希望，他经验到的一切不真实本身都是不真实，他只是做了一个噩梦（大概只是梦见自己正在做梦）："我希望我的疾病只是自我暗示，希望那部机器不会伤害人，希望福斯蒂娜事实上还活着。"但到了这个时候，已经明显的是，每个人业已落入"集体死亡"。虽然主角一直试着说服自己对仅存影像保持圣洁凝视这般的生活，但却不能忘记"这种快乐——就像任何人类快乐一样——是没有保障的"。因为，放映机总有可能坏掉，而他本人任何时候也都可能会死掉。

到了全书最后几页，主角的生命力明显正在流失（他先是把右手然后把整个身体放在录像机前面，把自己转化为影像）。"我几乎感觉不到死亡逐渐逼近。这死亡开始于我左手的肌肉组织……我正在失去视力。我没有了触觉。我的皮肤正在脱落。我的感觉是一种模棱两可的疼痛。"他的疼痛虽然越来越加剧，却越来越感觉不到——就像正在没入不真实的领域。[25] 就像德里达的梦中洞穴那样，没有任何实质的呈现看来保留下来。事实上，书中一度暗示，莫雷曾经把录放机器本身也转化成为了影像。[26]

卡萨雷斯在好几个地方暗示他小说中的世界相当于作家或者艺术家的世界（他称作家或艺术家为躲入无可避免贫乏世界的"逃亡者"或"遁隐者"）。主角这样说："我希望写的书是用来证明我在世界里的影子般生命"，又暗示他写的日记就是这一类作品，其作用相当于那部可以去真实感和保存的机器："我的目的是透过写日记去保存［影像］。"就像他承认的："遁隐者只能透过把它们写下来或向比他幸运的人描绘它们，用不完美的方式创造机器或是表达他对现实的看法。"[27] 这样的说法特别适用于现代主义和后现代主义的艺术家或作家（主体主义和真实感丧失是他们的核心关注）。因为，这样的艺术家或作家必然会询问自己关于史蒂文斯晚期诗作所提出的问题："作为一个不相信客观实在的人，／我是不是一直活在一种骷髅骨架的生命里，／是世界里一个全身只有骨头的乡巴佬？"[28]

但《莫雷的发明》能隐喻的并不是只有艺术家。在书中好几个地方，主角都怀疑自己身处的岛屿也许是一间疯人院，怀疑其他人是住院病人或幻觉，又怀疑自己要不是疯子就是疯人院院长。顺道一说，"早发性痴呆"这个术语就是一个叫莫雷（Benedict-Augustin Morel）的法国精神病学家在 1860 年首先提出，所以卡萨雷斯不无可能是要以"莫雷"这个名字暗示，他的故事也可以被解读为一个关于疯狂的寓言？虽然这小说明显和精神分裂世界有类似之处，但

256

两者的类似之处其实比乍看之下还来得更多。以下妄想是由于一
对精神分裂病患，被视为是疯狂孪生（*folie à deux*）姐妹，但听起来
就像直接出自莫雷其中一个受害者之口：

> 我们从未诞生过。我和我妹妹是一部机器所创造。她不
> 是我妹妹，但她比我妹妹和我更亲，我们一起受到机器统治。
> 我们说不出来原因。我们是被一部机器创造。很多这一类事
> 情都是一个教授从我们的记忆取出……那机器被称为"不可见
> 者"。我们不知道它怎样运作……我们没有见过它。有时它会
> 变成一个人，然后又变回机器。有时它会变成一道光，我们有
> 时会看得见……我们总是快快乐乐。[29]

有鉴于机器有时会变成一个人或一道光，还有它看不见这一
点，意味着病人把这机器等同于某种意识，感觉它具有认识论形式
的力量。[30] 这机器的效果近似于莫雷的摄放映机器："旋转的永恒*
也许会让一位旁观者觉得凶残，但却是身在其中者很能接受。因为
这可以让他们摆脱坏消息和疾病，让他们觉得发生的每件事情都像
是第一次发生。他们对之前发生的事没有任何记忆。"[31]

还有一位女性病患的话就像直接出自莫雷之口，显示出她的认
257　识论性质妄想可能有着莫雷影像的一模一样功能："在今日的世界，
没有人有理由不快乐或觉得悲惨兮兮，因为他们拥有对治一切的方
法。"她又说："人不会死"，他们只是"改变"，"从一个地方移动到

---

　　* 指同一批映像的永远轮流播放。

另一个地方"，就像卡通里的不知不觉人物。只有到了后来，当她的精神病开始消退，她才承认她的主体化力量有其局限性："我无法把树叶变成绵羊。"[32]

并不是所有精神分裂症患者都会出现如同《莫雷的发明》丧失真实感或异化感觉。但正如我们在第九章看见的，精神分裂症患者一般都会感觉他们妄想中的事物具有虚幻不实或表象性质（有时就连真实事物也会让他们有这样的感觉）。他们也常常会产生认识论性质的妄想，认为有什么神秘的照相机、机器或什么人偷走他们的经验，又或把思想和知觉插入到他们的心灵里。就像卡萨雷斯笔下的叙事者那样，他们也许会感觉自己是所见影像的观察者或创造者，要不就是感觉自己是这些影像之一。有个女病人甚至说她知觉到的东西是别人在别的地方拍摄和制作而成的立体电影。[33]并且经常发生的是，这种失真化和主体化的感觉会伴随着生命力和真实的耗尽。一个叫琼丝的女病人在谈到自己的存在时，措辞几乎就像《莫雷》的叙事者谈到自己的"不抱希望疗法"一样：

> 我感觉自己身在一个瓶子里。我感觉到一切都在外面，碰不着我。
>
> 为了不会死掉，我必须死掉。我知道这听起来很疯狂，但有一次一个男孩把我伤得很深，让我想要跳到一列地铁前面。但我改为让自己变得一点点僵直，让自己什么感觉都没有。[34]

类似的意象也反复出现在精神分裂症患者的妄想和自述。一个病人说自己"死了却还活着"。另一个说："我只是一部自动机

器。那个感觉、说话、吃东西、痛苦和睡觉的人不是我。我不复存
在。我并不存在，我是死人。我感觉自己是绝对的无。"[35] 罗莎的
一个病人说：

> 我无法感受或联系……以前每逢我感受到情绪都会有阵
> 阵疼痛的感觉，让我无法忍受。所以我把它们堵住。此后我
> 就无法感受到别人的感受……我不能运作，因为我里面一无所
> 有。大概我的神经组织已经被摧毁……我过去认为每个其他
> 人都是自动机器。但后来我发现他们彼此联系，由此搞懂了我
> 才是自动机器。[36]

三十岁出头出现精神分裂症状的德国诗人荷尔德林常常被认
为是现代主义者的重要前驱，而他喜欢哀叹自己没有能力为死水般
的世界注入生命力。他在 1799 年一封信上说："接着一种大恐怖把
我攫住，然后我默默提醒自己一个可怕真理：我是一具行尸。"[37]

这一类死人化（deadening）也许是为了防御波涛汹涌的情绪。
不过，有时候，它本身也会让当事人觉得极度可怕，以致会拼死命
想重新抓住一些实体性或活着的感觉——一位病人称之为"重新俘
虏真实"。[38] 他们的方法通常是模仿别人的行为，或者用香烟烫自
己，又或是用一些冒险行为（例如走在屋檐上）恐吓自己。

自我边界的瓦解

前几章讨论过的边界混淆个案虽然都怪异透顶，但它们至少都
保留着些许物我分化。例如，在纳塔莉娅的摆布机器经验里，外在

世界仍然依稀存在着，存在于她的自我呈现之外的"某处"——事实上，摆布机器正式存在于这一类空间（一如那些被投射到纳塔莉娅凝视中的假象对象）。类似的，《莫雷》的主角并没有和莫雷融合为一，而只是看着自己的分身以影像的方式出现在自己眼前。这一类唯我论者也许会和他者认同，尽管如此，他者不会融合于自我，被主体化但没有融入观察主体。

萨特用"虚无"（nihilation）一词来说明人类意识的基本特征：自我总是隐含意识到作为经验主体的自我是一种非物（not-that-thing）、非思想（not-that-thought）或非影像（not-that-image），意识到有某种构成我们意识的东西存在于我们眼球的后面（而不是存在于当前占据着我们意识场的经验对象）。萨特认为，人类意识会完全失去物我之分乃不可想象：自我也许是缺席或有一种空无感，所以无法像事物那样被定位或具体化，但它总是真实有余，因此不可能会塌陷到它正在知觉的客体里去。

只不过，有时候有些精神分裂症患者看来会经历这一类被认为不可能的经验，自我和世界的区别的所有痕迹被擦拭一空。他们不但不会产生萨特的虚无，反而会泯灭一切边界，淹没所有一直维持着的距离和分别。一位病患也许会表示她感到了别人的心灵状态，不再找得到自己；当她与人互动，别人看似进入或穿透到她里面；或当她看着一事物，她会"变成它的一部分"。[39]

在这些时刻，发生在自我（不管是肉体还是心灵）和外在世界的事情关联性会变得绝对和实时，近乎完全等同。一位病人说："世界上所有的时钟都可以感觉到我的脉搏。"另一位病人说："当我的眼睛碧亮，天空就会碧绿。"还有一位病人说他的眼睛和太阳是同一回事。[40] 当一名护士给病人放洗澡水的时候，病人惊呼："你把我的尿都放掉了，我身体里面将会什么都不剩下。"另一位病人说："天正在下雨。我可能就是雨水。""那张椅子……那片墙壁。我可能就是那片墙壁。一个女孩竟然是一片墙壁，真是可怕。"[41]

　　乍看之下，边界完全丧失的经验和我提出的诠释互相扞格，因为这种程度的融合或混淆排除有一个高度反思的自我和一种疏离化注意模式的存在。这一类融合看起来更符合我花了许多功夫去批评的原始说和酒神说，因为它们看起来确实更像襁褓阶段的经验：当时，在自我和世界之间，在真实和幻想之间，并未形成牢固的边界。[42] 它们也很像尼采在《悲剧的诞生》里描写的酒神境界：在其中，"欲望和残忍的突然激发"让"个体性原理被粉碎"，导致"当事人与大自然回复混沌未开的一体性"。另外，这种与客观世界（墙壁或雨水）的完全认同也许看来和我的唯我论模型不一贯，因为这一类经验断然缺乏主体化的全能感——而且随着"虚无"的消失，就连最基本的主体性意识也会消失。[43]

　　有些边界消失的个案和本书呈现的过度反身模型乍看确实不协调，但我不认为它们真的与我勾勒的大方向相抵触。因为自我解体与其说代表着某些精神分裂症核心或本质要素的爆炸，事实上更多是一种防卫策略：一种逃避分裂、死寂和真实感丧失的方法，或者逃避对世界的唯我论者责任的方法。正如尼采指出，日神精神本身（"一种画边界的倾向……享受一再实践自我知识"）一样可能会出现周期性的释放需要，会渴求一种原始的"酒神狂潮"去打破日神意志和自我的僵硬性和摧毁"其所画出的所有小圈圈"。[44] 我们看到过，史瑞伯就是用弹琴和咆哮来恢复"灵魂丰满"，克服自我意识对生理功能的瘫痪。阿尔托也是企图用原始的仪式和"残忍戏剧"来恢复他"被剥夺去的元神"。[45] 这种渴望用血性意识（blood consciousness）来对治离形去体和疏离现象在精神病和现代主义之中都绝不少见，但我们不应该把它误当成一种纯粹和无动机的原始性表现。

不管怎么样，酒神型逃逸都不是见于精神分裂症患者的唯一一种边界瓦解，而且我认为真正的世界灾难和它有一种不同的轮廓（一种更让人心惊的轮廓）。就像德国精神病学家韦策尔（A. Wetzel）在 1922 年指出的："世界终结"经验倾向于发生在一种阴险和诡异情绪状态的完全"现实化"。典型的是，它们会出现在一个当事人悬念宇宙事件和巨大主体的背景中，发生在过度幸福感或过度不幸福感（或两者的奇怪混合）主宰的灾祸迫在眉睫的氛围中。[46] 我将会论证，这种现象是一种过度反身进程的高峰：当过度反身走到最极端，就会自我动摇，导致反身性和疏离最初赖以成为可能的条件消失。[47] 想要多少了解为什么会是这样，费希特的哲学也许能为我们提供帮助。因为在所有现代哲学家之中，他的立场最近乎是一种公然的唯我论。费希特的论证相当抽象（稍后我们会看看一些较具体的例子），但正因为这个原因，它可以披露是什么强大冲动 260 把精神分裂症患者推向"世界灾难"妄想。

费希特和万物主体化

我在前面已经谈过费希特《人的使命》大旨：否定有一个外在或客观的真实世界，又基于此宣布意识拥有对对象的主权。以下这句高度浓缩且具代表性的句子很能反映出费希特立场的过度反身前提和唯我论涵蕴："我对于对象的意识不过是一种关于我创造对象的表象之意识，虽然它还没有被承认是这样的意识。"[48] 他认定，实现这个未被承认的意识就是真理，即认识到外在世界不存在，只有被意识所经验到（事实上是被创造出来）的"表象"确实存在。我们先前看过，精神分裂症患者的经验世界有时和这种费希特式的唯我论非常相似，伴随而来的也是孤立、全知和存在上的脆弱。不过，想要了解边界瓦解的经验，我们必须看看费希特后来阶段的论证，当时，外在世界的不真实或不存在已经被假定为真。[49]

在论证过世界臣属于自我之后，费希特进而强调，世界还和自我相似。他说，如果从未有过对世界的意识而只有过一种对于世界的意识的意识，那么自我和自我所认识的东西（内在对象、"图画"或"表象"的世界）在本质意义上将会等值，因为两者都具有意识或心灵的性质，都不具有物理事物的性质。所以，对费希特来说，经验对象的主体性不只表现在它的非实质或被投射性质，还表现为它是一正在经验的实体：

> 而客观的东西，即我所沉思和所意识的东西，同样也是我自己，是同一个能沉思的自我，不过这时候它是以客体的形式浮现在主体的东西面前……我观看（意识）我自己的视觉活动（我意识到的事物）。
>
> 所以，这对象对你的心灵之眼也是彻底透明，因为它是心灵自身。[50]

所以说到底，被经验为对象的东西不外乎就是那个正在经验的主体,它把自己投射到自己面前。但不多久,在推进自己这种立场时,费希特又强调一种相反种类的同质化:不是把经验世界化约或同化为自我,而是反过来。

无疑,乍看之下自我反思会发现自我比它的对象更直接、更无可怀疑和更根本(费希特即说:"我只拥有关于我自己的直接知识,任何多于此的知识,我都只是得自推论")。但如果我们遵循唯我论的核心前提(只有直接知识方可被接受为基本的知识),那么,可以当作真正真实的东西来接受的,似乎仅是自我的经验而不是自我本身。费希特写道:"严格说来,我应该说'我经验到我感觉、我知觉和我思考',绝不能说'我感觉、我知觉和我思考'。"这样一来,表象的世界才是最不可怀疑和最基本的。因为自我不过是其中一幅图画或表象——这些图画或表象只是看起来指涉自身之外和看起来出现在一个独立的自我面前: 261

> 不论在我之外还是之内,都绝没有持久的东西,而只有不停的变化。我不知道有任何存在,包括我自己的存在。我自己绝对一无所知,也不存在。只有一些影像存在着,它们是唯一存在的东西,而且知道自己是按照影像的方式存在:它们匆匆漂浮过去,但没有漂浮过任何事物……它们是影像,但不映现什么,也没有任何意义和目的。

但如此一来,自我不但不能稳定表象,不能起到像车毂对轮辐的锚定作用,反而会向外垮陷到它的世界之中,变得比其他表象更加转瞬即逝:

> 我自己就是这些影像的其中之一——不，我甚至不是这样
> 一个影像，而只是所有影像的一个模糊影像。所有实在被转化
> 成了一场怪梦，既没有一种梦想的生活，也没有做梦的心灵。
> 所有实在都被转化成了在梦本身编织起来的一场梦。[51]

到头来，费希特的宇宙就像德里达的镜子-山洞那样，只是一个由
影子、反映和幻影构成的宇宙。

费希特的这种视观被瓦雷里笔下的泰斯特先生活了出来。这
个现代主义者的代表人物把一切看成"心灵运作的一种特殊形态，
而且这运作本身是被意识到，被等同于它拥有的观念或意识"。[52]
在史瑞伯宇宙里的"神经束"和"光芒"中，我们发现了一个明显例
子，即将客体转化为主体的展现形式。就像我们在讨论史瑞伯的全
景敞视主义时所看见的，"光芒"乃是它的自我分裂意识的反观自
照元素的投射（它们问他："你正在想些什么？"）。以这种方式，它
们除了例示出客体不只可能会失去真实感（因为正如史瑞伯所说
的，这些事物是被心灵之眼看见），还会被转化为作为主体自我的
一个拟像——在目前的个案，作为主体的自我处于它最具自我意识
或说过度反身的样态。因此，光芒是费希特所说的"客观而又是自
我"的最佳例子。

迈向同质化的另一个趋向是自我被转化为只是影像。就像我
们刚才看见，有些病人会觉得他们的自我只是作为一个知觉而存在
（有时是发生在他们自己意识的知觉，有时是发生在他人意识的知
觉）。一位女性病患坚称她只是她自己的一个放映映像，另一个病
人说他本来是一本书里的插图，后来才走出书本，来到医院。第三

个病人说他感觉自己像是投射在墙壁上的动画，又说"我会存在只是因为你〔指治疗师〕希望我存在，我也只能是你希望看到的样子"。[53]在这些例子，自我都被赶出了它原有的中心位置，和其他表象一起漂来漂去，几乎和其他表象无法区分开来。蕾妮在一个"迟钝和瘖哑"时期看似有过类似经验："一切变得和我无关，它们好缺乏感情和情绪……我就是无法反应，本质性的动力已经故障。它们都是一些与我无关的影像，和我隔着一段距离，或者朝我的床过来，或者离我的床而去。我自己是一个没有生命的影像。"[54]（这番话会让人想起费希特说过的：影像"匆匆漂浮过去，但没有漂浮过任何事物"。）所以唯我论病人会把世界经验为自己的显现，还会感受到他们的自我是彻底的无根和虚幻。随着这样的发展，病人会进入到一个不真实的领域，一个让他几乎无法把自我和对象区分开来的领域。一位病人这样问："谁能够向我证明，盖在我脚上的这张毯子真的是毯子，我真的是我？"又相当正确地指出，在他身处的世界里，"没有事情能证明我不是毯子"。[55]

随着任何可以与"客体"或"主体"形成对比的东西的消失，会出现一个既不是客观意义又不是主观意义的新领域——一个日常语言所几乎无法形容的灰色地带。它类似一个单一领域（mono-domain），在其中，有的只是不稳定和稀薄的表象，没有任何客观指涉或实质主体可以为这些表象带来稳定和定锚。一个病人称之为"二维空间的真实超平面"（two-dimensional hyperplane of reality）。[56]这个单一领域的感觉，它的无实质性、透明性和易变性，被病人马丁的《在澄明的事物中》一诗捕捉住。在其中，实体和意识，还有"薄膜"和"分子"，跟"一只变幻无常的眼睛"奇怪地混合在一起：

我们的洞察已经蒸发，脱水现象已经发生。

只剩下 E 公理的形式结构……

流连的透明性的流失

赛璐珞改变了结构

光线穿过薄膜

有鞭毛的原生动物碰撞着分子

一只变幻无常的眼睛，

在光与暗的生梦朦胧之中

这首诗接下来提到一个生理感觉和外在实体的遥远世界（"渣滓被留在了后头"和"解渴的苏打水"），有可能代表着对常识领域的记忆，但紧接着却是唯我论者的世界灾难意象——一个以眼睫毛为边界的扁平化世界：

涟漪，苏打水的感觉

来自一个真空成型的空瓶子。

在清晰之下的地板

渣滓被留在了后头。

只有纯净的泡泡水

和咖啡因颜色的焦糖

263　　可以解渴。

在眼睛缝隙，一根睫毛的朦胧边缘

一个扁平化世界的边界，

我们掉下了边缘。

阿尔托的日记充满类似因理智过度发达而来的失去活力化。他一样是被推向灾难地带，被推向自我和世界的解体。在《地狱日记片段》（Fragments from a Diary in Hell, 1925）中，他自言："我为自己所创造的形上学，是我里面所携带的这种空虚的结果。"就像阿尔托的许多文本一样，这文本是对弥漫于他的疏离且自觉存在的冷漠、被阉割感和窒息感的绝望呐喊——这种状态被他形容是一种"活着的死亡"。它最终描述一种纯粹的意识如何在一个不真实空间寻找自己，与万有融为一体："当我思想自己，我的思想就会在一个新空间的以太（ether）寻找自己。我是在月亮上面，一如其他人在他们的阳台上。我在我心灵的裂缝里参与到行星的引力。"[57]

所以，"个体性原理"会瓦解，并不必然跟尼采的酒神狂潮或精神分析学家假说的倒退有关。它也有可能源于意识把自己分离于物质现实和身体本能，改为向内钻探，在那里发现了整个世界。不过，我迄今为止对精神分裂症患者边界瓦解现象的说明，都集中在灾难已经发生的高峰时刻。如果找到一个现实例子可以说明费希特式意识发展的每个阶段（从轻微的过度反身症状到实际通向世界灾难的唯我论全程），那再理想不过。但有鉴于这一类经验的难以描述（它们和日常语言的默认大相径庭），这就难怪很少病人的自述是能够完整、具体或清晰地说明通向世界灾难妄想的整个过程。

为此，我决定改为诉诸一个文学的例子：卡夫卡的一篇早期短篇小说，它在所有西方文学中大概是最能够鲜明唤起精神分裂经验的作品。这篇 1904 年开始创作的故事当然是一种文学想象力的产物，但它看来也是半自传性质的陈述，可反映作者本人经历过的经验——作者是一位鲜明的分裂病性人士，老是感觉自己接近发疯边缘，曾至少有过一次逼近世界灾难经验。[58] 这篇小说成功让卡夫卡的一些最热情的粉丝望而却步：它的杂乱无章、极度夸大、情节混乱和有违常理在在会让人产生一种很接近"预感感觉"（praecox feeling）的感觉。[59]

卡夫卡的《一场搏斗纪实》

这篇短篇小说的高潮发生在倒数第二大节的一个灾难时刻（马上就会谈到）。不过我们会从更前面谈起，因为这可以让我们了解通向世界末日的全程。

264　　　卡夫卡的这个故事被形容为"在每个意义上同化了现代精神"[60]（我们未尝不可以说它也同化了后现代精神）。它包含着前面各章谈过的几乎每一个现代主义特征，包括真实感丧失、主动自我的丧失、让人头晕眼花的视角主义或相对主义，还有抽离。这篇反小说（antistory）不以线性方式而是以一系列同心圆架构，所以同时带有空间形式和自我指涉的性质。另外，它几乎触及精神分裂症的各个方面，从相对温和的分裂病性现象到最极端的唯我论全涵盖其中。如果说《莫雷的发明》可被视为分裂病性状态和精神分裂状态的一个寓言，《一场搏斗纪实》则几乎直接给了我们这些经验本身：它赤裸裸坦露出分裂病性人格的一些核心特征（有时几乎让人不忍卒读）。正是这一点让卡夫卡成为 20 世纪最有代表性的作家之一，让他类似于一个现代的但丁。

整个故事分为好几大节，一开始描述叙事者（一个年轻人）独自坐在一个婚礼派对现场，一面喝着廊酒，一面打量会场中的其他客人。我们马上会意识到这个主角疏离人群且带有自我意识，是那种自从陀思妥耶夫斯基的《地下室手记》以来便缠绕着欧洲人想象的虚张声势反英雄。然后，相当突然地，叙事者发现自己和当晚才认识的另一个年轻人语无伦次地交谈起来。后来，两人离开派对，到山里散步。叙事者的新朋友是他的一个奇怪分身：对方善于社交而让他感到嫉妒，但他又认为自己看得透对方的所有心思（不过读者会怀疑这只是叙事者一厢情愿的认定，怀疑他看到的只是自己的投射，甚至想象）。

在两人散步期间，叙事者抽离于社会互动和自己的身体及感情这一点变得明显。"我们几乎还没有走到外头，我就明显开始感觉非常高兴。"他说，就像他对自己的情绪状态只能用猜的（11，本书作者的强调）。* 不多久之后，他因为未能对新朋友表现得友善，感觉自己抽离于自己的手："我才在他背上鼓励性地拍了一拍，便马上不再能理解他的心绪，于是便把手抽回。因为再用不着这只手，我把它插入大衣的口袋里。"[61] 不时，叙事者会用"凝视中的真实"看东西，对世界的审视是那么强烈，足以让任何普通事件变得有威胁性或古怪。例如，他开始觉得他的新朋友哼的一段旋律带有侮辱性，文字词语也不再和它们的指涉对象有关（11，33）。[62]

两个人在山里走了一阵之后，故事的情节变得明显超现实，突变为一种精神病色彩的样态。叙事者跳到新朋友的肩膊上，把对方当马一样骑，到最后，他的新朋友膝盖受伤，倒在地上。此时，四周风景开始发生变化，失去了原有的客观真实特征（叙事者把它形容为"一片巨大但尚未完成的风景"），而且会回应叙事者的愿望，265

---

* 作者自注：数字为《一场搏斗纪实》页码。

就像它们不过是他用想象虚构的："我继续若无其事地向前走。但因为我是用双腿走路，害怕走崎岖的山路，便让这条路变得越来越平坦，最终在远处变为下坡路，通向一个山谷。石头按照我的意愿消失了，风也静止了"（21–22）。从此时起，叙事者看来进入了一种唯我论的心绪，把四周的一切看成是环绕着他旋转。例如，当他爬上一棵树时，他感觉在动的是树干而不是他的身体（"树干快速在我双手和双腿形成的环抱向下滑落"[63]）。坐在树上打盹儿时，他又看见"一只我意念形成的松鼠"站在震颤树枝的末端（23）。

　　在下一大节，已经丢下受伤新朋友不管的叙事者遇到了一个神秘的胖子，对方盘腿坐在一副由四个赤膊挑夫挑的木担架上。虽然充满异国情调，但就像先前那位"新朋友"一样，这位胖子又是叙事者的一个分身，只不过这一次他更像是叙事者的孪生兄弟，不是他的嫉妒对象。胖子指出世界的客观性让他备感威胁，形容大自然景物会"让我的思路摇摆不定，就像发怒急流上的铁索桥"（26）。这一大节以一个怪异细节结束，它展示出包括胖子在内的一切不真实："一只小蚊子展翅直接从他［胖子］的肚子飞过，速度自始至终没有减慢。"（29）

　　下一大节是由胖子叙事，他讲述了他和一名"祷告人"相遇的经过。祷告人是另一位年轻人，是原叙事者的分身，胖子在教堂里看见他祷告之后找他攀谈。故事剩下的很多篇幅是胖子忆述他和祷告人的谈话，但中间插入祷告人的一段长篇独白，内容是有关祷告人本人的两次邂逅（包括在派对上碰到一位年轻女子和在街上碰到一个醉鬼）。在这之前，自我和世界的脆弱性原就是一个反复出现的主题，至此更变成一个铺天盖地的关注。原来，祷告人对自己的自我和四周世界的稳定性极没有信心，乃至需要常常拍拍手"让自己的身体统一起来"，每踏出一步之前都会先用脚趾碰碰地面（34,31）。[64] 一度，他向胖子这般自我披露：

> 现在我终于可以透露，我为什么要接受你的搭讪。我是出于好奇心，出于希望。你的目光安慰着我很长时间。我想从你那里知道一些事情的真相为何，包括想知道为什么我四周的事物会像融化的积雪那样消失，反观其他人（包括面前放着一小杯酒的那些）却稳如泰山……为什么我会因为没有抬头挺胸走路，没有用手杖碰触路面而感到羞愧？难道我不是相当有资格为我像个模糊不清的影子那般从一栋栋房子前掠过，或是有时消失在商店橱窗里面而感到激烈抱怨吗？（34-35）

一个消失在商店橱窗里的无定形影子——这种描写清楚道出了费希特式唯我论的一个后果：祷告人的自我不再是一个得天独厚或坚实的中心，变成了只是"表象"，只是（借费希特的话来说）"在梦本身编织起来的一场梦"。[65]

所以，《一场搏斗纪实》的公然主题乃是：疏离于世界和疏离于自己的经验，继而是短暂的唯我论胜利和一种更加全面的存在崩溃。不过，这篇小说更让人不安的效果是这些主题会平行出现，有时候以其叙事结构或形式来预示。

三位说话者（新朋友、胖子和祈祷人）有着非常相似的声音和近乎一模一样的经验：都感觉到解体和疏离，都想尽办法克服或否定这些经验，却又都徒劳无功。事实上，情形就像是每个叙事者都无法想象出自己的故事以外的任何故事那样,就像他们唯一能遇到的他者(Other)都是自己的投射或自己的不安全感的投射那样。[66] 因为没有多少线索可供架构听来的话或每一瞬间的主导视角,读者很容易搞不清楚正在说话的人是谁。因此,叙事者的观点变得晦涩或朦胧,会和他正在谈话者的观点混合在一起。结果是,读者在阅读过程中会经验到一种类似胖子所描述的,他和祷告人的融合:"'可是,你为什么每天晚上都要上教堂祷告呢?'我这样问他,当时,他和我之间的一切差异都瓦解了。"(44)

随着这种观点汇流而来的是另一种紧密相关的发展:越来越主体化或丧失真实感。早在故事一开始,读者便不能不感觉自己是透过一种特殊和相当古怪的意识看世界(例如,读者会怀疑叙事者在派对上认识的新朋友不是真有其人而是叙事者自己想象出来)。这种主体化的感觉在进入胖子的叙事之后更是有增无减,因为我们有理由假定他的故事不只是折射他自己的心灵,还折射第一叙事者的心灵。到了祷告人的独白时,我们已经进入了一个三重化的主体化视角,活在一个故事中的故事中的故事里。(祷告人的故事存在于祷告人的心灵里,但祷告人本身却存在于胖子的心灵里,而胖子又只存在于第一叙事者的心灵——但随着这种层层的包裹,意义更有可能变得晦涩而不是清明。)这带来的结果是,读者一样会经验到一种真实感的丧失:就像祷告人的世界在他自己看来"像融化的积雪那样消失",所以,就读者看来,每位叙事者描述的角色,还有这些叙事者本身,只是投射和幻想,转瞬即逝就像经过商店橱窗的影子。[67]

事实上,卡夫卡的叙事结构和费希特唯我论的两面完全对应。一方面是世界被同化到自我里面,因为正如我们看到过的,他遇到的每个人原来都是（用费希特的话来说）"我自己，是同一个能沉思的自我，不过这时候它是以客体的形式浮现在主体的东西面前"。267但另一方面，自我也被同化到世界里面，向外异化，作为图像或表象而浮动在世界里面。我们在《一场博斗纪实》中看见的是自觉心灵的过分肥大和心灵自我意识，是一个费希特色彩的宇宙，其中的一切给当事人的感觉都是由心灵或自我构成，甚至是由自我的分身（新朋友、胖子和祷告人）构成，即由自我对自己的表象构成。我们不难想象，自我的边界在这些情况中会变得脆弱，因为试问，一旦一切都被主体化和变得不真实，还有什么赖以作为区分物我的根据？这个困境在故事的最后灾难出现之前的段落变得无比清楚。

在那里，祷告人暗示一种唯我论的感觉：只要他不再关注世界，世界就会停止存在。他指出，在日与夜之间的时间，"一切静止，没有我们知道它的存在，而因为我们没有望向它，它随后便消失了。我们维持孤单，我们身体弯曲，然后四下张望，却不再看到任何东西"（43）片刻之后，祷告人又说出自己一些疑虑："既然一个人的身体有可能消失，那么人类也许真的有可能就是他们在破晓前看起来的样子，那么一个人不被允许不拿着拐杖走路也许是个好主意，而到教堂高声祷告，用这个方法引起其他人注目，由此获得一个身体，也许也是个好主意。"（44）

到了这时候，不安全感逐渐增强，而祷告人（还是说胖子或原叙事者？）为了抵抗即将发生的灾变，作出了最后一个走投无路的尝试。只不过，他使用的是一种最古怪、最典型和最自招失败的方法。他说："因为我们就像是雪地上的树干。表面上看，它们只是横卧在地上，只要轻轻一推，便能够移动它们。实际上不是这样，因为它们是牢牢粘在地面上。所以你瞧，即使那样也只是个外表。"（45）这里，说话人看来是要透过指出自己的脆弱感也是不真实而安慰自己，一如雪地上的树干，只是"看起来如此"，两者都不过是心灵里的一个影像。所以，我们也许可以说，祷告人是设法让丧失真实感的经验丧失真实感，即设法负负得正，就像再转动一次怀疑的螺丝钉就可以让他回到正确方向。

但这种策略只让不稳定激烈化，因为下一节（标题为"胖子溺死"）出现了所有边界彻底崩溃的现象，世界亦形同瓦解。这种经验几乎和精神分裂症患者体验到的世界灾难一模一样：在其中，自我会改变大小（一名女病人说她像气球一样比原来的尺寸膨胀很多倍，然后又缩小为一片浩瀚中的一个小小自我），[68]自我和世界变得无法区分（"谁能够向我证明，盖在我脚上的这张毯子真是毯子，我真的是我？"），世界会看似爆炸或消失（"我听见世界发生爆炸"；"我有一种无一物存在的感觉"）。[69]以下是卡夫卡的描写：

> 这时，一切被速度攫住，掉入远方。河水被拉往一座悬崖，它想要抗拒，在锯齿状边缘处形成漩涡，但最终还是随着泡沫状烟雾落了下去。
>
> 胖子无法继续把话说下去，因为他也是被迫转过身，消失在瀑布的轰隆隆水声中。
>
> 经历过这么多娱乐的我站在河岸上，目睹了这一切……
>
> 此时，河的两岸极目延伸，可是我还是能用自己的手心摸到在极远处闪着微光的路标。为什么会这样我并不太明白。我毕竟个子矮，几乎比一般人矮，一棵结满白色野蔷薇果实的

灌木迅速地抖动着，高出于我之上。它刚刚之前才和我一样高而已。

不过我准是搞错了，因为我的双臂就像连连阴雨的云那样巨大，只是后者更加匆忙。我不知道它们为何想要压扁我可怜的头。我的头毕竟不比一粒蚂蚁卵大多少，只是它有点损伤，所以不再是完全圆的。我不停地转动它，以此请求别人帮忙。因为我的眼睛太小，别人似乎无法觉察到它们的表情。

可我的双腿却匪夷所思地搁在了树木茂密的山脉上，给镶嵌着村庄的山谷投下了一片阴影。我的双腿还继续变长，继续变长！不多久，它们便伸到了空中，不多久长度便已超出我的视野范围。

不对，不是这样。我个头很小，暂时非常小。我在滚动，我在滚动，我是山里的一次雪崩。路过的人们啊，请行行好，告诉我我有多高，为我测量一下双臂和双腿的长度。（46-67）

这篇短篇小说让我们看到了精神分裂症的整个进程：从分裂病性人格的自我意识迈向自我疏离和自我中心，最后则是自我和世界的同时瓦解。整个过程就像受到某种强劲有力的动量所牵引，毫不留情地朝着最高峰移动：病人用最无可奈何的方法紧紧固定住所有差异，但这些方法只让它们反对的状态急剧化，因而启动最后的灾难。

第十一章　结论：反身的吊诡

> 我们的知识一定会向我们报复，就像无知曾经在中世纪发起报复。
>
> ——尼采，转引用自雅斯贝尔斯《尼采》

在第一章，我曾经强调精神分裂症的两个特征对于同理理解或者解释性概括会构成一个特别困难的挑战。这两个特征一个是极端的异样性，另一个是其代表性症状表现出让人眼花缭乱的多样性。到现在，我们已经看过的许多神秘之处事实上可以被理解为精神分裂反身性（schizophrenic reflexivity）和抽离（detachment）的不同表达方式。但我们迄今还没有考察精神分裂症最奇怪和大概最有披露性的一个吊诡——这个吊诡只会在我们把第七章至第十章谈过的主题放在一起时才会浮现出来。

正如我们看到过，很多精神分裂症患者倾向于丧失主动感觉和整合的意向性。代之以作为一个定锚，他们的自我也许会向外分裂成为许多部分，漂浮在世界里的物体之间。就连最私密的思想和倾向也会看似是从某个外在的源头或神秘的外在灵魂流出，就像它们是另一个心灵的作用。[1] 我们又知道这个"我"有时会看似出类拔萃和全能：这时候，它不是像某种被遗忘爆炸的瓦砾那样飘浮于空间某处，而会居于宇宙的中心，所有层次的存有都环绕着它排列，就像围绕着一个有构成能力的唯我论神祇。所以，病人一方面会说："我感觉正在思考的不是我"；"感觉不是我所感觉，事物不是我所看见，只是我的眼睛看见"；"我是被设定的……我是计算机里的哔哔声"。[2] 另一方面则会说："我的思想可以影响事物"；"这事件会发生是因为我思考它"；"为了让世界继续运转，我绝不能停止思考"。罗莎一个病人回忆说，当他处于精神病时，桌子和椅子之类的寻常物体在他看起来只是"我心灵的投射"，可是他又不确定自己的心灵是不是存在，"怀疑正在思考的人不是他自己"。[3] 这一类二元性也许就是精神分裂症典型的吊诡或矛盾性质最具戏剧性的展现——就像维果茨基所说的，每种重要症状都有一种"反症状作为它的负面分身，作为它的对立面"，一种一切都以相反面貌出现的反世界（antiworld）。[4]

在本书的"第三部分"，我探讨过这种二元性的每一面，研究了它们可能导致的吊诡或逆反：例如寻找自我会瓦解自我，拥有全能力量的感觉会裂变为一种形而上的大恐怖。犹待探究的是这些明显矛盾的经验样式之间的紧密关联性乃至深刻的相互依赖性。

虽然这种古怪二元性的证据比比皆是，它却没有受到应有的关注。不过正如布鲁勒和雅斯贝尔斯指出，这一类人有把自大狂混合于被迫害感、无力感和自卑感的倾向。[5] 宣称自己全能的病人一样可能会说自己并不存在，或说他的身体或思绪受到外来力量控制；同一个自称无所不知的病人又会抱怨自己被真实或妄想现象弄迷糊；自称可以把世界变得存在或不存在的病人会抱怨有神秘机器、镭射或电力控制着他的思想、行动或意识场。"病人有时是被摆布

的自动机器……，另一些时候又是整个世界的皇帝。"精神病学家
哈斯拉姆（John Haslam）在 1810 年这样写道，被认为是对精神分裂
症患者的第一个精神病学描述。[6]

　　但最奇怪的不是精神分裂症患者随时准备好在看似相反的状
态中转换，而是他们有时候能够同一时间站在相反的两种立场，不
会对自己的自相矛盾感到困惑。在那些把上帝等同于一部机器的
病人中，最有代表性的妄想就是上帝机器（一只构成一切的全视
之眼）。

　　精神分裂症患者用来形容自己心绪或体验的比喻通常结合着
全能和被动色彩，同时结合着全知和绝对无知色彩。例如，我的病
人罗伯特（一个会周期性陷入僵直性抽离的病人）说外在世界在他
看来有着二维空间的透明性，就像建筑师画的素描或平面图，又说
他感觉自己的心灵像是一部复印机。这意味着，是他（或他的心灵）
以某种方式创造出那种二维空间的透明性，所以才会觉得世界是由
他所造的不真实或复制拷贝，而且制造出这种表象的东西是机械性
271　和自动性。照理说，一个构成宇宙的人不可能会有惊奇或是经验对
未知的恐惧，因为无一事物是外在于他的意识或控制。然而，很多
精神分裂症患者偏偏就是有一种挥之不去的恐惧：他们的世界虽然
已经主体化，却带有一种奇怪的焦虑和狐疑，就像他们是以一个不
具体和有威胁性的未知作为经验他们思绪和之觉得背景。所以，全
知的人也可能会感受到无知或盲目，全能的人可能会感觉被动或
惧怕。

　　这种现象很容易会被认为正好可以印证精神分裂症患者是非
理性的传统观点，因为他们不只看似偏离了正常的人类生活，还是

严重的自相矛盾——自从亚里士多德以来，同一性原理或矛盾律（一件事物不可能同时是 P 和非 P）便被视为理性的基本规则。在弗洛伊德派看来，这一类容忍矛盾的现象也许反映着退化回到反逻辑的初级思维方式；在认知主义者看来，它是高级心灵机能崩溃的表现。不过，我们未尝不能换一个相当不同的角度来看待精神分裂症患者的自相矛盾：视之为过度反身态度或状态的结果。

事实上，这些对精神分裂症患者来说，这种非常基本的二元性相当接近一组对现代思想来说也是非常基本的矛盾和吊诡。它出现在西方思想史上意识第一次认识到自身和自己对认识世界的作用之时。事实上，如果我们可以把"理性"定义为"反身性"，即定义为（如一位当代学者所说的）"把迄今被视为理所当然的事情视为问题的能力"[7]，那我们甚至可以说这些不协调的形式是过度理性的产物，是理性本身产生的非理性形式。

我们这里讨论的各种吊诡、摇摆和相互依赖性在福柯的早期著作《词与物》里得到最详细的讨论。这本著名且难读的作品是研究被西方人视为理所当然的认识结构（他称之为"知识型"）自文艺复兴之后在西方历史各个主要阶段的变化。福柯是分析现代梦魇这方面最了不起的历史学家，也是对透过自我认知获得解放和启蒙的现代神话的首屈一指的批判者。在高密度和有时近乎迷宫的《词与物》的最后两章，他指出现代思想被一些最强烈的矛盾、紧张、吊诡和其他两难式分裂开，它们非常多样化和复杂，无法概述。不过，所有这些两难式都有若干共通之处，因为它们全都是衍生自人类意识的某种二元性：一种和现代生活的过度反身紧密交织的二元性，也是让我们对自己的意识有自欺的想法和过度高估的根源。[8]

就像很多其他人一样，福柯把现代思想的起源回溯至康德和新康德派的哲学，把他们的观念形容为"通向现代哲学的大门"，称之为现代主义反省方案的真正源头。以下让我们深入讨论福柯这方面的看法。[9]

272

现代思想的联立

康德在18世纪近尾声提供了他对"感性形式"和"知性范畴"具有巨大影响力的反思——所谓"感性形式"和"知性范畴"是指人类经验（"现象"的领域）必须符合的时间、空间和因果结构。[10] 康德这种崭新哲学态度的一个深刻影响是突出了人类心灵在构成世界上的角色。这大概是西方思想史上第一次设想一个对象的本质具有构成主体或认识主体的作用。在这之前，我们都是穿过意识的透镜直接望向对象。但随着康德的先验反省形式，意识的透镜被模糊掉，引起对其自身的兴趣，让人对认知世界失去兴趣，目光转回到意识的基要结构。[11] 这种新的"反省哲学"[12] 的抽离和内转具备两层意涵：一个是倾向于提高意识的地位，另一个是降低意识的地位。

在分析知性的基本结构，并且明白其中所需符合的可能经验，康德让人感觉世界是根据人类意识的认识结构来加以安排，而不是反过来。因为只有人类能够想象的东西方能存在，所以世界看来在某种层面上是次于和低于意识。我们也许可以说，"存在"有赖于"认知"——就像我们经验到的外在真实不过是心灵的一个投射。[13] 和这种意识优位性的观念密切交织在一起的是三个紧密相关的观念，福柯后来称它们为"先验的自恋"（transcendental narcissism）[14]：意识的自由、意识的自我创造性质，以及它作为真理的完全和清晰源头的地位。[15]

如果世界有赖意识而不是倒过来，我们就无法想象意识怎么可能不是在一个完全自由的自我生成领域运作。因为，自然世界的存在如果有赖意识，自然世界的因果力量又如何能够约束或决定意识？另外，根据这种观点，意识看来是从自己生起，因为事物怎么可能是自己作为其源头的世界所创造？最后，如果所有存在的事物都会向意识呈现自身，那我们只要对意识内容进行一次彻底的调查，便足以揭露存有的整体，包括意识本身的性质本身，因为任何存在的事物又怎能够回避把自己呈现在构成一切心灵的清晰凝视之下？[16] 因此，自我反省看来是理解整个宇宙的不二法门。[17]

这些觉察*——意识发现自己的自由、发现自己的知足、发现自己的全知和自我透明（对应于第九章最后讨论有关绝对意识的三重愿望）——看来隐含在人类发现自己是独一无二世界构成者的角色上。对后康德派来说，这三种觉察看来都是无可辩驳的自明真理。[18]

273

不过，一种相反的角度与开始于康德的现代自我反思同时出现。除了被感受为万物的构成中心（至少是我们能知道的一切根本中心），开始于康德的意识同样成为了研究的主要对象[19]，而这一个发展带来了各种不同的难题。首先是，人类科学（研究主体性的科学）倾向于把意识本身放入可客体化的经验秩序，但此举和意识作

---

　　* 原文"insights"在本书依据文脉翻译为"觉察"、"自我觉察"；在本章最后一节作者以精神病学立场谈论精神分裂症患者的"insight"时，则翻译为"病识感"。

为一种先验存在的地位发生冲突（因此现代的意识被福柯称为"一种奇怪的经验—先验的联立"[20]）。意识还被同化为因果的自然秩序，这又和知识拥有无边力量和无边自由的观念相抵触。所以，康德的形式和范畴从一个立场来看是宇宙的先验基础，同时也是这个宇宙中的事实，有时会被理解为自然力的产物，（在某种层面上）与其他知识对象并肩而立，和其他经验现象（例如原子结构、胰腺和鸟类迁徙模式）处于同一平面。叔本华这样概括后康德思想的一个根本二律背反或者矛盾："世界完全是一个观念，因此要求认知主体作为它存在的扶持者……另一方面，这意识必然完全依赖在它之前的长长因果链，显得是它的一个小小环节。"[21]

这一类反思还可以带来另一种形式的矛盾，那就是认识到被认知者受到意识加诸的限制，因此在这个意义上是从内被感受到。

康德的形式和范畴观念隐含着知识的某种局限性，因为它隐含着一个不可名状、不符合人类心灵要求因此也是不可知的真实。体认到形式和范畴就是体认至少原则上存在着一些人类必然够不着的其他真实，即存在着不受人类心灵拘束的其他可能世界（人类心灵的拘束被认为是经验事实，也因此是任意的）。[22] 还有一个事实就是形式和范畴本身不是素朴意识可以掌握，而有赖一种高深的"反思"（例如康德的先验分析和先验演绎）。体认到形式和范畴也就意味着同时体认到：意识不是对自己透明（至少很多时候不是）。[23]

就像我们在现代看到的，意识（看似是自我觉察的基础和表象的透明媒介）同时被某种隐晦性包围和充满。福柯谈到"意识同时在自己的内外，不仅在其边缘处，而且在其结构的交织中，都不能不同时发现一份黑暗，一种它所处的明显惰性的深度，它所全部包含但又身在其中的一种非思想"。[24]这种体认明显与现代联立的另一边相抵触，也就是认为（它看来是同样自明）所有真实（包括心灵本身）必然会袒露在它们赖以被构成的心灵的清澈凝望面前。这种意识的双重意象和经验有可能带来一项视野狭窄的唯我论，即同时感觉意识是终极的构成泉源且有着局限性的渠道——全知全能，但这种全知全能只能够作用于一个其边界被强烈从内面感受到的领域。根据福柯，这种双重意象也让人类科学注定陷入各种不稳定的形式、内部矛盾和自我消解（这个议题文后将再叙明）。

在《词与物》中，福柯关心的是思想的理论模型（包括生物学、语言学、经济学和它们的前身），很少指出后康德的反思形式对更直接层次的个人经验可能具有的涵蕴。不过，在卡夫卡的《一场搏斗纪实》中，我们却看到了这种反思的一些具体存在结果：摆荡于崇高与卑微之间，摆荡于唯我论的幸福感和世界解体的恶心或恐惧之间。这篇体现着现代主义精粹的作品看来同时例示着现代心灵的"经验—先验联立"的两边。这让我们发现，我们很多时候都占据着一个先验的位置（一个近乎唯我论的位置），认同于把自己经验为宇宙中心的叙事者（叙事者爬树的时候觉得不是自己在动而是树在动）。但我们也同时经验到自我的疏离和被动：叙事者不但没有拥有自己的经验，反而老是发现自己的思想和感觉外在于他自己，是一个他者（事实是他自己的拟像）的经验。因此，本来主要是一种神似的物事（叙事者的构成性自我）不断被转化为他自己意识场里面的（经验）对象。甚至，故事中的事件虽然一般都有一种不真实的色彩，让人感觉就像是主观幻象，但它们很少被预期到。它们就像梦中的景物，在地平线无预警地展开。

《一场搏斗纪实》唤起了现代思想中所有眩目转换：一种在全知全能与遮盲束缚之间的转向。精神分裂症患者的二元对立性经验，即经验到自己是终极唯我论的中心，以及机械性破碎的存有（如同一种先验的复印机、记录世界的照相机，或是失眠的死尸）。患者经常主张他们知道一切、可以控制一切，但却害怕潜伏在他们身边的未知危险，并且感受到某种巨大的谜题。

275

意识机器

二元性的两个面向——唯我论的宏伟和感受深切的无能和无知——最好例子是纳塔莉娅的摆布机器，它是陶斯克 1919 年的著名文章的主题（见第七章的讨论）。这个经典妄想的一个结果是，它把纳塔莉娅的个人或心灵放在了宇宙的最中心，即放在一个有最大认识论重要性的位置。[25] 有鉴于她的妄想结果，她经验到的人事物必然不是真正独立的存在，不是离开她而存在的实体，仅仅是为了她而存在的影像——是由她所知觉到的事实所构成（毕竟，她声称她看见的只是放在摆布机器面前的伪对象、幻灯影像，而相当值得玩味的是，纳塔莉娅最后把世界本身知觉为一种存在一个单一平面的二维空间影像。）与此同时，神秘摆布机器这个观念本身（一部有看不见部分和功能隐晦的机器，由一些身份不明的人所操作）暗示着纳塔莉娅没有感觉完全认同或控制自己的经验，而且有另一些未知的真实存在于出现在她意识场的事物之外。[26]

在纳塔莉娅这些妄想的吊诡中，暗示着她的经验也许受到福柯在现代知识人文科学中发现的"本质不稳定"和"危殆性"所煎熬。

　　根据福柯，康德和后康德的（自我）反思方案（在其中，意识设法转向自己以知道自己存在的根本条件）注定会投入一系列"扭曲和歪曲的反思形式"。[27] 这是因为根据它们把自己放置在其中的知识形构，后康德的"人"之科学必然会受制于联立的永远潜在的自我消解的可能性。不管从联立的哪一边开始看（即不管是聚焦在心灵客体似的真实还是世界的主体性质），我们都可以看出这一点。在这两种状况中，我们都会碰到足以动摇自我反思方案的难题或矛盾。

　　如果我们强调心灵的被决定性质或经验性质，把意识看成为只是万物中的一物，那我们就不可能理解这样的东西为什么能够超出自己之外，掌握自己本性的真理。不过，如果我们换成把心灵看成一种真正具有构成能力的实体，情况并不会更一贯。毕竟，知性范畴和形式如果真的定义了我们认知能力的局限性，我们就不应该可能会知道这些局限性或条件本身。因为试问我们要拿什么来和它们对比？我们怎么知道他们是局限性？这些条件本身怎么能够像可知实体那样出现在它们本身所界定的场域？[28]

　　根据福柯，未能认识这些不可能性正是位于现代知识型核心的根本盲点，是它让现代思想注定不稳定，老是在不兼容的替代选项中摇摆。尽管如此，现代人继续执迷于追求绝对的自我认知，认为这种自我认知可以解开宇宙之谜，殊不知道，追求完全的启蒙乃是最大自欺的来源。福柯把这种情况比作睡眠：这种睡眠"是那样的深，乃至吊诡地被经验为清醒"。[29] 276

　　类似的不稳定和危殆性纠缠着摆布机器的宇宙。因为，根据纳塔莉娅这种妄想的逻辑，那些把影像带给她的主观化世界的物事

（即摆布机器和操纵它的人物）必然只是影像或表象。毕竟，如果她经验到的一切只是假象，那同样道理不是也应该适用于摆布机器吗（那也是她的经验的一部分）？（事实上，就像莫雷的发明那样，假以时日，摆布机器的元素会变得具有二维空间的性质，就像它们正在进入影像的领域。）[30] 但如此一来，只是她心灵里影像的摆布机器又怎么有因果影响力，可以产生意识？

但如果我们从联立的另一边出发，吊诡情况并没有因此减少：因为如果我们从摆布机器的客体性和因果影响力出发，便必须询问纳塔莉娅，她如何能够得知自己心灵的有限性和局限性。如果她看到的影像只是机器和机器操纵者允许她看见，那么，因为摆布机器的影像没有呈现在她眼前[31]，她又如何得知自己有限性的局限性？她对这些事实的知识难道不是意味着她必须能够以某种方式抽离于这些事实所规定的状态之外？（前面多次提及的病人马丁想必意识到其中一些吊诡，因为他在日记中这样写道："什么是智慧？十之八九就是问'什么是智慧？'这个问题本身的力量。如果智慧询问自身自己为何，它有能力回答吗？"

所以，至少在一个逻辑的层面，摆布机器的宇宙充满着解决不了的矛盾。虽然几乎不可能成立，它却相当实在。它确实存在，至少是以作为某种经验声称或存在模态而存在。而这意味着纳塔莉娅必然是生活在一种不断摇摆的状态：在前一刻感受到整个宇宙（包括摆布机器和其他一切）只是她自己那构成万物的自我所虚构，下一刻却经验到她的意识（由摆布机器所表象）只不过是众多物体中的一物，是一个客体化和部分未知的事物，是外在原因的结果。

"一种形而上疾病"

如果说我对纳塔莉娅的诠释看似流于钻牛角尖, 甚至天马行空(这特别是因为我们缺少她的直接自白且陶斯克的文章的信息相当有限), 那请记得, 其他的精神分裂症患者也关注过同样的主题, 而且描写自己的经验时相当直白。其中一个特别清楚的自述来自劳伦斯(第六章提过他对"人行道"的说法)。他三十出头, 而透过 277 区分两种不同类型的思考者或思考方式, 他捕捉住联立的两边。劳伦斯的智力和表达能力都远高于一般人, 他对哲学问题的关注在精神分裂症患者之中也高于平均值。但虽然他(基于上述理由)也许不是最典型的精神分裂症患者, 他却在某个意义上缩影着他们的状态: 因为他能够以更清楚的方式说出其他类似病人的经验和关注的根本存有论性质。察看劳伦斯的核心关注可显示他就像纳塔莉娅一样, 分享着现代知识型的命运, 摆荡于客体化与主体主义之间, 摆荡于自我贬低与自我神化之间, 摆荡于有限与无限之间。

这位年轻病人受精神分裂症所苦很多年, 住院十几次。他在最近一次入院时这样抱怨:"我得了一种形而上疾病, 我的心灵正在快速衰败。"在这段住院期间稍后, 他又抱怨自己遭受病房工作人员的误解:"他们因为不理解我, 认为我是胡言乱语。""我没有疯。我大概是神经, 但不是疯。"他解释说"疯狂"是指被推到"经验的极端, 在极端处经验想法。但我的所有想法都是事实, 所以我没有疯。"[32]

一个让他念兹在兹的分别是"直观性思考者"和"机械性或经验性思考者"的差异。在他看来, 大部分人类都属于后者, 所以不能算是有一个活的心灵，只能算是缺乏灵魂的"有机机器"或"心灵植物"。劳伦斯声称，发生在这一类人的思考只是对记忆库里的事实和记忆的机械性拾取和加工。(在劳伦斯看来，精神病学是经验性思考最明明白白的例子："不要见怪，但我感觉精神病学是一大堆经验性不知所云。我反对经验主义，它的一切都是以事实为基础，毫无理法(the logos is absent)。"在过去，劳伦斯一般都自视为直观性思考者，换言之是那些能够抽象思考和拥有真正原创性思想的人。他的直观性思考者的观念明显连结于经验一己心灵本质的卓越与自足的能力："直观性思考者了解自己的心灵，因为他就是自己的心灵。你是它而且它是你。心灵不是一项资产，而是一种和当事人完全的同一。"他形容，对直观性思考者，任何妥协"都是一种罪。我过去从不妥协，总是致力于达到心灵的纯粹"。他甚至特别指出，天真无邪不是通向智慧或神恩的道路："基督认为回返小孩子的天真无邪状态会让你可以接纳神，这种观点是错的。只有直观性思考者处于蒙恩状态。只有他们是开顿悟了的人。"

事实上，劳伦斯对自己意识的认同和康德派的思想趋势有不少共通之处(他对康德派思想看来有一些认识，曾经形容直观性思考者是靠"先天综合"生活)。在劳伦斯的直观性思考者身上，我们可以找到先验自恋的所有特征(这是福柯"联立"的第一面)：意识宣布自己的自由、自己的自我创造性质和作为真理终极源头的无可怀疑清晰性。

以下这段劳伦斯对治疗师所说的话，清楚呈现他同时感到力量无边和随之而来的焦虑：

　　你不可能想象，当你意识到在一个有机机器的世界，你有直观能力可以创造真理，可以作出先天综合判断，有多么可怕。这时候，观念和思想会渗透你整个人——你有必要做的只是能够构想出什么，让它们变成真。我可以单凭思考创造出我宇宙中的事件，单凭相信它们为真……真正让我害怕的是我意识到自己可以构想把世界扳离开它的轴心。你知道拥有这种力量是什么感觉吗？你受到这种力量的保护……也就是说如果不是一个真正的直观性思考者，你就无法创造真理。对你来说，死亡只能发生在对你的生理的干扰。对我来说，我必须做的只是以某种方式思考，以达到生理的死亡。这不必然牵涉生理的损坏。有一次，我坐在椅子上，感觉自己能够用思考让自己死亡——我感觉一种不可思议的静谧笼罩着我。

　　拥有特殊知识（一种神的觉察）的感觉特别关乎劳伦斯所谓的"抽象"领域，尤其是关乎心灵的运作和它与世界的基本关系。例如，他提到自己发现了"心理数学"，那是关于心灵运作的抽象原理，构成一种"对直观性和非直观性心灵的离散数学理论"（正如他说的，数学是"心灵的理法"。他又宣称自己"对心灵的了解程度比人类历史上任何人更加彻底。我从未想通灵魂，但透过了解心灵和身体的关系，我解决了心物问题"。[33] 由于对他来说抽象是"唯一的真实"，所以心理数学可以说是"最具体的事物"，是"具有实体和真实的"。有鉴于心理数学的反身本质，它是一门古怪的不及物科学。劳伦斯解释说，这一门直观性的心灵科学"不需要从事任何研究"，除创造自身以外也没有任何目的："我在发现它的同一时间应用它。

发现它就是应用它。"

这种本质上的不及物性解释了他的唯我论宣称的宏伟性质和局限性，在很多情况下，此一唯我论只适用于一个自我指涉或主体化的领域。[34] 很清楚的一个例子是，劳伦斯并没有把他的神似控制力经验为可以影响客观或相互主体间承认的事件（他告诉治疗师不用担心：他把世界扳离轴心不会对他有影响）。另外，自我产生的死亡缺乏真正死亡的终结性（他自称相信"我已经死过一次"，又说他的救赎有赖这种死亡，因为它最终会带来开悟——在他看来，"天堂就是永恒的开悟"）。同样道理也适用于他对特殊觉察的宣称：此一特殊觉察只关乎现象的领域。他把现象的领域称为"真理"，以此区别于"事实"。他说："事实不算什么，真理才重要。""我也许会搞错，但从来不会不对。"这等于是承认他在具体、任意和纯粹客观领域并非专家。真实世界的现象对他来说也是毫不重要，只有"经验性"的心灵才会去关注。本着真正康德派的方式，他关注的是经验的一般的、形式的和看似必然的特征，是心灵性质的真理（这真理被认为只有透过先验反思或内省才可以发现）。

劳伦斯说，过去，他主要是把自己经验为一个直观性思考者，哪怕准唯我论的力量感和觉察感从不是他的经验的唯一主题。但随着时光的推移，他似乎越来越转向一种相反的心绪：就像他说的，"真空的形构发生了改变"。这些经验让人联想起福柯所说的"经验—先验联立"的另一边。劳伦斯指出："我以前都生活在我的观念里。它们围绕着我。我生活在我的观念的血浆里。"但是，他后来开始觉得真理的领域对他关上大门，他看见的无非假象。"我的智力是通向真实的大门，而玻璃现在被模糊掉了。"在其他情况，

"我就像柏拉图山洞里的人。我看见的净是反映自真实的影像。我看见的一切都是真实的模仿，不是真实本身。""我的记忆只是对记忆的记忆的记忆……我不再拥有正本。"事实上，他有时会觉得自己比他所鄙夷的有机机器更加机械化和无知："我的真理先是被化约为事实，然后我又开始忘记这些事实。"他还坚称他完全丧失了智力："有时我会认为我还拥有智力，但事实上我已经完全失去心灵。""我已经溶解为一种心灵植物。"

我们自然会想知道，劳伦斯的心灵衰落感是不是真正反映一种认知能力的倾颓，是不是神经生理上的朽坏（例如脑细胞的锐减）。但虽然我们不能完全排除这种可能性，这个诠释看来不是一个充分的诠释。一个重要理由是，他经验的智力衰落并不是一直线的。他常常在"直观性"和"机械性"的状态转换，有时候是每天不同，有时候是每小时不同。[35]更具披露性的是没有任何证据可以证明，在他抱怨心灵失能的时候，他的认知能力有任何降低的迹象。我们必须注意，就在他抱怨自己严重衰退时，他对自己状态的描述头头是道，甚至可以说是口若悬河。有时他会说他失去了所有理解书面语和口语的能力，无法掌握"语言的形式面向和句子的文法结构"。（"今天早上，我甚至看不懂写给笨蛋看的《生活杂志》。不过被要求解释刚刚读过或听过的东西时，他却表现出十足胜任的能力——他又会坚持那是某种纯"句法的"或纯"机械性"的过程，不是一个具有真正理解力的"活的心灵"的表现。

由此看来，劳伦斯的心灵并没有真正朽坏，至少根据任何常规的标准是如此。这样的话，我们又如何解释他有心灵衰颓的感觉？ 280 是什么导致他有失去理解力或拥有自己的意识过程的感觉？

各种因素可以动摇劳伦斯的心灵活力感。例如，它会在心绪转换时变得脆弱，用药改变时也会如此（例如，他说有一次医生开给他"精神上禁忌"的精神药物时，他一度"失去灵魂"。活力感衰颓有时看来是反映他鄙夷本来完全正常的日常实用性思维——在他看来，这种思维方式和他在"直观"时期的抽象和先验反思方式相比，显得毫无生气和庸俗。讽刺的是劳伦斯自己经验到的衰颓在别人眼里看来却是病情有所改善的表现，因为这个时候他的思考会聚焦在经验事实，变得更相干和清晰："别人老是以为我恢复神智，但我真正在做的只是后退到越来越简单的思想层次。不过在经验主义者看来，我正在康复中。"

对于他自谓的心灵倾颓，劳伦斯强调的因素是他至少有部分任意的心灵活动。在这个反身或说不及物的领域中，相信什么就等于把它弄成真，特别在心灵以自己为对象时是如此。"我相信我可以摧毁自己的心灵。我可以想象这种摧毁，让它成为我拥有的真理的一部分（一种先天综合判断），让他成为我的整体系统的一部分，所以它变成了真。"[36] 根据他的自述，特别重要的是内省过程本身。"我的衰弱是觉察，"他解释说。"过多的自我觉察有可能非常危险，因为你有可能会把自己的心灵撕烂。"他在另一个场合说："看看'分析'这个字眼。它意谓着拆解。当它向内转向自身，心灵就会把自己瓦解。"劳伦斯谈到"同时进行六个自我分析"，并且依此经常需要变换生活环境，因为当他四周的一切都被他审视过之后，他的心灵就会向内转，开始拆解自己，最终让他感觉自己完全没有一个真实心灵。"一旦我开始摧毁我的心灵，我就停不下来。"

从他回答治疗师的以下这番话，我们可以看见他的无休止自我

审视可能会固着于某些心灵运作路径，因此看似印证了他的存有感
不过是某种数据处理机器的感觉：

> 因为那里什么都没有，毫无认知可言。我实际上只是欺骗
> 自己我能够思考。我设法思考一个答案，但我缺乏思考能力。
> 我只是在搜索我的记忆库，从一对记忆的辩证并置作出微微的
> 概括……非机械性的思考方式？我已经无法想象那是什么
> 东西。我给你的是对我来说失去了意义的空洞名词。

劳伦斯这里看来是经验到内含于联立的第二种反思性自我意
识——不是主体化那一类，即不是世界在其中搏动着心灵构成力量
的先验自恋（就像是在"直观性思考"时那样子），而是客体化的一
类，在此心灵更直接转向自己，把自己经验为不过是另一个经验对
象，受到自然秩序所有规定性的约束。

福柯对现代知识型的讨论有助于我们理解经验一己心灵的这 281
两种方式的深刻相互依赖关系（这关系就像单一反身过程的心室收
缩和心室舒张）。在在看来，反身举动（向内转）具有导致联立的状
态和矛盾的潜力：当我的注意力放在世界，它会看似是我的世界；
但一旦我把注意力改放在思想或感觉，它们就会看似是外在和分
离。[37] 所以，在精神错乱的领域一如在现代主义的领域，我们找到
了两种紧密交织的倾向：一是一种抬举心灵和让世界丧失真实感的
唯我论，另一是一种会夺去主体作为力量与知识中心的自我客体
化。这种吊诡的对称并不是出于偶然。我们在两个领域找到的都
是反身的典型吊诡，是由对于精神分裂症和现代主义的知识型来说

都具有核心性的疏离和过度自我意识所产生的矛盾。

所以，知识论中心化的认知和心灵的客体化或物化乃是一体的两面，而反省性意识很可能会陷入永远的摇摆和无法解开的矛盾。这一点大概可以解释为什么劳伦斯的抽象或说直观性思考方式和他经验到的心灵衰败息息相关。事实上，劳伦斯自己主张，他的耽于抽象思考方式乃是他的心灵朽坏的原因，让他从直观性状态退化至机械性状态。他甚至把这种朽坏看成是抽象思考方式本身包含的不可避免惩罚（不过，重要的是，他原先本来能够感受到爱或恨之类的强烈情绪）。他说："这种罪的惩罚就在于犯这种罪。""每得到一个精彩思想，你的心灵都会死去一点点。"这种死亡缺乏终结性，因为在它之外存在着另一个逆反的前景，一个遥远奖赏的前景（不过，这个前景的存在极少能够克服劳伦斯的痛苦，因为他总是假定某些不可预知的复杂性断然会带给他最大的恐惧）："上帝的惩罚就是我的心灵衰坏。但这种痛苦的奖赏是当我死去时，我会得到永恒的开悟。我会变成无所不知。"[38]

* * *

本书采取的方法泰半是描述和诠释。我并没有对疯狂和现代主义异乎寻常的相似性寻求因果解释，也回避对我所探究的现象的价值或有效性作出价值判断。但因为因果和评价都是相当有趣的问题，所以在本书的余下部分，我乐于这样做。

首先，我们应该怎样看待现代主义和最严重的精神疾病（有些人称之为心灵癌症）的异常亲和性？它们的相似性意味着我们应该怎样评价现代感知的相关方面？究竟我们应该把现代心灵的疏离和自我意识理解为复杂性、细致性或觉察性越来越高的无可避免表征，还是说应该把它们看成是较不良性，是侵蚀我们时代的风格和感受性的一种疾病或精神堕落？

我们也许还可以探究这些相似之处会对我们评价精神分裂症有何影响。我一直在批评传统观点，指出不应该直接把难以理解等同于不可理喻，但如果我们反其道而行，我们又应该走出多远？精神分裂症和现代主义的亲和性是不是表示患有这种疾病的人特别具备复杂、自我觉察或是自我觉知的能力，或者用一种可能更悲惨的说法，这群人比起平常人或一般人来说，更加能够接触得到真实的人类境况？

一些不同面向的问题也会出现。我们要怎样解释疯狂和现代主义的相似性？一切纯属凑巧还是说两者之间有因果关系？大脑和心灵是什么关系；我讨论过的精神分裂的经验和表达与可能存在于大脑结构或功能上的不正常，这二者之间有什么关系？

在本章的后半部分，我会尝试评价的工作。有关现代文化或社会在精神分裂症的病因所扮演可能角色的问题，还有神经生物异常对精神分裂症发病机制的意义等问题，会分别留待"后记"和"附录"处理。

浪漫主义，现代主义，后现代主义

艺术家生病了吗？疯子是有创造性、本真性和智慧的人吗？这一类问题毫不新鲜，自古代起便一再被人提出来过（一个例子是柏拉图的《斐德罗篇》）。事实上，在20世纪，疯狂和某些特定艺术形式的相似性常常受到注意,特别是透过比较精神病人的艺术作品和前卫艺术家的作品获得。不过这种比较通常都是假定两者分享着某种原始的元素,而由此而来的评价又视乎评价者对于这种原始元素的态度:誉之者认为那是一种热情生命力的泉源,毁之者认为那是倒退回到兽性和倒错。我对现代主义和疯狂的分析明显不同于这两种进路,这表明任何评价都必须奠基于一组不同的议题:即判断我一直强调的过度反身和抽离。我们可以问这两种特质应该被视为觉察还是幻觉的来源,应该被视为生命还是死寂的来源? 它们是表达还是背叛了人类精神的最深真理?

提出这些问题不代表我暗示它们有确定答案。我们面对的经验和表达形式太多样了,不容许任何全面的概括。尽管如此,这些问题仍然值得探讨,哪怕只是作为探讨某些哲学问题的方式,可以作出更细致的判断。

探讨评价议题的最好出发点是浪漫主义时期的美学和精神气283 质(ethos),因为对过度反身的批评就是在这个时期肇始。稍后,我们将会看看在 20 世纪发展出来的一系列对待自我意识问题的不同立场:一些立场是持批判的观点,认为过度反身是谬误和疾病的来源,但也有一些立场歌颂它是人类本质的实现。前一种立场保持着一些浪漫主义的成分,所以某个意义上可称之为后浪漫主义观点,第二种则几乎完全否定浪漫主义,因此我们也许可以称它们的主张者为过度现代主义者。

浪漫主义对过度反身的批判

生活在一个急速工业化和都市化的时代,生活在康德自我理解革命的接续时刻，浪漫主义者是起而对抗"无信仰的忧郁、感情的饥饿和质疑智力的贫血"[39]第一代人——它们看来是发生在西方文化发展较高阶段或较后期阶段。在这些19世纪早期德意志和英国作家看来，是一种普遍不安和遗弃感，他们认为这是人类生存里日益破碎化和过分知性化所带来的结果。它由自我意识的推进所导致——这是一个分裂和抽离的过程，让自我把自己分裂为进行观察和被观察的两部分，最终完全与自身分离，与他人和自然世界分离。[40]

在《审美教育书简》(*On the Aesthetic Education of Man*)著名的第六篇，席勒(1759—1805)描述了心智机能是如何与情感的热力和活力分离，以及"区分一切的知性"在分离后是如何作出种种的分裂与解离。在一个明显指涉康德之处，他谈到"思辨精神"已经变成了物质世界和事实领域的一位陌生人，它为了追求概念和形式而疏远物质，为了追求清晰而牺牲"丰富与温暖"，并在最终屈服于诱惑，"按照想象形塑，将其想象力的主观条件提升为事物存在的基本法则"。在他更著名的论文《谈素朴的诗和感伤的诗》(*On Naive and Sentimental Poetry*)里，他谈到感伤类型或说反省类型艺术家的兴起，指出他们不再感到自己和外在世界相连，总是意识到多重的可替代性，不是表达自己的自发反应，而是"反省事物带给他们的印象"，也因此在作品中不是表象对象自身，而是表象"主体中的对象"。[41]

席勒侧重的是现代意识的主体主义(相当于现代思想的联立的第一边)，但其他浪漫主义者则更关心伴随的客体主义。1806年，哲学家谢林(F. W. J. von Schelling)把真正的"人的堕落"等同于现代机械主义科学的抽离观点，他主张"被我们认为是死的、绝对

多样且分离的世界，事实上是真实且实际的世界"。[42] 诗人柯勒律
治（1772—1834）哀叹"反思机能的所有产物参与了死亡"，认为这
种太过排他的态度会把"死亡带入我们的灵魂"，导致我们把自己
的心灵经验为纯粹的被动和接收性，不是主动有机的力量（这对应
于现代思想的联立的第二边）。[43] 对浪漫主义者来说，生命是核心
组织原理和最高的善。统一和生命力的性质同时是本质和目的，是
真实的定义性特征，也是应该朝之奋斗的目标。

　　浪漫主义者对破碎化、异化和失去生命力的强烈反感有时会导
致他们向往一些完全相反的东西，例如原始主义色彩、酒神色彩或
神秘主义色彩的自我解体。不过，更典型的是，他们把恰当的对治
方法（antidote）构想得不那么退化和不那么极端，同时是一种更高
的自我意识和更高的自我遗忘。[44] 这种观点的经典表述见于克莱
斯特（Heinrich von Kleist）的著名对话体文章《论木偶戏》（On the
Puppet Theater）。文中，克莱斯特指出强烈的自我意识会让人失去
协调性，变得笨手笨脚，让人不像较低等动物那样行动流畅自然。
但这篇文章的结论并不是呼吁人们回归大自然。克莱斯特问道：我
们是不是有可能透过自我意识逃离自我意识，是不是可以透过进一
步反身行动，达到存在于踏出致命的第一步之前的状态？

　　　　［克莱斯特文章中一位具智能对话者这样说：］我们看到
　　了，在有机世界，随着反省越发幽暗和软弱，神恩就会更加璀
　　璨和优越。不过……就像我们走近一块凹面镜时，我们的影像
　　会消失在无限之后，又在我们身后重现，神恩也是要穿越无限
　　以再一次回到我们，这一次的出现变得更纯粹，带有既非意识

也非无限的身体形式，也就是既非木偶又非上帝的身体形式。

我有些心烦意乱："你是说，我们有必要第二次吃知识树的果子，才能回到天真无邪的状态。"

"当然，"他回答说。"但那是世界历史的最后一章了。"[45]

克莱斯特在这里想象一种更高的天真无邪状态，在其中，会起异化作用的自我意识是被超越而不是被驱逐。要如何达成这个目标并不容易说明[46]，但明显的是，浪漫主义者一般都没有把它视为一种原始的融合（即人与自然的融合或主体与客体的融合），而是一种会保存双方独立性的整合。[47]席勒想象一种反身性和素朴性的"亲密统一"，在其中抽离和不确定性的危险会被一种坚定的信仰和行动的自发性平衡。[48]浪漫主义者之所以会把艺术和想象力的地位看得那么高，正是因为他们认为美学领域是达成这种整合的一个得天独厚的领域。[49]

两种现代主义：后浪漫主义和过度现代主义

285

在本书中处理现代主义的时候，我感兴趣的是它们在疏离和过度反身两方面的表现，这显然会强调现代主义和浪漫主义的鸿沟，会强调现代主义艺术和文学与浪漫主义理想不符之处。确实，现代主义常常会拒绝浪漫主义的憧憬，不理会后者调和或更高整合的目标，自愿转入极端内向或激烈客体主义的状态。从席勒或谢林的立场观之，这也许可以作为谴责的理由，意味着现代主义真的向现代生活的分裂、无归宿和精神解离投降。从这种立场看，现代主义和精神分裂症的相似只是更进一步证明了现代心灵本质上的堕落，切离了有生气的有机统一性（这是人类精神的心脏和目标）。

　　但就像文化史上所有相邻的时期那样，我们可以在现代主义和浪漫主义之间看出连续性和不连续性，而且出于不同目的，可以强调前者多于后者。事实上，浪漫主义元素或准浪漫主义元素在"现代主义高峰"时期的很多经典作品中都相当显著，同时表现在它们对于自我意识的掠夺所暗含的批判态度，以及它们坚持要透过统一的审美对象的静观态度，来达到实现（某种意义感、秩序感或幸福的静止状态）的雄心。[50]

　　上述批判面向明显见于 T. S. 艾略特的《空洞的人》、《普鲁弗洛克的情歌》和《荒原》，因为它们一方面嘲笑那些胆怯的犹豫以及对自我意识的麻痹，同时又哀叹现代生活失去生命力和连结性。[51]同一种批判也见于穆齐尔对《没有质感的人》主角乌尔里希的描写：他除了把世界经验为破碎和主观，也经验自己的自我正在倾颓。乌尔里希经验到"世界来来去去，世界的各个面向都在头内落入成形"，他失去了"经验最重要之处是经验它们，行为最重要之处是从事它们"的信仰。[52]

　　浪漫主义积极一面的痕迹也明显见于现代主义对某种美学极乐的欲望，某种也许可以救赎现代生活的混乱和庸俗的抒情瞬间。叶芝谈到了一种"完足、球形和单一"的形式，艾略特谈到"环绕一个光辉清澈中心的氛围"，乔伊斯谈到一种"作为单一物事，……自我约束和自我包容……达到明晰而安谧的静态平衡"的美的形意象。[53]在现代主义中，浪漫主义者追求跟大自然和其他人类交流的冲动，也许会让人觉得艺术创造和艺术知觉是一种无可避免的个人式孤单，但浪漫主义对统一的憧憬却维持在这种无所不包和完全单一意象的观念里———一种对所有自我异化免疫的存在方式的象征。

不过，如果我们把目光转向很多被称为后现代主义的作品和观念，情形会大不相同。在此，浪漫主义的留痕看来被一扫而空，从而导致了一种过度现代主义。我们看不见艾略特或穆齐尔那种对自我意识和主体主义的批判，反而经常会讴歌自我指涉。一个后现代小说家呼吁一种自我解构的"后设虚构小说"（metafiction）："一种书写，一种论述，它的形状是一个对它正在做的事情的无穷盘问，是对真实的欺骗性的无尽指责。它是一个假象（一种虚构），就像人生是一个假象（一种虚构）。"[54]

想看出这种差异，我们可以把贝克特笔下的角色（都是一些现代抽离和绝望的象征）与沃霍尔（或许可以作为后现代视觉艺术的中心人物）对相似状态极冷漠的展现相比较。贝克特那些唯我论和丧失生命力的角色同时展现出联立的两边：不只失去了鲜明或坚实的外在真实（一个外在于头脑的世界），还没有任何自由意志或人格整合的感觉。虽然贝克特不是个道德家（至少不是公然的道德家），我们很难感觉他是在赦免他执迷于描写的对象。他也许会对实现的、鲜明的存在感到绝望，也许会预期世界会为一个不光彩的结局呜咽，但我们没有找到对死寂和异化状态保持不具批判性的默许，更加找不到讴歌。

反观在沃霍尔，一切批判的距离完全消失。他无法让自己自外于这些经验样式，因为他就是用自己的存有把它们肉身化，不是把它们呈现为某种偏差，而是呈现为一种更具复杂性的现实化。[55]甚至，他看来是努力把自己的心灵经验为一部机器（他说过："我想当一部机器"[56]），其功能是把周遭的宇宙转化为纯粹影像，就像那些梦露和猫王的网印画那样。这些画里的影像本身就是用人物的影像构成，某个意义上以漫画方式多于真人实事的方式存在，但看来又宣称了它们的非存有的普遍性。沃霍尔因此缩影着（某个意义上也促进了）对精神分裂症和现代主义时代同样典型的联立状态。事实上，他近乎是一个妄想的化身，相当于纳塔莉娅的摆布机器站了起来，在世界里到处行走。

后浪漫主义和后现代主义的哲学立场

　　我们从更详尽或理论层面上做一个相关比较，可以更清楚地评价这些现象。这就是把 20 世纪早期和中期三位大哲学家（海德格尔、维特根斯坦、梅洛-庞蒂）采取的进路，与较近期的"后结构主义者"或"后现代主义者"（德里达和德曼［Paul de Man］）做一比较。海德格尔对笛卡尔主义的攻击、维特根斯坦对形而上思维方式的批判和梅洛-庞蒂对于难以名状的前反思经验的坚持不懈追求，287 至少有两个共通处：归根究底他们都是批判太过仰赖抽离反观自照会导致的误导性甚至是污染性后果。另外，他们看来也同时憧憬着一种层次更高的天真，一种超越反身意识的虚妄和否定生命效果的途径。

　　我们知道，海德格尔认为世界观点的时代（同时包含主体化和客体化倾向）是由新的反身形式导致，在这些反身形式中，自我成为了焦点，成为了主体，世界看来只是被表象者。会发生这种情形，是因为过度依赖得自抽离式沉思的自我觉察，以作为实际活动的根基（例如钉钉子）。本书对维特根斯坦只略有提及，但我们指出过他对威廉·詹姆斯外在化自我之举感到不满，因而引发紧迫的自省。他对唯我论和主观观念论的魅惑性假象兴趣更大，认为那是过度依赖于抽离的观点角度，未能跟常识和日常语言的实用性和共同性真实保持接触有以致之。不过，把追求更加天真梦想表达得最明显者，却是梅洛-庞蒂的未完成著作《可见者和不可见者》(The Visible and the Invisible)：他以为一种层次更高的反思，也许可以超越且最终治愈"区分一切"的知性的产品。

梅洛-庞蒂总是被这种哲学所吸引："对这种哲学来说，世界总是先于反思而"已在那里"(already there)，总是一种不可疏离的现身。"这种哲学集中全部努力"要恢复跟世界的直接和原始接触，以便给予这种接触一个哲学地位"。[57]他充分意识到反思活动可以多么有驱策性，而任何把它哲学化的尝试又多么有必要(他写道："反思运动乍看总是有说服力，在某个意义上它是绝对必要的，这是真理自身，而我们看不出来哲学怎么少得了它。"不过，他不相信单靠反思可以让哲学得以"庇护"，因为反思看来总是会把人带到一个"充满各种困难和矛盾的迷宫"。正如他指出的，反思看来总将世界予以主体化，把被知觉的事物转化为"为我"而存在的思想。另外反思也会把经验自我知性化，把它理解为一种构成智力而不是与物理宇宙(一个与他人分享的宇宙)积极互动的世间实体。[58]

为了避免这一类错误，梅洛-庞蒂追求某种类似克莱斯特的更加天真，认为它可以矫正反思的谬误，用一种复杂的现象学天真取而代之。这是一种更根本的反思(他称之为"前反思"[sur-réflexion])，可以"帮助我们再学会看世界"。[59]"前反思"因为理解反思发生的整体环境和知道反思倾向于在照明经验的同时扭曲经验，所以可以超越一般形式的反思。因此，"前反思"不会泯灭掉赤裸裸的知觉和事物，把它们转化为"被反思的知觉和在一个被反思的知觉内被知觉的事物"，也不会"用一个不存在的假说切断知觉和被知觉事物的有机联系。"[60] "前反思"不会忘记自己依赖于一个更根本的前反思经验层次，所以不会采取极端主体主义和极端客体主义，也不会出现其他缺乏充分自觉的哲学会有的错觉。

288 上述三位哲学家都是现代主义思想方案的参与者（事实上，海德格尔和梅洛-庞蒂还被福柯拿来作为联立的例子[61]），而且都投入于反思经验主体这项困难的后康德事业。不过，他们虽然反思主体性，却明白主体性在更基本的意义上是非反思性或（如梅洛-庞蒂所说）前反思性（换言之，不是由去生命力化或自我疏离的意识形式构成）。从他们的立场看，本书讨论过的很多现代主义和精神分裂的过度反身样态，都是真实人类生命的扭曲：在最基本和本质的层次，真实人类生命的特征是接触他人、积极投入世界和参与有意义的社会活动，而不是疑神疑鬼、对一切保持距离并且觉得一切不真实。

我在本书讨论过各种不同的意识形式，包括知觉异化、无定锚、怀疑、（抽象）形式和（具体）感觉的分裂、撤离共享的指涉、失去客观世界、各种类物化、自我膨胀和自我解体。它们可以被视为是海德格尔、维特根斯坦和梅洛-庞蒂批判过的哲学态度的模拟：极端怀疑主义、唯我论、主观观念论和彻底唯物主义等。很多现代主义艺术家（又特别是后现代主义艺术家）的表达也许可以被视为类似于与前反思世界失去接触的哲学扭曲——许多分裂病性人士和精神分裂症患者则可被视为活出这种扭曲。

不过，如果我们把目光转向近几十年流行的一种观点，一种不同的评价有可能出现。这种观点体现在德里达和他的某些追随者（特别是文学理论家德曼）所谓的解构主义哲学。有人称德里达是最活脱脱的后现代主义思想家[62]，也确实如此，不过，他对浪漫主义遗产的完全拒绝也让他有资格被称为超现代主义者。

　　不同于海德格尔、梅洛-庞蒂和维特根斯坦，解构主义思想家不打算透过唤起某种深刻的根基感和统一感，让我们与自己恢复接触。代之以，他们让我们面对一种更根本的疏离、分裂和不真实性，声称那是我们平常压抑或忽略。他们主要批判的不是反思，而是"现身"和"本真性"存在的错觉——这些东西被认为是"逻各斯中心主义"和"现身形上学"的产物，或是作为"恢复的团结"和"怀旧与重合的欲望"。[63]（德里达批评海德格尔的作品中充满亲近性、简单和即刻现身等隐喻的支配性，还有是把存有的亲近性关联于邻居、庇所、房屋、服务、守卫、声音和聆听的价值。[64]）他的这种观点看来对我们评价精神错乱和现代主义都有具体影响，因为它意味着我们也许可以把它们的过度反身面向视为人类经验的实现而非扭曲，突显出它的真正基础（一个通常尚未被体认的基础）。289

　　德里达的主要焦点是语言的疑难地位，不过从这些反思出发，他发展出一种几乎触及本书讨论过各种经验面向的立场。实际上，如果我们就字面上这种超现代主义哲学来看，想象一种类似其主张的存在样态，就会得到一种非常类似精神分裂症的状态。我们已经在第六章大略谈过德里达以语言为基础的哲学。正如我们在那里看到的，他提出的语言观和我们平常、前反思的分享意义相左。透过"元书写"的观念，德里达把我们拉离开他认为是自欺的"听说"时刻——一个人听见自己说话，感受到自己跟自己的意向和意义有最大程度的合一感和直接接触到世界的时刻。[65]我们已经讨论过德里达的"元书写"概念和见于精神分裂症患者的语言自动化现象有何相似之处,它要不是把焦点放在表意媒介的具体物质性(例如声音或纸上的笔画),不然便是把焦点放在可能意义的不受控制滋生。在一个更一般性的层次上,这个概念传达出一种深刻的哲学信仰,偏好疏离的(某个意义上是分裂病性的)生存样态——在其中,一个人从他的语言工具退后,观看它们的独立运作。正如我们看到过的,这种态度会导致标准意义形式的脱落或瓦解。

不过,德里达哲学最古怪的特征是以一种惊人的方式展示现代联立的矛盾。[66]他一方面谈到意符的语法游戏,认为它们会和"词汇的整体"沟通,而这当然意味着一种主动意向性或自我的解体或破碎化。但另一方面,他又否定客观指涉("知觉并不存在";"文本之外一无所有"[67]),主张不可决定性,这给了他一种不受拘束的诠释自由,而这种自由被他的许多美国追随者发挥到极致。在一个著名段落里,德里达把这种自由描述为一种尼采式超人的活动:"欢快地肯定世界的游戏和生成的天真,肯定一个没有过错、没有真理和没有源头的世界,为它提供一个主动的诠释"。[68]这是一种我们已经熟悉的摆荡:如果前一刻我们感觉无意义,下一刻我们却宣称拥有近乎上帝的力量,有能力根据我们的一时之念决定意义,也因此是决定真实本身。[69]

德里达一个更引起混淆的特征是主张某种酒神主义,意味着他的不可决定性和意义无限推迟之说与更传统观点的不同类似于"热情"与"结构"的不同,或类似酒神与日神的不同。[70]这种概念类似于反精神病学运动对于精神分裂症的讴歌(讴歌为非理性、神秘主义或情欲形式），但也许同样误导。德里达对语言和沟通有别于一般的理解（理性的理解），事实上几乎不是一种激情或退化的产物，毋宁是得自一种从经验退后的反思，得自从投入互动的移离，动机也不是沉入潜意识或本能，而是回忆抽象理论（语言的观念）和无限假说的可能性（想象进入另一个可能脉络的嫁接）。[71] 290

要了解这种后现代主义观点的真正性质及其对于理解精神分裂症的涵蕴，我们可以把目光转向德曼，因为他的作品没有被这一类误导的酒神修辞遮蔽。在他的最著名文章《时间性的修辞》（The Rhetoric of Temporality）中，德曼明确反对浪漫主义（和现代主义中的后浪漫倾向）的有机统一与调和的理想，又毫不容情地指出，他服膺的"必然分离哲学"有着枯燥的理性和拉开距离性质。[72]

在文章中紧随波德莱尔某些段落的部分，德曼形容自我意识是自我复制或自我负数化的活动，可以把一己分裂为二（一个经验自我和一个没有利害关系的旁观者），并把自我分化于外在世界。他把这种活动与哲学家（或那些对语言有自觉的诗人，例如席勒所说的感伤诗人）的"反思活动"相关联，以之与"被困在日常关怀中的一般自我活动"进行对比。不过不同于梅洛-庞蒂或海德格尔，保罗德曼把后者（前反省样态）称为"自我神秘化"，反而赞扬罕见得多的哲学态度，其"清晰性"能够"本真地"捕捉住我们核心的"不真实性"。[73]

在德曼看来，分裂是人类不可能摆脱的困境（事实上，主体总是分离于客体，自我总是分离于它扮演的角色，能指总是分离于所指）。在一段否定克莱斯特的更加天真或梅洛-庞蒂的前反思文字中，他主张更高层次的自我意识可以通向综合或"恢复统一"。[74]

他坚称，更高层次的自我意识只会进一步拉大距离，导致无休止地反复发生"意识的自我升高活动"。它们不会带来任何综合或调和，只会带来更强烈的表里不一和掩饰意识，更充分地体现出所有知识的虚构性质，让人更尖锐地体认到虚饰和疏离的不可避免。

这种看待人类处境的方式显然和浪漫主义大异其趣。德曼并非否认过度反身和疏离有可能是一种疾病或会引起心灵拆解的感觉，但他偏好视之为对人类处境的真实觉察的副产品，所以忍受这种经验的能力被视作为一种英雄典范。这种态度很清楚地可以让本书触及的很多现象（包括现代主义和精神分裂症两方面的）有较具正面的评价。

德曼认为内在于象征观念（乔伊斯形容为"被清楚领会为自我束缚和自我包含在不可估量空间或时间背景"的意象[75]）的有机统一是一种神秘化的形式。他用一种基于寓言转喻的审美来取代这一类浪漫主义痕迹。寓言比喻这种修辞格被浪漫主义者批评为机械化、任意和分裂，却被后现代主义者拿来变成他们自己风格的一个核心元素。[76] 德曼还认可一种被波德莱尔关联于更高喜剧形式"绝对滑稽"（*comique absolu*）的反讽形式，就像杜尚的后设反讽和阿尔弗雷德·雅里及雅克·瓦谢的黑色幽默一样，这种波德莱尔式幽默不同于庸俗或实证类型幽默，后者会把一个人加入到其他人的笑声。那是一种自觉的幽默，不是基于把平起平坐者带在一起，而是基于一个人把自己和一个被视为非人的世界拉开距离的活动。这种活动无可避免会产生出"对反讽的反讽"，它体认到再多的反讽都不可能通向综合或者一种整体感——事实上根本没有更加天真这回事。[77]

有意思的是，波德莱尔和德曼都希望把隐含在绝对滑稽中掌握真正觉察的能力和疯狂相提并论。在《论笑的本质》(*On the Essence of Laughter*)中，波德莱尔指出疯子常笑，又把这归因于他们用绝对反讽的态度看待人生的最基本状态所产生的优越态度。德曼采纳这种观点，主张平常人的神智清明有赖于有能力忽略或无能力看出社会存在的基本虚假性和疏离是我们状态的本质。看出这些事实会有失去经验自我的风险，疯狂犹似自由落体般坠落。所以，绝对反讽可以说是一种"疯狂的意识……是从疯狂自身里面反思疯狂"。[78] 有鉴于此，疯狂变成了一种比任何心灵解体有趣得多的事情：它变成了一种让人晕眩的、自我取消但英勇的"可怕清晰反讽"和"绝对怀疑主义"，一种在无限自我疏离前景中的"不得纾解晕眩"，毫无调和或减轻的希望。[79]

以上是两种理解和评价过度反身和疏离的方式——一种是后浪漫主义的方式，一种是超现代主义的方式。在结束本章以前，我想把目光转回到精神分裂症，看看这些观点与精神分裂症患者的实际情况有多少符合之处，特别是看看它们有多能捕捉住病人自己经验的存在样态。

饱受痛苦和全能

无疑地，精神分裂症患者有时候确实比投入日常生活的人更锐利或更深入。当然，如果我们按照精神病学传统对病识感(*insight*)的定义——"对自己的病态改变有正确态度"（这意味着同意自己得了精神疾病，同意这一点解释得了自己的不寻常知觉和关注，同意自己的妄想是不正确，同意自己需要接受治疗等）——那我们就

必须承认，精神分裂症患者缺乏病识感。[80] 不过，很多这类病人有
292 着特殊资质，会注意到一些一般人不会注意到的细节，一些很难被
称为微不足道的事实面向。他们常常看来具有一种特殊能力，可以
知觉到黑格尔所谓"一切皆是空虚"的道理 [81]，以及注意到构成人
类活动的视域和基础的背景性假说。所以，他们有可能敏锐意识到
正常社会存在的不真实性和妥协性，意识到自己思想一般未被注意
的假说。在这个意义上病人马丁对我说过的一句话未尝不是有几
分道理："我们对精神分裂症的病识感就是对病识感的自我觉察。"*
就像他这句话所暗示的，精神分裂症患者会感觉自己拥有某些特殊
觉知并非不常见，会觉得自己对于何谓死亡、永恒、上帝、意识或
世界的本质有更深觉察。[82] 例如，劳伦斯自称他比有史以来任何人
更了解人类心灵，而史瑞伯宣称他比"那些没有接受到天启的人要
无限倍接近真理"。[83]

　　另外，精神分裂症患者有时候也会有一种比平常人更强的安全
感和自由感，类似于（根据德里达）在不相信"呈现形上学"（相信
客观事物和可确定意义的存在）时会有的兴高采烈。因为，这时他
们会经验到意符游戏的兴奋肯定，或经验到一个没有真理或限制的
世界的自由。回想一下精神分裂症患者说过的这几句话：

　　　　我非常享受我的心灵疾病的奇妙自由……当一个精神病
　　人就像当一个王子，可以拥有各种自由和思想。
　　　　我用一些字眼来表示一个完全不同于一般字眼的概念。

---

　　*　原文为"our insight into schizophrenia is insight into insight."此处依据文脉翻译。

所以，我愉快地使用 mangy 来意指 gallant……我会在自己创造的字眼中寻求释放，例如用 wuttas 代替 doves。

在我的世界里，我可以为所欲为；在你的世界里，我得要用外交手段。[84]

当然，如果我们认为这就是事情的全貌，则是把问题太过简化，就像可以把精神分裂症患者看成一种后现代主义英雄：他们对人类处境的不真实性和任意性有着充分意识，一般来说能够享受他们身处的无定锚性（unanchoredness）和孤立状态。事实上这一类人常常缺乏很多种类的实用和常识判断力（就像劳伦斯承认的："我在把事物转化为具体时有困难。"），而且他们的反身性和抽离也常常会导致茫然困惑而不是天眼大开的感觉。

另外，他们也缺乏（也许可以这样称之）对自己病识感的觉察，缺乏对自己的过度反身所扮演的病理学角色的觉察（劳伦斯也许是一个例外）。在这个意义上，我们可以说他们同时知道得太多和太少。马丁有一次对我说，精神分裂症就像"阿拉丁神灯：它可以做出非常奇妙的事情，但你却不知道要怎样驾驭它"。再者，精神分裂症患者虽然拥有全知和全能感，焦虑仍然会在他们的意识边缘徘徊，挥之不去。他们不只不能在自由和不真实中感受到欢乐，反而常常会受一种无根、无能或无知的感觉煎熬，有时甚至会预感世界灾难迫在眉睫。再一次，我们可以回想一下几个精神分裂症患者或分裂病性人格疾患患者说过的话：

真实离我而去。我碰触的每件东西，思考的每件事，遇到的每个人，都会在我接近时变得不真。

　　我试图……找到一些固定的点，却找不到……运动过量又太快。每个人都从每个人撤出。就像有什么融化了的，不断在流动，就像有什么蒸发了的，不断向前去。甚至包括我自己在内，一切都阴险，像鬼似的。

　　由人类精神所竖立的最神圣丰碑（即思考和下决定的能力）已经把自己从自己撕开……它不会渴望做事情，所做的事情看来都是由某种机械化和可怕的东西做出来……本来应该是住在一个人里面的感觉离开了身体，向往着返回身体，但又失去了返回的能力。[85]

一个病人承认自己得了精神病和精神分裂症，但又常常觉得"现在这个样子比我从前的生活要有趣一千倍"。但另一些时候，他会说他的应付技巧已经穷尽，这时他会想："我必须吃药。"他又说过："我的人生从来没有像我当精神病人时候那么清晰和有目的感，但我知道它把我带到的是一个寒冷、阴暗和孤单的地方。"诗人荷尔德林写道："我的人生好短暂，／但来了我的寒冷夜晚。／我在这里像个影子。"一些年后又写道："我不再是这个世界的欢乐参与者，／……我不复活着也毫无喜乐。"[86]这确实是大有可能的：精神分裂症患者的自杀率偏高与这种心绪不无关系。[87]

　　所以，我们不难理解，那些从精神病康复的病人在回顾他们的生病时期时，会表现出不同的态度：有时会遗憾于失去剧烈感、孤独感或优越感，但更常见的是松一口气的感觉，为自己能够恢复生命力和人际关系而高兴。在蕾妮的个案中，后一类感觉明显占有主导地位。在这个意义上，她的态度要更接近后浪漫主义者而不是后现代主义者（或超现代主义者）。当蕾妮发现自己能够再一次投入日常生活和前反思世界之后，她满心欢喜，在回顾中把她曾经验过的"疯狂国度"形容为一片绝对凄凉的土地：

> 不再是无限空间，不真实，一切都是断开、赤裸裸和孤立，我第一次看见了真实，美妙的真实。我们遇到的人不再是自动机器、幻影、转动着、比着毫无意义的手势。他们是一些有自己个性的男女，有自己个体性。事物也是一样。它们都是有用途的事物，具有意义，可以带来欢乐。这里有汽车把我载去医院，有靠枕可供我倚靠。带着看到奇迹时的惊讶，我的眼睛大啖一切出现在眼前的事情。我反复说："这就是它，这就是它——这就是真实。"[88]

她现在看见的是一个自然态度的世界、一个实用活动的世界、一个分享共同意义的世界——蕾妮指出，在这样的世界中，"我的身体和我自己的合一性已彻底完成了"。在最终脱离了"舞台背景一样的不毛沙漠"之后，她感觉一切变得最真，变得"好温暖、好美、好生动、好活跃"。她在回忆录最后一页里说："如果我可以这样说，那真实变得更真和更丰富，我变得更加社会化且独立。"她把疯狂关联于不真实、混乱和焦虑。那是一个无法通电并且广大得让人难以忍受的领域，有着纸牌般的风景和无意义的实体——"没有暖意和色彩"。 294

尽管如此，蕾妮并没有对疯狂的领域完全嗤之以鼻。她在全书的最后说："只有那些曾经失去真实和在'残忍且非人性的启蒙国度'生活多年的人，才能真正品味作为人类一员的喜乐。"[89] 就连这种体认也是受惠于她在不真实中经历过的刺眼启示，就像只有在"光之国度"流浪过之后，她才找到了通往更具智慧的天真道路。

后记　精神分裂症与现代文化

正如我已经强调的，本书的论点是为了理解而不是解释。我的目的是描述精神分裂症的质地，并且阐明精神分裂经验和表现的结构，而不是从因果意义上解释这些现象。在指出疯狂与现代主义的相似之处时，我并没有提出病因假说——比如文化对心理病理学的影响。在评论精神病学和精神分析理论时，我关心的不是精神分裂症的起源或生理基础，而是精神分裂症作为一种心理处境的性质。我特别关注现象学面向，并且试图单独处理这一面向，而不受起源的假说或推测的影响。基于病因或发病机制是另一项不同的事业，至少在目前的知识状态下，这必须更在本质上加以思索。

但这并不是说这两组问题是完全独立的，没有相互影响。当然，人们对这种疾病现象学的评价，实际上不应该与发病原因的说法相互矛盾（如果真有矛盾的话，现象学诠释并不会比因果理论来得更矛盾而必须放弃）。最终，一个完整的精神分裂症理论必须考虑到这两种观点。在任何情况下，人们都会对超越现象学描述和诠释课题的提问保持好奇。本"后记"中讨论的这组问题，涉及现代社会与精神分裂症之间可能存在的影响或因果关联的性质。从意义上来说，精神分裂症能说是现代文明的一种疾病吗？如果是的话，我们如何解释这种关系？第二组问题将在"附录"中讨论，即精神分裂症意识如何与生物精神病学，以及认知神经科学所强调的神经生理疾患和相关认知异常联系起来。我所描述的意识模式是否与这些理论兼容？如果生物学理论为真，它们对我所描述的经验模式可能有什么影响？这些问题，到目前为止，将带领我们超越患者的直接经验，引导我们先是朝外或朝上至社会力量和文化意义的层次，接着向下到脑组织和神经冲动的层次。（用亚里士多德的话来说，这个"后记"和"附录"主要处理"效果"和"物质"二者因果关系，而这本著作的大部分内容则是关注"形式"，其次是"最终"的解释因素。[1]）

296　　　　刚刚讲的这两组问题都非常复杂。不仅关于潜在关联的大量实证研究，而且每一种情况皆涉及一整套理论和哲学问题——包括试图将现实在社会、文化和心理层面上全部链接起来时的复杂性（例如，现代性与现代主义之间的关系、社会经济与文化心理现象之间的棘手问题），以及所有与心灵—身体有关的古典困境。以相当全面的方式涵盖这两个主题中的任何一个皆需要大量篇幅。我在此"后记"中的目的，如同"附录"一般，必然需要谨慎处理。

　　首先，我想披露某些广泛的假说和偏见。如果不提出反对，这些偏见往往会限制对个人经验与社会文化或身体领域之间关系的推测；某些情况下，它们可能会破坏或削弱我持续提供的现象学说法。从更积极方面来说，我将讨论一些与我所描述的经验倾向相符的病因模型，包括社会文化和神经生物学。但需要迅速补充说明的是，后一种模式是本着猜测和怀疑的精神提出的。经过一个世纪的研究，精神分裂症仍是"起源不明的情况，没有既定的病因、发病机制和病理"，甚至没有任何明确的疾病标记或实验测试，能够帮助我们识别这个疾病。[2] 现有的证据不足以让我们完全支持这些颇为笼统的说法：例如，大脑的一些结构或功能异常可能与许多（也许是大多数）精神分裂症病例的发病机制有关（虽然不一定是主要或充分原因）。许多病例都有着重要的遗传成分；而一些尚未具体说明的心理或社会因素，在维持和塑造这类疾病的病因方面，在病因学上也许也很重要。

　　因此，此处"后记"和"附录"中提出的任何病因假说，都不应认为与构成本书核心的现象学和诠释学论证有着千丝万缕的关联。我们很快便会发现，这里呈现的精神分裂症描摹与各种因果模型是兼容的，但又不同于其中任何一种。

　　艾略特（T. S. Eliot）将现代状况诊断为"感受性解离"：思想与情感、智力与感觉之间的裂痕不断扩大，未能普遍实现"感受性的统一"。[3] 这与克雷佩林和斯特兰斯基（Erwin Stransky）对"早发性痴呆"的古典定义非常接近："在他们自身与彼此之间，失去对于智力、情感和意志的内在统一"，或者在思想与情感的精神层面上，"彼此相互作用的顺畅度上受到扰乱"。[4]

　　这种密切的相似度很大程度上是偶发的，这完全是有可能的。例如，某些独立存在的心理倾向，可能是基于神经生物学之故，可能恰好与现代感知的核心特征极为相似。（"附录"中讨论的各种神经生物学假说，可以解释精神分裂症的许多相关面向。）但是，大家可能会想，这里是否可能不仅仅是选择性近似，无论实际影响还是因果过程都可能将这两个领域联系起来？从某种意义上说，疯狂 297 可能是一种高度先进的文化组织形式的疾病，也许是"我们为文明所付出的部分代价"——如同 19 世纪时不时会提出的那样？[5] 如果是这样的话，是否是因为现代文化为精神分裂症的发生创造了条件，或者至少为本书讨论的内向、反身和疏离形式创造了条件？或者相反情况更具可能性：诸如荷尔德林、卡夫卡、阿尔托这类类分裂性人格和精神分裂个体形式，对现代文化的核心面向具有决定性的影响？还有一种可能是，疯狂和现代主义都是决定文化和心理的第三个因素的结果或响应，这些因素来自另一个现实层面，例如现代社会秩序背后的经济或政治条件——可以称为现代性的面向。[6]

在我们能够对因果关系进行有效的推测之前，我们首先必须考虑患病率的问题。现代西方文明中的精神分裂症以及相关的疾病光谱，不管是与当代世界的其他文化，还是与西方早期的时代相比，是否特别普遍？

精神分裂症的患病率

跨文化向度

最近的精神病教科书指出，精神病学家一般认为精神分裂症在所有当代社会的患病率大致相当，略低于 1%。[7]如果属实，这显然会破坏精神分裂症与现代主义文化或现代社会有特殊联系的说法。[8]理论家普遍承认文化会影响现代主义文化或现代社会症状的内容，例如，在工业化社会里，精神分裂症患者的妄想内容更有可能涉及电视机和 X 射线，而不是鬼魂。许多这样的理论家也愿意接受，一个特定社会对偏差行为的反应方式，可能会影响疾病的过程和结果。然而,这些方面往往被认为是次要的,因为它们被认为与疾病的起源或基本形式关系不大。

以医学模型作为基础而广为接受的精神病学观点认为,真正的"致病"因素与"疾病的实际原因"相关;正是它们赋予了疾病的"特征,一种'别无分号'的性质"。[9]相较之下,社会文化因素被认为只是一种"病理塑性"(pathoplastic)——个别疾病只能为生物学基础上已经建立的基本形式和特征,提供内容、色彩和轮廓"。[10]

然而,从理论和实证结果看来,正如以文化为导向的精神病学家所指出,这种标准观点是大有问题的。[11]一方面,病原性(pathogenic)和病理塑性(或基本形式与附带内容)之间的特征,并不总是容易区别开来,因为它反过来又取决于被视为精神分裂症本质特征的东西究竟应该是什么,而不仅仅是附带的内容——这是一个不容易解决的问题。[12](事实上,我们不能假设它可以断然获得解决,因为精神分裂症可能没有一个单独的正确定义。)此外,实证研究主张精神分裂症在不同文化中同样普遍这种说法远未确立。这两点最好是通过世界卫生组织(WHO)所资助的几项重要的国际研究计划加以说明。

从20世纪60年代末开始,国际领航研究计划(International Pilot Study)调查了在九个城市的精神病院收治患者的情况:奥胡斯(丹麦)、阿格拉(印度)、卡利(哥伦比亚)、伊巴丹(尼日利亚)、台北、布拉格、伦敦、莫斯科以及华盛顿特区。研究发现,表现出精神分裂症症状的患者——特别是包括施奈德第一级症状在内的一组"核心"特征——出现在所有区域,在任何区域似乎都不是特别罕见。接续的结果决定因素(Determinants-of-Outcome)研究发现,

298

具有精神分裂症临床特征的患者，在发展中社会和发达社会中皆同样常见。[13]这些发现有时被认为削弱了社会文化因素在精神分裂症病因中的重要性；然而，这样的结论是没有根据的，其中至少有四项原因。

首先，世卫组织的研究得出了一个同样重要的结果，但含义却正好相反：与西方相比，第三世界的精神分裂症患者在病程和结果上存在明显差异（如两年后续调查所给出的证明），倾向更容易出现急性而非逐渐或隐伏的初发病症状，并表现出更迅速完全恢复的惊人趋势。特别是从乡村和农村社区来到医院的尼日利亚人和印度人尤其有更良性的结果。[14]90年代开始的一项追踪研究——国际精神分裂症研究——长期关心预后情况（15—25年后），并证实发展中国家的预后情况也比发达国家好，即便发达国家提供了昂贵的生物医学治疗。[15]

普遍看法认为，这些差异多是由于一个或多个社会因素所造成，例如延伸家庭和小型社区的影响，这些因素更支持异常者；缺乏专门的工作角色和竞争期望；在许多传统社会中，对精神疾病的污名化较少（这些社会不强调疾病概念，并且将许多疾病归咎于超自然力量，而非个人因素）；治疗仪式和庆典协助受扰乱的个人重新融入群体。[16]或者，在更普遍的面向上，这些地区并没有"复杂、相互冲突、令人困惑的认知要求"等先进技术社会才会有的特征。但是，当这些因素是根据病原性／病理塑性的区别加以概念化时，有时会声称这些因素只改变了疾病的附带内容（过程和结果），而不影响其患病率或主要形式。然而，这些发现揭露了此一区别中的一个重要的模糊之处，也就是第二点。

　　我们必须知道，国际领航研究中使用的精神分裂症诊断标准并没有考虑到慢性[17]，而慢性、不断恶化的病程却是精神分裂症许多定义的核心。但如果考虑到病程，国际领航研究中一些患有"精神分裂症"的人可能会被描述为患有某些(非精神分裂症)急性且短暂性的精神疾病，而这些疾病在第三世界似乎特别常见，这有时很难与精神分裂症作区分。[18]在世卫组织的两项研究中，发展中国家有更多的病人初发病相对较为突然(而非是缓慢或是隐伏的发病)[19]，此一事实与这种猜测是一致的，因为突然发病是更多的短暂性精神病的特点。

　　第三点更有趣的，涉及结果决定因素研究中报告的亚型诊断。考虑发展中国家有40%的"精神分裂症患者"，和发达国家只有11%的"精神分裂症"被诊断为亚型"急性精神分裂症症状"。后一种情况(描述为"一种意识模糊和困惑的梦般状态"，症状在"几周或几个月内获得缓解，哪怕没有治疗")[20]，并非不是精神分裂症的核心或原型形式。事实上，在DSM Ⅲ和后来的DSM手册中，许多此类患者不会被视为患有精神分裂症，而是"类精神分裂性疾患"、"短暂反应性精神病"或"非典型精神病"。将这些短暂的精神病纳入所谓的精神分裂症群体，可能夸大了患病率的统计资料，并改善了发展中世界"精神分裂症"的预后指数。[21]"青春型精神分裂症"(hebephrenic schizophrenia)则正好相反：发达国家有13%的精神分裂症患者，相较于发展中国家的患病率是4.3%；这是一种更典型的亚型精神分裂症，具有更陌生、更令人厌烦(off-putting)以及自闭症特质(现在通常称为"混乱型精神分裂症")。(《国际疾病分类》将青春型痴呆(hebephrenia)描述为"情绪浅薄而不恰当，伴随着傻笑或自鸣得意的微笑，或带有高傲的态度、鬼脸、举止、恶作剧"、杂乱无章的思路。"倾向于保持孤独"和"行为似乎漫无目的和感觉"，以及初发病相对较早，在 15 岁至 25 岁之间）。[22] 各种研究已经表示，与西方文化中的精神分裂症患者相比，施奈德第一级症状在发展中国家的精神分裂症患者并不常见。[23]

　　基于这些跨文化的研究发现，再加上对精神分裂症的基本标准应该是什么仍旧不确定，[24] 至少可以说，世卫组织研究的含义是模糊的。研究发现是否表明，精神分裂症在发展中世界的部分地区，只是有一个比较良性的过程，还是那里的发病率或患病率略低？[25] 无论如何，世卫组织的研究说明了这种疾病持续典型的形式，很可能在现代和发达的社会文化环境中更为常见。

　　最近的学术研究证实了这些结论——以至于现在大家都普遍承认，固定的跨文化患病率这种旧教条已不再可行。2005 年发表的一篇评论，检视了 188 项涵盖 46 个不同国家的患病率估计数的研究，发现精神分裂症在被归类为"欠发达"社会中，比起"发展中"或"发达"社会，患病率较低（并且预后最好）。[26] 目前诊断手册 DSM-5（2013）指出："精神分裂症的终身患病率约为 0.3% 至 0.7%，尽管报告中指称按种族、国家和地理来源移民和移民的后代之间会有差异。[27]

　　关于世卫组织的研究，需要注意的第四点是，所检视的第三世界环境都处于发展中的社会，现代化、西方化和工业化对于这些发展中社会已经有了重要影响。[28] 要进行全面分析，便必须审视与我们自身社会截然不同的社会：未具文字的、部落、狩猎采集的社会，或是与现代工业化世界接触最少的其他所谓的原始社会。

来自这些文化的证据甚少且纷杂，但至少表明我们所知道的是，精神分裂症在这种情况下比较罕见。[29] 当然，这是大多数人类学家的观点，他们在 20 世纪下半叶之前，在所谓的原初文化中进行调查，当时西方尚未广泛影响。哈利迪爵士（Sir Andrew Halliday）在 1828 年写道。"我们很少在原始部落里遇到精神错乱的族人；没有任何在非洲的旅行者提及他们遇过疯子。"[30] 在 1929 年一篇关于新几内亚高原的《石器时代人群的气质、冲突和精神病》文章中，人类学家塞利格曼（Curt Seligman）写道："在这些与白人文明尚未有关联的族人中，除了短暂的发狂兴奋爆发之外，找不到任何精神错乱发生的证据。"[31] 1930 年，人类学家、精神分析家德弗罗（George Devereux）表示，在纯粹原始的社会中，精神分裂症甚为罕见甚至不存在，是"所有比较社会学和人类学学者都会同意的看法"——但一旦这些社会受到文化的同化，这种疾病似乎很快便会出现。[32]

一份发人深省的报告来自人类学家福特斯（Meyer Fortes）和他的妻子同时也是精神科医生梅耶尔（Doris Mayer）。[33] 在 30 年代中期，福特斯首次在加纳北部的塔伦西生活了两年半，那里当时仍然是一个传统的农业社群，几乎没有受到技术、西方教育或货币经济的影响。在五千人的人口中，福特斯只遇到了一位明显的精神病患者。1963 年他带着妻子回来时，当地社会发生了很大变化，主要原因是许多年轻人在当时前往加纳南部工作以挣求工资。他们带来了货币经济，现在已经牢牢地固定在传统塔伦西生活的共同生计模式之上。这一次，福特斯和梅耶尔夫妇发现至少有 13 名明显的精神病患者，其中 10 人似乎患有精神分裂症——在这几年间，这种精神疾患人数增幅远远超过相对的人口增长，如此明显的精神病病例绝非是福特斯在他早期研究期间会忽略的。福特斯和梅耶尔将此一上升归因于已经发生的经济和社会变革，指出大多数精神病患者在南部时便已经生病了。（"他们南行，然后疯了回来"，北方部落的耆老如是说。）[34]

精神病流行病学家常常把文化人类学家的调查看作仅仅是乡野传闻；但事实证明，随后的定量研究支持了人类学家的说法，即精神分裂症在该文化中并不常见。[35]自70年代以来在新几内亚进行的研究发现，在与西方接触更广泛的沿海地区，精神分裂症的发病率比更偏远的高地区域高出5到10倍（甚至20倍）。[36]在其他非西方化群体中，也发现了较低的精神分裂症发病率，例如台湾原住民族、苏门答腊北部、若干太平洋岛屿、许多非洲社会以及北美传统的胡特尔教派（Hutterite）和阿米什（Amish）小区。[37]此外，证据显示在美国都市化较低的小区里，精神错乱／精神分裂症的患病率明显低得多。[38]

这并不是说，精神病一般来说在传统导向的、工业化前的、非城市化的文化中是罕见的。而是精神分裂症在许多这类文化中的罕见现象，被其他严重形式的精神障碍的较高发病率所抵消，这些疾病症状各有不同——尤其是短暂的、非典型的、歇斯底里的或急性瞻妄类型的精神疾病（法语神志不清 bouffée délirante；据一位专家称，它占非洲精神病患者的30%—40%，但在法国仅占5%）。[39]许多调查人员将非洲患有典型精神病的人，描述为缺乏在许多西方精神分裂症患者中明显发现的思想障碍、人格解体、社交退缩和有组织的妄想，并且表现出兴奋和情绪不稳定，而不是平淡或不恰当的情感。其中一些精神疾病可能是疟疾等传染病的次要疾病，这种疾病仿似精神分裂症的某些方面。[40] 然而，一项调查研究确实指出，这些短暂的精神疾病中常见的诱发原因，往往是一些令人不快的事件，随后通常前往传统治疗者或萨满那儿求医，伴随"对易怒的神灵或巫术的强烈信仰和恐惧"。[41]（顺便一提，这种状态在 19 世纪末之前的欧洲并不少见，有时在面临巨大文化变革的族群中以传染病的规模发生。）

与患有所谓歇斯底里精神病（hysterical psychoses）的西方患者一样，部落文化中的精神病（psychotic）个体，往往表现比典型的精神分裂症更容易被理解的心理动态，并且与环境和其他人保持更佳的联络，有时甚至表现出做作的戏剧化。[42] 诸如健忘症、恍惚状态、短暂的发狂和阵发性行为爆发等歇斯底里的反应，似乎在工业化世界已经很罕见，但在非洲和第三世界其他地方仍然是精神疾患的标志特征。[43] 德弗罗将歇斯底里描述为"许多原始社会特有的族群疾患"，他与其他专家持有这种观点。他谈到了这些症候群的外向和表现性，将这类表现与"现代人的族群性格"进行对比，认为"基本上是类分裂性人格的（schizoid）"，并且倾向是"反社会向内的"（asocial turning inward）。[44]

这些短暂的或歇斯底里的精神状况被归因于抑制机制的脆弱，这种机制允许情绪爆发的能力和原欲的入侵，以及更明显的精神功能的虚耗或闲置（额叶闲置［frontal idleness］），从而导致心理动作自动化中心的解放。[*][45] 此一诠释类似西方对精神分裂症的传统观点，我在本书中一直在争论这些观点。然而，它们可能更适用于非洲和

---

* 心理动作（psychomotor）指的是从感知到动作反应的相互协调活动。

第三世界其他地方常见的短暂性精神病（以及西方的歇斯底里，也许还包括一些躁症的精神疾病），因为后者确实以高度的情绪、冲动性和外向性增强为特征，并且缺乏令人厌烦的怪异举动。

对不同文化中精神分裂症患病率的估计显然会有所不同，这取决于人们如何对这种精神病进行分类。[46] 由于没有任何绝对或无可置疑的精神分裂症标准，在一定程度上这仍然是一个语义问题。然而，证据确实显示，最明确的精神分裂症情况——包括慢性和社交退缩的核心症状、平淡和不适当的情感、施奈德第一级症状，和不寻常的思维和抽象风格——在社会组织仍主要维持在传统或前现代形式的文化背景下，很可能不那么常见。[47]

在过去一二十年里，相当多的研究支持了患病经验，包括文化因素在精神分裂症发展中的病因作用。这带来其中一项结果是，精神分裂症的多元因素起源，包括社会和心理因素，现在得到了更广泛的认可，甚至包括绝大多数的生物学研究者的认可。

荷兰和英国最引人注目的新发现显示，最近加勒比的非裔移民及其后代的精神病或精神分裂症（或"非情感性精神疾病"）发病率，要比一般人口高出许多（三至五倍）。特别是当这些族群发现自己在街坊小区里，是相对较不具能力的少数族群。这点对第二代移民的影响似乎更加严重。[48] 人们普遍认为，这些影响反映了激进文化变迁的疏离效应，以及西方都会价值脉络下的"社会挫折"的压力。[49] 这些因素对于移民子女来说，比起他们的父母影响甚巨，其特征是当他们抵达欧洲时，对原先的社会角色和文化认同，有着更为根深蒂固的感受。

另一个令人感兴趣的是跨族群研究，是有关不同患者群体的特

殊症状特征。研究发现，来自更多以社会文化背景为中心的精神分
裂症患者——非裔或拉丁裔美国人——其症状实际上比非少数族群
患者来得更温和（不那么严厉、敌对、不合群、杂乱无章、古怪、造作、
缺乏愉悦感和紧张）。[50] 以社会为中心的心理取向的良性影响，也可
能有助于解释一个现已确立的流行病学发现：女性的精神分裂症发
病率低于男性。[51]

同样相关的是近来关于创伤或童年期不良经验（childhood ad-
versity）的实证研究，结果发现，在罹患精神病的人中，包括精神分
裂症患者，其患病率比以前想象的要普遍得多。在一项研究中，发
现 85% 被诊断为精神分裂症的成年人，曾经在童年时期遭受某种形
式的虐待。成年期间遭受创伤和虐待，增加了对精神病的脆弱性[52]，
并且带有强烈的"表达情绪"，使得特定患者对于他们的家庭、朋友、
看护抱持消极或批判态度。[53] 值得注意的是，"社会挫折"的经验似
乎在创伤与精神病之间的关联性上起了中介的作用，使得创伤在这
种情况下更容易诱发精神病（psychotogenic）。[54]

基于这些研究成果，精神分裂症和创伤后压力症候群，和其
他离解或焦虑处境之间，发现有相当程度的症状重叠和共病也
就不足为奇了。[55] 涉及创伤和虐待的经验很可能会助长过度警惕 303
（hypervigilant）的发展方向（这与神经生物学相关，包括中脑边缘多
巴胺系统的敏感度），以及普遍无法信任或证实自己的经验，还有离
解反应的倾向通常有着明显的自我人格解体（depersonalization）。
事实上，涉及创伤和虐待的经验（连同更多生物学的内在因素），不
仅可能导致普遍的焦虑倾向和不安全感，还可能导致核心自我经验
的中断——由过度反身性和被扰乱的自我现存感所致——可能是精

神分裂症在病理学上的发病中心。[56]总体而言，各种环境因素——社会、文化、经济和人际关系——在决定精神分裂症症状的患病率和形式确实有着重要的作用。

历史向度

透过历史向度的审视，我们可以加强对精神分裂症与现代社会文化形式之间的联系的理解。由于19世纪以前缺乏可靠的流行病学统计资料，因此只能依靠间接证据。这些间接证据表明，在18世纪末或19世纪初之前，西方并没有出现精神分裂症的疾病，至少没有出现任何大量的疾病。[57]如此一来，精神分裂症逐渐出现的频率，是在欧洲转向工业化最激烈时期之后，这是一个重要转型的时期，传统的农村社区生活样态正让位给愈加没有人情味且分离（atomized）的现代社会组织形式。[58]这意味着，精神分裂症的出现与现代认识论的诞生不谋而合（福柯等人认为，与1800年前后的康德革命有关）。

正如我在本书开头所讨论的，我们现在所说的精神分裂症的几个症候群直到19世纪最后十年才被纳入单一说法之内——早发性痴呆。就连各种亚型——例如赫克尔（Hecker）的"青春型"和卡尔鲍姆（Kahlbaum）的"紧张型"——也直到1850年之后才被描述。更令人信服的是，在19世纪以前的医学书籍或一般文献中，至少在慢性和自闭症形式的病例上，没有出现过或是极少描述精神分裂症的个别案例。第一个临床描述是哈斯勒姆（John Haslam）和皮内尔（Philippe Pinel）在1809年的临床描述；第一个符合定义的文献描述是布奇纳（Georg Büchner）的故事《伦茨》（Lenz）和巴尔扎克（Honoré de Balzac）的《路易斯·兰贝尔》（Louis Lambert）中的主要人物描述，二者都写于 1830 年——不过事实上，对所有其他主要的精神疾病，包括情感型精神疾病等容易识别的描述，可以在古代以及文艺复兴和 18 世纪的文本中找到。[59]18 世纪的许多作家都曾系统地尝试描述已知的精神疾病形式，从而产生了哈斯勒姆的《精神错乱观察》（1798）和皮内尔的诊断系统（1801）等作品。但是，尽管精神分裂症呈现惊人的临床情况（至少以急性和多样形式），但人们在这些作品或任何早期的作品中，几乎找不到或根本找不到对它的描述。[60]

同样重要的是，整个 19 世纪的欧洲和美国的人们普遍认为精 304 神错乱的发生率显著增加。当莫兹利（Henry Maudsley）在 1871 年向医学心理学协会宣读他的论文《精神错乱在增加吗？》，此一问题在英格兰随即引起关切——几十年来，英格兰一直需要建立新的收容所，以容纳迅速增长的精神失常者。（在 1869 年和 1900 年间，第一次接纳收容的人数占总人口比例增为三倍。[61]）在对证据进行了细致的检视后，医学史学家黑尔（Edward Hare）得出的结论是，在 19 世纪，精神错乱或精神失常的发生率显著上升，而且这种增加主要是由我们现在称之为精神分裂症的患者所组成（英国医学心理学学会主席在 1906 年描述为"当时显然非常罕见，但现在却如此普遍"）。[62]随着我们愈发接近现代，我们发现愈多证据显示，患者出现包括退缩、异质（idiosyncratic）和抽象的思维模式，以及专注于隐晦式意义的症状。需要注意的是，在过去的一个世纪里，伴随这一增长而来的是，在发展中国家常见的高社会参与度且低怪异表现的短暂性精神病形式的患者愈来愈少了。[63]

　　无论是历史的还是跨文化的证据都无可争议。然而，大部分证据都具启发性：无论从历史的还是跨文化的角度来看，现代西方文明似乎确实与精神分裂症有统计上的关联性，至少与严重慢性精神疾病或自闭症形式有关。接下来我将转向一个更困难的问题，即如何说明这个有趣的关联性。各种因果假说并不相互排斥，但为了讨论的目的，我将一次提出一个假说来加以讨论。

病因假说

　　首先从前文提到的假说中最不可能出现的这一种谈起：精神分裂症在某种意义上可能是现代文化的一个原因。表面上看，这样的理论可能显得很荒谬：一个以退缩和被动性作为特征，如此衰弱的条件，影响不超过 1% 人口，如何对整个社会的习俗和感受性产生重大影响呢？另一方面，正如雅斯贝尔斯所指出的，自 1800 年以来，在欧洲社会具有深刻文化重要性的精神分裂症患者的数量相当显著。雅斯贝尔斯指出，他找不到任何在 1800 年以前具有如此重要意义的人（这并非否认在前几个世纪表现出其他类型精神病个体在文化上的重要性）。[64]

　　如果考虑到荷尔德林、尼金斯基和阿尔托等实际精神分裂症患者的作品，以及内瓦尔、雅里、罗塞尔（Raymond Roussel）和斯特林堡等可能或接近精神分裂症的个人作品的文化意义*，那么更不用

---

　　*　有关诗人荷尔德林（Friedrich Hölderlin）、舞蹈家尼金斯基（Vaslav Nijinsky）、

说布里塞特（Jean-Pierre Brisset）、沃尔夫森（Louis Wolfson）这样的精神分裂症异常者所造成更间接的影响——他们启发了各种超现实主义者、后结构主义者和后现代主义者[65]——将一定程度的影响归因于这种情况似乎并不荒谬。（大致上来说，内瓦尔和荷尔德林可以合理地认为是法国和德国现代主义诗歌最具影响力的先驱。[66]）如果将波德莱尔、尼采、梵高、契里柯、达利、维特根斯坦、佩索亚（Fernando Pessoa）、卡夫卡和贝克特等如此显著类分裂性人格的人物包括在内（其核心主角人物经常与精神分裂症患者相似），这个论点甚至可能开始显得有些合理。[67]

20 世纪的前卫剧场提供了一个引人注目的例子，因为它的过程受到了三位具有明显精神分裂症特征的人所带来的创新变革，以及这些创新造成的深刻影响：雅里的荒谬和叛逆，斯特林堡对统一自我的爆发，以及阿尔托对叙事和现实主义的拒绝。这些审美偏好都不能简化为单纯的气质或精神苦痛的反映，然而，将这些艺术态度与作家的个人存在样态完全分开则显得天真，因为作家们显然反映了这一点。谁能说，这类演出者的精神分裂症在多大程度上，激发或至少强化了现代文化中如此普遍的叛逆主义和内在性？ *

然而，在讨论此一假设时，我必须立即提出限制：要想让这些人产生很大的影响，这种文化似乎需要充满类似现代主义的取

作家／演员阿尔托（Antonin Artaud），以及诗人内瓦尔（Gerard de Nerval）等人的讨论，请见本书第一章；剧作家雅里（Alfred Jarry）和作家斯特林堡（August Strindberg）见本书第三章。

　　* 叛逆主义（contrarianism）在先前第四章中作者说明杜尚鄙弃所有传统规范时亦有介绍。

向——也就是说,对所有独特的、内在的、神秘的事物都具备一种特殊的开放性。[68]不仅任何文化都会小心地关注这样的矛盾生物,也就是克尔凯郭尔所说的"内在的城镇呼喊者"(town criers of inwardness)。类分裂性人格和精神分裂症的产生和存在方式很可能会培植这种品味,但他们肯定也会依靠这种品味来获得他们可以产生的任何影响。当然,这些个人存在样态实际上也有可能并非是完全独立的因素,这些人的特点在某种程度上被他们所处的文化所塑造。这便引出了第二个因果假说——现代文化促成了精神分裂症的兴起,而不是相反方向。

这种相当流行的假说以各种不同的方式得到了肯定,一些人认为精神分裂症在现代工业化的西方社会更为常见,他们认为这种结果实际上是由生物因素作为媒介来传达。例如,精神科医生托瑞(Torrey)认为,精神分裂症的增加是由于城市化和工业化下相关的人口环境和社会条件所促成的结果,这造成了一种缓慢病毒的流行,而现在的情况已随着病毒逐渐传播至整个发展中的世界。[69]

还有一种方法确实赋予文化和社会的心理层面的重要性,同时只赋予这些方面负面的功能。这种观点将精神分裂症在本质上理解为根植于生物学的智力缺陷或情感脆弱性的结果(或者对于精神分析者来说,则是根植于儿童早期创伤之中)。然而,现代社会环境被认为对于有这些缺陷的人来说特别具有挑战性——也许是因为他们很难调动个人的主动性、自立能力和这些环境所要求的判断力;也许是因为这样的文化鼓励这样的人为自己的行为责怪自己(而不是超自然的力量使之);或者可能是因为现代性对整体

306 和分离自我的信念使然,导致精神分裂症的自我分裂被体验为病

理异常。[70] 因而，根据这些观点，现代生活的条件——"复杂、相互冲突，并且可能使人迷失方向的认知需求"，以及令人感到难受的个人工作责任[71]——能够加速或加剧精神病反应；却又假定这些情况不会影响疾病的基本形式。[72]

然而，现代文化也可以在产生精神分裂症或塑造其明确特征方面，发挥更独特的作用。在本书的其他章节中（第三章和第七章，英文页码 65 和 192），我提出，青春期可能不仅对某些脆弱个人构成特殊挑战（因为它需要自主性），而且可能也是发展某些类型的（反身）症状的先决条件——因为这些症状需要思考的能力，以及涉及可能的自我疏离，但要达到这种作用，在认知发展阶段出现之前是无法实现的。类似的观点可以在文化层面而非个人发展层面上提出：通过现代西方社会的思想、信仰和感受方式，可能是类分裂性人格和精神分裂状态的反身性和脱离特征广泛发展的先决条件。发展这种形式的精神分裂症，生物脆弱性很可能是必要的。但文化可能是另一个必要的因素，它影响这些疾病的形式，而不仅仅是内容。如果社会因素能够影响精神病是否是一个长期、恶化的过程，以及是否会出现怪异和退缩等症状，那么这些因素似乎在疯狂的特定精神分裂症形式的发病机制和维持中扮演着关键作用；它们并非仅是"病理塑性"。

然而，这就引出一个问题，即现代文化的哪些特定方面可能与因果关系有关。这里无法一一列举[73]，但我想提出几个聚焦于现代自我发展的关键特点。

首先，考虑笛卡尔、洛克和康德等哲学家的思想（以及日常生活中的社会化模式)促进了对脱离感(disengagement)和自我意识的强调,以及在后来几世纪里发挥了如此重要作用,在现代主义的各个方面达到高峰。哲学家泰勒(Charles Taylor)描述了如何使现代人远离对客观外部秩序的追求,命令我们"转向内在,意识到我们自己的活动和形成我们的过程……建构我们自身的表象的世界,否则将会无秩序地继续下去"。这些倾向的核心是一种普遍的超脱,一种"脱离","要求我们停止简单地生活在身体或我们的传统和习惯中,并使它们成为我们的客体,使它们受到彻底的审视和改造"。[74]

相关的潮流与浪漫主义及其后果更紧密地联系在一起,它倾向于美化内在自我,暗示人的实现在于承认自己的独特性和自己主体性的核心作用。[75]一种培养内在性的效果,在里尔克的《杜伊诺哀歌》(第七首)中给出意味深远的悲叹:

307

　　　　不在任何地方,亲爱的,世界将在我们心里。我们的生活

　　　　在转换中传递。而外部

　　　　却坍缩愈来愈小。曾经一座历久不衰的房子,

　　　　如今大脑结构横穿过我们的路径,完完全全

　　　　属于概念的范畴,仿佛还存留于大脑中。

　　　　……

　　　　一个从前被祈祷、崇拜、跪下之物——

　　　　如此这般,进入无形世界。[76]

大约在过去三个世纪的时间里,欧洲文化愈来愈多被个人主义

和主观主义、理性主义和相对主义所主导。一种新的性格类型在 20世纪占有主导地位："心理人"（psychological man），他试图"征服内心生活"，并且拥护"通过自我沉思的操作得以救赎"的理想。[77]不难看出，这种态度是如何促进现代意识特有的永久反思性和主体化，社会学家谢尔斯基（Helmut Schelsky）和盖伦（Arnold Gehlen）认为，在这种情况下，信念和行动的自发性被理智和谨慎的思考所取代。[78]如果类分裂性人格和精神分裂症患者，如其他人一般，受到他们的社会环境的影响，不难看出他们的一些核心特征（向内反社会的、缺乏自发性、情感脱离、过度抽象、焦虑的深思熟虑和认知滑移，和精致脆弱的自尊感）[79]可能是这种文明所培育的倾向的夸大形式。当然，这些特征也可能植根于神经生物学，如此一来，生物学和文化将是相辅相成的。[80]

　　这种内部化的文化当然不同于传统部落社会，在传统的部落社会中，短暂或歇斯底里的精神疾病更为常见，并且不强调隐私、内在性和个人主义式的努力。在一项有关科萨语南非人的跨文化精神病研究中所出现的困难，说明了这种反差，对于他们来说，里尔克挽歌的担忧似乎确实是陌生的。* 英国调查人员注意到，这种笛卡尔假说在非洲背景下是不适合的，西方标准和各种采访问题中隐含着这种不恰当的地方，即自我可以想象为一种物理空间，在这种空间中，一个人的思想会在其中移动。显然，担忧一词对于科萨人来说是很难理解的："在科萨，一个人是用心去担忧的。"** 对于更高的

---

　　*　科萨语（Xhosa）是非洲科萨族所使用的语言，也是南非共和国的官方语言之一。

　　**　此处原文是 worry，"担忧"在西方概念上意味着焦虑或不安，指的是一个人的思虑（mind）停留在困难或麻烦上。科萨人是用心（heart）去担忧。

心理功能——例如"专注"或"思想漂移"或"心智状态"——以及"去现实化"和"妄想情绪"等概念，也几乎不可能找到与科萨语相近的翻译。[81] 这些困难的翻译所暗示的经验样态，可以帮助我们理解为什么在这种环境中的精神病可能具有更外向、情绪化和行动导向的素质，而不具备现代西方的精神分裂症典型的孤立和内向、情感平淡，或是怪异特质。

精神分裂症和现代主义感知的社会起源的综合模型，需要超越这种对抽象思想和心理状态（*mentalité*）的讨论，也需要承认这些条件中的每一个如何与现代社会秩序——以及政治和官僚组织的模式、家庭结构、经济实践和现代性的技术发展交织在一起。对现代性这方面最有影响力的描述来自社会学的创始人：马克思——关于经济结构和关系的异化后果；韦伯——关于现代生活日益合理化、技术化、世俗化和官僚化；以及涂尔干——关于个人主义、工业化力量，以及日益增长的反思性，因而导致传统价值观失去其准自然地位。这些变化发生在过去三个世纪，在范围、强度和速度上与以前发生的任何变化一样大；甚至有人认为，它们是所有有记载的历史上最深刻的不连续性。[82] 哲学思想领域的变化——如具占有欲的个人主义和身心二元论——与政治组织和经济生产中这些更具体的变革并列发展，有时还促进并鼓励社会变革，在其他时候为已经发生的事情辩护或解释。

在《无家可归的心灵：现代化与意识》一书中，三位社会学家考虑了这些社会、经济和政治发展在个人经验层面所产生的影响。他们看到的结果包括在社会关系中发展某种匿名性和非个人性、对日常生活中理性规划和反思的要求增加、一个人的社会身份和与个人意识的隔离领域之间的分离感日益增强，并以更抽象的思维和感知样态取代综合直觉。[83]

当代社会学家吉登斯（Anthony Giddens）强调了现代性的"整体反身性"的不安特质——这不仅取决于所有的传统，甚至取决于反身性本身的性质，导致锚定优势的消散，继之而起的是普遍对"制度化的怀疑"。[84]人们很容易想象到这种转变，通过激发对社会退缩、认知动摇和不确定、自我分裂感和对抽象的偏好，可能促使类分裂性人格和精神分裂症病理方面发挥作用。某些将西方社会视为进入后现代时代阶段的理论家，强调了一系列略有不同的发展：情感的衰退、独立自我的消解和真实感的消失，以及饱和的图像和拟像脱离了自身之外的所有基础。显然，这些都很容易让人想起某些类分裂性人格和精神分裂症的倾向，并且不难想象，这种普遍的文化发展也会影响到这些人特有的经验样态。[85]

当然，这并不是说这种病理形式很可能是对社会秩序客观情况的简单反映。人类的个性（如同文化）不仅仅是一种结果或影响，也是与社会习俗和制度互动中重要的独立因素。此外，我们必须承认类分裂性人格和精神分裂个体，往往与现代社会的关系存在很大的问题和辩证性质——这种关系与现代主义艺术家的关系并无不同。就像那些内心的吟游诗人，现代意识的城镇呼喊者一样，患有精神分裂症的人与现代性有着双重关系，他们的存在不仅是当前社会秩序的产物，而且是针对普遍社会秩序的一种反抗。他们的叛逆主义和退缩都证明了他们不愿意或没有能力符合现代性的标准期望，而是对某种颠覆或逃避的渴望。 309

但话说回来，人们不应该采取过于简单的理解，好像颠覆或逃避（无论是现代主义还是类分裂形式）都可能来自与正在逃离或反对的社会秩序完全分离的某个领域。我认为，这是那些采用原始模型的人经常会犯的错误。他们认为疯狂——或现代主义——是一种自发的、自然的、先于文明（precivil）的存在样态，一种原始的、前社会能量的简单爆发，因而摆脱了社会和自我控制的约束力。但实际上，对立的立场和逃避的样态（向内的转向）已经被铭刻在现代社会文化秩序本身之中，或者至少有被铭刻的可能性。

这种奇怪却独特的共生关系在福柯的全景监狱形象中得到了说明，它清楚地将客体化与内化趋势结合在一起。在讨论史瑞伯的全景宇宙，即由"神经束"和"光芒"组成的"心灵之眼"世界时，我们看到了离奇且看似混乱的疯狂内心世界如何反映理性化和疏离化的社会秩序。[86] 疯狂远非现代西方文明的"非理性的主权事业"或"全面抗衡"[87]，至少在史瑞伯的案例里，疯狂最终成为文明最极端的范例之一——在灵魂最私密的深处，一个现代世界的拟像。

附录 神经生物学考虑

精神分裂症意识和表现形式的研究，在某种程度上必须随着神经生理过程而独立进行。毕竟，精神分裂症是通过经验和行为的展现形式来加以认识和定义的，这些形式既不能用纯粹的身体词汇来描述，也不能概念化。事实上，从一个重要的意义上说，这些心理现象的研究必须在逻辑上先于生理调查，因为任何声称解释"精神分裂症"的假说，都必须与精神分裂症的经验和表达形式相一致，并且在相关生物学因素之外独立被辨识。但这并不意味着心理学和生物学层面是彼此不相关的。同时，它也不减损二者显著相关的检视，或是推测连接两个领域可能的因果相互作用（或其他关系形式）这类的重要性。这样做的目的是为了全面了解这种情况。事实上，本书讨论了心智、人类行为和神经系统之间可能存在的关系之外，尚有一个额外的动机：精神分裂症的神经生物学研究，常被认为和我在书中对这种疾病所提供的研究取径并不兼容。[1]

一个普遍的假说是，精神病理学或至少在精神疾病方面的生物学相关性，可能会降低经验面向（以及文化因素）的重要性，尤其会减损一如本书所提供的在患者经验里被赋予显著程度上的意义、意图或理性等概念。事实上，最近关于精神分裂症的神经生物学研究的详尽分析，并不支持这样的假说；我认为，哲学上更老练的精神病学家、神经心理学家和其他神经科学家也不会拥护这种观点。[2]然而，此一假说不仅是现在，更是过去一百五十年甚至更长时间，深深嵌在许多关于疯狂最有影响力的思维中。在摆脱其限制的偏见之前，我们需要进行一些检视。

在本附录中，我先是概述了这种还原论观点中隐含的假说，追溯它们在 19 世纪的来源，然后讨论当代的表现形式。接着，我对这些观点提出若干批评，首先是出于一般性理由，然后讨论各种特定神经生物学的研究发现和假说，包括一些似乎与现象学描述特别一致的假设。如读者所知，本书中的描述强调了自我意识的夸大和功能失调形式，称为过度反身，以及与身体、自我和世界的疏离感。正如我们所见，其影响是破坏一个人以整体、重要或基于脉络情境方式来理解世界的能力，或者是破坏自己身体或思维上认同或经历的统合能力。

让我感到有些意外的是，这个最初于 1992 年提供的附录，在经历了四分之一个世纪的精神分裂症神经学和神经认知研究之后，今日似乎并没有遗漏什么重要讨论。当然，我在此提出的讨论涉及一个长期存在的哲学问题：一个尚未解决的、也许是无法解决的困境，即所谓的心身问题。但除此之外，值得注意的是，最近精神病学研究和理论的发展与我在前文提供（以及在此提供）的批判性观点明显一致。举例来说，人们现在很少听到与精神分裂症相关，如幼稚或非理性以及直觉困扰等异常性质；老年痴呆症模式仍然存在，但影响力比以前小（也更为适当）。此外，我选择一些与自己对疾病的看法一致的特定神经生物学或神经认知假说加以讨论（参见本"附录"文后"神经生物学取向的具体批判"部分），其中大多数假说都维持最新的讨论——尽管有一些专有名词的改变和关于特定神经生物学机制的新假说出现。对大脑区域和神经系统相互作用的更多认识（表明精神分裂症在很大程度上可能是大脑连接障碍）[3]，在不具备相关训练的情况下，要从解剖学术语中定位任何东西变得更加困难。尽管如此，我所讨论的这些假说所主张的基本心理模型并没有改变。部分出于这些原因，我没有更改本附录中的基本论点，而只是对其进行了一些编辑。不过，我确实希望向读者说明我的论点与当代精神分裂症研究之间的联系。为此，我增加了几个段落，主要是为了指出与最近的生物学观点的对应，但同时也是为了解决主要因素和次要因素的问题。[4] 我还稍微删减了一些附录，同时增加了1992年以后的参考数据，使讨论内容得以与时俱进。

生物学还原论：假说与来源

大量的生物精神病学隐含着不对称的解释原则。正常（或健康）的意识形式很大程度上被认为是一个人在有意的控制下，按照理性原则运作并以客观世界为导向。虽然说这些正常的心理过程，当然被认为与大脑中发生的身体事件相互关联，但它们很少被视为此类事件的因果副产品，这是因为它们所表现出的意义和指向性似乎是心灵所固有的，这是意义的领域而不是身体事件所固有的领域。但是，异常的意识样态，至少是这群精神错乱的人所特有的模式，往往被认为是非常不同的：它涉及"落入决定论"[5]，一种二元论的偏离，即（大脑和神经系统中）出现失能的身体过程破坏了内心或精神流（psychic stream），剥夺了内在的理性和意义。[6] 这种传统的精 313

神异常概念存在着两种相关假说——虽然很少以明确或分类方式陈述，但却被广泛接受——以下将会讨论这两种假说。

第一个假说比起第二个更为普遍，它假定身体层面具有首要的因果关系，即至少在精神病领域里，主要是大脑事件导致心理事件，而不是相反方向。第二个假设则涉及由这些身体原因产生的特定类型的心理事件或过程。假设当大脑侵入心智时，其结果必然是心智水平的降低（用雅内[Pierre Janet]的说法）或高级心智能力的根本衰退。这意味着传统上被定义为高级或人类意识样态的诸多特征里，其中一种或多种质量的降低：理性、抽象、意志和自我意识。我们把这些称为"物理主义"和"降低的心理程度"的假说。它们一起构成了我称之为精神错乱的还原模型。

正如序言中提到的，这种"降低"的说法在西方思想中有很深的渊源，并且自17、18世纪启蒙运动以来便特别显著。相对之下，另一个假说主要是19世纪物理主义形式的产物，它在某些方面取代了18世纪盛行的更复杂的身心关系动态。[7]两者之间的关系不难看出：将显著的理性、意志或自我意识归于异常的心智，表明这种心智具有一定的独立性或自我超越能力；这与将心智视为物理事件下纯粹的被动产物这种决定论，几乎是不一致的。[8]

然而，这两个基本假说都存在严重缺陷——第一个主要是出于哲学原因，第二个则是因为它与神经学和神经心理学的反例相矛盾。事实上，很有可能存在一个不可否认的事实，即从某种意义上，心智位于大脑中，而不接受这两种预设中的任何一种——这一点（正如我所指出的）对具备哲学知识的当代大脑领域专家来说，不至于会有争议。[9]尽管如此，这些假设在神经学和精神病学以及非专业公众中，主导对疯狂和大脑的思考已经一百多年。事实上，我认为，类似这些假设的看法实际上往往会渗透到许多不公开赞同者的思想之中，但如果明确说明这些假设，这些人甚至可能不同意这些假设。

对精神分裂症的神经生物学研究的最新进展无疑是有价值且令人兴奋的。然而，不幸的是，它们的影响之一是恢复了还原论的倾向，至少在许多方面是这样。[10] 特别是在生物精神病学中，目前有一种新的趋势，即忽视对精神症状的心理诠释或同理式理解，仅在这些现象可能是潜在生物疾患或倾向的可靠迹象时才会予以重视。当主体性被承认时，它经常被简化为所有症状的清单。此外，在一些方面，还重新发现了"早发性痴呆的那种痴呆"[11]——回到精神分裂症本质上被理解为一种缺陷状态，一种"或多或少明显的精神衰弱"（正如克雷佩林所说）[12]，涉及传统上与古典器质性脑综合症相关的说法，即理性的削弱和精神状态的降低。为了更好地了解这些趋势，我们得着手简要介绍"现在的历史"——对19世纪的一些数据源进行快速调查，在这一时期，这种假设的组合以及对心理理解计划的相关否认，得到了经典的阐述。

19世纪末特别重要的人物是英国神经学家杰克逊（J. Hughlings Jackson），他的影响力一直持续到今天。杰克逊在他那个时代进化论的启发下，假设神经系统的不同水平，从较少到更有器质性以及更多的意志控制。他认为，精神错乱的个体"比起先前理智的自己来说，意识较低、神经系统较为表面"[13]，他将精神疾病，包括神经和精神疾病，视为更高级的心理过程解体的结果。他认为，这种解体的影响可能或者直接表现为"负性"的精神症状，涉及意志、控制、意识和推理等更高的心理过程的缺失或缺陷，或者更间接地以"正性"症状，如幻觉，妄想，或冲动和自动行为模式为形式。杰克逊将正性症状视为倒退现象：由于较高水平未能发挥正常的抑制控制，却释放出原始水平神经系统导致出现的自动机制。在他看来，这种正性症状是疾病过程"间接造成的，或者更确切地说，是允许的"；它们之所以重要，仅在于它们暗示了它们原本应该释放的"更高级"抑制功能的失败。[14]

这种已被广泛接受的概念，不鼓励在心理病理体验中认真寻找意义或意图，因为它暗示着所有精神症状的核心特征是简单的缺失或缺陷。对于杰克逊来说，重要的是要了解更高层次心理过程的失败或功能失调。他的学生也是他的朋友梅西耶（Charles Mercier）说得非常清楚："在每一种精神错乱的情况下，基本特征都是缺陷，"他写道，"在任何情况下，疾病都不会对功能产生真正富有成效的补充。功能的影响总是朝着损失、不足或减少的方向发展……在所有精神错乱的情况下，真正重要的失常不一定是最显著的特征——过度行动———……却是将行动降级到较低的层面"。由此可见，"缺陷"是"其他［症状］迭加上去的潜在疾病，并且围绕这些疾病聚集在一起"。[15]

因此，正性症状和负性症状都是缺陷产物，没有内在的目的或意义，除了物理上的理解样态之外，其余都是封闭的。杰克逊从未将异常的意识状态本身视为合理的研究对象："严格来说，"他写道，这些"精神症状"只是"对医生的征兆，表明在病人的身体有机体内，哪些事情没有发生或是发生了什么错误"。到了 19 世纪末，这已成为正式教条。正如莫兹利这位在当时最重要的精神科医生于 1874

年所写的："从心理上解释任何堕落本能的起源和本质（表现在典型的精神错乱案例中），这不是我们的事，也不是我们的能力所能企及。"精神病学家的职责是观察和分类，因为"需要解释时，这不会来自精神方面，而是来自身体方面"。[16] 这种观点认为，"脑子里的纠结盘绕"相对不重要；所有的注意力都应该集中在"大脑中的污点和斑点"上。[17]

启蒙运动的遗产将理性过程视为人类的终极本质，因而可以看出，痴呆症被视为智力的衰退和瓦解，19 世纪晚期的许多精神病学家认为这是所有精神错乱类型的基本特征，并且所有这类疾病都朝向最终状态发展。有一位医师，克劳斯顿爵士（Sir Thomas Clouston），实际上将精神疾病定义为"一种痴呆倾向"。但痴呆症，或接近这种情况的严重缺陷状态，根据定义是丧失有组织的思想和理性活动，以及丧失客观意识和自我意识。在极端情况下，这种情况往往认为是大脑萎缩所造成的，它破坏了意义本身的可能性，并暗示了心智的实际消亡。

可以理解的是，持有这种观点的人会认为精神错乱的经验和表达是难以理解的——它超出了，或者更确切地说，低于同理理解的可能性。梅西耶总结道："我们无法深入到精神错乱的不合逻辑的过程中。"莫兹利谈到了令人惊讶的"无意识"，并相信这种"无意识"甚至存在于"看起来非常像是精神障碍的背后"。[18] 当然，这样的观点存在着自我实现的可能性，因为假设一个疯狂的过程和潜在的神经紊乱可能会导致人们期待无稽之谈，因此避免在同理或诠释学理解上投入真正的努力。（相反的情况也会发生：对病人不可理喻的感知会导致人们认为存在纯粹的生物学解释。）[19]

　　这种将精神疾病视为一种非理性形式的普遍形象，也引导了19世纪试图将精神错乱定位于大脑特定部位的尝试。尽管假设的实际解剖位点会根据大脑功能的三个轴中哪一个被认为最重要而有所不同（垂直〔皮质层／皮质下层〕、前后轴或横轴；参见本文中"对神经生物学取向的具体批判"一节的讨论），但几乎总是涉及高等智力过程的活动领域的弱化，有时则是与直觉和情感相关的低阶和不合时宜的老式（archaic）心理过程相结合。

　　在一些理论家看来，它是大脑的上层或外层，即皮质层，是一种晚期进化发展，一旦其功能受到损害，从而允许来自大脑皮层下的原始活动，抑制了智力的控制面向。另一些人则集中在额叶后方，认为患有精神病的人有缺陷的额叶，额叶被认为是"大脑之花"，即人类理性和智力的所在地（相比之下，大脑的后叶，位于中央沟后面，据说是激情和直觉的发源地）。[20] 尚有一些人专注于大脑的偏侧化，将疯狂视为所谓更原始的右脑优势——莫兹利称之为"大脑中粗野的这一侧"（brute brain within the man's）——或者更弱化的左脑，这部分已被发现专门用于语言，这是人类独有的能力。[21] 回顾来看，相当容易看出这三轴的流行概念，绝非仅基于经验发现，而是其本身即充满了许多相同的理性主义概念，并且这些概念指导着对精神错乱本身的理解。[22]

　　在整个维多利亚时代，这种精神错乱的概念主导了欧洲大部分地区，在19世纪90年代随着克雷佩林的著作达到顶峰，如同我之前讨论的，他创造了早发性痴呆一词来形容大部分所谓精神错乱或精神失常，并认为"大脑中发生的有形病态过程"是他所描述的"后天精神衰弱"的唯一合理解释。[23] 事实上，这种高度反心理学的、基于缺陷的研究取向直到 20 世纪初才受到严重挑战，当时关于无意识意义和意向性的精神分析概念开始发挥影响。后来，受弗洛伊德影响的布鲁勒拒绝了早发性痴呆一词，并开始对其更喜欢称为"精神分裂症"的内在生活和心理，产生了更大的兴趣。[24] 随着 1911 年布鲁勒的《早发性痴呆和精神分裂症群组》的出版（稍早还有 1907 年但影响较小的荣格的《早发性痴呆心理学》），为其他许多尝试心理理解开辟了道路。其中包括基于退化—固定模型（regression-fixation model）的精神分析诠释，但也包括更具创新性的现象学研究，这些研究将更仔细地研究经验世界的微妙之处。[25] 然而，应当指出的是，弗洛伊德和布鲁勒都没有严重质疑杰克逊所认为的"正性"病理症状的倾向，即表明退化到较低的进化层面，并在很大程度上缺乏理性，尽管没有什么意义。顺便一提，弗洛伊德颇受杰克逊的影响，杰克逊向他介绍了退化的概念。他对初级和次级过程的区分直接源于杰克逊关于低级和高级大脑中心的概念。[26]

　　杰克逊、克雷佩林和志同道合的思想家的还原论观点从未断过大量追随者。在整个 20 世纪，许多精神病学家认为，本质上（而且几乎彻底地）精神分裂症的躯体（somatic）性质可以用某位专家在 30 年代撰写的文章所说的"先验确定性"（这是一种"物理主义"的假设）。[27] 还有一种持续的趋势是将精神分裂症症状解读为涉及较低和较少意志的心理功能模式的缺陷。精神分裂症经常根据器质性脑部疾患的主要模型来加以理解，这些模型来自如老年痴呆、科萨科夫症候群*，以及精神病患者的一般性瘫痪等疾病。[28] 这种"低心

---

*　科萨科夫症候群（Korsakoff's syndrome），与认知功能失调有关，又名健忘综合征，为俄国神经学家科萨科夫最先发现而命名。

理水平"的假设也许最佳体现在戈尔茨坦的作品中,他对具体和抽象的运作模式的概念从 20 年代开始便在心理学、精神病学和神经学

317 中表现突出。戈尔茨坦也同样受到杰克逊的影响,他和早期神经学家一样倾向于将精神错乱和古典的器质性脑综合症加以同化,并视这两种疾病形式为高级心理过程的丧失和低级心理过程的出现。[29]

自 70 年代以来,这种情况有些复活,特别是在(全世界具有深远影响力的)英美精神病学、生物学、自成风格的"新克雷佩林"理论,杰克逊的思想,以及戈尔茨坦的记忆恢复概念。一些当代生物精神病学家的观点——尤其是关于精神分裂症和大脑的一般功能——与他们有影响力的前辈的观点惊人地接近。例如,著名的生物精神病学家安德烈亚森(Nancy Andreasen)写道:"克雷佩林和他在 20 世纪初的精神病学—神经科学家同伴们走在了正确的道路上。"对还原论的允诺(后来有修订)是她在 1984 年的著作《破碎的大脑:精神病学的生物革命》中的重点,她在书中提出了当代神经科学的愿景:"我们不需要借'心灵'的理论结构或来自外部环境的影响来了解人们的感受、他们为什么会这样做,或者当人们患上精神疾病时会受到什么扰乱。相反,我们可以直接向大脑寻找",因为所有精神疾病的症状"必须从神经系统和神经电路的相互作用来理解"。[30]

杰克逊在 80 年代获得了新的声望,他的正性和负性症状的概念,成为当代生物精神病学中对精神分裂症患者进行症状分类或分型的最流行方法。[31] 目前对大脑和神经系统的了解远比 19 世纪末和 20 世纪初高级得多,但许多理论假说仍然没有明显的变化。也不清楚我们是否更接近于理解临床症状的神经生物学基础或精神

分裂症神经生物学的真正独特元素。"经过一个世纪的精神分裂症研究，导致这种疾病的原因仍然未知。"美国国家心理健康研究院院长于 2010 年如此写道。[32]

生物精神病学的再兴起最初是由 20 世纪 50 年代神经安定药物的发现所推动的，这导致了关于神经毒素的影响和神经传递异常，特别是神经传导物质多巴胺的过度活动的理论化。然而，近年来这些理论受到质疑，若干先前的拥护者得出结论认为，多巴胺假说不再是精神分裂症的主要解释（尽管它可能构成"最终共同途径"）。[33]最近的关注重点聚焦在大脑的神经解剖学和神经生理学上，这主要是由于计算机成像技术的巨大发展，大大地提高了我们直接研究大脑的能力。[34]这些成像方法与 X 射线不同，但能够显示软组织，评估活体大脑部分的大小、密度和其他结构方面。其他技术可以通过不同区域的相对活化的显示程度，来描绘大脑的持续功能，这种活化程度是以不同区域的血流量或葡萄糖代谢量作为指标。人们对使用脑电图（EEG）测量大脑中的电流活动，包括与事件有关的生理电位重新产生了兴趣。这些技术与较早的技术相结合（包括死后脑部检查和神经心理测试），重新启动对精神分裂症中神经功能失调的精确解剖部位的推测。令人惊讶的是，近几十年来一些最著名的假设与 19 世纪的前辈那么相近，不仅体现在他们对精神分裂症本身的总体观上，同时也包括可能的神经功能失调部位——他们也将这些部位放在大脑的左侧、上部或前部。

因此，所谓的负性症状通常被理解为涉及各种智力损伤，并且是大脑结构或功能变化的直接后果。有时，这些变化被认为涉及皮质（大脑上部或外部）萎缩，或者可能是前额叶皮质的失活或功能

318

失调——这是大脑的（前）部分，通常被认为是优秀的"高级"皮质部位，有助于自我意识和自我控制以及判断和抽象的能力。[35] 脑侧部位也被援用来最流行的理论协助假设大脑左半球功能失调，这部位通常被概念化为更理性、更具意志力和自我意识，以及更具优势的大脑一侧。[36]

另一方面，"正性"症状，包括幻觉、妄想和思考混乱，有时被视为控制或抑制失败的结果，导致"从较低［并且更为老式］水平侵入记忆和经验的功能"。安德烈亚森明确遵循了杰克逊主义模型，她在 20 世纪 80 年代提出，当听觉记忆"可能很久以前听过，现在忘记了"，但"存储"在更"原始"和皮质下层边缘系统（杏仁核和海马回）——由于"缺乏来自另一个大脑区域（如额叶皮层）的调节输入"而间歇性释放。[37]（边缘系统［limbic system］位于大脑深处，为皮质所覆盖；它促进唤醒、注意力、恐惧和学习基本的欲望和厌恶事件等。它曾经被称为"鼻脑"［nose brain］，因为人们认为它与嗅觉有着特别密切的联系。有时被称为"古皮层"，因为它的组织被认为比皮质层更简单又更原始。最近，人们从不同的角度看待它，主要是由于对海马回和相关系统的新认识——就此，我很快会回到这个问题。）

另一位卓越的生物精神病学家温伯格（Daniel Weinberger）提出了类似的精神分裂症理论，并且指出了无法活化额叶皮质层的某些部分，他将其描述为大脑中进化程度最高的部分（从系统发生学和个体发生学二者角度来看）。在与杰克逊一致的阐述中，他推断这种失败至少部分与前额叶皮质层中神经传导物质多巴胺的功能减弱有关，这反过来导致抑制过程的失败，从而允许大脑皮质下层部分多巴胺在介导过程中过度活化。这让人想起戈尔茨坦的阐述，温伯格将精神分裂症中的前额叶功能衰退，描述为导致类似于我们在儿童和老年人所见的无法使用抽象功能（他指出丧失了形成抽象概念、转换心理定势［mental sets］、使用假设演绎推理和进行独立判断的能力）。在一篇文章中，他甚至推测这种神经生物学模型可能为精神分裂症的古典心理动力学模型提供生理学解释，"自我防卫不足"反映了部分前额叶皮质层的功能减退，而"压倒性的本能力量"反映了皮质下层多巴胺的消除抑制［disinhibition］。[38]

〔319〕

精神分裂症的神经生理学研究取向，至少在安德烈亚森和温伯格的作品中所呈现的看法，似乎与我在本书中的方法相抵触。第一，存在某种物理主义还原论，在安德烈亚森的作品中是明确的，但在温伯格的作品中则较为含蓄。这具有降低现象学观点重要性的效果，因此对患者体验样态的描述，通常仅被赋予诊断重要性。其次，如果我们假设神经生理状况会产生某种心理状况，即反思性、意向性和自我控制能力下降的状态，至少接近维多利亚时代认为的无意识、痴呆或退化。那么持有这种观点的理论家可能会低估或否认有意图的、有意义的、理性的或自觉方面对这些患者核心症状的重要性。如此一来，神经生物学研究很可能会削弱现象学方法的重要性，尤其是本书中提供的各种诠释的有效性。

以下我将对这种神经生物学立场背后的假说进行详细的审视。然而，我的观点并非否认生物异常在精神分裂症中很重要——事实上，这些因素显然发挥着重要作用（至少许多患者确实如此）。[39]人们不需要为了对再次主导英美精神病学时代精神（zeitgeist）的还原论观念进行指责而拒绝生物学。事实上，只有将自己从还原论中分开来，我们才能理解心理和生物学层面之间，可能存在的相互作用或交织的可能复杂性。唯有如此，我们才能想象在行为与折磨之间、意义与原因之间、理性与疯狂之间可能发生的复杂的结合。

在讨论有关神经生物学研究取向这类议题之前，我想提出一些具体的问题，这些问题与大多数关于精神分裂症的神经结构、生化和神经心理异常的发现有关，如此在下一节中我便无需详述。

尽管大多数患有精神分裂症的人确实表现出一种或多种认知功能的异常，但这些异常大多是非特异性的，发生在其他不同症状的慢性或重度精神病人身上。[40]（例如，也发现有在情感性精神病患者中——但可能不是脑室扩大所致。[41]）第二，大多数特定异常似乎只在精神分裂症亚型人口中表现突出：例如，根据一项估计，只有 20%—35% 的精神分裂症患者身上显示出明显的脑损伤证据。[42]第三，一些精神异常不是稳定的特征，而是随着时间的推移而变化（这似乎是额叶功能低下［hypofrontality］的结果——稍后将会解释——但可能不是扩大的心室）。第四，这些异常往往没有什么预后价值，并且令人怀疑与症状或行为模式或认知能力相关。[43]第五，这些现象至少有一些（例如多巴胺受体的数量）可能不是原因，而是使用抗精神病药物或长期住院治疗的后果。它们还可能与精神状况或诊断以外的因素有关（例如，在精神分裂症患者的大脑或额叶尺寸略有缩小的情况下，与社会经济地位或教育程度有关），[44]或很大程度上，可能反映压力或童年剥夺、创伤或虐待等因素。[45]

神经心理学的发现也同样面对其他问题。在认知研究中，很难知道一个人在观察上是根本的无能，还是因为焦虑、冷漠、缺乏动力、不愿遵守测试，或是妄想和幻觉的干扰效应等副产品。[46]同时，还应该指出的是，最近关于精神分裂症患者"痴呆"的许多神经心理学"论证"仅关注定量评分，而没有对造成明显缺陷的可能过程进行较多分析。[47]而且，正如本书所指出的，在一些工作上，患有精神分裂症的人实际上表现出色——特别是在传统或常识性思维、脉络的觉察，或是专注于更大的模式，而非聚焦在可能会产生误导的细节上。[48]

以下评论分为两部分，大致对应于本附录一开始提到的两个假说。首先，我会考虑生物决定论的某些一般性问题。接着我会提出一些特定的神经生理模型和研究结果，讨论它们与精神分裂症涉及某种智力或心理水平下降的概念的相关性。

神经生物学还原论的一般批判

传统还原论方法的一个明显问题是关于理解样态的二分法，这种二分法不免令人感到怀疑：将意义和意图归因于正常人的经验，面对一位患有精神分裂症的人时却予以否认。"脑子坏了"（broken brain）的概念表明一台机器的损坏状态使其无法发挥其预期功能。然而，精神分裂症更有可能涉及正常过程的夸大或减少，而不是任何如此根本不同的东西。[49]毕竟，精神分裂症患者与非精神分裂症患者之间的比较——无论是心理指标还是生理指针——通常显示出相当大的重叠；事实上，在某些工作表现上，精神分裂症患者或其中的次群组患者的平均表现实际上可以超过正常人。[50]那么，在将精神分裂症交托于一个完全不同的、具决定论的解释世界时，我们有什么理由来证明这种忽视连续性且明显不对称是正当的呢？[51]

一个相关的问题涉及精神病人大脑—心智（brain-to-mind）关系单向性的一般假设。大多数实证研究结果仅记录了相关性，例如某些精神症状与大脑特定部分欠缺活化或过度活化的共同发生。然而，这与证明事件的线性或因果序列不同，并且经常是不具理由的（除了完全生物决定论的先验假设），这种看法假设了生理变化总是导致心理事件，而不是相反方向。[52] 可以肯定的是，大脑对心智的因果序列确实存在，并且可能在精神分裂症发病机制的许多面向上发挥重要作用。但大脑活动模式的功能变化也可能是心理状态的结果，包括各种有意或习惯性的心理活动（称为"向下因果关系" ［downward causation］）。[53] 例如，模拟情绪状态和智力活动对脑血流的影响的临床研究已经证明了这一点，[54] 并且我们有理由相信，这种功能变化可以产生长期的结构影响。（缺乏活动和社交退缩会导致脑萎缩；由于压力事件的反复活化，边缘系统和海马回中的神经通路可能会增强。）就这一意义上说，人们必须承认某些态度和行为模式——必须从心理上理解的现象（并且很大程度上可能交由社会或文化决定）——在确定诸多疾病的生物学方面可能发挥着重要的因果作用。例如，神经科学家坎德尔（Eric Kandel）的著名研究显示，类似于焦虑的经验如何改变神经元活动的模式，即使在蜗牛这样的低等生物中也是如此。坎德尔此一发现说明，如果正确理解神经生理学的发现，"不太可能减少对心理作用的影响，或通过减少使心理作用变得微不足道"。[55]

那么，我们如何经验自身的世界显然是有影响的，不仅影响我们的行为方式，并且影响大脑活动甚至结构的相关模式。鉴于这些难以反驳的事实，人们必须承认，现象学实际上不必然是"纯粹的"

或"仅仅是描述性的"事业（如常说的那样），但也可能与各种形式的解释相关，包括因果解释——因为我们经验世界的方式对行为和神经系统都有影响。[56]如果人们反思到精神疾病中补偿性和防卫性反应的重要性，那么这一点便尤其明显。

在当代精神病学理论中，杰克逊和克雷佩林研究取向中所固有的另一个偏见并不那么明显，尽管在一些生物学还原论者中仍然存在。这是假设疾病的显著特征——如梅西耶所指称"真正且重要的异常"——是生理障碍本身及其直接的因果关系，而不是生物体对这种疾患的积极反应模式。[57]但是我们当然知道，生物体不仅会遭受器官损伤或缺陷；它们也总是响应它们——例如，试图弥补不足，并在变化和困难的环境中保持它们可能脆弱的特性。即使是器质性脑综合症也是如此，在这种情况下，神经基质（substrate）比精神分裂症的情况要清楚得多。[58]

防卫反应的引发可能涉及各种形式的内向性和从环境中退缩，其动机是患者希望撤退到可以避免各种认知和人际关系需求的地方。但他们也可能涉及有意识地努力应对和解决问题——例如，将视觉注意力集中在一个中性的物体或具有特殊个人意义的物体上，喃喃自语或大喊大叫来掩盖幻听，或者通过提醒自己来避免人际交往中的焦虑，正如一位患者所说，"这只是扮演角色的问题"。[59]这种反应可能会变得习惯性和准自动，最终可能会紧密交织甚至与缺陷本身交织在一起。

因此，与疾病实体相关的征兆和症状可能由某些防卫行为和固有的反应模式组成，与潜在的生物疾患一样多，即使后者在线性因果意义上是先验的。于是，这个结果可能是，我们无法区分什么是行为（包括有意或准有意的活动）和单纯的痛苦。[60] 例如，精神分裂症中经常表现出的认知异常，很可能是由某种神经生理功能失调和作为防卫引发的内向性退缩所组合引起的。

譬如，大脑的结构或功能失调可能会导致难以筛选出不相关的刺激、难以将焦点从熟悉的刺激转向新的刺激、难以快速处理讯息，容易构成知觉完形，或是以流畅的方式改变原则、思维定势或理解框架——仅举几例近年来假设的认知异常。我们似乎有理由认为，这种扰乱可能会使人向内转向思想、幻想或自我分析，以此朝向更可预测、更少引起焦虑的内心世界，来代替复杂或混乱的外部刺激。（而且这种内向的防卫反应模式，特别可能发生在精神分裂症患者身上，或者可能发生在像现代西方这样的文化环境中，这远非污名化自我参与，并且实际上提供了一种精心设计的内在性和个人的自我性。）鉴于精神分裂症中发现的许多神经生理异常和认知缺陷是非特异性的，这些次级或防卫性反应很可能构成了精神病中特定精神分裂症类型的更明显的特征。

然而，必须认识到，这种防卫反应会带给自身的问题。[61] 例如，它们可能对感知和认知功能产生某些后果，这些后果将破坏正常的连贯性和平衡，最终可能腐蚀真正的心理安全感。例如，被动取向会使人对外部刺激过度敏感，将实际感知下有组织的知觉世界，转变为一堆意义不大且因此令人困惑的感官冲击；[62] 它还可以使特定的刺激看起来以一种特殊的清晰度和显著性而突显，从而促进妄想或准妄想的诠释——这点在本书第二章已有讨论。（如此一来，这种导向不仅会做出反应，而且还会导致显著性失调，诸如在神经层面上，这种失调涉及过度活跃的多巴胺。）结果是，幻觉会更容易发

生在病人身上，使他放弃以目标为导向的活动态度（这就是为什么 323
许多精神分裂症患者会忙于日常工作，以作为控制他们的幻觉和妄
想的一种方式）。[63] 各种认知错误以及反应时间普遍减慢，似乎与更
高程度的内向反省有关。[64]

在大多数精神分裂症的病例中，一些潜在的神经生理异常很可
能是必要的因果因素。然而，似乎许多精神分裂症患者的显著临床
特征（包括他们缺乏活动和认知错误——所谓的负性症状——以及
幻觉和妄想等正性症状）可能会受到严重影响，至少在其发病率和
强度方面，通过退缩、内向性和其他应对机制的防卫行为。[65] 此外，
即使看起来最"颓塌"的精神分裂症患者，症状也会突然消失，这
表明不可逆转的生理恶化可能不如一种冷漠症候群来得重要。[66]

神经生物学取向的具体批判

到目前为止，我一直在批评大脑—心智的单向决定论的一般
假说。但为解释精神分裂症而提供的具体神经生物学模型又如何
呢？让我们假设，核心征兆和症状正是神经生理异常的直接结果：
这是否一定会使人设想此一疾患是理性、意志或自觉意识的削弱？

我在"附录"前文中已经说明了近几十年来，若干最著名的神
经生物学理论实际上如何与传统的、非理性主义的疾病概念相互一
致。这些研究取向声称以最新研究为基础，并假定智力或精神水平
降低——无论它们借由对准痴呆症状和具体表现的途径，或是通过
更早期神经机制的作用。此刻我将更仔细地检视这些理论。这需
要解决精神分裂症患者是否真的表现出之前讨论的大脑异常的实

证性议题，以及这些大脑活化的结构特征或功能模式的存在所涉及的理论性议题。正如我们所看到的，我对过度意识、反身性和疏离感的强调，与现有的生物学证据并不矛盾。事实上，有许多替代的神经生物学构想或模型——会在接下来的三个次小节中讨论——实际上认为，精神分裂症的过度反身性和脱离感，可能是一种神经生理异常本身的直接反映或表现，而不是针对神经生理异常所做出的反应。（显然，这并不意味着经验性的过度反身性和脱离感是一项附带现象或被动性因果关系；心智—大脑关系的各种阐述是可能的，包括向下因果关系、平行相似性和双面向理论 *。）这些替代假说是为雅斯贝尔斯在 20 世纪初提出的困境所提供的可能解决办法：如何解释一种可能具有某种器质性基础的精神障碍，但（与许多其他人不同，他始终记得）与基于器质性精神障碍的典型案例截然不同——其特定认知功能的显著缺陷（例如记忆或言语方面）或它们的高级心智能力如抽象、推理和意志的普遍下降。[67]

324

　　以下是对特定神经生物学假说的讨论，是根据大脑功能的三个主轴加以论述的。

前一后向度

　　自 20 世纪 70 年代以来的各种研究发现，许多精神分裂症患者的额叶脑血流有较低的趋势。[68]有关前额叶皮质层的普遍假定——旨在促进更高级的心智作用——这种被称为"额叶功能低下"的功能异常有时被视为疾病的关键因素，并与假定的非理性或精神水

---

　　* 双面向理论（dual-aspect theory）指的是同一实体具有精神和身体两面向。

平降低有关，这种看法并不令人感到意外。然而，针对"额叶功能低下"，至少在最早期的说法上，有实证研究和理论基础两方面的批判。

首先，实证议题方面：最初的研究在老年、恶化的慢性患者样本中发现额叶功能低下这种症状，而这一发现并未在其他类型的精神分裂症患者中得到一致的结果。事实上，一些研究人员发现，未服药或处于疾病早期阶段（前两年内）或表现出更明显症状的精神分裂症患者，并未发现额叶功能低下，患者甚至额叶活化增强。[69] 即使在更多的慢性患者中，前额叶表现是可逆的，有趣的是，在精神疾病恶化期间可能会消失。[70] 虽然这些发现至少在某些精神分裂症患者中（主要是"负性症状"）、在疾病的某些阶段（慢性和退缩）或某些情况（需要执行功能）下，当然不能排除额叶功能低下的重要性，但它们确实表明这个因素并不如我们所说的那样，不太可能在精神分裂症中发挥非常普遍的作用。[71]

同样重要的是，这个神经生理学模式在它存在的那些情况下，展现了在心理学意义上会出现什么问题。目前额叶功能的确切性质依旧是个谜，但大多数大脑研究人员现在对额叶皮质层作为所有高级智力和中央执行功能的所在地此一传统理解提出质疑。[72] 当代神经科学中的复杂模型并不认为前后轴对应于抽象与具体的向度，或智力与直觉对应于欲望功能的区别，一如19世纪广泛认为的那样。[73] 目前已知的是，对正常人来说，某些形式的抽象推理和逻辑解决问题的趋向往往不是额叶活化的结果，而是由于脑下垂体后叶（posterior lobes）的活化；[74] 额叶最明显的功能之一是控制运动反应，以及组织、方向和监控复杂的动作序列（尤其是使用外部线索的连结）。涉及额叶病变的器质性疾病的患者，经常表现出"一种奇怪的知／行分离"：尽管他们有相关的知识和理解，甚至能够描述所需的行动，但他们却无法运用他们所知道的来改变他们的行为。[75] 因此，更准确地描述前后轴可能会强调额叶在控制和监测目标导向动作中的作用，以及脑下垂体后叶在促进大脑和感觉接受中的作用。

鉴于这种概念化，如果发生额叶功能低下这样的倾向，则不会认为是精神水平普遍降低或抽象认知过程的整体缺失，这和戈尔茨坦在实际活动中具体关注于使用的物品有关。相反，它将涉及从有意识的活动或从对外部世界的定位中退出，这可能是运动过程控制的特定缺陷的次要因素[76]（这与以下发现一致，即患者表现出最大程度的额叶功能低下，也似乎特别冷漠、沉默和孤僻）。[77] 有人认为，相对额叶功能低下模式是过度意向性和认知过度的征兆，后者意味着夸大的感知或"认识"功能。[78]

1909 年，一位英国精神病学家出版了一本著作，给出了相关且更精彩的描述，其中谈到"尽管大脑被误导了，却同时存在病态的冷漠和活跃"。[79] 这样的表述与我对被动化和过度意识结合，可能是这种疾病中发生转变的基础的讨论相一致，其中包括各种形式的自我和世界的分裂和疏离。有趣的是，精神分裂症患者朗格（Jonathan Lang）非常准确地描述了这种情况：他谈到了像他这样的"精神分裂症患者"是如何退出"感觉运动活动"（sensorimotor activity），并且在他们所有清醒的时间里，都被"中央符号活动，特别是口语活动"所支配。朗格认为"感觉识别"和"神经肌肉协调"确实有困难，但他持续批评仅根据感觉运动测试来判断"精神分裂症的一般精神状况"这种概念，他主张人们尚必须考虑"意识形态层面"（内在象征思想的层面），他认为"这是精神分裂症中最高度发达的层面"。[80]

当代研究的一个重要方面似乎与上述诠释一致，涉及精神分裂症中"默认模式网络"（default mode network，DMN）的异常。DMN 是一组相互作用的神经过程，在"负性作业"（task-negative）条件下受到活化，这意味着它们在面对外部环境时，不需要实际或认知的应对或解决问题的活动。随着 DMN 的活化，心理活动倾向于自我参照和遐想，其特点是内省和思维徘徊（mind-wandering）。DMN 于 2001 年首次被确定（并很快通过功能性核磁共振成像测量），与我对脑后叶活化的描述非常吻合，并且实际上，主要（但不完全）集中在大脑的后部。在正常个体中，它与更基于前额和"正性作业"的"中央执行网络"（central executive network，CEN）的失活有关。[81]

目前我们已经发现精神分裂症患者表现出 DMN 的活动和内部连通性普遍增强，以及执行网络和预设网络的分开（CEN 和 DMN 的反相关性下降），因此 DMN 即使在通常会被抑制的情况下也很可能高度活跃。[82]这种心理因素的相关性将倾向于从事一种曲折的、内向的或去现实的精神生活形式，使得心理因素脱离刺激环境，即使在需要更实际、更现实世界作为导向时仍旧如此。一位精神分裂症患者谈到，即使需要关注外部事物，也难以将"内部事物……转移到次要位置"。[83]这种倾向与"中央符号活动"（而非"感觉运动活动"）的主导有密切关系，同时，也与前面提到的"冷漠和活跃但被误导的思考"的特殊组合密切相关。

326

皮质层—皮质下层向度

正如我们所见，在 20 世纪 80 年代，安德烈亚森和温伯格都对正性症状采用了杰克逊式的看法，假设与情感和直觉相关的高级（皮质层）神经中心（皮质下层边缘系统）的减少以及较低或更原始的神经中心的相对优势。但是，如果考虑到所有可用证据和当前对大脑功能的概念化，这种对精神分裂症皮质和皮质下因素的传统诠释似乎仍是可疑的。

一方面，精神分裂症中皮质活化下降的经验主张还远未确立。事实上，证据显示，精神分裂症至少在最活跃的阶段，通常伴随着皮层区域的过度活化（这一事实与疾病某些阶段明显的思维过度活跃一致）。[84] 有关大脑结构异常的证据也与杰克逊模型不一致，杰克逊模型预测此类病变将集中在"更高级"或皮质区域。事实上，精神分裂症的死后检验和活体脑成像研究表明，大脑的结构改变最常见的不在皮质而在皮质下层区域，主要是包括海马回结构在内的边缘系统部分（内侧颞叶的一部分）。[85]（许多精神分裂症患者的海马回似乎较小或海马神经元紊乱；活动程度也同样是异常的。[86]）再者，在大多数情况下，已知患有边缘系统病变的器质性脑部疾病患者，并不倾向于体现精神错乱的非理性模式，也就是表现出明显的智力缺陷或对原始和自动功能样态的支配。更值得注意的是，人格解体以及各种感知和情感的扭曲（有时，某些行为自动化，例如颞叶癫痫患者）。一位患者的部分边缘系统（包括大部分海马回）已被切除，说明了这一点：他似乎失去了自发体验和表达情感的能力，因此会称呼他的父母为"先生"和"女士"。[87]

事实上，边缘系统的结构异常，尤其是海马回和颞叶中密切相关的结构，是最近精神分裂症神经生物学研究中最有力的发现之一。此外，有迹象显示这些区域增加了活化程度，至少在疾病早期或症状产生阶段会出现这些现象。[88] 这些生理特征究竟会对生活经验或心理功能产生什么影响，目前尚不清楚，部分原因是海马回的神秘性质（大脑的一部分曾被描述为"谜中之谜"和"黑洞"的神经学）。[89] 然而，边缘系统现在被广泛认为具有多种功能，超越了以前将其概念化为主要参与原始或低级过程的"鼻脑"。[90]

现在很清楚，包括海马回在内的边缘系统部分，在复杂的认知功能中发挥着重要作用，即使后者并不掌管情绪机制。[91] 颞叶—海马系统与学习和记忆获取过程有关。最近的一些模型将"比较者"（comparator）功能归因于海马回和相关结构。这涉及建立预期环境输入的内部模型和对未来感知的相关预测——这个过程很可能需要行动计划、感知和决策过程的复杂相互作用，并且有助于向新颖或意想不到的感知刺激方向发展，以及抑制对常见刺激的注意力。此外，海马回似乎参与"多模态感知信息的编码和检索"，有时也被视为参与"意志意图的内部监测"。[92]

有人提出，精神分裂症中该系统的功能失调可能导致一种"过度注意"或过度警觉（可能由多巴胺传递的增强效应作为传导，现在通常称为"显著性失调"（salience dysregulation），其中即使是熟悉的刺激被视为是重要的，或可能导致未能对"从受控处理到自动处理的过度改变进行调解"。这可能导致一种妄想情绪的发展（类似于第二章中描述的"意幻感受"），或精神分裂症患者经常发现的功能失调的过度意识和深思熟虑。[93]

考虑到这些功能，边缘系统显然不是弗洛伊德本我的神经生物学的相等物。因此，不必将这个系统的过度活化（或其他功能失调）想象成（正如安德烈亚森和温伯格在杰克逊之后所做的那样）会导致被遗忘的记忆和不受控制的情绪的涌现，或是来自较低深度的原始冲动的溢出。相反，许多神经生物学家建议，海马回系统活化的主要影响，可能会在面对实用主义不确定性时产生焦虑，从而抑制运动活动。事实上，一位神经科学家将海马回描述为"一个犹豫和怀疑的器官"。[94] 因此，早期精神分裂症中常见的边缘过度激活可能被认为不是与压倒性的本能力量有关，而是与本书其他章节描述中，被焦虑所困扰而导致的犹豫不决和冷淡麻痹有关。[95]

过去二十年的神经认知研究，支持海马回和相关系统在精神分裂症发病机制中的作用，尤其是在过度注意和过度警觉方面。最近的研究普遍证实，与其他人相比，精神分裂症患者的海马回更小、更活跃，而且海马回的过度活化与异常显著的多巴胺功能失调（过度活化）有关——这意味着对平常视为平庸的事物保持高度关注，而且通常是焦虑的关注。（反过来说，这些异常可能部分是由于童年时期的受虐或剥夺有关的压力所造成的。[96]）一些专家认为，异常显著性的处理可能会扰乱上一小节中描述的默认模式网络／中央执行网络（DMN/CEN）的交互作用，可能是通过以下小节中描述的岛叶皮质（insular cortex）功能受损。[97]

在过去的二十年里，神经生物学对于显著性和过度注意的技术特征发生了变化。现在特别突出的是贝叶斯推理（Bayesian inference）的数学概念（一种获得额外证据时不断更新概率计算的方法）。然而，当前理论假设的心理过程似乎非常相似——"显著性失调"如今涵盖了过度注意和过度警觉；以及"预测错误"和贝叶斯推理的概念，则记录了最新感知期望的过程（波利亚科夫［Polyakov］的"概率预测"）；在这之前则是被归因于"未能整合关于过去感知物的规律性这部分的存储记忆，以及正在进行控制当前感知的运动程序二者"。[98]

偏侧假说

在精神分裂症患者的大脑研究中，第三个相关性是侧轴向度。这里最常见的立场是大脑左半球弱化或功能失调的假说。[99]

最近，专司语言、抽象符号思维以及详细分析认知模式的左脑，几乎获得神经学家和神经心理学家的全部关注。[100] 左脑通常被描述为占有主要地位，其特殊的专业化被认为是大脑进化的最新发展。自从 19 世纪发现大脑侧化以来，左脑一直被视为意识和理性的位置，被视为"执行意识自我"的真正所在地。正如一位精神病学家所说，它是笛卡尔著名的"我思故我在"（Cogito ergo sum）的我思。[101] 这一点在当代神经学家加扎尼加（Michael Gazzaniga）的"诠释者"概念中显而易见，他将"诠释者"定位于大脑的左侧。加扎尼加将这种"诠释者"功能描述为构成人类大脑的真正独特性以及自我意识、自由和理性的来源——这些能力自启蒙运动以来定义了人类的天性。[102] 相较之下，较"不重要"的大脑右半球通常被认为只能感知环境，而不具备更高的功能：自我意识。[103] 那么，左脑功能失调的假设完全符合传统的精神分裂症非理性观念，因为它假定了更高级和更高等的心理能力存在缺陷。[104]

然而，近年来，这一假说受到理论家的激烈批评，他们认为这不是解释精神分裂症病理学最典型特征的最合理方法。这些理论家假设三种可能性，而不认为这是左脑的主要功能失调：第一种主要是右脑的功能失调（或失活状态），第二种是左脑过度活化或在认知过程中过度依赖左脑的倾向，第三种可能是前两者的某种组合。

329

第一种假设的最有力证据是精神分裂症中常见的认知异常模式，因为这些模式与已知患有右脑损伤的器质性患者表现最为相似。[105] 右脑专门于想象的、整体的、合成的和视觉空间的认知模式，因此也适用于完形或直觉处理。它在人脸识别、处理情绪线索和维持非自愿注意力（前注意处理）方面占主导地位 *——所有这些功能都倾向于在精神分裂症中受到损害。儿童的神经学和神经心理学证据发现，右脑缺陷与孤独、"怪异"以及情感表达和人际关系方面的困难有关。[106] 右脑损伤对语言功能的影响，表现出一个特别惊人的相似之处：与精神分裂症患者一样，患有此类损伤的患者通常保留与语言的语音、句法和语义方面相关的基本技能（主要位于左脑），却表现出对语用或话语元素——即理解上下文脉络、语气和假设的能力，从而掌握对话的整体人际意图——的扰乱。[107]

与精神分裂症患者一样，已知右脑损伤的神经系统患者通常会产生错觉，这种错觉似乎是基于失去对事件的真实性或独特性的感觉（一位曾在第一次世界大战中服役的器质性患者说："这不是一场真正的战争，而只是一场实验性的战争。"[108] 这些患者也与精神分裂症患者相似，他们都缺乏描述常识的能力。他们经常无法记录某

---

* 前注意处理（preattentive processing）用来专门处理对环境的潜意识的累积讯息。

些难以置信的可能性,对待这些可能性与更合理的可能性没有太大的不同。[109]这两种类型的患者也普遍无法考虑上下文脉或处理较大的整合体。一位神经学家认为,右脑最基本的功能是理解脉络,从而提供一个框架或基础,在这个框架或基础上,左脑可以进行更聚焦(和更具意识的企图)处理:他谈到右脑的"稳定、给予连贯性、框架构建作用"。[110]就这些说法来看,右脑的功能失调(或活化不足)肯定与许多精神分裂症患者一样,缺乏对脉络的耐久感知或是对参考物缺乏指导框架。(回想第四章讨论的认知现象和第六章讨论的语言异常,我将无限多义性的解构主义学说和德里达强调对理解语境不受控制的激增进行了比较。)左半球症候群往往涉及有限的认知能力的扰乱,这部分相当容易想象或描述,但右脑部分似乎更为分散且基本;对正常人来说,后者病人的内心状态可能显得疏离而遥远。[111]

因此,我们看到,右脑缺陷可以解释精神分裂意识和表达的许多独特特质。然而,它并非能够解释所有这些现象——尤其是某些明显支持左脑假说的异常情况。(后者包括处理左脑控制的知觉讯息的效率低下或缓慢,以及暗示左脑功能失调的某些语言和思维异常。)但假定大脑左侧出现了一种主要且显著的功能失调,并不是解释后一种障碍的唯一可能方式,或许也不是最合理的方式。[112]

也有人因此提出,这些错误可能不是由于左脑的主要功能失调,而是由于这一侧大脑过度活化而继发的认知处理异常:这是第二种假设。[113]这种过度活化可能会使左脑的负荷超出正常能力,从而填满可使用的"大脑空间",导致大脑该半球原先主导地位的作业表现受到扰乱。事实上,针对大脑代谢的研究显示,患有精神分裂疾病光谱的个体[114]，确实倾向于过度活化左脑，而且更常是在活化右脑的情况下发生。(有趣的是，症状的严重程度已经发现与左脑活化有关，神经性药物的作用之一是纠正这种不平衡或偏向。)[115]尽管对这种左右脑活化不平衡的解释必然是推测性的，但左脑过度活化可能是右脑功能失调的继发性结果，因为这种功能失调可能导致大脑对侧区域的补偿性过度活化(这是普遍承认的倾向)。[116]左脑偏向也可能是一个独立的现象。

许多罹患精神分裂症的人，他们的认知方式肯定与左脑过度主导和／或右脑虚弱的假设一致。他们通常会采用一种特殊的、过度知识化的、深思熟虑的方式，依赖零碎的、脱离背景的分析，而不是直觉的、自发性的或是全局的反应模式。[117]"我的智力部分变成了我的全部。"一位患有精神分裂症的人如此说道(罗瑟的病人)。[118]另一位精神分裂症患者(卡尔)则试图通过仔细检查他人行为的细节，来理解如何社交互动，就好像他是某种人类学家一样；他想对交友的步骤进行编码，并为他在医院病房中的关系设计一项"新计划"，以协助他成为更高效的"交流机器"。闵可夫斯基描述了一位精神分裂症患者，"他在自身信条之前'炫耀'每一个单字，以确保他只说有用的话"(他很快便面临什么都不说的地步)，另一个病人声称"生活中的一切，甚至性的感知，都可以归结为数学"。[119]这些例子都充分说明了一种典型的精神分裂倾向，即"使用大脑半球来启动通常需要整体和空间处理的思维(即右脑)时，使用专门用于演绎和逻辑的思维模式(即左脑)"。[120]与这一假设相一致的精神分裂症的另一特点涉及自我参照的妄想的显著程度(假设左脑能够进行反思性自觉)。[121]

左脑过度活化的假设与简单的左脑功能失调或虚弱的假设有着颇为不同的含义：它假设了认知模式的夸大——理智的、抽象的和自我反身性——的削弱经常被用来定义精神错乱。当我们在杰克逊式的神经病学脉络下来回想加扎尼加的诠释者概念时，这些含义就特别清晰地出现了。用杰克逊的观点来看，关于大脑神经系统病变的规则（适用于精神错乱），是"部分在自愿性作用时遭受的损失较大，而在自动操作中作用时遭受的痛苦较少"。杰克逊将自愿行为定义为涉及更大的自我体认，因为它们是"先入为主的"或是"在意识中表现出来的"。[122] 但是，如果左脑过度活化导致构成"诠释者"的功能更加活化，这可能意味着人在运作时所有意志和自我觉知的增加（尽管是功能失调的）。这说明了在古典框架内，一种几乎不可想象的可能性：即大脑异常甚至可能与高级心理功能的夸大有关，特别是随着理性倾向和自我意识的加剧——甚至自由本身也可能是这样。

　　然而，在提出这一建议之后，我必须立即承认它可能具有误导性。在没有严格限定的情况下，要声明精神分裂症患者比正常人更理性、更自由或更加自觉，毕竟需要忽略本书中讨论的所有悖论——包括精神分裂症过度反身性可能会破坏自身，导致瘫痪或混乱的所有方式。这也意味着忘记了自由和理性的行使标准，依赖于许多形式的无意识心理和自发或自动行为的顺利运作，而这些行为在精神分裂症中可能会被破坏。[123]（这种干扰可以通过各种方式来理解，例如，由于右脑作业时未能提供范围或脉络的正常感知，以及"比较者"功能受到扰乱，导致无法正常更新知觉期待、提供连续感，或是感知不整合——见下文。[124]）尽管如此，如此假设仍然是

331

具启发的。无论我们是否同意这种偏侧论,它都使我们面临一种经常被忽视的可能性:也就是,神经生理异常可能与"更高级"意志过程的缺陷有关,而不是与过度依赖它们有关,或者可能与扰乱那些通常允许自发性,同时提供一种固定在实际和社会世界之中的"更低阶"的自动化过程。后者这种扰乱可能说明缺乏和谐,与自我和世界的关系不和谐,这是类分裂性或分裂病性人格的核心,并且(根据克雷奇默尔和布鲁勒等人的说法)可能是许多精神分裂性精神病病例的根源。

332

在过去二十年里,偏侧性假说着重于精神分裂症的实证研究,较少关于大脑前额叶/后部或皮质层/皮质下层等方面的理论(或涉及多个大脑区域的网络导向理论)。然而,研究确实继续证明了精神分裂症的各种侧化异常,包括左脑过度活化与严重精神分裂症症状之间的相关性。[125] 一些文献评论支持左脑优势或右脑功能失调的观点。一位作者指出,在精神分裂症中已知会打乱"自我肉体意识"的右脑回路功能失调,可能与这种情况下的自我解体经验有关。[126]

特别令人感兴趣的是这本《大师和他的使者:分裂的大脑与现代世界的形成》(2009),由一位精神病学同时也是文学领域的学者撰写,讨论了与左右脑相关经验形式的精神疾患与文化历史时期。该书作者麦吉尔克赖斯特(Iain McGilchrist)对有关精神分裂症和偏侧性文献进行了严格的调查。他审查了现有的神经生物学证据,其中特别关注于精神分裂症患者与左右脑缺损状态的正常受试者所呈现的令人信服的临床相似性,并在此基础上论证了右脑无力和/或左脑优势在精神分裂症中的关键作用。(麦吉尔克赖斯特感谢了卡廷[John Cutting]对精神病理学偏侧性的开创性研究,以及我对精神分裂症的解释，特别是本书以及我的另一本著作《妄想的悖论》对他的启发。)[127]

结　　语

总括来说，我们看到精神分裂症的神经生物学研究不一定表明退化、本能支配或是智力、理性或自我意识的下降。事实上，这些证据更符合假定过度自觉、正常自发性或嵌入性丧失的理论模型，有时甚至是一种生命体与实际环境隔离开来的过度理性。然而，这不应认为解释精神分裂症的关键必须包含在这样一种解释理论中。事实上，精神分裂症很可能是一种异质性疾病，并且至少有两种不同的方式。

首先，所有病例并非可能都具有相同病因的疾病实体，而更多是具有最终共同途径（这些途径彼此间仍具异质性），各种不同的致病因素可能导致该途径；从这个意义上说，上述理论中的两个或多个可能是正确的，每个理论都适用于不同的次群组患者。一些被认为患有精神分裂症的患者的主要症状，很大程度上可能反映了潜在的脑功能失调，而其他此类患者的主要症状可能更多（尽管不完全）来自各种心理反应（见本节后面的讨论）；[128] 其他变换也是可能的。[129] 尽管如此，仍有一些共同的特征；而这些——最终的共同途径——在某种程度上可能由内卷／疏远取向，交由本身所固有的自我组织和自我延续的倾向来决定（被理解为一种基本的人类潜力，它产生于但又部分独立于导致该通路状态的病因途径）。[130]

第二点是各种生物学途径并非互不相容：例如，一个特定的患者可能同时具有左脑偏侧和中隔区海马回系统（septohippocampal system）二者功能失调，或者可能是下额叶倾向和海马回异常的某

333 种组合。众所周知，大脑是一个相互作用的系统的复合体。我们必须记住，我们的模型是人为的抽象物，可能给人一种误导的印象，以为存在一组可分离的模块或明确划分的电路或系统。

无论如何，如果要讨论一个我在这里没有提出的问题，解释图景会变得更加复杂：从更远程的意义上说，最终导致所谓的生物异常——例如，它们最初是否来自遗传倾向、子宫内或生产因素、感染、发炎、创伤，或者可能来自各种发育异常。如果人们试图将结语中讨论的社会或文化现象的可能病因学作用考虑在内，事情将变得更加复杂——包括现代社会对自主但高度规范的行为形式的要求，以及它对异化和自我意识的培养。社会文化因素不仅可以以多种方式发挥作用；还可以与许多不同种类的神经生理学和神经现象学因素相互作用，包括功能性和结构性因素。

主要和次要因素

一个复杂的因素值得在结束之前进行讨论。这关系到神经生物学和神经认知因素在精神分裂症等疾病的发病机制中所发挥的不同作用——"主要"和"次要"因素。例如，过度反身性和削弱的自我现存感的某种形式，可能具有主要的、基本的和类似痛苦的特质，二者从生命早期开始便很明显，而其他形式——本质上更具反应性、反思性乃至准意志性质——可能会在以后发展为对这些更基本问题的后遗症或防卫性反应。同时，"次要因素"虽然发生得比较晚（可能只是稍晚一点，或者尤其可能在青春期期间），但后者形

式对于典型的精神分裂症类型疾病的发展可能是同样必要的。

值得注意的是，上述每一个"特定"假说都适用于任一级别。正如所见，我们讨论的每一种心理倾向似乎都与某些神经生物学或神经认知异常相关：一是从 DMN 为主导的实用导向中退缩；二是对具有显著性失调的客观琐碎事件过度警觉；三是自发性削弱，以支持具有偏侧化异常的审慎／理性样态。（不可避免地，这些都过于简化。）然而，这些相关性并不能证明心理模式或相关的神经生物学相关性是主要的因果关系。对于"监控来源"异常或来自意志意图的复制信号受损，则与一级症状中的能动性丧失有关。[131]

大多数关于神经水平相关性的研究都涉及疾患已经确立的患者，并且神经相关性伴随我们所讨论的心理趋势或症状。这使得先前讨论几种心理趋势中的任何一种（例如防卫性的过度审视，或从行动导向中的防卫性退缩）很大程度上都可能以"次要"的方式发生 334 这可能是由于对生活经验中一些更基本的破坏或防卫性反应。然而，我们不应该排除更具有因果关系的基本状态，这完全是可能的。证据显示，这三种心理倾向和神经相关因素的每一种，有时确实独立于精神病发作而发生，并且在精神病发作之前发生；[132] 每一种都可以是与生俱来的或是其他基本倾向。（但这并不是说它也可能不用于防卫目的——防卫通常会开发个人的内在能力和弱点。）[133]

然而，有个相关替代的假说认为，有一个更有力的证据用以支持可能的"主要"致病状态。这种假说发现在精神分裂症患者的"知觉整合"概念上有被扰乱的情况，并且在（较轻微程度）仍然相对正常的儿童中，以后很有可能或者将会发展为精神分裂症光谱疾患。[134]

"知觉整合"是指来自不同感觉模式的讯息合成，例如视觉和听觉，尤其是在内感受和外感受过程之间，例如运动感觉／本体感受和视觉感知。知觉整合扰乱（我们可以称之为知觉整合失调）将与"基本症状"的存在相一致——在易患精神分裂症的人中发现知觉、运动、情感和认知生活的微妙但持续的中断，以及这可以解释为涉及自我体验的微妙扰乱。[135] 这种整合的中断可能与各种大脑网络的"连通性"受到干扰有关，这在精神分裂症中已有记载。（这种连接失调可能涉及内侧／外侧前额叶皮质层或岛叶皮层的异常——有趣的是，它位于颞叶、顶叶和额叶之间的裂隙中，在整合内感受和外感受过程，以及影响生命体和核心自我感觉的重要情绪和欲望方面，具有重要作用。[136]）

不难理解为什么成功的知觉整合对于正常的最小或基本自我体验（*ipseity*）的发展至关重要：这种整合不仅有助于对象感知的统一性，而且有助于（密切相关的）根植感，以作为活着的肉体存在或对世界的系统看法。事实上，知觉整合的神经回路很可能在很大程度上偏转基本自我体验的神经基础和区分自我与他人的能力。[137]

因此，知觉整合失调可能在一种基础的、主要的或者"操作"形式下发生，这种形式包含了分裂性过度反身性、自我现存感减弱、对世界的认知／知觉的"掌握"受到干扰，以及相关的"基本症状"。其他形式则在本质上更具反应性或防卫性，可能会在因果序列的后期出现。[138] 例如，我先前讨论的三个"特定假设"（从实际活动中退缩、过度警觉、自发性降低——甚至可能包括与复制功能失调相关的能动感削弱）在很大程度上可能涉及此类的二次发展：这些涉及或是产生的过度反身性和自我现存感削弱的形式，可能绝大部分是反应性或防卫性的，更多则是与态度转变和经验导向相关，在本质上可能更具可变性（如前所述，尽管这也同时基于更内在的神经认知能力和倾向）。

　　毕竟，与上述特定假说相关的每一种心理倾向（退缩、被动检查／警惕、极度刻意）似乎都是显而易见的，至少可以根据主体是否是故意的、准故意的或防卫性的行为或态度导向而变得激烈或减弱；从这个意义上说，最好不要将它们视为纯粹的缺陷状态，而视为存在于行为和痛苦之间的灰色地带。

　　这三个"特定"因素中的一个或多个（它们本身可能重叠）可能对精神分裂症的发展是必要的，但若没有对基本整合和自我的根本扰乱可能还不足够。然而，我们应该留意的是，单独的知觉整合失调似乎也不太可能提供充分条件，因为它可以在其他条件下找到并且并不总是导致精神分裂症。一些因素的组合——但可能并不总是相同的因素——可能是我们称之为精神分裂症（不可否认的）异质的"最终共同途径"所必需的。[139]

　　依据这两组因素的相对内容，精神分裂症患者可能会有所不同。在所谓的"病前不良"（poor premorbid）患者或早期或"隐匿"发病的病例中，主要因素可能更具决定性，这些患者通常以负性症状和"非偏执"特征为主。次要因素则对于急性初发病、病前功能较佳、正性症状显著，特别是类似解离症状，以及病程后期急性加重的病例可能更为重要。[140]

　　我们应该再复习一次，没有理由做出还原论假说，即因果方向必须总是从大脑到心智而不是相反方向（甚至因果关系是心智—大脑关系的最佳阐述）。尽管这一类有关身心问题的一般性观点，甚至适用于主要因素，但在次要因素方面似乎更为明显，因为后者可能涉及具动机的（和心理学上可以理解的）防卫倾向，并且表达了神经生物学或神经认知程度上的变化。

我们有必要进行研究，探讨各种神经认知和神经生物学趋势的可变性质。这类研究将可以掌握和调查精神分裂症和正常受试者改变心理取向或立场的影响（例如，采用退缩／内向性与实际焦点、审查与自发取向）——以便于确定诸如显著性失调、知觉分裂和能动感知扰乱（或是其它较为温和的改变）等现象的程度，与神经关联物一起加以研究。[141]

336　　　这种改变完全是有道理的。事实上，一项重要的研究已经表明，仅仅对正常受试者采取强烈内省／抽离的经验取向，便可以带来某些类似于精神分裂症的"致幻"形式的知觉体验。[142] 如果受试者不改变态度或方向，某种程度上若不会产生神经层面上的异常，那将是令人惊讶的。在这方面，这种异常可能受到（尽管不完全是）不同的、防卫性的，甚至是有意或准故意的因素的影响——这些因素包括与生俱来的自我人格解体式的防卫、内省性，以及可能的冥想练习形式。[143]

例如，与精神分裂症中的幻听相关的额颞叶功能连接性降低。由于正常人在听自己的录音时也会出现类似的连接性降低，[144] 人们是否可能采用内向取向——一种抽离和被动的"倾听"自己正在进行演说的立场（可能类似于解离／自我人格解体）——这可能不仅会导致幻觉症状（可能与"内在言语"的外化有关）[145]，而且也与神经生物学相关。也许对自己的行为采取这样的立场，导致能动感知减弱和异常的来源监控，或是改变影响复制信号等方面的作用。[146]

一个类似的问题与 DMN 过度活化有关。这种 DMN 的活化是否应被认为仅是大脑功能的缺陷，由器质性决定的？或者，我们可以在此稍作回想，这种 DMN 过度活化也会发生在正常人身上，当他们刻意地从事"内部的关注作业"时，例如"自我参照的精神活动和自传式记忆取索"，当他们避免以世界为导向的行动，而是采取"独立刺激的想法，即遐想［白日梦］，［或］自我参照模拟，例如心理时间旅行"。DMN 活化异常也见于创伤后压力症候群。[147] 当然，此处我提出的研究不应该将行为与痛苦二分，而需要认识在病态和正常情况下，实际心理生活的模棱两可、相互交织的本质。这样的研究有助于阐明精神分裂症发病机制中主要因素和次要因素的复杂综合关系。它与设计治疗以减轻异常倾向的相关性可能相当大。

对于奥卡姆剃刀科学原理的一些拥护者来说，这种理论可能性的激增也许显得过分了。简约法则崇尚最简单的阐述原则足够解释所需解释的现象。一个适当的精神分裂症模型可能需要假定核心自我经验的共同扰乱，但这些干扰却是以各种不同的途径，并以各种形式发生。这种模型比单向度模型更合适，因为它能够解释精神分裂症研究记录中独特但又具高度多样化，以及不同类型的经验和神经认知异常。我所说的显然是推测性的：我试图澄清可能性。然而，如果我们希望摆脱精神分裂症研究已经陷入的相对停滞状态——这种情形现在已被广泛承认——那么我们可能需要这种理论工作。

显然，我们离完全了解精神分裂症的神经生物学仍然甚远，也尚未充分了解它与意识或文化的相互联系。尽管如此，两个普遍含义仍是非常清楚：神经生物学解释和现象学诠释二者绝非彼此不容；大脑异常不必仅仅以物理决定论的方式来理解，也不需要总是与精神层面的降低有关，而这些倾向长久以来一直定义着人类的本质。

MADNESS AND MODERNISM

Insanity in the Light of Modern Art, Literature, and Thought

Louis Sass

现代性研究译丛

周宪　许钧　主编

疯狂与现代主义

现代艺术、文学和思想中的精神错乱

下册

〔美〕路易斯·萨斯　著

林徐达　梁永安　译

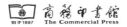

商务印书馆
The Commercial Press

注　释

1. L. Sass, *The Paradoxes of Delusion: Wittgenstein, Schreber, and the Schizophrenic Mind* (Ithaca and London: Cornell University Press, 2011). 法文译本为 *Les paradoxes du délire*, trans. P. H. Castel (Paris: Ithaque, 2011).《疯狂与现代主义》初版交由基础书籍出版社出版（New York, 1992; Harvard University Press paperback, 1994），并有西班牙译本（Madrid: Dykinson, 2014）、意大利译本（Milan: Raffaello Cortina Editore, 2014），以及土耳其译本（Istanbul: Alfa/Bilim, 2014）。

2. 两种形式的过度反身性之间的区别，对应于胡塞尔和梅洛-庞蒂对"运作性意向性"与"行为性意向性"之间的区别。前者指的是"建立世界和我们生活的自然和前预测的统一性"，后者涉及"判断和……自愿决定"。见 M. Merleau-Ponty, *Phenomenology of Perception*, trans. D.A. Landes (London: Routledge 2012), p. lxxxii; trans. C. Smith (London: Routledge and Kegan Paul, 1962), p. xviii. 有关运作性和反思性过度反身（如同主要因素和次要因素；见本书附录），是一种启发式的过度简化；实际区别当然是渐进式的，而非二分法的，并且有混合的变化。

韦氏在线词典（https://www.merriam-webster.com/dictionary/reflexive；2015 年 10 月查询）提供了几种"反身"（reflexive）的定义。我使用该词汇的意义在以下 1a、2 和 3 中得到体现——皆暗示着被引导或转向自身的条件（如作为反身动词）；但我将 1b 列为可能的亚型（"反思性"过度反身）。4 则是完全不同的含义：

1a：指向或转向自身；公开且通常具有讽刺意味地反映类型或形式的惯例

1b：以反射为标志或能够反射

2：属于、关于、具有特征的，或者是存在于实体与自身之间的关系

3：属于、关于或构成针对能动者或语法主体的行动

4：以习惯性和不假思索的行为为特征

"反思"（reflective，如过度反身或反思性过度反身）一词则是该在线词典（https://www.merriam-webster.com/dictionary/reflective）提供的第二种意义，意思是"通过反射加以标记：深思熟虑的、慎重审议的"，而不是（但是常见的）第一或机械意义上的"使光、声音或热移开：反射光、声音或热"。

一些语言通常使用相同的词来表示"reflexive"和"reflective"（因此也用于过度反身 [hyperreflexive] 或过度反思 [hyperreflective]）。这使得区分二者变得更加困难——但透过非标准用法可以具体地指出我所希望捕捉的区别。在和该语言为母语的专家讨论之后，以下是我推荐的专门用语：

英语：hyperreflexivity (hyperreflexive): (1) operative hyperreflexivity; (2) reflective hyperreflexivity (or: hyper-reflectivity).

德语：*Hyperreflexivität (hyperreflexiv);* (1) *fungierende* (or: *operative) Hyperreflexivität;* (2) *reflektierende Hyperreflexivität.*

法语：*hyperréflexivité (hyperréflexive):* (1) *hyperréflexivité opératoire;* (2) *hyperréflexivité réflechissante.*

西班牙语：*hiperreflexividad (hiperreflexivo);* (1) *hiperreflexividad operativa;* (2) *hiperreflexividad reflectiva.*

意大利语：*iper-riflessività (iper-riflessivo);* (1) *iper-riflessività operativa;* (2) *iper-riflessività riflessiva.*

3. S. Sontag, *Antonin Artaud: Selected Writings* (Berkeley: University of California Press, 1976, 1988), pp. 87, 60. A. Artaud, *Oeuvres* (Paris: Quarto Gallimard, 2004): *"cette lubrifiante membrane"* (p. 166); *"les radicelles qui tremblait à la lisière de mon oeil mental"* (p. 106).

4. 我第一次讨论精神分裂症的"过度反身性"是在以下这两篇期刊论文中：L. Sass, "Time, space, and symbol: A study of narrative form and representational structure in madness and modernism," *Psychoanalysis and Contemporary*

Thought, *8*, 1985, 45–85；以 及 L. Sass, "Introspection, schizophrenia, and the fragmentation of self," *Representations*, *19*, 1987, 1–34。同时见 L. Sass, "Schreber's panopticism: Psychosis and the modern soul," *Social Research*, *54*, 1987, 101–147。

5. 这些议题见 J.-P. Borda and L. Sass, "Phenomenology and neurobiology of self disorder in schizophrenia: Primary factors," *Schizophrenia Research*, *169*, 2015, 464–473; L. Sass and J.-P. Borda, "Phenomenology and neurobiology of self disorder in schizophrenia: Secondary factors," *Schizophrenia Research*, *169*, 2015, 474–482。同时见本书第二章"自己招惹还是无端苦恼?"一节、第五章、第七章和附录。同时见 L. Sass, "Phenomenology as description and as explanation: The case of schizophrenia" in S. Gallagher and D. Schmicking, eds., *Handbook of Phenomenology and the Cognitive Sciences* (Berlin: Springer-Verlag, 2010), pp. 635–654; L. Sass, "Explanation and description in phenomenological psychopathology," *Journal of Psychopathology*, *20*, 2014, 366–376。

6. 这些差异见第七章。这里我们可以回想柯勒律治的话："任何隐喻的必要不足"（类似于"*non est idem*"，或者正如我们所说的那样，没有相似之处），引自 S. Perry, *Coleridge and the Uses of Division* (Oxford: Oxford University Press, 1990), p. 90。

7. 疏离感的主要特征是失去活力、分裂和脱节的经验，这些都与自己和世界的脱离有关——用精神病理学的用语来说，与"去现实化"和"人格解体"有关。参见 A. W. Levi, "Existentialism and the alienation of man," in E. N. Lee and M. Mandelbaum, eds., *Phenomenology and Existentialism* (Baltimore: Johns Hopkins University Press, 1967), pp. 243–265。

8. 正如梅洛-庞蒂所说，"存在感"涉及自我和世界："主体和客体［是］独特结构的两个抽象'时刻'，即在场"（*Phenomenology of Perception*, p. 454 (Landes trans.)；p. 430 (Smith trans.)。"存在"是如此普遍，如此被认为是理所当然的，以至于任何描述听起来都显得空洞或是同义的。然而，这个面向对人类的存在至关重要；它的缺乏或衰减表现在各种类型的去现实和去人格化的体验中，包括主体主义和唯我论以及消沉的客体化。雅斯贝尔斯提到"对存在和自身存有的意识的削弱"是精神分裂症妄想世界的基本背景（*General* 341

Psychopathology, trans. J. Hoenig and M. W. Hamilton [Chicago: University of Chicago Press, 1963], p. 95）。

海德格尔（Martin Heidegger）正是以这种本体论（而不是字面的或 "实体的"）方式使用 "距离" 这个概念，因而他以 "去距离"、"接近" 和 "方向性" 来捕捉疏离感的对立面。对海德格尔来说，正常的 "此在""本质上是去距离的"，在 "有用事物的脉络" 中定位方向性（第 105、109 页，德文版页码）。对体验主体重要的事物（也就是 "关心"）在 "接近" 中与之遭逢。参见 *Being and Time*, trans. J. Stambaugh (Albany NY, SUNY Press 1996, orig. 1927); trans. J. Macquarrie and E. Robinson (New York, Harper and Row, 1962), Sec. 23, "The spatiality of being-in-the-world," 以及 Sec. 70, "The temporality of the spatiality characteristic of Da-sein"。

9. 精神分裂症患者引自雅斯贝尔斯，*General Psychopathology*, trans. J. Hoenig and M.W. Hamilton (Chicago: University of Chicago Press, 1963), p. 81。

10. 举例见 L. Sass, "'The catastrophes of heaven': Modernism, primitivism, and the madness of Antonin Artaud," *Modernism/Modernity*, *3*, 1996, 73–92; L. Sass, " 'Hyped on clarity': Diane Arbus and the postmodern condition," *Raritan*, *25*, 2005, 1–37; L. Sass, "'Deep disquietudes': Reflections on Wittgenstein as anti-philosopher," in J. Klagge, ed., *Wittgenstein, Biography and Philosophy* (New York: Cambridge University Press, 2001), pp. 98–155; L. Sass, "Foucault and modern self-reflection (*Foucault et l'auto-refléxion moderne*)," *Les Temps Modernes*, *(656)*, 2009, 99–143 (Paris; in French translation); L. Sass, "Lacan, Foucault, and the 'crisis of the subject': Revisionist reflections on phenomenology and post-structuralism," *Philosophy, Psychiatry, and Psychology*, *21*, 2014, 325–342; L. Sass, "Lacan: The mind of the modernist," *Continental Philosophy Review*, *48*, 2015, 409–443。

11. 我自 1992 年以来发表许多关于精神分裂症的文章，就相关议题在每章的注释里注记引用文献。

12. 举例见 L. Sass, "Negative symptoms, schizophrenia, and the self," *International Journal of Psychology and Psychological Therapy*, *3*, 2003: 153–180; L. Sass, "Contradictions of emotion in schizophrenia," *Cognition and Emotion, 21*,

2007: 351-390。《疯狂与现代主义》探讨了所谓的"负性"以及"正性"和"杂乱无章"的症状。本书中讨论的负性症状包括情感平板、言语贫乏和言语内容贫乏、快感缺乏、社交缺乏、注意力不集中和情绪退缩。

13. 举例来说，有关情感和情绪的著作，见 Ann Kring, S. L. Kerr, D. A. Smith, and J. M. Neale, "Flat affect in schizophrenia does not reflect diminished subjective experience of emotion," *Journal of Abnormal Psychology*, *10*, 1993, 507–517。负性症状的主动和目标导向方面，见 J. S. Strauss, J. Rakfeldt, C. M. Harding, and P. Lieberman, "Psychological and social aspects of negative symptoms," *British Journal of Psychiatry*, *155*(Suppl. 7), 1989, 128–132。

14. 这个目标是描述一个核心组织因素，有点像闵可夫斯基所说的"扰乱发生性"(*trouble générateur*, *La Schizophrénie* [Paris, Payot, 1927/1997])。

见 L. Sass and J. Parnas, "Schizophrenia, consciousness, and the self," *Schizophrenia Bulletin*, *29*, 2003, 427–444; L. Sass, J. Parnas, J., and D. Zahavi, "Phenomenological psychopathology and schizophrenia: Contemporary approaches and misunderstandings," *Philosophy, Psychiatry, and Psychology*, *18*, 2011, 1–23; L. Sass, "Self-disturbance and schizophrenia: Structure, specificity, pathogenesis (Current issues, new directions)," *Schizophrenia Research*, *152*, 2014, 5–11; B. Nelson, J. Parnas, and L. Sass, "Disturbance of minimal self (ipseity) in schizophrenia: Clarification and current status," *Schizophrenia Bulletin*, *40(3)*, 2014, 479–482。同时见 L. Sass and J. Parnas, "Phenomenology of self disturbances in schizophrenia: Some recent research directions and findings," *Philosophy, Psychiatry, and Psychology*, 8, 2001, 347–356。

有关心理治疗，见 B. Skodlar, M.G. Henriksen, L. Sass, et al., "Cognitive-behavioral therapy for schizophrenia: A critical evaluation of its theoretical framework from a clinical-phenomenological perspective," *Psychopathology*, *46*, 2013, 249–265; B. Nelson and L. Sass, "Medusa's stare: A case study of working with self-disturbance in the early phase of schizophrenia," *Clinical Case Studies*, *8*, 2009, 489–504. M. Pérez-Álvarez, J. M. García-Montes, and L. Sass, "La hora de la fenomenología en la esquizofrenia" ["Time for phenomenology in schizophrenia"], *Clinica y Salud*, *21*, 2010, 221–233。

342

有关使用"异常自我经验检试"（EASE [Examination of Anomalous Self Experiences]）的实证研究总结，这是一种检视自我扰乱的访谈格式，见 J. Parnas and M. Henriksen, "Disordered self in the schizophrenia spectrum," *Harvard Review of Psychiatry, 22*, 2014, 251–265。最近出现相关访谈格式如"异常世界经验检视"（EAWE [Examination of Anomalous World Experiences]）——则聚焦于空间、时间、他人、语言、整体氛围和存在取向等经验：L. Sass, E. Pienkos, and T. Fuchs (eds.), "Other worlds: On the 'Examination of Anomalous World Experience'" (special issue), *Psychopathology, 50 (1)*, 2017。

15. Sass, "Contradictions of emotion in schizophrenia".

16. P. S. Wagner and C. S. Spiro, *Divided Minds: Twin Sisters and Their Journey Through Schizophrenia* (New York: St. Martin's Press, 2005), p. 295.

17. "自我现存感"（self-presence）是"自我情感"（self-affection）或是自发情感（auto-affection）的同义词（源自 M. Henry, *The Essence of Manifestation*, trans. G. Etzkorn [The Hague: Martinus Nijhoff, 1973]）。我倾向使用"自我现存感"，考虑它较不易被误解之故。

18. 有关"紧握"、"抓住"或"掌握"世界，见 Merleau-Ponty, *Phenomenology of Perception, passim*。

关于异常的身体经验，见第七章；也见 L. Sass, " 'Furtive abductions': Schizophrenia, the lived-body, and dispossession of the self," in S. Gallagher, S. Watson, P. Brun, and P. Romanski, eds., *Ipseity and Alterity* (Rouen, Université de Rouen, 2004), pp. 80–88。有关从共同的或交互主体中退缩（本书绝大部分内容均有提及），尤其见第三、六、九章的强调。有关交互主体性、精神分裂症和自我，见 M. Ratcliffe, "Selfhood, schizophrenia, and the interpersonal regulation of experience," in C. Durt, T. Fuchs, and C. Tewes, eds., *Embodiment, Enaction and Culture* (Cambridge, MA: MIT Press, 2017), pp. 149-171。

19. Artaud, *Selected Writings*, pp. 44, 65, 82–83, 91–94, 169、Artaud, *Oeuvres*, pp. 79, 161–163, 169, 175, 177–178, 261。有关阿尔托，见 Sass, "Negative symptoms, schizophrenia, and the self"。

20. 与自我模型（ipseity model）相关如闵可夫斯基、布兰肯堡，和日本精神病学家木村敏等讨论，见 L. Sass, "Self and world in schizophrenia: Three clas-

sic approaches," *Philosophy, Psychiatry, and Psychology*, 8, 2013, 251–270。有
关康拉德的讨论，见 L. Sass and E. Pienkos, "Delusions: The phenomenological
approach," in W. Fulford, M. Davies, G. Graham, et al., eds., *Oxford Handbook
of Philosophy of Psychiatry* (Oxford: Oxford University Press), pp. 632–657。

当代精神病学、心理学和哲学领域的作者，提供了现象学精神病理学及其
哲学基础的类似方法。本书前言和其他地方引用了大多数主要作者。近 20 年 343
的概要介绍，见 S. Rulf, "Phenomenological contributions on schizophrenia: A
critical review and commentary on the literature between 1980–2000," *Journal
of Phenomenological Psychology*, *34*, 2003, 1–46。

21. 2010 年，美国国家心理健康研究所（NIMH）所长英瑟尔（T. R. Insel）
对过去半个世纪在理解精神分裂症病因或改善治疗（尤其是药理学）方面的
进展，做出颇为负面的评价："Rethinking schizophrenia," *Nature*, *468*, 2010,
197–193。马莎隆和福特（D. H. Mathalon and J. M. Ford）指出，在理解临床症
状的神经生物学基础方面缺乏进展："Neurobiology of schizophrenia: Search
for the elusive correlation with symptoms, *Frontiers of Human Neuroscience*, *6*,
2012, 136。相关概述见 H. Häfner, "Review article: The concept of schizophre-
nia: From unity to diversity," *Advances in Psychiatry*, *2014*, 2014, Article ID
929434。

22. 在若干论述上，我参考 DSM-5 的在线版本（无分页）更新对《精神疾病
诊断和统计手册》的说明。

23. 这些修改通常涉及对相关措辞的小改写或阐述。其中特别试图澄清
"疏离感"的概念，并解释它与"削弱的自我现存感"（即削弱的自我感情）和"受
扰乱的掌握"的相关性。过度反身性的异质性（包括更自动或"运作性"和"反
思性"形式）已在原先的版本中指出，此处我试图澄清这个议题。

24. 例如，F. Varese, F. Smeets, M. Drukker, et al., "Childhood adversities
increase the risk of psychosis: A meta-analysis," *Schizophrenia Bulletin*, *38*,
2012: 661–671；以及其他在"后记"和"附录"的参考数据。L. Myin-Germeys
and J. van Os, "Stress-reactivity in psychosis: Evidence for an affective pathway
to psychosis," *Clinical Psychology Review*, *27*, 2007, 409–424。巴克利、米勒
和雷瑞尔等作者（P. F. Buckley, B. J. Miller, D. S. Lehrer, et al.）指出，精神分

裂症患者有 29% 与 PTSD 共病: "Psychiatric comorbidities and schizophrenia," *Schizophrenia Bulletin*, *35*, 2009, 383–402。也见 L. Sass, E. Pienkos, B. Nelson, and N. Medford, "Anomalous self-experience in depersonalization and schizophrenia: A comparative investigation," *Consciousness and Cognition*, *22*, 2013, 430–431。

25. 见注释 5。

26. S. Gallagher, "Mutual enlightenment: Recent phenomenology in cognitive science," *Journal of Consciousness Studies*, *4*, 1997, 195–214.

27. 见注释 5。

28. 我后来关于"自我"(ipseity)或基本自我扰乱的著作,有时采取更严格的现象学视角,强调发病机制与认知神经科学之间的潜在联系,但本书更具诠释学意涵或诠释性,在这种辩证式复杂性之中,更强调人的整体存在状况。关于自我与个人,以及"以人为本的辩证模型",见 G. Stanghellini and R. Rosfort, "Disordered selves or persons with schizophrenia," *Current Opinion in Psychiatry*, *28*, 2015, 256–263。

29. 这是雅斯贝尔斯的观点,尽管仍有许多模糊不清之处,但他认识到精神分裂症概念中的"持久真理的核心"(*General Psychopathology*, pp. 567-566)。此议题是有争议性的,但最近有许多作者则会同意这种看法。李伯曼和弗斯特(J. A. Lieberman and M. B. First)认为,在病理生理学的基础发现之前,"精神分裂症概念所带来的好处远远超过任何感知到的缺点": "Renaming schizophrenia," *British Medical Journal*, *334*, 2007, 108。

30. 有关这些议题,见 N. Haslam, "Kinds of kinds: A conceptual taxonomy of psychiatric categories," *Philosophy, Psychiatry, and Psychology*, *9*, 2002, 203–217。

31. 见 A. Jablensky, "Diagnosis and revision of the classification systems," in W. Gaebel, ed., *Schizophrenia: Current Science and Clinical Practice* (Oxford: Wiley-Blackwell, 2011), pp. 24–25。

32. 有关精神分裂症与躁症和重度忧郁的比较,见 T. Fuchs, "Temporality and psychopathology," *Phenomenology and the Cognitive Sciences*, *12*, 2013, 75–104; G. Stanghellini, M. Ballerini, S. Presenza, et al. (including A. Raballo

and J. Cutting), "Psychopathology of lived time: Abnormal time experience in persons with schizophrenia," *Schizophrenia Bulletin, 42*, 45–55; O. Dörr-Zegers, "Fenomenología de la intersubjetividad en la enfermedad bipolar y en la esquizofrenia," *Salud Mental, 34*, 2011, 507–515、J. Naudin, *Phénoménologie et psychiatrie* (Toulouse: Presses Universitaires du Mirail, 1997)。

也见 L. Sass and E. Pienkos, "Varieties of self experience," and "Space, time, and atmosphere: A comparative phenomenology" (Parts I and II), *Journal of Consciousness Studies, 20*, 2013, 103–130, 131–152; "Faces of intersubjectivity: A phenomenological study of interpersonal experience in melancholia, mania, and schizophrenia," *Journal of Phenomenological Psychology, 46*, 2015, 1–32; "Beyond words: Linguistic experience in melancholia, mania, and schizophrenia," *Phenomenology and the Cognitive Sciences, 14*, 2015, 475。精神分裂症与去人格疾患的比较，见 Sass et al., "Anomalous self-experience in depersonalization and schizophrenia"。

访谈技术部分，见 J. Nordgaard, L. Sass, and J. Parnas, "The psychiatric interview: Validity, structure, and subjectivity," *European Archives of Psychiatry and Clinical Neuroscience, 263*, 2013: 353–364。精神病学征兆和症候的本体论讨论，见 J. Parnas, L. Sass, and D. Zahavi, "Rediscovering psychopathology: The epistemology and phenomenology of the psychiatric object," *Schizophrenia Bulletin, 39*, 2013, 270–277。

33. 举例来说（除了本书的大部分内容），我使用"超群绝俗"（sublime）的概念来理解某些退缩的妄想状态：L. Sass, "Adolf Wölfli, spatiality, and the sublime," in E. Spoerri, ed., *Adolf Wölfli: Draftsman, Poet, Composer* (Ithaca and London: Cornell University Press, 1997), pp. 136–145; L. Sass, "Affectivity in schizophrenia: A phenomenological perspective," *Journal of Consciousness Studies, 11*, 2004, 127–147。也见 I. McGilchrist, *The Master and his Emissary: The Divided Brain and the Making of the Western World* (New Haven, CT: Yale University Press, 2009)。

34. 有关理想型的讨论，见 M. A. Schwartz and O. P. Wiggins, "Diagnosis and ideal types: A contribution to psychiatric classification," *Comprehensive Psychiatry, 28*, 1987, 277–291。

当代替代精神分裂症概念的构想倾向以下一个（或几个）方向：

(A) 他们将病情归结为单一的，认为是明确的病因（例如，"显著疾患"、"显著失调症候群"、"多巴胺失调疾患"、"感知功能疾患症候群"、"整合疾患"）——尽管关于因果关系和定义特征仍持续具有争议。

(B) 他们将概念分成亚型（例如，正性与负性与认知［或无组织性］；I 型与 II 型［缺陷或负性症候群］）——尽管亚型项目的失败历史长达一个世纪之久，同时方法学上有问题，并且许多患者在病程中表现出不止一种症候群的证据（见 R.W. Heinrichs, *In Search of Madness: Schizophrenia and Neuroscience* [New York: Oxford University Press, 2001], pp. 263–269）。

(C) 他们采取一种模块化方法来研究精神病理学，聚焦于假定的成分症状范围（如现实扭曲、认知障碍、限制性情绪和焦虑）或心理范围 / 构造（负价和正价系统、认知系统），和唤起 / 调节系统，在 NIMH 的研究领域标准 [RDoC] 中）——却因而忽略了特定的症候群或是疾病实体的整体诊断情况。

(D) 他们通过回到 19 世纪的"单一精神病"观点（"精神病谱系疾患"、"精神病易感症候群"），低估了精神分裂症和其他形式的精神病之间的明显精神病理学差异。

所有替代方案都是有问题的。每个人似乎都可能忽略或掩盖病情更微妙、更全面但又更独特的方面。

(E) 最后一个选项提出一种纯粹的语义转变：用其他疾病标签来取代"精神分裂症"，例如"年轻初发意动、认知和现实扭曲（CONCORD）症候群"或"克雷佩林–布鲁勒疾病"（KBD）。（见 M. S. Keshavan, H. A. Nasrallah, and R. Tandon, "Schizophrenia, 'just the facts' 6. Moving ahead with the schizophrenia concept: From the elephant to the mouse," *Schizophrenia Research*, *127*, 2011, 3–13; Y. Kim and G. E. Berrios, "Impact of the term schizophrenia on the culture of ideograph: The Japanese experience," *Schizophrenia Bulletin*, *27*, 2001, 181–185.）但这些标签不仅显得笨拙，并且随着时间的推移，会带来自身定义上的负面影响。（此外，"CONCORD 症候群"忽略了迟发性

345

疾病的可能性，这一点已逐渐获得认可。)

35. 见 L. Sass, " 'Person with schizophrenia' or 'schizophrenic person': Reflections on illness and the self," *Theory and Psychology*, *17*, 2007, 395–420。

36. 见 J. Read, N. Haslam, L. Sayce, and E. Davies, "Prejudice and schizophrenia: A review of the 'mental illness is an illness like any other' approach (review article)," *Acta Psychiatrica Scandinavica*, *114*, 2006, 303–318。

在其他残疾议题上，主张人士的彼此情绪实际上已经从以人为先的语言，转变为以残疾／疾患为先的语言，例如谈到"自闭症的人"或"自闭症患者"。见 L. Kenny, C. Hattersley, B. Molins, et al., "Which terms should be used to describe autism? Perspectives from the UK autism community," *Autism*, *20*, 2016, 442–462。有趣的是，自闭症成年人对"患有自闭症的人"此一用法的偏好程度，并不如心理健康方面的专业人士。也见 J. Dinishak, "The deficit view and its critics," *Disability Studies Quarterly*, *36*, 2016。

37. 本书的重点在于患有精神分裂症的人们最具独特的精神分裂面向。有鉴于此一强调，总是会忽视精神病学家沙利文（Harry Stack Sullivan）这句话所隐含的危险警告："比其他人更简单的人"（*Conceptions of Modern Psychiatry* [New York, Norton, 1966], p. 7）。然而，这种危险必须与一种互补的危险相平衡：将不寻常的事物过快（而且过于自满）同化为熟悉的事物。

前言：理性的沉睡

1. John Haslam, *Observations on Madness and Melancholy,* 1810; excerpt in V. Skultans, *Madness and Morals: Ideas on Insanity in the Nineteenth Century* (London and Boston: Routledge and Kegan Paul, 1975), p. 31.

本书一开始引用尼采的引文来自：F. Nietzsche, *Joyful Wisdom (The Gay Science)*, transl. T. Common (New York: MacMillan, 1910), #354: "The 'genius of the species'"。考夫曼（Walter Kaufman）的翻译则略有不同："最终，意识的成长变成了危险；任何人生活在最具意识的欧洲人中间，甚至都知道这是一种疾病"：*The Gay Science* (New York: Random House, 1974)。

2. 哲学家班奈特（J. Bennett）在他的著作《理性》（London: Routledge and

Kegan Paul, 1964, p. 5）中，将理性定义为"一种人类所拥有的智识能力，使其与所有其他已知物种截然不同的东西"。

3. 源自孟罗（John Monro）医师在 1758 年的说法。引自 A. Scull, "Moral treatment reconsidered," in A. Scull, ed., *Madhouses, Mad-Doctors, and Mad-men: The Social History of Psychiatry in the Victorian Era* (Philadelphia: University of Pennsylvania Press, 1981), p. 109。

4. 见 C. H. Kahn, *The Art and Thought of Heraclitus* (Cambridge: Cambridge University Press, 1979), p. 77；以 及 P. Edwards, ed., *Encyclopedia of Philosophy*, Vol. 7 (New York: Macmillan, 1967), p. 479。

5. 拜纳姆（W. F. Bynum）将 19 世纪之前的医学文献描述为"几乎完全强调理性的扰乱，或是强调人类最高的智力。精神错乱被认为是那些被广泛认为是人类独有的能力的扰乱"（"Rationales for therapy in British psychiatry, 1780–1835," in Scull, *Madhouses, Mad-Doctors, and Madmen*, p. 39）。正如精神病学家考克斯（Joseph Cox）于 1813 年写道："如果拥有理性是人性的骄傲属性，那么它的疾病必须被列为我们最大的痛苦之一，因为它们使我们从我们的优越地位下降至与动物生物的水平"（引自 A. Scull, *Museums of Madness* [London: Allen Lane, 1979], p. 64）。不合理与非理性的关联在慢性精神分裂症中是明确的，对此，精神分析作者将"破坏现实"等同于"痴呆"："……当然，痴呆或破坏现实的程度与目前二级过程思想的程度之间存在反比关系"（T. Freeman, J. L. Cameron, A. McGhie, *Chronic Schizophrenia* [New York: International Universities Press, 1958], p. 91）。

在定义"怪异妄想"时，DSM III-R 从非理性概念转为单纯的不合理概念（3rd ed. and 3rd ed., rev. of American Psychiatric Association's *Diagnostic and Statistical Manual of Mental Disorders* (Washington, DC: American Psychiatric Press, 1980, 1987), 而 DSM III 谈到"明显荒谬且没有可能的事实基础的内容"（第 356 页），DSM III-R 指的是"一个人的文化认为完全不可信的现象"（第 395 页）。相似地，DSM-5（Washington DC: American Psychiatric Association, 2013, 在线版本）提及被认为"在现实上不可能"或"对于同一文化的相同年龄的人来说，显然难以置信和无法理解并且并非源自普通的生活经历"(section on Schizophrenia Spectrum and other Psychotic Disorders, Glossary)。这种变

化主要来自于早期概念的操作困难；见 K. S. Kendler, R. L. Spitzer, and J. B. W. Williams, "Psychotic disorders in DSM-III-R," *American Journal of Psychiatry*, *146*, 1989, 953–962。但这并不表示精神分裂症作为非理性的主流概念有任何重大变化。

6. K. Jaspers, *General Psychopathology*, trans. J. Hoenig and M. W. Hamilton (Chicago: University of Chicago Press, 1963), p. 8.

7. L. Wittgenstein, *Philosophical Investigations*, trans. G. E. M. Anscombe 347 (Oxford: Basil Blackwell, 1953), p. 48.

8. M. Foucault, *Madness and Civilization*, trans. R. Howard (New York, Vintage, 1965, orig. 1961), p. 37; *History of Madness*, trans. J. Murphy and J. Khalfa (London, Routledge, 2006), p. 42.

9. 引自 G. Rosen, *Madness in Society* (New York and Evanston: Harper and Row, 1968), pp. 89–90。在古代，疯子被认为是"对'逻各斯'视而不见"，无法"管理自己"；他"是一名不懂的人，一位无知者"（引自 G. Roccatagliata, A *History of Ancient Psychiatry* [New York: Greenwood Press, 1986], pp. 230, 53。

10. T. Hobbes, *Leviathan* (Oxford: Oxford University Press). Boissier de Sauvages quoted in Foucault, *Madness and Civilization,* p. 85、*History of Madness,* p. 225.

11. 柏拉图想象在"香味、香气、花香、酒味中的贪欲，以及所有放荡生活的欢愉，如今是如何都获得解放，吱吱作响"。它消解了任何羞耻感，并且"滋养着欲望的最大刺痛"（*The Republic,* Book 9, in *The Dialogues of Plato*, Vol. 1, trans. B. Jowett [New York: Random House, 1937], pp. 830–831）。有关古代的精神病学，见 Roccatagliata, *A History of Ancient Psychiatry*。

12. 有关 19 世纪的观点，见 M. J. Clark, "The rejection of psychological approaches to mental disorder in late nineteenth-century British psychiatry," in Scull, *Madhouses, Mad-Doctors, and Madmen*, pp. 271–312。同时见本书附录的后续讨论。

13. H. Deutsch," Some forms of emotional disturbance and their relationship to schizophrenia," *Psychoanalytic Quarterly*, *11*, 1942, 321.

14. 杰克逊（Hughlings Jackson）写道："找出所有关于梦的东西，你会发现通通都是关于精神错乱的东西。"（引自 S. Freud, *The Interpretation of Dreams*, trans. J. Strachey [New York: Avon Books, 1965; first published in 1900], p. 608n）弗洛伊德称梦为"一种正常的精神病"——具有"精神病所有的荒谬、妄想和幻想"（*An Outline of Psychoanalysis* [New York: Norton, 1949], p. 61。）有关梦、精神病和婴儿精神生活的相似之处，见 *The Interpretation of Dreams*, pp. 606–608；关于"梦与精神疾病之间的关系"的讨论，见 pp. 119–124。

15. 柯勒律治表达了这个想法。他将疯狂描述为"精神在某些清醒的状态下沉睡……低级或兽性状态上升为行动或引人注目的事物"（in Skultans, *Madness and Morals*, p. 17）。最近若干神经生物学研究对前额叶皮质层和边缘系统之间的关系提供了类似的解释。见附录。

16. 尼采哀叹正常人类的状态，那些脱离本能的半动物，并且"不再（能够）依靠他们无意识驱动的引导"，而是被迫"思考、推断、计算、权衡因果——不幸的人，沦为他们最脆弱、最不可靠的器官，他们的意识！"（*The Genealogy of Morals* [and *The Birth of Tragedy*], trans. F. Golffing [Garden City, NY: Doubleday, 1956], p. 217）。

17. 有关"疯狂状态"。见 N. O. Brown, *Love's Body* (New York: Vintage Books, 1966), p. 142。布朗写道："现实原则是基于去性化（desexualization）；在象征意识中，思想和言语被重新性化。正如精神分裂症一般。"(p. 250)

18. 见 K. Stiles and P. Selz, *Contemporary Art: A Sourcebooks of Artists' Writings* (Berkeley, CA: University of California Press, 1996), pp. 192–196。

19. 我引自 1959 年的电影：凯瑟琳·赫本饰演的维纳布尔夫人。

20. Nietzsche, *Birth of Tragedy*, p. 23.

21. F. Dostoevsky, *Notes from Underground* and *The Grand Inquisitor*, trans. R. E. Matlaw (New York: Dutton, 1960), p. 6.

22. 如果疯子被认为是聪明的，那么他的智慧可能会被认为是天真或野蛮的：孩子天真无邪地看事物，或者与自然节奏保持一致的非人类生物的超自然敏锐；见 Foucault, *History of Madness*, pp. 19, 31; *Madness and Civilization*, p. 21。

23. 见 T. Ziolkowski, *German Romanticism and Its Institutions* (Princeton, NJ: Princeton University Press, 1990), pp. 167, 176, 184, 187, 193, 201,

205, 210–212; T. Ziolkowski, *Dimensions of the Modern Novel* (Princeton, NJ: Princeton University Press, 1969), pp. 346–347; D. Gascoyne, *Hölderlin's Madness* (London: Dent, 1938), pp. 8–13; E. Faas, *Retreat into the Mind: Victorian Poetry and the Rise of Psychiatry* (Princeton, NJ: Princeton University Press, 1988), pp. 60–61。有关波德莱尔将神经错乱视为"清醒的疯狂"(*folie lucide*),见 P. de Man, *Blindness and Insight* (Minneapolis: University of Minnesota Press, 1983), p. 216。

虽然过度文明化和过度思考有时被视为导致疯狂,但由此产生的疯狂被认为是精神水平的降低——例如,由于疲劳或认知—智识能力因过度磨损而退化;见 M. Altschule, "The concept of civilization as a social evil in the writings of mid-nineteenth-century psychiatrists," *Roots of Modern Psychiatry*, 2nd ed. (New York and London: Grune and Stratton, 1965), pp. 119–139。同时见 H. Maudsley, "The growth of civilization and insanity," (1879), excerpt in V. Skultans, *Madness and Morals,* pp. 64–70; and Rosen, *Madness in Society,* pp. 182–194。

也见 M. J. Clark, "'Morbid introspection,' unsoundness of mind, and British psychological medicine, c. 1830–c. 1900," in W. F. Bynum, R. Porter, and M. Shepherd, eds., *The Anatomy of Madness: Essays in the History of Psychiatry,* Vol. 3, *The Asylum and Its Psychiatry* (London and New York: Routledge, 1988), pp. 71–10。作者讨论了 19 世纪中后期的疯狂观点,这些观点与"病态的内省"有关(正如霍兰德爵士 [Sir Henry Holland] 在 1839 年所说的,"思想过于频繁和认真地向内转向" [p. 71])以及"专注于纯粹的'主体'意识状态" [p. 72])。这些观点与传统将疯狂与失去理性和自我控制以及由情欲支配的联系并不矛盾(见 pp.72, 74–75):自我专注通常被认为是对想象力的过度放纵(与理性相反),是让自己屈服于主导和自动化的思路(pp.76–77),并且与"不受理智控制的显著感觉"(p. 82,有关歇斯底里)或沉迷于"饮酒、性和毒品"或手淫的"孤独"和"有害的恶习"有关(pp.84, 87)。自社会和客观世界远离的向内运动,被认为是"进化上的倒退"——一种倒退到非社会化状态并向下朝本能和身体的运动(pp.90, 84, 74–75)。然而,同样令人感兴趣的是莫兹利(Henry Maudsley)的观点,他(与当时其他作家一起)开始将健康的心理功能视为"出于本能而无需理性"的行为,以及回归"意识的禁果"(pp. 91–99)。(这一观点让人想起本书第十一章引用克莱斯特 [Heinrich von Kleist] 的文章《论木偶戏》。)

　　古希腊人认为，将酒神排除在外有时会导致疯狂。然而，这种排斥所导致的疯狂以狄奥尼索斯的占有形式出现；见 B. Simon, *Mind and Madness in Ancient Greece* (Ithaca and London: Cornell University Press, 1978), p. 149。

349　　24. 见 E. Minkowski, *La Schizophrénie* (Parίs: Payot, 1927) and R. D. Laing, *The Divided Self* (Harmondsworth, UK: Penguin Books, 1965)。

　　25. 莱恩在《分裂的自我》（在闵可夫斯基和萨特的影响下）中提出这篇论文，但很快又在《经验的政治》(New York: Ballantine Books, 1967, pp. 126, 167)中，变成了更流行的浪漫主义变体。

　　26. 在此我谈论的是扩散式大脑症候群和主要影响左脑的那些。有关这些情况的过去趋势，以及损伤或疾病的替代形式，见 J. Cutting, *The Right Cerebral Hemisphere and Psychiatric Disorders* (Oxford: Oxford University Press, 1990) 以及 O. Sacks, *The Man Who Mistook His Wife for a Hat* (New York: Summit Books, 1985), pp. 1–5。

　　27. D. P. Schreber, *Memoirs of My Nervous Illness*, trans. I. Macalpine and R. A. Hunter (Cambridge, MA: Harvard University Press, 1988; originally published in German in 1903), p. 117n。内瓦尔部分引自 Jaspers, *General Psychopathology*, p. 115。雅斯贝尔斯认为内瓦尔患有精神分裂症，尽管人们可能较倾向 "情感性精神分裂"。

　　28. Foucault, *Madness and Civilization*, pp. 107–115; *History of Madness*, pp. 243–249.

　　29. 有关精神分裂症的创作样态，见 L. Sass, "Schizophrenia, modernism, and 'creative imagination': On creativity and psychosis," *Creativity Research Journal*, 13, 2000/2001, 55–74。对智力水平显著提高的精神分裂症患者的一项研究（表明认知缺陷可能不是精神分裂症的核心特征），见 J. H. MacCabe, G. Brebion, A. Reichenberg, et al., "Superior intellectual ability in schizophrenia: neuropsychological characteristics," *Neuropsychology*, 26, 2012, 181–190。

　　30. 有关 "青春型痴呆（hebephrenics）[为精神分裂症的一种亚型] 普遍关注于 '最深刻问题'"，见 Jaspers, *General Psychopathology*, pp. 284, 115。也见 E. Bleuler (*Dementia Praecox, or the Group of Schizophrenias*, trans. J.

Zinkin [New York: International Universities Press, 1950], p. 67)。布鲁勒带着轻蔑态度将其描述为"只不过是一种自闭症表现"。一位生物精神病学家表示，由于其存在感受到严重威胁，因此精神分裂症患者是"世界上有关人类生存危机的专家"，他们的话语"充满了深刻的哲学疑问"(S. Snyder, *Madness and the Brain* [New York: McGraw-Hill, 1974], p. 5)。

31. Jaspers, *General Psychopathology,* p. 116. 关于"混乱的解释"，来自一位患者亨利之语。

32. 列维–斯特劳斯 (Claude Lévi-Strauss) 曾描述过一位学者，这位学者试图使他所研究的族群尽可能地与众不同，"好像他有意无意地在科学客观的伪装下寻求使后者——无论是精神病患者还是所谓的'原始人'——比他们真正是什么还要不同"(*Totemism*, trans. R. Needham [Boston: Beacon Press, 1963], p. 1)。当然，反向的危险性也是存在的。

33. 患者的说法引自 Jaspers, *General Psychopathology*, p. 81。海德格尔使用"距离"来捕捉这种疏离感。见"修订版序"，注释 8。

34. 患者的说法引自 Jaspers, *General Psychopathology,* pp. 579–580。

35. Freud, *Interpretation of Dreams,* pp. 87–89, 607.

36. Hans Sedlmayr, *Art in Crisis: The Lost Center* (Chicago: Henry Regnery, 1958), p. 180。根据作者，早期并没有发现这种"不可契入性"。

37. 我发现这种被称为"现代主义"的艺术类型的多样性。我所提及的主题和作品确实体现了主要的现代主义趋势，但对于我对精神分裂症的诠释来说，这并非至关重要。重要的是，这些选择的例子与我所声称的这些精神分裂和类分裂人格现象是类似的。

38. H. Rosenberg, *Act and the Actor: Making the Self* (Chicago: University of Chicago Press, 1970/1983), p. 9.

39. 这段话来自 Kafka's diary, January 16, 1922, 引自 A. Heidsieck, "Kafka's narrative ontology," *Philosophy and Literature*, 11, 1987, 250。

40. 引自 R. Monk, *Ludwig Wittgenstein: The Duty of Genius* (New York: Free Press, 1990), p. 451。

41. 我使用欧陆意义上的现象学一词来指称对经验或生活世界的研究，而不是在英美精神病学的意义上，后者指的是可观察或容易识别的精神疾患的征兆和症候。我在本书中的重点是描述性和诠释性的。然而，现象学也可以在解释活动中发挥重要作用，正如我在其他地方所论证的那样："Explanation and description in phenomenological psychopathology," *Journal of Psychopathology*, *20*, 2014, 366–376。

42. 精神分裂症是一种相当常见的精神病形式，已经被认为是精神错乱的典型表现——我们这个时代的"显著的疯狂"或是"一般的疯狂"。自进入 20 世纪以来，它一直是精神病学的主要关注点。但如果我在本书中的描绘是正确的，那么为什么心理学家和精神病学家很少对传统模型感到不满，或者试图提供完全不同的图像？

这里必须考虑两个重要的影响因素：首先是人类习惯性地从本质和对立面角度来思考的倾向，其次是，在西方传统下对于理性观点的主导力量。精神错乱的人的所作所为有很多事情都让我们无法理解、同情或感受我们拥有共同的人性。因此，很容易假设这样的人缺乏我们认为最能确定人的本质：理性。当我们发现一些不合理的东西时，我们假设它肯定是基于理性以外的东西——因此我们的理论假定了意志、逻辑和自我意识的下降或强烈，而这些特质被认为是构成人类本质的东西。

我尝试提供第二种回答，这是因为它依赖于一个未经证实且可能无法证实的假设：即精神分裂症实际上可能是某种实际历史意义上的现代疾病——这在公元 1800 年前是相当罕见的（见"后记"）。或许这些模型已经深深地沉浸于我们集体的理解模式；智力的惯性可能有助于解释，为什么一种新形式的疾病，两个半世纪以来，应该继续根据过去算是充分和准确的模型来理解这种疾病。

而现象学取向确实提供了替代方法（例如闵可夫斯基和布兰肯堡的方法），但直到最近才对英语世界产生了影响。见 L. Sass, "Self and world in schizophrenia: Three classic approaches." *Philosophy, Psychiatry, and Psychology, 8*, 2001, 251–270。

43. Dr. Basil Reeve, 改写自 Monk, *Ludwig Wittgenstein,* p. 451。

44. 引自 C. Geertz, *Local Knowledge* (New York: Basic Books, 1983), p. 24。

45. 尼采提及酒神式的"贪欲和残忍的发作"，其中"所有在……人类之间的墙……都被打破了"，并且"与大自然一同沉浸为原初一体"。在古希腊的酒神节中，"仿佛大自然在哀叹她的破碎，分解成独立的个体"(*The Birth of Trag-*

edy, pp. 23–27)。相对之下，日神阿波罗——高等文明之神，亦是光明、形式、351
清晰、沉思与克制之神——是"个体原则的神化"，作为"道德之神……要求祂
的人民自我控制，以便于观察这种自我控制，一种自我的知识"(pp. 33–34)。
"名为苏格拉底的全新恶魔"(p. 77)展现了尼采对日神阿波罗趋势的夸大和
歪曲，"如今伪装成逻辑组合"(p. 88)。苏格拉底被描绘成"可疑的启蒙"(p.
82)带来了更健康、更自发的希腊文明。苏格拉底是"……理论者的伟大典范"
(p. 92)，他承受了"根深蒂固的幻想……其中那种思想……可能探查存在的最
深渊，甚至去纠正它"(p. 93)；他是"非神秘主义者的完美模式"(p. 85)，他
的"伟大的独眼巨人之眼……从不因艺术家的神圣狂热而发光"(p. 86)，因为
他总是喜欢"逻辑组合"，无论是美丽还是激情。见 M. S. Silk and J. P. Stern,
Nietzsche on Tragedy (Cambridge: Cambridge University Press, 1981) and A.
Megill, *Prophets of Extremity: Nietzsche, Heidegger, Foucault, Derrida* (Berke-
ley: University of California Press, 1985), pp. 38–42, 54–58, 213–219, and *pas-
sim*。

46. C. Geertz, *The Interpretation of Cultures* (New York: Basic Books,
1973), p. 145.

47. 雅斯贝尔斯写道："现象学与心理现象的起源无关。尽管它的实践是
任何因果调查的先决条件 [人们必须知道他们在寻找什么原因]，但需要把遗
传问题先放一旁，他们既不能反驳也不能进一步研究它的发现"("The phenom-
enological approach in psychopathology," *British Journal of Psychiatry*, 114,
1968, 1322)。我对于某些生物因素的还原论诠释表示质疑，即那些低估或否认
意向因素的作用或是现象学研究的价值；见"附录"相关议题。对于现象学与
某些解释形式的可能相关性，见 Sass, "Explanation and description"。

48. E. Heller, *The Disinherited Mind* (New York and London: Harcourt
Brace Jovanovich, 1975), p. 188.

49. 否认精神分裂症的意识是幼稚的，并非去否认早期经验或事件，可能
在这种情况的病因中发挥重要的因果作用。童年创伤可能引发心理结构或方向
的异常，或引发心理防卫模式（如退缩），这些模式在随后的发展过程中转变和
复合（见"后记"）；婴儿期遭受的神经损伤或荷尔蒙失调，则可能会导致神经
心理异常，这种异常将会在往后的生活中变得明显。

50. 在这本书中，我没有讨论拉康的精神病理论。在某些方面，这些理论可能更符合本书所提供的现象学观点：比方说，拉康的隽语"没受骗的人犯错最糟"（*Les non-dupes errent*）。见 L. Sass, "Madness and the ineffable: Hegel, Kierkegaard, Lacan," *Philosophy, Psychiatry, and Psychology, 16*, 2009, 319–324。有关拉康与现象学的密切关系，见 L. Sass, "Lacan: The mind of the modernist," *Continental Philosophy Review, 48*, 2015, 409–443。

51. 精神分裂症是一种异质性疾病，同时是一种广泛但并非普遍接受的观点，尽管在如何将其划分为亚型方面没有共识。戈特斯曼（Irving Gottesman）这位专家则是将精神分裂症视为"其核心，本质上是一个实体，一种明确定义的精神疾患，必须就表现出的全部连续统一体进行研究"（*Schizophrenia Genesis: The Origins of Madness* [New York: Freeman, 1991], p. 20）。见"序"注释34。

352　　　有关哪些主体异常可能是精神分裂症最独有的特征，以及精神分裂症可能与某些其他条件有什么现象学相似性，见 Sass and Pienkos 将精神分裂症与躁症、忧郁症和人格解体障碍做比较（引自"序"，注释24和32）。有关与内省立场相似的讨论，见 L. Sass, E. Pienkos, and B. Nelson, "Introspection and schizophrenia: A comparative investigation of anomalous self experiences," *Consciousness and Cognition, 22*, 2013, 853–867。

52. 有关主体生活的"运作性"或自动形式，见 Merleau-Ponty, *Phenomenology of Perception*, trans. D. A. Landes (London, Routledge, 2012), p. lxxxii、*Phenomenology of Perception*, trans. C. Smith (London: Routledge and Kegan Paul, p. xviii)。有关这些区别，见 Sass, "Explanation and description"; L. Sass, "Phenomenology as description and as explanation: The case of schizophrenia," in S. Gallagher and D. Schmicking (eds.), *Handbook of Phenomenology and the Cognitive Sciences* (Berlin, Springer Verlag, 2010), pp. 635–654。也见"序"。

53. 有时会有人声称，提及一位精神分裂症患者，甚至是一位患有精神分裂症的人或患者，都会极度地简化和客体化，人们应该只谈论"一位有精神分裂症的人或一名"精神分裂症患者"。就这部分讨论，见"序"；也见 L. Sass, " 'Person with schizophrenia' or 'schizophrenic person': Reflections on illness and the self," *Theory and Psychology, 17*, 2007, 395–420。

54. 韦伯非常清楚理想型的理想化本质——他将其描述为"由一种或多种观点的片面主张以及由大量扩散的、分离的、或多或少存在的，以及偶尔缺少具体的个别现象，根据那些片面强调的观点，整理成一个统一的思想结构"(M. Weber, *The Methodology of the Social Sciences* [New York: Free Press, 1949], p. 90)。见 M. A. Schwartz and O. P. Wiggins, "Diagnosis and ideal types, a contribution to psychiatric classification," *Comprehensive Psychiatry*, *28*, 1987, 277–291。

当然，描述理想型不仅仅是描述特征，而且至少是以隐含的方式来定义所描述的内容。我需要在这儿说明一下，我对精神分裂症的概念是如何与这种疾病的传统定义相对应的。

在我看来，精神分裂症的核心特征的获得，并非交由克雷佩林的概念化，而是交由雅斯贝尔斯、施奈德和布鲁勒的概念化所获得的（以及现象学家闵可夫斯基、康拉德和布兰肯堡）。我的分析适用于表现出第一级症状（狭义）和包括"自闭症"不调和和退缩、情感不协调或平板、矛盾心理、带有"怪异"妄想，和带有类分裂/分裂病性人格疾患等。这些特征见 J. Parnas, "A disappearing heritage: The clinical core of schizophrenia," *Schizophrenia Bulletin*, *37*, 2011, 1121–1130 以及 G. Stanghellini and R. Rossi, "Phenophenotypes: A holistic approach to the psychopathology of schizophrenia," *Current Opinion in Psychiatry*, *27*, 2014, 236–241。其中大部分内容也适用于精神分裂症系谱，包括情感性精神分裂疾患和类精神分裂性精神病，以及类分裂/分裂病性人格疾患。然而，这些特征描述变得不那么适用了，因为通常占主导地位的特征是器质性的、情感性的或纯粹的偏执狂，而不是精神分裂症。

目前并没有一个统一的、普遍接受的精神分裂症定义；或许永远不会有真正的共识。同时，可以使用各种评量标准，包括纵向（结果和病程）和横断面（症状图像）。肯德勒（K. S. Kendler）正确地指出了许多疾病分类学问题中"主要非时政性"性质："Toward a scientific psychiatric nosology: Strengths and limitations," *Archives of General Psychiatry*, *47*, 1990, 969–972。同时见 J. Hoenig, "The concept of schizophrenia: Kraepelin–Bleuler–Schneider," *British Journal of Psychiatry*, *142*, 1983, 555; J. Cutting, "Descriptive psychopathology," In S. R. Hirsch and D. R. Weinberger (eds.), *Schizophrenia* (Oxford: Blackwell Science,

353

1995), pp. 15–27。

对现象的科学研究或医学研究不一定局限于探索先前所划定的领域；某些领域边界的重新定义（例如，"精神分裂症"的重新定义）也可能发生。在这一点，请参阅维特根斯坦就模糊性的评论，即所谓的"标准"与纯粹的"症状"（基本定义特征与单纯相关特征），以及这些特征如何在调查过程中合理地改变位置：*The Blue and Brown Books* (Oxford: Basil Blackwell, 1958), p. 25。

55. 它可以被认为是一种组织原则或"麻烦制造者"；见 E. Minkowski, *La Schizophrénie* (Paris, Payot, 1927/1997)。

第一章　导论

1. 见 I. Macalpine and R. A. Hunter, "Translators' introduction," in D. P. Schreber, *Memoirs of My Nervous Illness*, trans. I. Macalpine and R. A. Hunter (Cambridge and London: Harvard University Press, 1988), p. 14. 在精神分析和精神病学中，有时倾向于将精神分裂症等同于一般的精神病；见 J. Frosch, *The Psychotic Process* (New York: International Universities Press, 1983), p. 13。

2. 见 I. Gottesman, *Schizophrenia Genesis: The Origins of Madness* (New York: W. H. Freeman, 1991), pp. xi, 4, 68–75。

3. E. Kraepelin, *Dementia Praecox and Paraphrenia*, trans. R. M. Barclay (Huntington, NY: Robert E. Krieger, 1971; first English ed. 1919), p. 3；我使用的布鲁勒著作的翻译版本为 *The Schizophrenic Disorders*, trans. S. M. Clemens (New Haven and London: Yale University Press, 1978), p. 491；E. Bleuler, *Dementia Praecox, or the Group of Schizophrenias*, trans. J. Zinkin (New York: International Universities Press, 1950), p. 9。

4. Karl Jaspers, *General Psychopathology*, trans. J. Hoenig and M. W. Hamilton (Chicago: University of Chicago Press, 1963), p. 447.

5. M. Bleuler, *Schizophrenic Disorders,* p. 15.

6. E. Minkowski, *Lived Time*, trans. N. Metzel (Evanston, IL: Northwestern University Press, 1970), pp. 287–288.

7. "Renee," in M. Sechehaye, ed., *Autobiography of a Schizophrenic Girl*,

trans. G. Rubin-Rabson (New York: New American Library, 1970); M. Bleuler, *The Schizophrenic Disorders,* p. 490. 其中案例为我的治疗个案罗伯。

8. 精神分裂症患者引自 P. Schilder, *The Image and Appearance of the Human Body* (London: Kegan Paul, Trench, Trubner, 1935), p. 159。

9. 雅斯贝尔斯的说法引自 M. Sechehaye, *A New Psychotherapy in Schizophrenia*, trans. G. Rubin-Rabson (New York and London: Grune and Stratton, 1956), p. 149。

10. 患者引自 E. Meyer and L. Covi, "The experience of depersonalization: A written report by a patient," *Psychiatry*, *23*, 1960, 215。

11. R. Musil, *The Man Without Qualities*, Vol. 1 (New York: Capricorn Books, 1965), p. 175. 我使用的译本来自 D. Luft, *Robert Musil and the Crisis of European Culture, 1880–1942* (Berkeley: University of California Press, 1980), p. 217。

12. Jaspers, *General Psychopathology*, p. 577; also pp. 447, 578–583. 根据雅斯贝尔斯的说法，患有躁症或抑郁性精神病的患者可以"颇为生动地理解为对已知现象的夸大或缩小，并且认为这种现象的出现，没什么原因或动机。"相对之下，精神分裂症患者"对我们来说完全无法接近"，任何通过同理理解或与正常经验进行比较时，借以桥接这一差距的尝试都是徒劳的（同上，pp. 577, 580）。在雅斯贝尔斯看来，即使是精神分裂症患者也无法相互理解；雅斯贝尔斯认为，没有一个单一的精神分裂症世界，而只有众多独特奇异且相互无法理解的宇宙（同上，pp. 282–283）。 354

13. R. Nijinsky, ed., *The Diary of Vaslav Nijinsky* (Berkeley: University of California Press, 1968), p. 168.

14. 有关雅斯贝尔斯和无法理解性，见 J. Parnas and M. G. Henriksen, "Subjectivity and schizophrenia: another look at incomprehensibility and treatment nonadherence," *Psychopathology*, *46*, 2013, 320–329; L. Sass, "Jaspers, phenomenology, and the 'ontological difference'," in G. Stanghellini and T. Fuchs, eds., One Century of Karl Jaspers' *General Psychopathology* (Oxford: Oxford University Press, 2013), pp. 95–106; L. Sass and G. N. Byrom, "Self-disturbance and the bizarre: On incomprehensibility in schizophrenic de-

lusions," *Psychopathology*, *48*, 2015, 293–300; L. Sass, "Incomprehensibility and understanding: On the interpretation of severe mental illness," *Philosophy, Psychiatry, Psychology*, *10*, 2003, 125–32。

15. 引自 E. Kahn, "Emil Kraepelin: February 15, 1856–October 7, 1926–February 15, 1956," *American Journal of Psychiatry*, *113*, 1956, 290。克雷佩林谈到"一般性观念、高级情感和意志倾向对于思想、感觉和行为的影响减弱或消失",以及"内在统一性的丧失……[简而言之]就像没有指挥的管弦乐团"(引自 J. Cutting, *Psychology of Schizophrenia* [Edinburgh: Churchill Livingstone, 1985], p. 23)。

16. E. Kraepelin, *Dementia Praecox,* pp. 1, 75；也见 p. 3 and *passim*. Kraepelin, "Dementia praecox" (excerpt from *Psychiatrie*, 5th ed. 1896), in J. Cutting and M. Shepherd, eds., *The Clinical Roots of the Schizophrenia Concept* (Cambridge: Cambridge University Press, 1987), p. 14. 克雷佩林曾在一次演讲中表示精神分裂症的人没有自我:"有一个我,只是不在那里了"(*Da ist ein ich einfach nicht mehr da*);见 Kraepelin, *Dementia Praecox*, p. xvi。

17. 这个"心智水平的降低"说法来自雅内(Pierre Janet, *abaissementduniveaumentale*),见 E. Bleuler, *Dementia Praecox,* p. 380。

18. J. Berze, in M. Hamilton, ed., *Fish's Schizophrenia*, 3rd ed. (Bristol: John Wright, 1984), pp. 177–178.

19. J. E. Gedo and A. Goldberg, *Models of the Mind: A Psychoanalytic Theory* (Chicago: University of Chicago Press, 1973), p. 161. "自动化"是雅内所定义;见 P. Nayrac, "Mental automatism," in S. R. Kirsch and M. Shepherd, eds., *Themes and Variations in European Psychiatry* (Bristol: John Wright, 1974), pp. 405–429。布鲁勒描述了一种广为人知的观点,即精神分裂症涉及"一个人最终丧失且无法挽回的精神实存"(*Schizophrenic Disorders*, p. 417；同时见 p. 218)。

20. 正如荣格所说,我们看到的不是"像我们一样的人,被普遍的人类问题所困扰",而是"一台失灵的大脑机器"(引自 A. Harrington, *Medicine, Mind,* 355 *and the Double Brain: A Study in Nineteenth-Century Thought* [Princeton, NJ: Princeton University Press, 1987], p. 254)。

21. 存在的不可理解的本质是雅斯贝尔斯后来发展的存在主义哲学的核心；见 L. Kolakowski, *Metaphysical Horror* (Oxford: Basil Blackwell, 1988), p. 9。或许雅斯贝尔斯的精神分裂症概念正是这种观点的化身，这是他后来关于具条件限制的处境情况，以及人类对于难以形容和无法理解的着迷的初步客观关联。

22. Kraepelin, "Dementia praecox," p. 23.

23. 研究显示，对精神分裂症持有主要的生物遗传学观点，实际上可能会增加患者和其他人对康复的污名和悲观情绪。见 J. Read, N. Haslam, L. Sayce, et al., "Prejudice and schizophrenia: A review of the 'mental illness is an illness like any other' approach," *Acta Psychiatrica Scandinavica, 114*, 2006, 303–318。

24. K. Jaspers, *Strindberg and Van Gogh*, trans. O. Grunow and D. Woloshin (Tucson, AZ: University of Arizona Press, 1977; originally published in 1922), p. 83. 雅斯贝尔斯并不否认精神分裂症经验内容在很大程度上是可以理解的（例如，偏执的幻想可能象征着一种普遍恐惧的方向；特定的偏执主题可能可以从目前或以前的生活环境中得到理解）。精神分裂症经验的形式方面仍然是难以理解的（例如，丧失了意向性或意志感）。

25. R. D. Laing, *The Divided Self* (Harmondsworth, UK: Penguin Books, 1965), p. 28.

26. E. Bleuler, "Autistic thinking" (1913), in D. Rapaport, ed., *Organization and Pathology of Thought: Selected Sources* (New York: Columbia University Press, 1951), pp. 401–402.

27. 对于克雷佩林、布鲁勒、雅斯贝尔斯及其追随者施奈德的总结，见 J. Hoenig, "The concept of schizophrenia: Kraepelin–Bleuler–Schneider," *British Journal of Psychiatry, 142*, 1983, 547–556。有关布鲁勒作为这两种传统之间的中介者，见 H. Stierlin, "Bleuler's concept of schizophrenia: A confusing heritage," *American Journal of Psychiatry, 123*, 1967, 996–1001。

28. S. Freud, "Psychoanalytic notes upon an autobiographical account of a case of paranoia (dementia paranoides)" (1911), in *Three Case Histories* (New York: Collier Books, 1963), p. 180. 在《梦的解析》(trans. J. Strachey [New York: Avon Books, 1965; originally published in 1900]) 中，弗洛伊德已经提出对精神

病的看法："心智仍属年轻无能，过去主导着清醒生活……再次成为精神病中的主流"（p. 606）。后来，弗洛伊德说，"每个人都以某种简略的形式概括了人类的整个发展"。在病人面前，"我们仿佛置身于史前景观——例如仿佛置身侏罗纪时代，大蜥蜴仍在四处奔跑；杉叶藻长得跟棕榈树一般高"（Freud in 1916 and 1938；引自 S. J. Gould, "Freud's phylogenetic fantasy," *Natural History*, *12*, 1987, 10–19）。

29. S. Ferenczi and O. Rank, *The Development of Psychoanalysis* (published with Ferenczi, *Sex in Psychoanalysis*) (New York: Dover Publications, 1956；德文原著 1923，英文版 1925), p. 31。

30. 根据一项精神分析研究，对婴儿意识的了解，"帮助我们试图跨越一条我们与精神分裂症患者之间的鸿沟"（T. Freeman, J. L. Cameron, and A. McGhie, *Chronic Schizophrenia* [New York: International Universities Press, 1958], p. 103）。

356　31. 防卫模式和缺陷模式（也可以称为行为模式和痛苦模式）之间的冲突，一直是关于精神分裂症的核心精神分析争议——至少在英语世界是这样；它跨越了传统的思想学派。古典精神分析学家阿洛和布伦纳（Arlow and Brenner，他们的功能"回归本能化"概念）、自我导向的精神分析学家阿列蒂（S. Arieti，"渐进式目的回归"）和英国客体关系学派，通常将精神分裂症的存在模式视为是一种从无法忍受的焦虑中撤退的方法。温尼科特（D. W. Winnicott）认为我们错误地"认为精神病是一种崩溃，它是一种相对于原始痛苦的防卫组织，并且通常是成功的"（"Fear of breakdown," *International Review of Psychoanalysis*, *1*, 1974, 104）。

其他分析学家——包括自我心理学家费登（Paul Federn）和哈特曼（Heinz Hartmann）、折衷主义理论学家克恩伯格（Otto Kernberg）、自我心理学家科胡特（Heinz Kohut）以及自我心理学 / 客体关系理论家布拉特（Sidney Blatt）和弗里曼（Thomas Freeman）——强调先天或后天的缺陷，包括偏离或未能沿着正常发育途径取得进展。对于费登来说，"精神病本身不是防卫而是缺陷"——"自我的缺陷（无法）保护自己免受本能要求、外部现实要求，以及由此产生的冲突的影响"（*Ego Psychology and the Psychoses* [London: Maresfield Reprints, 1977], pp. 188–189）。

还有其他精神分析学家——包括西尔斯（H. F. Searles）、包秉年（Ping-Nie Pao）和弗罗斯（John Frosch）——整合了缺陷和防卫模式。但是，尽管有不同变项，几乎所有的精神分析理论学家都强调精神分裂症的原始（并且通常是酒神）方面，尤其是未能发展出对成熟意识的本能力量或理性形式的控制。哈特曼讨论到精神分裂症患者无法"中和"本能能量，无法控制并转化激情——尤其是攻击性——以达到认知和适应的目的。其他人强调无法维持记忆痕迹或内化其他人的恒定形象，使用"观察自我"或维持"自我边界"（例如，费德恩、弗里曼和麦吉）。据称，婴幼儿所共有的这些自我或自身的弱点，允许出现对原始或本能所主导的精神内容的察觉意识。然而，一些理论家确实承认，除了退化之外，精神分裂症意识还可能涉及成人心理活动的混乱：例如，T. Freeman, J. L. Cameron, and A. McGhie, *Studies on Psychosis* (New York: International Universities Press, 1966), p. 15.（译者注：在此感谢美国国家心理健康研究院 [National Institute of Mental Health，NIMH]，Maryland Pao 博士提供她父亲包秉年博士 [Ping-Nie Pao] 的中文名字。）

克莱恩（Melanie Klein）强调"只要精神病退回到婴儿期的最初几个月，他便会退回到在婴儿期就已经具有病理特征的发展阶段" (H. Segal, *Introduction to the Work of Melanie Klein*, 2nd ed. [London: Hogarth Press and the Institute of Psychoanalysis, 1973], p. 54)。然而，一个异常的婴儿仍然是个婴儿，而且具有婴儿的认知能力。用克莱恩学派分析师奥格登（T. H. Ogden）的话来说，这些包括缺乏"自己的反思距离"，也缺乏一种把自己经验为"自身思想、感受和感知的观察者和创造者"的能力 (*The Matrix of the Mind* [Northvale, NJ: Aronson, 1986], p. 128；有关"婴儿的心智能力"、"急性退化至偏执—类分裂位置"，同时见 pp. 25–31, 104–112, 128)。有关英国客体关系学派的进一步评论，见第三章注释 19。

32. T. Freeman, *Psychopathology of the Psychoses* (New York: International Universities Press, 1969), pp. 137, 163；Anna Freud, "Introduction" to Freeman, Cameron, and McGhie, *Chronic Schizophrenia,* p. viii. 也见 Freeman, Cameron, and McGhie, *Studies on Psychosis,* pp. 84, 86, 其中精神分裂症与皮亚杰（Piaget）对于婴儿意识的描述明确相关："我们假设一种自我中心主义，其中自我与外部世界之间没有区别，因此主体无法通过反思性思维来理解他自身 357

的象征意义"（p . 84）。

不会有任何书写者会认为是字面上的退化或完全的固着。字面意义上的退回到童年显然是不可能的；从某种意义上说，精神分裂症涉及对世界的新适应：在这个意义上，原始性的概念"解放了对时间的束缚"（B. Kaplan, "The study of language in psychiatry," in S. Arieti, ed., *American Handbook of Psychiatry*, 2nd ed., Vol. I [New York: Basic Books, 1974], p. 663）。但人们普遍认为，在形式或结构意义上，精神分裂症的经验与曾经盛行的说法非常相似。在《梦的解析》第587页，弗洛伊德谈到"时间"和"形式"的退化，认为它们确实是"一个在底层，并且一起发生；因为年代久远之故在形式上更加原始。"

精神分析学家并不否认精神分裂症患者有时会进行更高层次的思考，但这些实例被视为相对正常的孤岛，患者的精神分裂特征被视为退化的。弗罗斯谈到"不规则的发展运动，自我功能（和原欲依附）向前发展，而其他方面则显得滞缓落后"（*Psychotic Process* [New York: International Universities Press, 1983], p. 344）。格多和戈德堡（Gedo and Goldberg）批评固着／退化假说的庞大版本，同时持续把精神分裂症病理学看作是自然界中最高级的原始性（*Models of the Mind,* pp. 153–159）。

33. 见 Freud, *The Interpretation of Dreams*, p. 607，其中精神病的讨论非常呼应柏拉图的观点。

34. 麦格拉珊（T. McGlashan）在一篇评论文章中总结了这种情况：

　　任何书写者（关于精神分裂症的心理治疗）都不会认为精神分裂症患者的心理结构和功能与婴儿相同。患者与婴儿不同，他经历了随后的成长和发育阶段，这使得他的思想更加复杂。然而，大多数书写者认为，在退化过程中，更原始的心理状态在时间顺序和发展上是占优势的，并且这些状态在结构和功能上，被假定可以在婴幼儿时期运作。[McGlashan, "Intensive individual psychotherapy of schizophrenia," *Archives of General Psychiatry*, *40*, 1983, 911]

当代看法与这个论点是一致的，见 M. Garrett, "Individual psychodynamic psychotherapy and cognitive behavioral therapy for psychosis," in *Kaplan & Sadock's Comprehensive Textbook of Psychiatry*, 10th ed. (Philadelphia: Lippincott Williams and Wilkins, 2017), pp. 2866–2886。

35. A. Koyré, *From the Closed World to the Infinite Universe* (Baltimore and London: Johns Hopkins University Press, 1957), p. 2. 根据自我心理学家霍尔特(Robert Holt)的说法，"随着我们走得更高……最初原始的、盲目的冲动会愈被控制结构所驯服"("Gauging primary and secondary processes in Rorschach responses," in his *Methods in Clinical Psychology,* Vol. 2: *Projective Assessment* [New York and London: Plenum, 1978], p. 213)。布兰克夫妇(G. Blanck and R. Blanck)描述了从"生活在身体中"、"未分化的自我客体"和"直接冲动充电"到"活在脑子(结构)里"和"作为中介的自我"的转变 (*Ego Psychology Two: Developmental Psychology* [New York: Columbia University Press, 1979], p. 72)。

有关原始或退化观点的其他精神分析主张，见 O. Fenichel, *The Psychoanalytic Theory of Neurosis* (New York: Norton, 1945), pp. 421–423 (有关"婴儿期"，甚至"子宫内"适应类型)、C. G. Jung, "On the psychogenesis of schizophrenia," *The Psychogenesis of Mental Disease*, trans. R. F. C. Hull (*The Collected Works of C. G. Jung,* Vol. 3) (New York: Pantheon Books, 1960), pp. 233–249; H. S. Sullivan, *The Psychiatric Interview* (New York: Norton, 1954), p. 206、W. S. Pollack, "Schizophrenia and the self: Contributions of psychoanalytic self-psychology," *Schizophrenia Bulletin, 15,* 1989, 311–321。

36. L. Wittgenstein, *Lectures and Conversations* (Berkeley: University of California Press, 1967), p. 43.

37. A. Freud, "Preface" to Freeman, Cameron, and McGhie, *Chronic Schizophrenia,* p. viii.

38. R. D. Laing, *The Politics of Experience* (New York: Ballantine Books, 1967), pp. 126, 167.

39. G. Deleuze and F. Guattari, *Anti-Oedipus: Capitalism and Schizophrenia*, trans. R. Hurley, M. Seem, and H. Lane (New York: Viking, 1977), pp. 87–88. 也见 F. Jameson, "Imaginary and symbolic in Lacan," *Yale French Studies, 55/56,* 1977, 338–395。"创造性暴动的象征"：引自 J. H. Matthews, *Surrealism, Insanity, and Poetry* (Syracuse, NY: Syracuse University Press, 1982), pp. 4–5。马修斯写道，"超现实主义者将精神疾患视为使心灵恢复生产活动……所有形

式的审查制度都被取消……文字图片被涂抹成令人钦佩的不受理性束缚的自由"（第88页）。考虑布勒东的评论："我可以用我的一生来挑起疯子的信任：他们是谨慎诚实之人，只有我自己的纯真方能与他们相提并论"（引自 M. Nadeau, *The History of Surrealism* [Harmondsworth, UK: Penguin Books, 1978], p. 96）。

40. 这个酒神／原始连结显然是由艺术家杜布菲（Jean Dubuffet）制作的，他是非主流艺术的佼佼者；见"序"。同样，福柯将疯狂称为"非理性的主权事业"，一种"无法接近的原始纯洁"的"狂野状态"：*ness and Civilization*, trans. R. Howard (New York, Vintage, 1965, orig. 1961), p. 278; *History of Madness*, trans. J. Murphy and J. Khalfa (London, Routledge, 2006), pp. xxxiii, 511。

41. E. Cassirer, *Mythical Thought,* Vol.2 of *The Philosophy of Symbolic Forms,* trans. R. Manheim (New Haven, CT: Yale University Press, 1955), p. 13.

42. C. Lévi-Strauss, *The Savage Mind* (Chicago: University of Chicago Press, 1966), p. 42。根据莱维-布留尔（Lucien Lévy-Bruhl）的说法，部落的族人不会将自己理解为主体，也不会将自己与客体区分开来："在部落族人对自己的模糊概念里，由个人自我反思所产生的元素，正如我们所知道的，是很少的"（*The "Soul" of the Primitive* [London: George Alien and Unwin, 1928], p. 15）。也见 G. Stocking, "The dark-skinned savage: The image of primitive man in evolutionary anthropology," *Race, Culture, and Evolution: Essays in the History of Anthropology* (Chicago: University of Chicago Press, 1982), pp. 110–132。

43. M. Sechehaye, *A New Psychotherapy in Schizophrenia*, trans. G. Rubin-Rabson (New York and London: Grune and Stratton, 1956), p. 155.

精神分裂症病理学的缺陷、原始性和酒神模型，尽管都可以独立出现，但并不相互排斥。有关进化论的广泛影响和精神分裂症的隔代遗传诠释，包括克雷佩林和布鲁勒的相关讨论，见 E. Berrios, R. Luque, J.M. Villagrán, "Schizophrenia: A conceptual history," *International Journal of Psychology and Psychological Therapy*, 3, 2003, 111–140。

44. 福柯非常简洁地陈述了这一系列假设的结果："虽然人都会发疯，但思想（作为寻求真理的主体所进行的主权运动）不会发疯"；"疯狂正是一个无法进行思考的状态"（引自 A. Glucksmann, *The Master Thinkers*, trans. B. Pearce [New York: Harper and Row, 1980], p. 96; Foucault, *History of Madness*, p. 47, 综合翻译）。

45. 例如, 黑格尔将主体性定义为反思和自由的存在；见 J. Habermas, *The Philosophical Discourse of Modernity*, trans. F. Lawrence (Cambridge: MIT Press, 1990), p. 16。 359

46. 与边缘型人格疾患相比, 精神分裂症和分裂病性人格疾患个体在罗夏克墨迹测验中并没有表现出"受到情感影响的直觉取向", 而是"内向的处理风格", 包括在制定决策和行为时, 对延迟和想法的强烈承诺" (J. Exner, "Some Rorschach data comparing schizophrenics with borderline and schizotypal personality disorders," *Journal of Personality Assessment, 50*, 1986, 465)。也见 J. Cutting, *Psychology of Schizophrenia*, pp. 305–308, 345–348, and *passim*。有关精神分裂症的情感 / 情绪异常, 见 L. Sass, "Affectivity in schizophrenia: A phenomenological perspective," *Journal of Consciousness Studies, 11*, 2004, 127–147; L. Sass, "Contradictions of emotion in schizophrenia," *Cognition and Emotion, 21*, 2007, 351–390。

47. 引自 P. Koestenbaum, *The New Image of the Person* (Westport, CT: Greenwood Press, 1978), p. 448。

48. E. Kraepelin, *Lectures on Clinical Psychiatry*, 2nd ed., rev. and ed. T. Johnstone (New York: William Wood, 1906), p. 22。

49. 见 Kraepelin, *Dementia Praecox*, p. 33、E. Bleuler, *Textbook of Psychiatry*, trans. A. A. Brill (New York: Macmillan, 1929), p. 410; D. E. Raskin, "Bleuler and schizophrenia," *British Journal of Psychiatry, 127*, 1975, 232。正如原始模型所预测的那样, 即使是精神分裂症患者的梦也不太可能涉及原始的性或攻击性主题；发现的唯一区别特征是难以定义的不可思议或怪异的特质；见 Arieti, *Interpretation of Schizophrenia*, 2nd ed. (New York: Basic Books, 1974), p. 594。

50. P. Holzman, "Cognitive impairment and cognitive stability," in G. Serban, ed., *Cognitive Defects in the Development of Mental Illness* (New York: Brunner/ Mazel, 1978), p. 364 ; 另, 私人的交谈：Dr. P. Holzman, February

10, 1992。相似报告见 J. Cutting, *Psychology of Schizophrenia* (Edinburgh: Churchill Livingstone, 1985), p. 39 (reobservations by Kraepelin and Pavlov); M. Bleuler, *Schizophrenic Disorders,* p. 480; E. Minkowski, *La Schizophrénie* (París: Payot, 1927), p. 259。

    51. E. Bleuler, *Dementia Praecox,* p. 72。实验证据显示，精神分裂症患者在某些类型的认知作业上可以更有效率、更准确。见 J. Cutting, *The Right Cerebral Hemisphere and Psychiatric Disorders* (Oxford: Oxford University Press, 1990), pp. 285–286; G. Owen, J. Cutting, and A.S. David, "Are people with schizophrenia more logical than healthy volunteers? *British Journal of Psychiatry*, *101*, 2007, 453–454。相关知觉研究的回顾，见 P. J. Uhlhaas and S. M. Silverstein, "Perceptual organization in schizophrenia spectrum disorders," *Psychological Bulletin*, *131*, 2005, 618–632。也见本书第二章、第四章，以及附录的讨论。例如，精神分裂症患者可能特别能区分他人真实和虚假的情感表达；克拉里奇（G. Claridge）认为"精神分裂症的潜在特质根本不是缺陷，而是神经系统的一种微妙的敏感性，当个体发展到一种我们完全正确地认为是疾病的状态时，这种敏感性会转化为一种缺陷的表现"("Schizophrenia and human individuality," in C. Blakemore and S. Greenfield, eds., *Mindwaves: Thoughts on Intelligence, Identity, and Consciousness* [Oxford and New York: Blackwell, 1987], p. 40)。

360   52. E.Bleuler, *Dementia Praecox,* p. 77. 布鲁勒写道，"在其他疾病中，与精神分裂症相比，'痴呆'和'愚笨'这两个词汇更不恰当地定义了智能的干扰"（p. 71）。功能的变异性并不排除存在一些认知缺陷或潜在的器质性异常。变动也发生在公认的器质性脑综合症患者身上，有时作为动机的功能（尽管这些变动很少像精神分裂症那样剧烈，或者明显是故意和直接的）。我的观点是，精神分裂症功能的意向性尤为重要，不应忽视或淡化。布鲁勒描述了一名患者，他似乎无法理解反社会行为会使他无法出院，但他却有能力——

        进行一场长达一小时有理有据的演说，在演讲中他让大多数听众相信他的头脑是健全的，并且在演讲中刻意地忽略了所有与他的论点相反的内容，渲染甚至改变了任何有利于他的主题的内容。他可以执行复杂的作业，展示他的医生可能会羡慕的学术知识，可以理解并正确使用这些知识。

他可以制订精巧的逃跑计划，或者哄骗聪明的人……[但是]在某些时候，他可能会变得受阻，看起来变得疯狂。精神分裂症并不是简单的痴呆症。他只是在某些问题、某些时段或某些情结方面发疯。[E. Bleuler, "The prognosis of dementia praecox," in Cutting and Shepherd, *Clinical Roots*, pp. 63–64]

也见 M. Bleuler, *Schizophrenic Disorders,* pp. 481–482，关于精神分裂症患者可能看起来孤僻，对环境毫无兴趣，但"从他们医生和护理人员照顾生活，以及他们之间的紧张关系的谈话中获得惊人的信息量"。

53. 引自 D. Gascoyne, *Hölderlin's Madness* (London: Dent, 1938), p. 6 (我的强调)。

54. R. Rosser, "The psychopathology of feeling and thinking in a schizophrenic," *International Journal of Psychoanalysis*, 60, 1979, 184.

55. Cutting, *Psychology of Schizophrenia*, p. 239.

56. P. Barham, *Schizophrenia and Human Value* (Oxford: Blackwell, 1984), pp. 4–5.

57. E. Bleuler, *Dementia Praecox,* p. 14.

58. 这个说法来自 E. Minkowski, *Lived Time*, trans. N. Metzel (Evanston, IL: Northwestern University Press, 1970), p. 277。

59. 布鲁勒提到"狂妄自大与迫害和自卑的妄想的混合……患者特别强大，同时又无能为力"(*Dementia Praecox*, p. 54)。也见雅斯贝尔斯：妄想总是兼具两个极端，自我的尊荣与羞辱，以及高贵与迫害的妄想合而为一"(*General Psychopathology,* p. 413)。

60. 引自 E. Canetti, *Crowds and Power* (New York: Continuum, 1962/1973), p. 322。同时见 L. Binswanger, "Extravagance, perverseness, manneristic behavior and schizophrenia," in Cutting and Shepherd, eds., *Clinical Roots*, pp. 83–88。

61. Jaspers, *General Psychopathology*, p. 563.

62. *Ibid.,* pp. 581–582. 这些理论包括雅内、斯兰斯基、伯兹(Berze)和布鲁勒的理论。"心灵内部的共济失调"是斯兰斯基认为精神分裂症的核心特征的说法：大脑的智力和情感功能之间的分离 ("Toward an understanding of certain symptoms of dementia praecox" [1904], in Cutting and Shepherd, *Clinical* 361

Roots, pp. 37–41)。

63. 莱恩曾经承认，精神分裂症患者对他来说似乎并不陌生，以至于他很难在他访谈的患者身上，发现这种精神病的征兆和症状 (*Divided Self,* p. 28)。对照来看，弗洛伊德甚至对此类患者的描述感到反感，他在写给同事的信中提到："最终我不得不向自己承认，我不关心这些患者〔精神病患者〕，他们惹恼了我，并且我发现他们对我和人类的一切都是疏离的。这种不够宽容的特有样子，无疑使我失去了精神科医师的资格"（引自 T. McGlashan, "Intensive individual psychotherapy of schizophrenia," *Archives of General Psychiatry*, *40*, 1983, 911)。弗洛伊德本人推测他的厌恶可能是由于"偏爱智力至上，表达对本我的敌意"（引自 J. Frosch, *The Psychotic Process* [New York: International Universities Press, 1983], p. 3)。

64. 举例见 H. M. van Praag, "About the impossible concept of schizophrenia," *Comprehensive Psychiatry*, *17*, 1976, 481–497。

65. Jaspers, *General Psychopathology,* pp. 567–568. "在这两个群体的形成过程中，"雅斯贝尔斯提及克雷佩林对早发性痴呆和躁郁性精神错乱之间的区别时写道，"一定有在之前这些群体里没有看见的真理核心" (p. 568)。因此，他认为，为了在精神病理学方面取得进展，接受这些疾病的某些概念（尽管可能定义不明确）是合理且必要的。见"序"内文的讨论。

66. 这个引用来自 Harold Rosenberg's: *The Tradition of the New*, 2nd ed. (New York: McGraw-Hill, 1965)。精神分裂症似乎需要一种被称为"极端同理心"的形式：M. Ratcliffe, "Phenomenology as a form of empathy," *Inquiry*, *55*, 2012, 473–495。

67. 引自 M. Bradbury and J. McFarlane, "The name and nature of modernism," *Modernism: 1890–1930* (Harmondsworth, UK: Penguin Books, 1976), p. 20。

68. Irving Howe, "The idea of the modern," in *The Idea of the Modern in Literature and the Arts* (New York: Horizon Press, 1967), p. 13. 里德的引用来自 Bradbury and McFarlane, "Name and nature of modernism," p. 20。德国一位现代主义文学权威将 1910 年后的文学革命描述为"对立的潮流、情感、思想和表达形式的混乱迷宫。似乎没有单一的、共有的元素，除非它处于否定状态：

与传统决裂。但即使如此仍不是很准确。还得与传统建立连结"(W. Emrich, quoted in A. Eysteinsson, *The Concept of Modernism* [Ithaca and London: Cornell University Press, 1990], pp. 52–53)。

69. 现代主义与后现代主义之间的关系存在争议；对于后现代主义是否构成与现代主义的决定性决裂，尚无明确共识。很清楚的是，可以以多种方式想象艺术风格和文化敏感性（与精神病学诊断不同）等假设，并在许多不同的面向上进行比较。韦伯关于历史和文化建构的试探性和关系性的聪明见识，例如他自己的"资本主义精神"观点，在此显得非常恰当(*The Protestant Ethic and the Spirit of Capitalism* [London: Unwin Hyman, 1930/1990], pp. 47–48)。但是，考虑我的个人兴趣，现代主义和后现代主义之间的相似处似乎起差异更令人印象深刻。

在本书中，我采取一个较为宽泛的现代主义定义，参与"后现代"的论战者可能会对此提出异议。例如，我不反对现代主义与有时被称为前卫的东西，包括（通常）达达主义、超现实主义和俄罗斯未来主义（有时被视为最初—后现代主义运动）。在我对现代主义的处理中，我强调背离而不是朝向浪漫主义的方面。因此，我对现代主义与浪漫主义的关系采取了更为显著的观点，尽管一些学者确实强调现代主义文学中浪漫主义的痕迹；见 F. R. Karl, *Modern and Modernism* (New York: Atheneum, 1985), p. 418。（有关现代主义的浪漫面向，见本书第十一章。）我专注于后现代主义朝向（早期）现代主义的方面，而不是与流行文化的亲缘关系。

论证现代主义和后现代主义的连续性关系有卡尔（Frederick Karl）、格拉夫（Gerald Graff）、克莫德（Frank Kermode）、克里斯蒂娃（Julia Kristeva）和利奥塔（Jean-Francois Lyotard）等学者；见 A. Eysteinsson, *The Concept of Modernism*, p. 107。艾斯坦森（Eysteinsson）研究了许多尝试将后现代主义与现代主义区分开来的根本失败（第3章）。正如他所指出的（第40页），许多文学和哲学后结构主义，通常被认为是后现代主义的一种表达，很容易被视为现代主义艺术形式的理论。哈珊（A. Huyssen）有相似论点，见 *New German Critique*, *33*, 1984, 5–52。

关于区别现代主义和后现代主义艺术的问题和争议，以下的说明可能对不熟悉这些论点的读者有所帮助。

在文学和文化研究中，"现代主义"的理解有时采取比本书更为严格的意义——即排除后现代主义。通常假设在廿世纪初和第二次世界大战开始之间的这段时期，它的全盛时期是"高度现代主义"，发生在第一次世界大战前后，这些作家和艺术家的作品有艾略特（Eliot）、庞德（Pound）、伍尔夫（Virginia Woolf）、瓦雷里（Valéry）、里尔克（Rilke）、卡夫卡、毕加索和马蒂斯。相比之下，后现代主义通常被认为是在二战后的某个时间开始的，也许要等到 1960 年代才开始。具有后现代主义风格、感性或情绪的主要人物包括作家博尔赫斯（Jorge Luis Borges）、罗伯-格里耶（Alain Robbe-Grillet）、品钦（Thomas Pynchon）和巴塞尔姆（Donald Barthelme），诗人阿什伯里（John Ashbery）、艺术家劳森伯格（Robert Rauschenberg）、约翰斯（Jasper Johns）和安迪·沃霍尔（Andy Warhol），以及作曲家兼概念艺术家凯奇（John Cage）。然而，这种时间上的区别——先是现代主义，然后是后现代主义——越来越受到质疑。因为值得注意的是，被认定为后现代的风格特征和美学高度（例如，强调的自我指涉、深刻的相对主义和不确定性、极端的讽刺和片断化倾向）在整个 20 世纪都伴随着我们。（甚至有人声称，艺术在成为现代主义之前要经历一个后现代主义阶段！"只有首先是后现代主义的作品才能成为现代主义！"利奥塔这么说，出自 *The Postmodern Condition: A Report on Knowledge*, trans. G. Bennington and B. Massumi [Minneapolis: University of Minnesota Press, 1984], p. 79）。

后者的认识导致了两个方向。一些学者仅在 20 世纪早期的某些（某种意义上的最初—后现代主义）运动中定位独特的后现代特征——通常在达达主义、未来主义以及超现实主义和立体主义的各个方面（例如，见 M. Perloff, *The Futurist Moment* [Chicago and London: University of Chicago Press, 1986]），杜尚（Marcel Duchamp）经常被称为 20 世纪上半叶的主要后现代主义者或最初—后现代主义者。但其他人认为，这种后现代主义风格的所谓独特特征存在于高度现代主义的经典作品中。他们因此否认后现代主义在风格或时间意义上具有任何真正的独特性。

现代主义一词有时则以另一种方式使用：指从伽利略、牛顿和 17 世纪启蒙运动开始的理性主义科学思想的广泛趋势。后现代主义是因此与 20 世纪艺术、思想和文化中出现反对此一趋势的对抗性、相对主义、反基础主义等联系在一起。在这种用法上（但本书未采取这种用法），所谓的后现代主义显然包含了文学和艺术史家传统上所谓的"现代主义"（甚至包括所谓的高级现代主义）的大部分内容。

70. 见 R. Poggiolli, *The Theory of the Avant-Garde* (Cambridge and London: Harvard University Press, 1968), p. 230。

71. *Lettres du Voyant,* quoted in *ibid.,* p. 215 (*"inspecter l'invisible et entendre l'inouï"*).

72. G. Steiner, "On difficulty," in *On Difficulty and Other Essays* (New York: Oxford University Press, 1978), pp. 18–47; S. Sontag, "The aesthetics of silence," *Styles of Radical Will* (New York: Dell, 1969), pp. 3–34; E. Heller, "The poet in the age of prose," *In the Age of Prose* (Cambridge: Cambridge University Press, 1984), pp. 1–19.

73. 引自 C. Russell, *Poets, Prophets, and Revolutionaries: The Literary Avant-Garde from Rimbaud through Postmodernism* (New York and Oxford: Oxford University Press, 1985), p. 105; and in Eysteinsson, *Concept of Modernism,* p. 157。

74. 托马斯·曼（Thomas Mann）的小说《浮士德博士》中的主人公勒沃库恩问道："为什么在我看来几乎每一件事都像是对自身的谐仿？为什么我必须认为几乎所有，不，所有的艺术方法和惯例都只能用作谐仿？" (*Doctor Faustus,* trans. H. T. Lowe-Porter [New York: Vintage Books, 1971], p. 134)。

75. 詹明信将其描述为"顺势拿来用"（homeopathic expropriation）和对老梗（cliché）和机器的吸收；见 *Fables of Aggression: Wyndham Lewis, the Modernist as Fascist* (Berkeley: University of California Press, 1979), pp. 70–82。

76. 这个说法来自 Lionel Trilling, *Beyond Culture* (New York: Viking, 1965), pp. xv–xviii、Harold Rosenberg, *Tradition of the New,* 2nd ed. (New York: McGraw-Hill, 1965)，以及庞德。

77. O. Paz, *Children of the Mire: Modern Poetry from Romanticism to the Avant-Garde* (Cambridge and London: Harvard University Press, 1974), pp. 1–2.

78. C. Greenberg, "Modernist painting," in G. Battcock, ed., *The New Art: A Critical Anthology,* rev. ed. (New York: Dutton, 1973), p. 67："因为他是第一个批判批评手段本身的人，所以，我认为康德是第一个真正的现代主义者。"

79. F. Nietzsche, *The Will to Power*, trans. W. Kaufmann and R. J. Hollingdale (New York: Vintage Books, 1968), pp. 14–15.

80. F. Nietzsche, *Beyond Good and Evil*, trans. R. J. Hollingdale (Harmondsworth, UK: Penguin Books, 1973), p. 120.

81. 这种极为生动的感觉与无法行动的结合，解释了许多现代主义作品中"失眠的尸体"主题的存在，这是一种无法控制而只能无助地忍受它所感知到的一切的无形意识。例如，T. S. Eliot's "The Wasteland" and Samuel Beckett's *Endgame;* 有关艾略特，见 M. H. Levenson, A *Genealogy of Modernism* (Cambridge: Cambridge University Press, 1984), pp. 165–176。

82. 引自 Jameson, *Fables of Aggression,* p. 97。

83. E. Heller, *The Disinherited Mind* (New York and London: Harcourt Brace Jovanovich, 1975), p. 172.

84. M. Schapiro, "Abstract art," in *Modern Art* (New York: Braziller, 1978), p. 198.

85. M. Heidegger, "The age of the world picture," *The Question Concerning Technology and Other Essays*, trans. W. Lovitt (New York: Harper and Row, 1977), pp. 128–131.

86. 引自 R. Shattuck, *The Banquet Years: The Origins of the Avant-Garde in France 1885 to World War I*, rev. ed. (New York: Vintage Books, 1968), p. 327。"思考自己、关注自己"（*Ma pensée se pense*）是马拉美的简洁观点，对现代主义的发展至关重要；同上引，p. 327。

87. 依序来自萨特和罗兰·巴特的说法。一些批评家从这个角度看待庞德的传统。在庞德的诗作中，卡恩-罗斯写道，"内在的整个回响维度都不见了。没有低沉的回声室，据说这个地方深境是对深处的响应。在庞德绝佳的诗句中，这件事不单单没有指向自身之外：它没有指向我们"（引自 M. Perloff, *The Dance of the Intellect: Studies in the Poetry of the Pound Tradition* [Cambridge: Cambridge University Press, 1985)。

88. A. Robbe-Grillet, *For a New Novel*, trans. R. Howard (New York: Grove Press, 1965)；我用的翻译版本为 C. Butler, *After the Wake: An Essay on the Contemporary Avant-Garde* (Oxford: Clarendon Press, 1980), pp. 166–167。

364

89. 关于这些议题，见 G. Graff, *Literature Against Itself: Literary Ideas in Modern Society* (Chicago and London: University of Chicago Press, 1979), pp. 49–50。

90. Heidegger, "The age of the world picture," p. 128. 海德格尔的论点让人想起黑格尔的观点，即现代的本质是它对"主体性或自我意识原则"的假定，包括客观化的科学和现代浪漫主义艺术的绝对内在性等两面特性；见 Habermas, *Philosophical Discourse of Modernity,* pp. 16–18, 133（海德格尔论笛卡尔主义，这是客观化概念的主要来源，但仍将真理解释为主体确定性）。同时考虑海明威的《太阳照常升起》、加缪的《异乡人》和罗伯-格里耶的各个作品。一方面，这些是高度客观主义的小说，以一种近乎科学的抽离态度来描述物体；然而，它们也让人们意识到一种近乎幽闭恐惧症的主观主义：观察和描述方式的严谨和纯粹提醒着我们一个事实，即一切事物总是从某个特定的角度来看，通常是一个单一的人类主体，一个抽离的（通常相当于类分裂性人格）专注于以中立的方式，报告他或她的视觉感知的人。在《一本新小说》(pp.138–139) 中，罗伯-格里耶陈述了他自己的"客观主义"著作的深刻主观主义性质。罗伯-格里耶表示，与巴尔扎克小说中无所不知的、神一般的观点相比，他的小说只报导了一个单一的、中立的人类观察者会看到的东西："新小说只针对完全的主观性……只有上帝才能声称是客观的。相反，在我们的书中，这是一个人所能看到的。"

91. 引自 J. Frank, "Spatial form in modern literature," *The Widening Gyre: Crisis and Mastery in Modern Literature* (Bloomington and London: Indiana University Press, 1968), p. 9。

92. 黑格尔曾经说过，艺术将"渴望在它自身的居所中找到自己的满足，犹如在真理的真正处之中"（引自 E. Heller, *The Artist's Journey into the Interior and Other Essays* [San Diego and New York: Harcourt Brace Jovanovich, 1976], p. 117）。

93. 相关讨论见 M. H. Abrams, "Coleridge, Baudelaire, and modernist poetics," *The Correspondent Breeze* (New York: Norton, 1984), pp. 109–144。

94. M. Foucault, *The Order of Things* (New York: Vintage Books, 1970), p. 300.

95. 见 F. Jameson, *The Prison-House of Language: A Critical Account*

of Structuralism and Russian Formalism (Princeton, NJ: Princeton University Press, 1972), pp. 89–91。

365

96. 这类作品"既不使用括号隔出来，也不悬置故事对象，而是把故事活动给问题化"(C. Owens, "The allegorical impulse: Toward a theory of postmodernism, Part 2," *October, 13,* 1980, 79–80)。不过，认为这是构成现代主义和后现代主义之间的明显区别的说法，受到了爱斯坦森(Eysteinsson)的强力反驳，*Concept of Modernism,* p. 125。

97. C. Greenberg, "Modernist painting," in G. Battcock, ed., *The New Art: A Critical Anthology*, rev. ed. (New York: Dutton, 1973), p. 67.

98. 改述瓦雷里，引自 W. Sypher, *Loss of the Self in Modern Literature and Art* (New York: Vintage Books, 1962), p. 123。康明斯的引用来自 Shattuck, *Banquet Years,* p. 343。

99. J. Ortegay Gasset, *The Dehumanization of Art and Other Essays* (Princeton, NJ: Princeton University Press, 1968), pp. 47, 21, 22. 如同艾略特写道："诗作不是情感的放松，而是情感的逃避；它不是个性的表现，而是对个性的逃避"("Tradition and the individual talent," *Selected Essays, 1917–1932* [New York: Harcourt Brace, 1932], p. 10)。

100. Ortega y Gasset, *Dehumanization of Art,* pp. 46–47.

101. 有关后现代主义中的情感和感伤的消失，见 F. Jameson, "Baudelaire as modernist and postmodernist: The dissolution of the referent and the artificial sublime," in C. Hosek and P. Parker, eds., *Lyric Poetry: Beyond New Criticism* (Ithaca, NY: Cornell University Press, 1986), p. 260。

102. 有关这些议题，见 M. H. Abrams, *Natural Supernaturalism* (New York: Norton, 1971), pp. 445–448 and *passim*；也见 T. Rajan, *Dark Interpreter: The Discourse of Romanticism* (Ithaca, NY: Cornell University Press, 1980), pp. 20–21, 30–31, 265–266, 以及其他各处。

103. L. Trilling, *Sincerity and Authenticity* (Cambridge, MA: Harvard University Press, 1972), p. 131.

104. 引自 Sontag, "Aesthetics of silence," p. 8。自现代主义开始以来，这种极端的抽离和讽刺的核心作用，在荒诞剧的启迪者雅里等人物的影响中显而易见。雅里采取一种包罗万象、令人反感的黑色幽默，纳多（Maurice Nadeau）将其描述为"卓越的头脑对他们感到陌生的自身世界的回答"。瓦切的"情爱"概念中也有类似的趋势，他说，"不应该产生"；就是那种"这一切在戏剧上都毫无用处（而且也没有欢乐）的感觉。当你知道的时候"（M. Nadeau, *The History of Surrealism* [Harmondsworth, UK: Penguin Books, 1973], pp. 25, 63, 78)。

105. 见第十一章，注释 42。

因此，前卫主义显然涉及对自己在风格史上的地位的高度意识，而讽刺的抽离则预设了与自己的情感以及与观众的关键距离。观点主义和（主观主义）去现实化源于对观察主体的强化意识——对任何特定立场的独特性和有限性，以及对现实构成的主观贡献的意识；而审美反身性，以及许多空间形式的装置，暗示了关注于建构审美世界的手段的自我意识（列维-斯特劳斯将非具象绘画描述为"一个学术绘画流派，其中每个艺术家都努力展现他将如何执行他的画作的方式，如果他有机会画了什么的话"[*The Savage Mind,* p. 30]）。脱离和失去活力显然是客观主义解世界化和客观主义去人性化的核心要素；而主观主义的去人性化则涉及一种强烈的内向性和自我分离，由此心灵将自己视为自己的唯一对象。

从著名的后现代诗人阿什伯里的作品中可以明显看出，后现代主义中的疏离感和自我意识与（狭义的）现代主义中一样少。用一位评论家的话来说，他是"一位心灵的诗人，内心非常遥远，依赖于自身反应的强度特质来获得最终的现实感，因此——阿什伯里没有退缩的结论——最终被孤立"。阿什伯里表现"对风格的极端自我意识"，唤起一个"无止尽的自我意识的世界，使得每个姿势都可能成为无止尽的自我知识"（A. Williamson, *Introspection and Contemporary Poetry* [Cambridge, MA: Harvard University Press, 1984], pp. 117, 119)。

106. 在《宴席的年代》（*The Banquet Years*）中，沙塔克（Roger Shattuck）将敏锐的自我意识描述为现代主义与浪漫主义美学的主要背离："不会忘记自我，20 世纪的艺术家寻求完全自我记忆、自我反身的方法，没有位置和逻辑一致性的约定。这是他作品中仍然存在的统一"（p. 332）。关于现代主义的阿波罗神／苏格拉底本质的另一个论点，见 Maurice Beebe, "What modernism was," *Journal of Modern Literature*, 3, 1974, 1065–1084。

366

107. 相关议题的讨论见 M. H. Levenson, *A Genealogy of Modernism: A Study of English Literary Doctrine 1908– 1922* (Cambridge: Cambridge University Press, 1984)。有关浪漫主义之后的文学分支为主观主义和客观主义的变体，见 Erich Heller's essays, "The romantic expectation," and "The realistic fallacy," both in *Artist's Journey into the Interior,* 73–98, esp. pp. 84, 94–98。

108. 有关主观主义，见 L. Hutcheon, *Narcissistic Narrative* (New York and London: Methuen, 1984)；过度客观的相关讨论，见桑塔格（Susan Sontag）对电影《去年在马里安巴》中图像"纯粹、不可翻译、感性的实时性"重要评论（*Against Interpretation* [New York: Dell, 1969], p. 19)。

在文学批评中，关于现代主义和浪漫主义之间是否存在彻底的决裂，一直存在相当大的争论。格拉夫则是主张浪漫主义和现代主义之间的基本连续性。他还提到了那些批评者——米勒（J. Hillis Miller）、布鲁姆（Harold Bloom）和佩卡姆（Morse Peckham）——这些人强调浪漫主义的怀疑、讽刺或虚无主义的面向（*Literature Against Itself,* p. 39）。我在这里采取的观点与我们最重要的浪漫主义学者艾布拉姆斯（M. H. Abrams）的观点相近。见他的文章，"Coleridge, Baudelaire, and modernist poetics"。

109. 例如，见 D. Bell, *Cultural Contradictions of Capitalism* (New York: Basic Books, 1976), pp. 46–51; M. K. Spears, *Dionysus and the City: Modernism in Twentieth-Century Poetry* (Oxford: Oxford University Press, 1970)。

110. 包括荣格和亚历山大（Franz Alexander）在内的许多分析家都认为，现代艺术家和精神病患者都表现出一种容易被"酒神狂热"所克服的倾向，它涉及"从无意识中突破本我的原始混乱冲动"，以及在感官环境中的退化沉浸（F. Alexander, "A psychoanalyst looks at contemporary art," in William Phillips, ed., *Art and Psychoanalysis* [Cleveland, OH: World Publishing, 1957], p. 357; C. Jung, " 'Ulysses,' a monologue," in *The Spirit in Man, Art, and Literature* [Princeton, NJ: Princeton University Press, 1971], p. 119)。

367　111. 有关尼采对狄奥尼索斯、日神阿波罗和苏格拉底的想法，见"前言"注释 45。

112. 举例见 Beebe, "What modernism was"。

113. Ortega y Gasset, *Dehumanization of Art,* pp. 182–183.

114. Friedrich von Schiller, *Naive and Sentimental Poetry* (published with *On the Sublime*), trans. J. A. Elias (New York: Ungar, 1966), p. 105 ；也见 pp. 85, 110。我想表达的是，这种现代原始主义类似于席勒所描述的"感伤"诗人——带着自我意识地"寻求"自然，而不像"只是"崇尚自然的"天真"诗人。有关高更和超现实主义这方面，见 R. Goldwater, *Primitivism in Modern Art*, rev. ed. (New York: Vintage/Random House, 1966), pp. 64–65, 221–222。德国作家本恩（Gottfried Benn）在一首诗中表达了对退化的极度渴望，他将虚无主义和失去活力的理性主义，视为现代生活的核心特征："噢，我们是我们的原始祖先，在闷热的沼泽中的小块血浆；……蜻蜓或海鸥的翅膀——这些都意味着过度的痛苦"（引自 George Lukács, *Realism in Our Time*, trans. J. and N. Mander [New York: Harper Torchbooks, 1971], p. 32）。雷蒙·威廉斯（Raymond Williams）将启蒙运动理性主义的浪漫批判，描述为"对非理性的异化，这种异化仅在我们这个世纪才变得完整"（引自 R. W. Noland, "The Apocalypse of Norman O. Brown," *American Scholar*, 38, 1968–1969, 62）。

115. Poggiolli, *Theory of the Avant-Garde,* p. 153.

116. 以下章节中讨论的症候顺序不应按字面意思理解。我不认为每个精神分裂症病例都会表现出我讨论的所有现象。再者，不同章节的描述现象往往是重叠的，并且可能同时发生。这些顺序是一种启发式的装置，试图概括精神分裂症期程中那些最显著特征的进展。某个特定的病人有可能（实际上很常见）不止一次地经历这样的先后顺序。

第二章 凝望中的真实

1. 见 M. Hamilton, ed., *Fish's Schizophrenia*, 2nd ed. (Bristol: John Wright, 1976), p. 117. K. Conrad, *Die Beginnende Schizophrenie: Versuch einer Gestal-lanalyse des Wahns* (Stuttgart: Georg Thieme Verlag, 1958)。有关康拉德的总结说明，见 L. Sass and E. Pienkos, "Delusions: The phenomenological approach," in W. Fulford, M. Davies, G. Graham, et al., eds., *Oxford Handbook of Philosophy of Psychiatry* (Oxford: Oxford University Press), pp. 632–657。

2. 有关随着精神分裂症抽离正常知觉所产生的困惑，见 G. Störring, "Per-

plexity," in J. Cutting and M. Shepherd, eds., *The Clinical Roots of the Schizophrenia Concept* (Cambridge: Cambridge University Press, 1987), pp. 79–82。

3. 见 K. Jaspers, *General Psychopathology*, trans. J. Hoenig and M. W. Hamilton (Chicago: University of Chicago Press, 1963), pp. 93–107。

4. J. H .Plokker, *Art from the Mentally Disturbed*, trans. I. Finlay (Boston: Little Brown, 1964), p. 56. "*Wahrnehmung*" 在德文中意思是 "知觉" 或 "观察"。我冒昧地（以诗的方式）以一种不寻常的字面方式翻译 "*Wahrnehmung*" ——为 "取得真实"（*wahr* = true, *nehmen* = to take）——因为这相当不错地唤起所要讨论的精神分裂症经验的共同基调或情绪。

5. Paul Abély, "Le signe du miroir dans les psychoses et plus spécialement dans la démence précoce," *Annales Médico-Psychologiques*, *88*, 1930, 28–36.

368 　6. M. Hamilton, ed., *Fish's Schizophrenia*, 3rd ed. (Bristol: John Wright, 1984), p. 180.

7. 见 Hamilton, *Fish's Schizophrenia,* 2nd ed., pp. 41–45. Delusional percept is one of Schneider's First Rank Symptoms of Schizophrenia。

8. J. Cutting, *Psychology of Schizophrenia* (Edinburgh: Churchill Livingstone, 1985), p. 318.

9. J. Cutting and F. Dunne, "Subjective experience of schizophrenia," *Schizophrenia Bulletin*, *15*, 1989, 229.

10. Jaspers, *General Psychopathology,* pp. 115–116.

11. 因此，当我使用 "反顿悟" 这个词时，也包括领悟的面向。研究契里柯并且提出契里柯美学原则的意大利艺术评论家索菲西（Soffici）表达了此一悖论："感官的道理无非就是……没有道理"（J. M. Lukach, "De Chirico and Italian art theory," in W. Rubín, ed., *De Chirico* [New York: Museum of Modern Art, 1982], p. 39)。"*Et quid amabo nisi quod aenigma est?*" —— "如果不是这难以理解的谜题，我还会爱上什么呢？ ——这是契里柯在 1911 年的自画像上题写的一句话。

12. 契里柯是一个害羞和孤立的人，由于精神不稳定，他在第一次世界大战中免服兵役。索比描述契里柯的童年为 "以极度内省著称"，并表示 "为了弥补他与周围生活的孤立，他对无生命的物体产生了非凡的敬意"（*Giorgio de*

Chirico [New York: Museum of Modern Art, n.d.], p. 5；同时见 pp. 7, 20, 58）。契里柯的手稿收录在 M. Jean, ed., *The Autobiography of Surrealism*, trans. L. Bourgeois and R. Goldwater (New York: Viking Press, 1980), pp. 5–9。

13. 见 M. Nadeau, *The History of Surrealism* (New York: Penguin Books, 1973)。

14. 引自 Jean, *Autobiography of Surrealism,* p. 6。

15. E. Kahler, *The Tower and the Abyss: An Inquiry into the Transformation of Man* (New York: Viking, 1957), p. 182。在讨论萨特对这些经验的描述之后，著名作家卡勒写道："在本世纪初之前，我不知道是否还有任何文献如此意识地持续且深远的存在体验，而自 1900 年以来至存在主义被确认之前，已经有许多作者表达出这种经验 (p. 182)。

16. G. Picon, *Surrealists and Surrealism* (New York: Rizzoli, 1977), p. 59.

17. 见 Kahler, *Tower and Abyss.* 有关绘画、视觉文化以及持续注意力所导致的分离效应，见 J. Crary, *Suspensions of Perception* (Cambridge MA, MIT Press, 1999)。

18. 契里柯宣称他自己对"疑虑"（*Stimmung*）的体验，"这种感知我只在一个人身上观察：尼采"（引自 Jean, *Autobiography of Surrealism,* pp. 4–5）。契里柯提及启发尼采的《查拉图斯特拉如是说》的著名启示性经验。根据雅斯贝尔斯的说法，这是尼采所发展出"将他置于无法逾越的距离的陌生感"的时刻 (*Nietzsche* [South Bend, IN: Regnery/Gateway, 1979], p. 92)。

19. 康拉德指出，所有形式的精神分裂症都始于"震栗"，并且某些这类疾病永远不会在此阶段之后发展 (in Hamilton, *Fish's Schizophrenia*, 3rd ed., pp. 183–184)。

20. 多位精神科医师诊断她患有精神分裂症、青春型精神分裂症和偏执型早发性痴呆；见 M. Sechehaye, *Symbolic Realization* (New York: International Universities Press, 1951), pp. 18–19。"青春型"（现改称为"混乱型"精神分裂症）的特征是言语明显不连贯，情绪矛盾、平板或荒谬，以及其他怪异举止或行为。

21. M. Sechehaye, ed., *Autobiography of a Schizophrenic Girl* (New York: New American Library, 1970), p. 19.

22. *Ibid.,* p. 33；也见 p. 22 以及其他各处。

23. *Ibid.,* p.28.

24. *Ibid.,* pp. 28–29.

25. E. Bleuler, *Dementia Praecox or the Group of Schizophrenias*, trans. J. Zinkin (New York: International Universities Press, 1950), pp. 125, 141.

26. 患者的说法引自 J. Cutting, *The Right Cerebral Hemisphere and Psychiatric Disorders* (Oxford: Oxford University Press, 1990), p. 266。

我对"不真实感"的用法与卡廷和杜恩（F. Dunne）在回顾性访谈研究中的用法不同，他们的"不真实感"指的是一种梦幻般的特质，不是精神病早期阶段的特别特征 ("Subjective experience of schizophrenia," *Schizophrenia Bulletin*, *15*, 1989, 217–231)。这种经验涉及一种类似遐想的模式，可能与默认模式网络（DMN）的活化有关，在后期阶段更为常见（见"附录"，以及 L. Sass and G. N. Byrom, "Phenomenological and neurocognitive perspectives on delusion," *World Psychiatry*, *14*(2), 2015, 164–173)。他们的精神分裂症患者将现实描述为以某种难以说明的奇怪方式发生了变化，尤其是视觉感知，但不涉及情绪部分。物体和人物虽然在形状或表情上扭曲变形，但仍然可以辨认，例如一位病人谈到"对蜡像、超现实图像的迷恋"。有一种强烈的距离感："我在这里，他们在那里，我正在感知远离我的事物"；"我感到抽离"；"这就像看着窗外，看到事情发生了。"同时，这些精神分裂症患者有时确实使用了"不真实"这个词语，如果只是在事后对其进行限定："事情是不真实的，只是从精神的角度来看，而不是通过我的眼睛"；"这并不是真的不真实；只是奇怪、有趣、不同；我无法解释" (pp. 221, 227, 229–230)。有关去现实化，见 L. Sass and M. Ratcliffe, "Atmosphere: On the phenomenology of 'atmospheric' alterations in schizophrenia—overall sense of reality, familiarity, vitality, meaning, or relevance (Ancillary article to EAWE Domain 5)," *Psychopathology*, *5*(1), 2017, 90–97, 以及 L. Sass, E. Pienkos, B. Skodlar, et al., "EAWE: Examination of anomalous world experience," *Psychopathology*, *5*(1), 2017, 10–54。

27. Cutting, *Right Cerebral Hemisphere,* p. 267.

28. Sechehaye, *Autobiography of a Schizophrenic Girl*, pp. 40–41.

29. *Ibid.,* p. 41 也见 p. 57："当我说，'这把椅子让我很有趣，它在要我。'这并不完全准确，但我并没有用这些话来表达恐惧和这种敏锐意识，认为椅子还活着并且没有其他意义。"

30. *Ibid.*, p. 37. 另外一次，蕾妮把世界描述为"部分、分裂、撕裂，这里一块，那边一块……一个巨大的拼图，一个马赛克；每个部分都是独立的，与下一个无关"(M. Sechehaye, *A New Psychotherapy in Schizophrenia* [New York and London: Grune and Stratton, 1956], p. 62)。这种破碎化有时反映在她的绘画中(p. 62)——就像精神分裂症患者的作品一样；F. Reitmann, "Facial expression in schizophrenic drawings", *Journal of Mental Science*, *85*, 1939, 264–272, 引自 Cutting, *Right Cerebral Hemisphere*, p. 290。

31. P. Matussek, "Studies in delusional perception," in Cutting and Shepherd, *Clinical Roots of Schizophrenia Concept*, p. 92.

32. J. Chapman, "The early symptoms of schizophrenia," *British Journal of Psychiatry*, *112*, 1966, 229.

33. R. Rosser, "The psychopathology of feeling and thinking in a schizophrenic," *International Journal of Psychoanalysis*, *60*, 1979, 184. 370

34. 此一词汇来自 K. Conrad in 1958；见 M. Hamilton, *Fish's Schizophrenia,* 3rd ed., p. 50。

35. 见 Cutting, *Right Cerebral Hemisphere,* pp. 142–143, 有关此经验可能的神经生物学基础。

36. 这种特殊的经验在蕾妮的经历中似乎并不显著；但见 *Autobiography of a Schizophrenic Girl*, p. 76。

37. Jaspers, *General Psychopathology,* p. 100.

38. B. E. Brundage, "First person account: What I wanted to know but was afraid to ask," *Schizophrenia Bulletin*, *9*, 1983, 583–585. 也见 R. Anscombe. "The disorder of consciousness in schizophrenia," *Schizophrenia Bulletin*, *13*, 1987, 249。

39. 内瓦尔（Gérard de Nerval, 1808-1854）——法国象征主义诗人并对现代主义有着主要影响，他的精神疾病似乎属于精神分裂症系谱（情感性精神分裂疾患）——在 *Le Rêve et la Vie*（最初出版于 1855 年）中，讲述他自杀时正在创作的疯狂经验："然后我看见它们，以一种模糊逐渐混入形式，一种古代的混合图像，它们比自身历经更久的时间，接着变得确定，似乎代表了符号，我很难抓住这个想法"（引自 A. Symons, *The Symbolist Movement in Literature* [New York: Dutton, 1958], p. 18 [我的强调]）。

The Witnesses (New Hyde Park, NY: University Books, 1967, p. 171) 有一段话来自精神分裂症患者亨内尔（Thomas Hennell）的自述，捕捉到这种无所不在且强烈的意义感，其中即便是不起眼的质感似乎也充满了意义，好像肯定表达出一些东西：" 流浪猫被觉察出是熟悉的灵魂，它们的动作标志着遥远的恶意或不幸，或是最令人信服的冷漠。"

40. 贝里奥（G. E. Berrios）和卡廷曾评论过这种轻忽；Berrios, "Delusions as 'wrong beliefs': A conceptual history," *British Journal of Psychiatry*, *159* (suppl. 14), 1991, 12; Cutting, "Gestalt theory and psychiatry: Discussion paper," *Journal of the Royal Society of Medicine*, *82*, 1989, 430。

41. 见 A. McGhie and J. Chapman, "Disorders of attention and perception in early schizophrenia, *British Journal of Medical Psychology*, *34*, 1961, 103–116。也见 J. Chapman, "The early symptoms of schizophrenia," pp. 225–251; Cutting, *Psychology of Schizophrenia,* pp. 212–213。

42. McGhie and Chapman, "Attention and perception," pp. 112, 110。这种讯息处理概念来自布洛德本特（D. E. Broadbent）注意力的 " 过滤 " 机制模型；见 A. McGhie, *Pathology of Attention* (Harmondsworth, UK: Penguin, 1969), pp. 9, 16–19。

43. 见 P. Matussek, "Studies in delusional perception," in Cutting and Shepherd, eds., *Clinical Roots*, pp. 89–103, esp. pp. 90, 95 ; Cutting, "Gestalt theory and psychiatry"; Hamilton ed., *Fish's Schizophrenia,* 3rd ed., pp. 51–52, 128, 180–184。

44. 包括麦吉和查普曼，以及马图塞克和康拉德，都将他们描述的认知扰乱与退化到个体发生学上或是进化发展论上早期的知觉意识模式，二者给联系起来。见 McGhie and Chapman, "Attention and perception," pp. 103, 107, 110–112 ; Matussek, "Studies in delusional perception," p. 99。有关康拉德，见 P. Berner, "Delusional atmosphere," *British Journal of Psychiatry*, *159* (Suppl. 14), 1991, 89。然而，这些原始论诠释很容易与这些作者对实际感知变化的描述性说法分开。

45. Sechehaye, *Autobiography of a Schizophrenic Girl*, pp. xiv, 123, 118。 371
塞切耶表示："接近成年期，过于苛刻的环境复杂性，使她回到了较低的、婴儿
期的发展水平。自我退化的第一个迹象是对现实的奇怪感知，导致严重的焦
虑"(p. 117)。

46. P. Federn, *Ego Psychology and the Psychoses* (London: Maresfield Reprints, 1953).

47. S. Arieti, *The Interpretation of Schizophrenia*, 2nd ed. (New York: Basic Books, 1974), p. 121. 有关对于破碎化经验的退化诠释，见 S. Arieti, "The microgeny of thought and perception," *AMA Archives of General Psychiatry*, 6, 1962, 463–466。

48. S. Freud, "The uncanny," in *Studies in Parapsychology*, ed. P. Rieff (New York: Collier Books, 1963; originally published in 1919), pp. 20, 42–47, 58.

49. 在契里柯的意幻感受中，奇怪性与认知的结合显而易见："在那一刻，我似乎曾经看过这座宫殿，或者这座宫殿曾经在某处存在。为什么这些圆窗是个谜?" *Autobiography of Surrealism*, pp. 8–9。

50. Freud, "The uncanny," p. 20.

51. H. von Hofmannsthal, *Selected Prose* (New York: Pantheon, 1952), pp. 142–144.

52. *Ibid.,* p.147.

53. *Ibid.,* pp.133–134.

54. *Ibid.,* pp.134–135.

55. *Ibid.,* p.138. 兴高采烈的情绪可能是精神分裂症"疑虑"的一部分；见 Schneider, *Clinical Psychopathology*, p. 109。不过，这种情绪似乎不是蕾妮的特征；见 *Autobiography of a Schizophrenic Girl*, p. 24。

56. R. Musil, *The Man Without Qualities*, Vol. 2, trans. E. Wilkins and E. Kaiser (London: Pan Books, 1979), p. 275.

57. S. Beckett, *Watt* (New York: Grove Press, 1959), p. 81.

58. R. Musil, *Young Törless*, trans. E. Wilkins and E. Kaiser (New York: New American Library, 1955), p. 136. 穆齐尔的《没有质感的人》(第 3 卷)在对

"意幻感受"经验的描述中,个人中心感与关系妄想的联系是显而易见的:"无声生活的强调超过了所有自然的偶然性、随机性、意外性……[克拉丽丝]在几乎毫无实质的对应关系中找到了意义,例如一个男人站在她的窗下,另一个是木匠……[这次经验]让克拉丽丝断言,这是因为她自己吸引了任何可能的事物。"(trans. E. Wilkins and E. Kaiser [London: Picador, 1979], p. 308)。同时见R. Barthes, *Writing Degree Zero* (published with *Elements of Semiology)*, trans. A. Lavers and C. Smith (Boston: Beacon Press, 1967), p. 50:在现代诗作中,罗兰·巴特写道,"自然变成了一个支离破碎的空间,由孤立且可怕之物所组成,因为它们之间的联系仅是可能的……自然变成一系列垂直的物体,突然直立,充满着所有的可能性。"里尔克的自传《布里格笔记》(*The Notebooks of Malte Laurids Brigge*)([London: Hogarth, 1930; originally published in 1910], p. 49)中,描述了疏离感的预兆,随着时代的发展,这种疏离感几乎变得司空见惯。叙说者害怕自己从物体中退缩:"再过一会儿,一切都将失去意义,那张桌子和杯子,还有他紧握着不放的椅子,所有他周围的近乎寻常的东西,都将变得难以理解、陌生和沉重。"

372　　59. 见 E. Heller, *The Disinherited Mind* (New York and London: Harcourt Brace Jovanovich, 1977), p. 172; also, *In the Age of Prose* (Cambridge: Cambridge University Press, 1984), pp. 15, 19。

　　60. 见 J. Piaget and B. Inhelder, *The Child's Conception of Space*, trans. F. J. Langdon and J. L. Lunzer, in H. E. Gruber and J. J. Vonèche, eds., *The Essential Piaget* (New York: Basic Books, 1977), pp. 635–638。

　　61. 有关儿童的知觉世界的讨论,见 E. Schachtel, *Metamorphosis* (New York: Basic Books, 1959); J. Church, *Language and the Discovery of Reality* (New York: Vintage Books, 1966);M. Merleau-Ponty, *The Structure of Behavior*, trans. A. L. Fisher (Boston: Beacon Press, 1963), pp. 166–171;以及维尔纳和皮亚杰的著作。

　　在乔伊斯的《一位青年艺术家的画像》里,一开始便唤起了儿童世界的活力、知觉生命力、欲望的普遍性,与内心的参与——这与蕾妮的不真实之地如此对立 ([New York: Viking, 1964; originally published in 1916], p. 7):

　　　　从前从前一个非常美好的时光,有一只牛牛沿着路走了下来。然后这只沿着路下来的牛牛遇到了一个名叫杜鹃宝宝的小乖男孩……

他的父亲告诉他这个故事：他的父亲隔着玻璃看着他：他有一张毛茸茸的脸。

他是杜鹃宝宝。在贝蒂·伯恩住的路上，那头牛走了下来：她卖柠檬果棒。

哦，野玫瑰花开

在小绿地上……

当你先弄湿床时，它是温暖的，然后它会变冷。他的母亲贴上了油纸。那是一种古怪的气味。

他母亲的气味比他父亲好。她在钢琴上弹奏着水手的轻快舞曲，好让他跳舞。他跳着舞。

62. 有关致幻经验与精神分裂症的比较，见 B. Nelson and L. Sass, "The phenomenology of the psychotic break and Huxley's trip: Substance use and the onset of psychosis," *Psychopathology*, *41*, 2008, 346–355。与本章描述的四个方面有显著的相似之处（麦司卡林确实是一种会引起精神异常的"致幻剂"），但也有重要的不同，神秘的结合和揭示在致幻经验中更加显著，而与自我和世界的疏离感则更具精神分裂症的特征。一位患有精神分裂症的报导人在一封电子邮件中，描述了"我的感觉被我的心智强行锁在神秘统一可能性的外面。"同时见 J. Parnas and M. Henriksen, "Mysticism and schizophrenia: A phenomenological exploration," *Consciousness and Cognition*, *43*, 2016, 75–88。

63. 1912 年，契里柯谈到未来绘画的目标是，"一劳永逸地解放总是束缚在雕塑上的拟人化；看到一切，甚至是人，在事物的质感上……这就是我试图在我的图画中展示的东西"（"Meditations of a painter," in H. B. Chipp, ed., *Theories of Modern Art* [Berkeley: University of California Press, 1968], p. 397）。见 V. Erlich, *Russian Formalism* (New Haven and London: Yale University Press, 1981), pp. 182–183, re Russian formalist rejection of the emotivist theory of poetic language。

64. Kahler, *Tower and Abyss,* pp. 182, 90, 159.

65. 见 Nadeau, *History of Surrealism,* p. 114。

66. Kahler, *Tower and Abyss,* pp. 154, 98.

373

67. Sechehaye, *Autobiography of a Schizophrenic Girl* , pp. 33, 25, x.

68. *Ibid.,* p. 97. 见 J. Frosch, *The Psychotic Process* (New York: International Universities Press, 1983), p. 289; H. Werner and B. Kaplan, *Symbol Formation* (New York: Wiley, 1963), p. 256。

69. Sechehaye, *Autobiography of a Schizophrenic Girl,* p. 37. 精神分裂症患者通常将他人和自己视为某种机械装置——"机器人与人的结合体",正如一位患者这样说 (Cutting, *Right Cerebral Hemisphere*, p. 256)。卡梅伦表示,与儿童相比,此类患者给出的解释,往往指向因果关系而不是心理动机 ("Reasoning, regression, and communication in schizophrenia," *Psychological Monographs, 50* [whole no. 221], 1938)。见 L. Sass and E. Pienkos, "Faces of intersubjectivity: A phenomenological study of interpersonal experience in melancholia, mania, and schizophrenia," *Journal of Phenomenological Psychology, 46,* 2015, 1–32。

70. 塞切耶将蕾妮在时间和空间上采用正常的透视感所遭遇的困难,诠释为表明了一种原始的自我中心性,这使得她只能将事物与自己单独联系起来 (*Autobiography of a Schizophrenic Girl,* p. 114)。但我们可以更深入理解这种困难是由一种疏离感和抽离感造成的,这剥夺了蕾妮在时间或空间上的任何定位,也因此失去了组织世界的任何锚点。这几乎与婴幼儿在单一视角中的嵌入相反。在蕾妮的启明之地,视野的各个部分似乎都等同重要,仿佛她自己无处不在。(这种特质也是契里柯画作的特点,它同时提供了几组不同的、相互矛盾的聚合透视线条,无视观看者位于同一点的感觉;见 W. Rubin, "De Chirico and modernism," *De Chirico.*)虽然蕾妮确实感知到了运动和动作——例如,人们如蚂蚁一般四处奔波——但她同时感觉到一种宇宙的麻痹,仿佛深刻地脱离使得时间不知怎地变成了一个不变的当下。蕾妮的无法安置性也可能反映在她喜欢以第三人称被提及的情况上。有关蕾妮的经验世界作为"活着的笛卡尔主义",见 Sass, "The truth-taking stare: A Heideggerian interpretation of a schizophrenic world," *Journal of Phenomenological Psychology, 21,* 1990, 121–149。

71. 与我曾经批评的理论相比,对精神分裂症的两种精神分析诠释更符合"疑虑"的现象学现实。

根据第一种说法,精神分裂症状态涉及自我关注(精神能量)的自恋回返,以及随之而来从外部世界的退缩——这是弗洛伊德等人提出的一个论点。(见 Freud, "On narcissism: An introduction" and "The unconscious," both in *General Psychological Theory* [New York: Collier Books, 1963; originally published in 1914, 1915].) 这种转变被认为是由外部现实所引起的强烈焦虑所推动的。对外部世界的去现实化可能反映了这种撤回；但更难看出它如何解释孤存感、破碎化或意幻感受，因为这些皆涉及对外部世界的过度关注。

第二种理论假设，"疑虑"表现出对退化的防卫——不是内向性，而是几乎完全关闭所有情绪反应，以防止恐惧式退化向内至原始和混乱的情感状态。(举例见 T. H. McGlashan, "Aphanasis: The syndrome of pseudo-depression in schizophrenia," *Schizophrenia Bulletin*, 8, 1982, 118–134 ；以及 K. R. Eissler, "Notes upon the emotionality of a schizophrenic patient," *Psychoanalytic Study of the Child*, 8, 1953, 199–251。) 然而，那些接受这种观点的人通常会将发展成熟的精神分裂症，视为是一种原始性，即使这种内在的防卫并非如此。

我并不同意一位理论家淡化我一直持续讨论的现象，以为它们是短暂的或"仅仅"具有防卫意义。正如我们将在本书随后讨论中所见，后期阶段会进一步加剧这种过度意识状态，而不是从这种状态中消失。同时，我也会怀疑任何试图将精神病理学的"纯粹防卫性"与"真正构成"的元素区分开来：防卫的特征形式与能力密不可分；此外，一个人采取的"防卫"面向，可能会给他们的疾病带来典型的精神分裂症印记。关于这些议题，见 D. Shapiro's classic book, *Neurotic Styles* (New York, Basic Books, 1965)。

72. Jaspers, *General Psychopathology,* p. 100. 有关"妄想氛围"的"预备场"往往先于妄想，同时见 K. Schneider, *Clinical Psychopathology*, 5th ed., trans. M. W. Hamilton (New York: Grune and Stratton, 1959), pp. 104–110。

73. 我不同意施耐德的说法 (*Clinical Psychopathology,* p. 109)，即妄想氛围并没有暗示由此产生的妄想知觉的内容。偏执的主题和对物体或事件的虚假、不真实或重复的担忧，似乎都表达了妄想氛围的感知特质。

74. 妄想不一定总是从意幻感受的阶段发展而来（这似乎最有可能产生偏执妄想）。它们也可能来自不真实或孤存感的经验——如同我访谈的一位患者一般，他认为除了他自己之外没有人真正具有意识，似乎其他人只是幻觉或精心制作的机器人。有关精神分裂症状的经验进展，见 Matussek, "Studies in

delusional perception"; Hamilton, *Fish's Schizophrenia,* 3rd ed., pp. 180–184；

以及 M. Bowers, *Retreat from Sanity: The Structure of Emerging Psychosis* (Baltimore: Penguin Books, 1974), pp. 175–192。

75. Matussek, "Studies in delusional perception," p. 96. 精神分裂症的妄想不太可能构成同质类别。见第九章有关疾病的退缩和慢性阶段的相关议题。也见 Sass and Byrom, "Phenomenological and neurocognitive perspectives on delusion"。

76. Sechehaye, *Autobiography of a Schizophrenic Girl,* pp. 57–58.

77. 关于最近的假说，特别是强调神经认知方面，见 L. Sass and J. P. Borda, "Phenomenology and neurobiology of self disorder in schizophrenia: Secondary factors," *Schizophrenia Research, 169*: 2015, 474–482。

78. R. Poggioli, *The Theory of the Avant-Garde*, trans. G. Fitzgerald (Cambridge, MA: Harvard University Press, 1968), p. 191.

79. Erlich, *Russian Formalism*; C. M. Hyde, "Russianfuturism," in M. Bradbury and J. McFarlane, eds., *Modernism* (Harmondsworth, UK: Penguin, 1976), pp. 259–273.

80. 契里柯在描述（最初—超现实主义的）创造性思维状态时，他聚焦在记忆方面并认为记忆的丧失镜像是一种疯狂，是"所有艺术表现中与生俱来的现象"：

> 叔本华将疯子定义为失去记忆的人。这是个恰当的定义，因为事实上，正是事物与我们之间的关系的回忆，这种连续反复地重复构成了我们正常行为和正常生活的逻辑，反之亦然。
>
> ……但是让我们假设某一时刻，由于某种无法解释且超越我的意志的原因，这个连续的系列的主线中断了。谁知道我如何能看见坐着的人、笼子、画作、书柜！谁知道我会以怎样的惊讶、恐惧，或许还带着怎样的愉悦和慰藉来观看这一幕。然而，场景不会改变；是我从不同的角度看待它。在这里，我们遇到了事物的形上学……只有少数人在异常的觉察力或形上学式抽象的时刻才能看到，就像存在于物质中的某些物体不能被太阳光线穿透一样，只有在人造光的力量下才会出现，例如在 X 光底下。[in Chipp, *Theories of Modern Art,* p. 450]

375

　　这种描述与精神分裂症经验的诠释完全一致，强调先前感知的存储规律此一作用受到破坏，以及产生了一种新感知的输入能力，以作为"世界模型"的指导；见 D. R. Hemsley, "Cognitive abnormalities and symptoms of schizophrenia" and H. Emrich, "Subjectivity, error correction capacity, and the pathogenesis of delusions of reference," both in M. Spitzer, F. A. Uehlein, M. A. Schwartz, et al., *Phenomenology, Language, and Schizophrenia* (New York: Springer, 1992)。类似论述却出现贝叶斯推理式的"预期错误"，见 P. Corlett, J. Taylor, X. Wang, et al., "Toward a neurobiology of delusions," *Progress in Neurobiology,* 92, 2010, 345–369——此议题的讨论有 Sass and Byrom, "Phenomenological and neurocognitive perspectives on delusion"。

　　81. F. Jameson, *The Prison-House of Language* (Princeton, NJ: Princeton University Press, 1972), p. 60. 形式主义学派的另一成员雅各布森将诗的功能定义为，"指出符号不同于所指对象"；因为如果没有这种意识，"符号和物体之间的联系就会自动化，对现实的感知便会消失"（引自 Erlich, *Russian Formalism,* p. 181）。

　　82. Nadeau, *History of Surrealism,* p. 22.

　　83. A. Breton, *Nadja* (New York: Grove Press, 1960), pp. 59, 16.

　　84. A. Breton, "Crise de l'objet," *Cahiers d'Art, 1*, 1936, 21–26.

　　85. Breton, *Nadja,* pp. 19–20. 这种超现实主义的情绪可以称为伪寓言（pseudo-allegorical）：当事实上没有意义被发现时，它会产生明显的意义感。正如布勒东所说，超现实主义的形象或模拟，"并不预设一个超越可见世界的不可见世界，它正在努力表现自己"。根据桑戈尔（Leopold Senghor）的说法，这是它与非洲超现实主义的图像和恋物的区别，后者非常神秘或具形上学（Senghor, "Speech and image: An African tradition of the surreal," in J. Rothenberg and D. Rothenberg, eds., *Symposium of the Whole* [Berkeley: University of California Press, 1983], pp. 119–120; Breton quoted on p. 120）。顺便一提，超现实主义者经常自称坚持原始主义美学，并且像俄罗斯形式主义者一样，有时将他们寻求的视觉更新与儿童作比较；举例见 Erlich, *Russian Formalism,* p. 76。然而，他们方法中的自我意识和复杂性，以及他们所获得的疏离感和去活力的特质，都与这种说法和这种比较互相矛盾；相关讨论见 R. Goldwater,

Primitivism in Modern Art (Cambridge, MA: Harvard University Press, 1986), p. 222。

86. S. Sontag, "The aesthetics of silence," *Styles of Radical Will* (New York: Dell, 1978), pp. 15–16.

87. 固定凝视也可能导致正常的图形—背景关系的逆转——确实是那些定义我们存在视野的图形—背景关系。一名患者全神贯注地盯着一根摆动的灯线，直到它看起来平稳为止，但这时世界其他地方变得在移动 (Matussek, "Studies in delusional perception," p. 93)。就如同这位患者那样，将这种感觉诠释为世界末日已经到来，可能过于牵强。然而，它并不超出同理理解的范围。

这种感知经验似乎需要与生命体去除连结，这通常使得我们锚定在特定的立场和有意义的环境之中。梅洛-庞蒂写道，通常我们的"自身的身体在世界中，就像心脏在有机体中一样：它使可见的景象不断地活着，它为它注入生命并在内部维持它，并与之形成一个系统" (quoted in D. McGill, "David Hockney's journey to the new cubism," *New York Times*, November 21, 1984, p. H29)。

88. 引自 Kahler, *Tower and Abyss,* p. 177 (first page of *Nausea*)。

89. 有一次，这发生在罗冈丹在镜子里检查自己的脸时：

我无法理解这张脸……我的目光缓慢而疲倦地扫过我的前额和脸颊：它没有找到任何坚定的东西，它被困住了。明明有一个鼻子，两只眼睛，一张嘴，却没有任何意义，连人的表情都没有……发热肿胀的嘴唇两侧出现棕色皱纹……这是一张地质图。并且，尽管我对这个月球世界很熟悉。我却不认识细节。但整件事给我的印象像是看见以前让我目瞪口呆的东西。(*Nausea*, trans. L. Alexander [New York: New Directions, 1969], pp. 16–17)。

90. Kahler, *Tower and Abyss* , pp. 138, 182, 177.

91. *Ibid.,* p.170.

92. Sechehaye, *Autobiography of a Schizophrenic Girl,* p. 57（我的强调）。

93. Jaspers, *General Psychopathology,* p. 122（我的强调）。

94. Cutting, *Right Cerebral Hemisphere,* p. 259. 蕾妮也曾说过，她有时"被一片草或一束光给抓着不动" (*Autobiography of a Schizophrenic Girl,* p. 65)。蕾妮经常专注于一个小点、一滴咖啡、一个影子或一缕光线——她称之为"无

限小的无限世界" (pp. 55–56)。

95. 夏皮罗(David Shapiro)描述偏执的认知风格：*Neurotic Styles* (New York: Basic Books, 1965), p. 74。有关焦虑和兴奋对精神分裂症认知异常的可能贡献，见注释101。

96. D. P. Schreber, *Memoirs of My Nervous Illness*, trans I. Macalpine and R. A. Hunter (Cambridge, MA: Harvard University Press, 1988; originally published in German in 1903), p. 64。也见 McGhie and Chapman, "Attention and perception," p. 104。

97. 患者引自 Chapman, "Early symptoms of schizophrenia," p. 239。

98. Beckett, *Watt*, pp. 85–86.

99. 见 J. A. Gray, J. Feldon, J. N. P. Rawlins, et al., "The neuropsychology of schizophrenia, *Behavioral and Brain Sciences,* 1991, 18; D. R. Hemsley, "An experimental psychological model for schizophrenia," in H. Häfner, W. F. Gattaz, and W. Janzarik, eds., *Search for the Causes of Schizophrenia* (Berlin and Heidelberg: Springer, 1987), pp. 179–188。最近的讨论见 B. Nelson, T. J. Whitford, S. Lavoie, and L. Sass, "What are the neurocognitive correlates of basic self-disturbance in schizophrenia? Integrating phenomenology and neurocognition: Part 2 (Aberrant salience)," *Schizophrenia Research, 152(1)*, 2014, 20–27。

100. 见 Cutting, *Right Cerebral Hemisphere,* pp. 77, 327, 409–410, 以及其他各处。"几乎痴迷于某些部分"的说法引自 J. Levy, "Cerebral asymmetries as manifested in split-brain man," in M. Kinsbourne and W. L. Smith, eds., *Hemisphere Disconnection and Cerebral Function* (Springfield, IL: Charles Thomas, 1974), pp. 165–183。最近的讨论见 I. McGilchrist, *The Master and his Emissary: The Divided Brain and the Making of the Western World* (New Haven, CT: Yale University Press, 2009)。

101. 有人提出，我们应该将精神分裂症视为一种兴奋疾患(a disorder of arousal)，而不是讯息处理的疾患；P. F. Gjerde, "Attentional capacity dysfunction and arousal in schizophrenia," *Psychological Bulletin, 93*, 1983, 57–72, esp. pp. 64–67, 70。焦虑或兴奋的增加(反映交感神经或网状活化系统，在心理生理系统的活动水平)会缩小注意力范围，降低对外围线索和背景的意识。它

也可能使人们偏向于注意刺激的物理特征，而不是语义特征（可能与孤存感经验有关，或者与第六章中描述的语言自主化有关）。有意思的是，高度兴奋似乎是内向人格的特征，包括类分裂性人格／分裂病性人格。高度兴奋也与精神分裂症注意力中主动和被动的奇怪组合一致：它会损害选择性注意力以及使用组织过程的主动性能力，但也会导致依赖更具思虑性的连续处理模式，在这之前使用模式则是采取并行或同时处理。虽然过度兴奋不能提供精神分裂症症状的一般解释（见 Cutting, *Psychology of Schizophrenia*, pp. 215, 366–367），但它可能在早期"疑虑"中发挥重要作用，并可能适当地调节压力或创伤的影响；见"后记"。M. Nakamura et al., "Relationship between attention and arousal level in schizophrenia," *Psychiatry and Clinical Neurosciences*, *57*, 2003, 472–477。见本书第七章，注释55。

102. 有关眼动追踪，见 P. Holzman, "Cognitive impairment and cognitive stability," in G. Serban, ed., *Cognitive Defects in the Development of Mental Illness* (New York: Brunner/ Mazel, 1978), pp. 365–367 ; D. L. Levy, A. B. Sereno, D. C. Gooding, et al., "Eye tracking dysfunction in schizophrenia: characterization and pathophysiology," *Current Topics in Behavioral Neurosciences*, *4*, 2010, 311–347。见第五章，注释66。

103. 弗里斯和唐恩（C. D. Frith and D. J. Done）关于失去能动性的开创性著作，其中假设了关于意向性反馈（涉及"效应复制"和"必然释放"）的退化："Toward a neuropsychology of schizophrenia," *British Journal of Psychiatry*, *153*, 1988。最近关于自我疾患的分析，见 B. Nelson, T.J. Whitford, S. Lavoie, and L. Sass, "What are the neurocognitive correlates of basic self-disturbance in schizophrenia?: Integrating phenomenology and neurocognition. Part 1 (Source monitoring deficits)," *Schizophrenia Research, 152,* 2014, 12–19 ; 也见第七章，注释56。如果一个人回忆起正常知觉有赖于生命体（这通常意味着有一种能动感，一种关于个人行为的适应感），似乎代理意识的丧失也可能解释了许多关于"疑虑"的感知变化。有关生命体与知觉二者关系（现在称之为"体化认知" [embodied cognition]）的古典讨论，见 Merleau-Ponty, *Phenomenology of Perception,* esp. Part 2, "The perceived world"。

104. 见 J.-P. Borda and L. Sass, "Phenomenology and neurobiology of self

disorder in schizophrenia: Primary factors," *Schizophrenia Research*, *169*, 2015, 378
464–473、Sass and Borda, "Phenomenology and neurobiology of self disorder
in schizophrenia: Secondary factors"。

105. C. Lamb, "Sanity of true genius," in T. N. Talfourd, ed., *The Works
of Charles Lamb*, Vol. 2 (New York: Harper and Bros., 1858), pp. 204–207; E.
Kris, *Psychoanalytic Explorations in Art* (New York: Schocken Books, 1964),
pp. 103–105（也见 pp. 25, 60, 253–254, 292–293, 302, 311–313）。在提到的文
章中，荣格将前卫艺术家与患有精神病的人们进行比较，理由是在这两种情况
下，智力或自我很容易被无法控制的酒神力量和沉浸在感官环境中所击垮。根
据荣格的说法，乔伊斯的《尤利西斯》通常被认为是典型的现代主义小说，缺
乏自我，也缺乏"有强烈意识的人类中心"，因此体现了精神分裂症和脑损伤
中的"心理水平的降低"（*abaissement du niveau mentale*）："如果蠕虫具有文
学天赋，它们会因为缺乏大脑而使用交感神经系统写作。我怀疑乔伊斯身上发
生过这类事情，我们这里有个发自肺腑思维的例子，严重限制了大脑活动，并
将其限制在知觉过程中"（"'Ulysses,' a monologue," in *The Spirit in Man, Art,
and Literature* [Princeton, NJ: Princeton University Press, 1971], pp. 119, 125,
112）。

106. R. Ellman, *James Joyce* (New York: Oxford University Press, 1959),
p. 692. R. Ellman, *James Joyce*, rev. ed. (New York: Oxford University Press,
1982), p. 679. 有关"艺术创造力"的说法，来自荣格 1955 年的信件 (G. Adler,
ed., *C. G. Jung: Letters* [Princeton, NJ: Princeton University Press, 1973], p.
266)。

107. 见 N. Jones, M. Shatell, T. Kelly, et al., "'Did I push myself over the
edge?': Complications of agency in psychosis onset and development," *Psycho-
sis*, *8*, 2016, 324–335。同时见 A. F. Fontana and E. B. Klein, "Self-presentation
and the schizophrenic 'deficit,'" *Journal of Consulting and Clinical Psychology*,
32, 1968, 250–256; H. D. Brenner, W. Böker, J. Müller, L. Spichtig, and S. Würg-
ler, "On autoprotective efforts of schizophrenics, neurotics, and controls," *Acta
Psychiatrica Scandinavica*, *75*, 1987, 405–414; V. Carr, "Patient's techniques
for coping with schizophrenia: An exploratory study," *British Journal of Med-*

ical Psychology, *61*, 1988, 339–352; J. S. Strauss, "Subjective experiences of schizophrenia: Toward a new dynamic psychiatry—II," *Schizophrenia Bulletin*, *15*, 1989, 179–187。也见 M. Bleuler, *Schizophrenic Disorders*, pp. 480–481, 488–489。

108. M. H. Johnston and P. Holzman, *Assessing Schizophrenic Thinking* (San Francisco: Jossey-Bass, 1979), p. 17。许多可能案例的其中一个："但艺术的自动化是非常不同的，与疯狂相反。艺术家培养他的思想，学习他的技能，自愿地准备他的自动化……疯子则是经历了疯狂强加的自动化" (Jean Vinchon, *L'Art et la Folie* [París: Librairie Stock, 1924], p. 120)。

109. 见 S. J. Schneider, "Selective attention in schizophrenia," *Journal of Abnormal Psychology*, *85*, 1976, 167–173、C. D. Frith, "Consciousness, information processing, and schizophrenia," *British Journal of Psychiatry*, *134*, 1979, 225–235。关于标准化选择性注意假设的这些和其他问题，见 Cutting, *Right Cerebral Hemisphere*, p. 258; *Psychology of Schizophrenia*, pp. 212–213（有关注意力不集中在忧郁症和精神疾患中更为普遍，也见 pp. 208, 216）; M. A. Erickson, H. Hahn, C. J. Leonard, et al., "Impaired working memory capacity is not caused by failures of selective attention in schizophrenia," *Schizophrenia Bulletin*, *41*, 2015, 366–373。对于精神分裂症注意力异常的不同观点——包括丧失持续的语境感（"存储规律性对当前感知的影响"）——见 Hemsley, "Cognitive abnormalities"。"注意力"是个宽泛且可能含糊不清的概念。在

379 "The construct of attention in schizophrenia" (*Biological Psychiatry*, *64*, 2008, 34–39) 文章中，路克和古德（S. J. Luck and J. M. Gold）认为，虽然某些类型的注意力似乎在精神分裂症中受损（即引导注意力束，选择一个控制正在进行的认知过程的规则），其他类型似乎正常（注意力束的强度或焦点，专注于某些事物而排除其他事物的基本能力）。

110. 见 Cutting, *Psychology of Schizophrenia,* pp. 299, 308。有关观念的构成而非直觉的格，见 J. E. Exner, "Some Rorschach data comparing schizophrenics with borderline and schizotypal personality disorders," *Journal of Personality Assessment*, *50*, 1986。同时见 J. Zubin, "Problem of attention in schizophrenia," in M. L. Kietzman, S. Sutton, and J. Zubin, eds., *Experimental Approaches*

to Psychopathology (New York: Academic Press, 1975, 139–166), pp. 146, 160。鲁宾认为,这似乎表明精神分裂症的选择性注意力受到干扰、注意力的维持和反应时间(缓慢),实际上可能是"无目标的独特生活",或是典型精神分裂症患者不寻常的"文化"和过去经验的功能。

111. 这两种倾向(过度警觉和内心空想)之间的关系并不完全清楚。他们都脱离实际问题或常识性现实,但也有所不同:第一个警觉和过度意图,第二个更加游荡和转向内向。有关包括过度显著性和低显著性的可能相关讨论,见L. Sass and G.N. Byrom, "Phenomenological and neurocognitive perspectives on delusion",认为第一种过度警觉模式可能与过度显著(源自显著失调)有关,而第二种与活化"负性作业"、事情运作、默认模式网络(DMN)相关。有关"异常意义"作为可以在外部知觉对象所遭遇的东西,同时也作为"更多的'内在'想象的现实",见 Matussek, "Studies in delusional perception"。

112. 马图塞克将精神分裂症患者描述为"被物体所迷住",但也"能够〔比正常情况〕更大程度地将注意力集中在一个孤立的物体上",并注意到患者的"能力"和"乐此不疲"("Studies in delusional perception," pp. 93–94)。同样值得注意的是,康拉德强调他所说的"颠倒话语顺序"(*anastrophe*),一种类似于我所说的过度反身性的转向或转向内向,相关讨论见 Sass and Pienkos, "Delusions: the phenomenological approach"。

有关精神分裂症表现出一种提升"准施事"("深度沉浸在感知刺激和/或心理意象中的能力和趋势"),见 C. Rosen, N. Jones, K. A. Chase, et al., "Immersion in altered experience: An investigation of the relationship between absorption and psychopathology," *Consciousness and Cognition*, 49, 2017, 221。

有关可能类似于精神分裂症的退缩和内省的影响,包括对正常人的影响,见 H. T. Hunt and C. M. Chefurka, "A test of the psychedelic model of altered states of consciousness: The role of introspective sensitization in eliciting unusual subjective reports," *Archives of General Psychiatry*, 33(7), 1976, 867–876,以及 L. Sass, E. Pienkos, and B. Nelson, "Introspection and schizophrenia: A comparative investigation of anomalous self experiences," *Consciousness and Cognition*, 22, 2013, 853–867。

我认为"自己招惹/无端苦恼"二分法依赖于一种"石器时代形上学",这是一种日常以及许多专业语言与生俱来的隐晦需求，例如，使用主动语态或被动语态，将一个人放置在语句的主词或受词的位置，或将心理现象归类为意志或防卫动作，或视为崩解的产物。但一旦进入实际案例调查的现象学中，伴随这两极化的光晕会趋于消散。"石器时代形上学"的说法引自 J. L. Austin, "A plea for excuses," *Philosophical Papers*, 3rd ed. (Oxford: Oxford University Press, 1979), p 185。

380　　113. Conrad, *Die beginnende Schizophrenie, A.2.5: Die Anastrophé.*

114. Cutting, *Right Cerebral Hemisphere,* p. 286; Cutting, *Psychology of Schizophrenia,* p. 299. 也见 J. Baruch, D. R. Hemsley, and J. A. Gray, "Differential performance of acute and chronic schizophrenics in a latent inhibition task," *Journal of Nervous and Mental Disease, 176,* 1988, 598–606。有关波利亚科夫的研究，见第四章。

115. Sechehaye, *Autobiography of a Schizophrenic Girl,* p. 22.

116. 见 A. Breier and J. S. Strauss: "Self-control in psychotic disorders," *Archives of General Psychiatry, 40,* 1983, 1141–1145。也见 Jaspers, *General Psychopathology,* p. 141。

117. 引自 Sechehaye, *A New Psychotherapy,* p. 32。塞切耶注记：蕾妮也会做同样的事情。

118. 举例见 Sechehaye, *Autobiography of a Schizophrenic Girl ,* pp. 33, 34。

119. *Ibid.,* p.22. 蕾妮自己惊讶地发现，疯狂意味着沉浸在"电灯"中，并且无法摆脱她的"强迫恐惧" (pp. 32–33)。

120. O. Paz, *The Labyrinth of Solitude,* trans. L. Kemp (New York: Grove Press, 1961), pp. 62–63.

第三章　孤离的自我

1. 举例见 J.-P. Sartre's *Being and Nothingness*, trans. H. Barnes (New York: Philosophical Library, 1956)。同时见瓦雷里的笔记，特别是有关道德感部分。

2. P. Valéry, *Cahiers*, Vol.2, ed. J. Robinson (Paris: Gallimard, 1974), p. 224; P. Valéry, *Monsieur Teste*, trans. J. Matthews (Princeton, NJ: Princeton

University Press, 1973), p. 107.

3. R. D. Laing, *The Divided Self* (Harmondsworth, UK: Penguin Books, 1965), p. 17.

4. 有关现代主义和现代性在促进类分裂性人格和精神分裂症的经验和表达方式中的可能作用，见"后记"注释 73 中的参考书目。

5. 罗里格斯-索拉诺和查韦斯（J. J. Rodríguez-Solano and M. González de Chávez）提出报告说明，85% 的精神分裂症收案样本有病前人格疾患，其中最常见的类型是回避型人格和类分裂性人格疾患（尚有偏执型、依赖型和分裂病性人格）；回避型—类分裂性人格—分裂病性人格是最常见的共病组合："Premorbid personality disorders in schizophrenia," *Schizophrenia Research*, 44, 2000, 137–144。小布鲁勒报告 52% 和 58% 的精神分裂症为类分裂性人格疾患，在一般人口中此一比例为 1%–2%（*The Schizophrenic Disorders*, trans. S. M. Clemens (New Haven and London: Yale University Press, 1977, pp. 163–164)。（有关第一次使用类分裂性人格 [*schizoid*]，见 pp. 129, 434。）老布鲁勒报告了有一半以上的精神分裂症患者，具有拟似病前类分裂性人格特征（*Dementia Praecox or the Group of Schizophrenias*, trans. J. Zinkin [New York: International Universities Press, 1950], pp. 251–252）。有关分裂病性人格和类分裂性人格疾患的概述，见 J. Parnas, P. Bovet, and D. Licht, "Cluster A personality disorders: A review," in M. Maj, H. Aksiskal, J.E. Mezzich, et al., eds., *Personality Disorders, WPA Series: Evidence and Experience in Psychiatry* (Chichester, UK: Wiley, 2005), pp. 1–74。

6. R. Gittelman-Klein and D. F. Klein, "Premorbid asocial adjustment and prognosis in schizophrenia," *Journal of Psychiatric Research*, 7, 1969, 35–53。 C. Azarcate, "Schizoid, asthenic, and inadequate personalities," in J. Lion, ed., *Personality Disorders: Diagnosis and Management* (Baltimore: Williams and Wilkins, 1974), p. 107.

我对类分裂性人格的使用与老布鲁勒、克雷奇默尔和其他古典作家一致。这是比 DSM III 和 DSM-5 都更为广泛的用法；它适用于许多患者，在这些系统中，将包括分裂病性人格或回避型，以及类分裂性人格。小布鲁勒说："对于晚期精神分裂症患者及其许多亲属来说，所有类型的异常精神病共病，没有比 381

类分裂性人格疾患更好的用语了"（*Schizophrenic Disorders,* p. 437；也见 pp. 153–165）。

在制定 DSM III 时，将 DSM II 的类分裂性人格类别（近似于古典概念）分为这三个密切相关的群组，现在则使用狭义的类分裂性人格定义；见 J. R. Lion, ed., *Personality Disorders: Diagnosis and Management*, 2nd ed. (Malabar, FL: Robert E. Krieger, 1986), pp. 3–4。分裂病性人格中的某些认知和语言特性，可以视为我在第四章至第六章中讨论现象的温和版本。见 L. J. Siever and J. G. Gunderson, "The search for a schizotypal personality: Historical origins and current status," *Comprehensive Psychiatry*, 24, 1983, 199–212。类分裂性人格、回避型、分裂病性人格在 DSM III 版本中被（隐晦地）认定这三者可能的密切关系，但在后来的版本中取消了排除标准，原先这些排除标准排除了将类分裂性人格与分裂病性人格或回避型人格疾患分派一起（因此稍微接近老布鲁勒和克雷奇默尔的古典立场）。有关回避性特征可能是精神分裂症的前兆，见注释 19。

7. 转引自沃夫和齐克（Sula Wolff and Jonathan Chick）的童年精神分裂症人格：控制组后续研究，*Psychological Medicine*, 10 (1), p. 97 © 1980, Cambridge University Press 授权。

8. S. Arieti, *The Interpretation of Schizophrenia*, 2nd ed. (New York: Basic Books, 1974), p. 110.

9. E. Minkowski, *La Schizophrénie* (París: Payot, 1927), p. 105.

10. 交互主体议题在整本书中都是相关的，但本章、第六章、第九章中最为明确提出讨论。

11. 引自 E. Kretschmer, *Physique and Character*, trans. W. J. H. Sprott (New York: Harcourt Brace and World, 1925), pp. 152, 157。

12. 与同事的讨论内容。

13. 举例来说，以下引自精神分裂症患者巴恩斯（Mary Barnes）的自传：

> 我记得小时候，在我的一生中都有非常奇怪的感觉。我似乎会离开，马上离开一切，离开任何地方。我不属于任何地方。我可能会通过触摸什么东西让自己振作起来。……我是空的，而且不在那里，不在任何地方。如果有人跟我说话，那似乎不是我。我"只是一个东西"——我已经不在

了。有时很难回来，因为熟悉的东西似乎不一样了。空气变了，一切都是
疏离的，就好像我在月球上一样，只是个东西——任何东西，但不是我。
一种死气沉沉的感觉，仿佛置身于死胡同。我的灵魂发霉了，就像尘土中
的蜘蛛网。[M. Barnes and J. Berke, *Two Accounts of a Journey Through
Madness* (New York: Ballantine Books, 1971), p. 17]

14. Kretschmer, *Physique and Character*, p. 182。米尔斯（A. Meares）描
述了这些人焦虑的两个主要来源：“自我缺乏统一”和“与外部世界失去联
系”（"The diagnosis of prepsychotic schizophrenia," *Lancet*, January 10, 1959,
55）。

15. 见 K. Jaspers, *General Psychopathology*, trans. J. Hoenig and M. W.
Hamilton (Chicago: University of Chicago Press, 1963), p. 654。

16. E. Bleuler，引自 Cutting, *The Psychology of Schizophrenia*, p. 122。

17. 小布鲁勒：“我们真的知道精神分裂症是否会‘降临’一个人吗？也许 382
这是个人内在发展的一个阶段或结果”（*Schizophrenic Disorders*, p. 188）。也见
J. Parnas, F. Schulsinger, H. Schulsinger, et al., "Behavioral precursors of schiz-
ophrenia spectrum," *Archives of General Psychiatry*, 39, 1982, 663。

18. 举例来说，有关“内在情感平淡”和“缺乏体验情感生活中更细微差别
的装置”，见 T. Millon, *Disorders of Personality, DSM III: Axis II* (New York:
Wiley, 1981), pp. 273–285。也见斯兰斯基的“心灵内部的共济失调”概念；以
及 "Towards an understanding of certain symptoms of dementia praecox," in J.
Cutting and M. Shepherd, eds., *The Clinical Roots of the Schizophrenia Concept*
(Cambridge: Cambridge University Press, 1987), pp. 37–41。

19. 精神分析学家费尔贝恩、冈特里普和亢恩（Masud Khan）认为，这些人
对人际关系有着强烈的渴望。这种渴望的强烈程度，以及情绪的过度敏感和脆
弱性（主要源于童年早期的失望，虽然这可能有若干先天的成分），据说使这些
人退缩到一个极度退化的幻想世界（初级自恋阶段）。

DSM III 在“类分裂性人格”和“回避型”之间形成了特别鲜明的对比。见
注释 6。在 DSM III 里类分裂性人格疾患表现出“形成社会关系的能力缺陷”、
“缺乏温暖和温柔”和“没有社会关系的欲望”（DSM III pp. 310, 311）；而回

避型患者"对拒绝非常敏感"但"渴望爱和接受"(DSM III p. 323)。在随后的 DSM 中,对类分裂性人格的社会能力或社会兴趣不足的假定越来越低,不再提及形成社会关系的"能力缺陷"(DSM III p. 310),而是"普遍对社会关系漠不关心的模式"(DSM III-R),接着改为仅仅是"与社会关系的抽离"(DSM IV-TR p. 694; DSM-5)(我的强调)。

也许医学模型和客体关系的观点都是正确的,适用于不同的亚群,或者适用于二者不同强度相互作用的可能面向(这与克雷奇默尔看法一致)。有关发生精神分裂症之前的两种人格,以及从病前人格到精神病的两种不同途径之研究,见 J. Cutting, *Psychology of Schizophrenia* (pp. 122–124)。肯德勒和海兹(P. Hays)描述了精神分裂症患者不具有明显的遗传因素的情形("Schizophrenia with premorbid inferiority feelings," *Archives of General Psychiatry*, 39, 1982, 643–647)。此种精神分裂症被认为具有一种退缩反应,当"病前自卑感"容易与威胁、矛盾或不利环境相互作用时,便会出现这种反应。

20. E. Kretschmer, *Physique and Character*。与克雷奇默尔看法一致的评论,见 G. Claridge, "'The schizophrenias as nervous types' revisited," *British Journal of Psychiatry*, 151, 1987, 735–743。我们无需接受克雷奇默尔的全部立场(例如他强烈的建构偏见),但仍可从他对类分裂性人格现象的描述中获益。

21. "和谐型"是布鲁勒的语汇:"Die probleme der schizoidie und der syntonie," *Zeitschrift für die Gesamte Neurologie und Psychiatrie*, 78, 1922, 373–399。

22. 见 E. Essen-Möller, "The concept of schizoidia," *Monatsschrift für Psychiatrie und Neurologie*, 112, 1946, 260。克雷奇默尔指出精神分裂症患者的身体僵直或笨拙:"运动节奏的急躁性,与轻躁症的平稳活动形成鲜明对比" (*Physique and Character*, p. 175)。

23. Kretschmer, *Physique and Character,* p. 260.

383 24. E. Kretschmer, A *Textbook of Medical Psychology*, trans. E. B. Strauss (London: Hogarth Press, 1952; originally published in English in 1925, in German in 1921), p. 205.

25. M. Bleuler, *Schizophrenic Disorders,* p. 498.

26. Kretschmer, *Physique and Character* , pp. 152, 245.

27. *Ibid.,* pp. 153–154, 172.("我心肠硬得像冰"斯特林堡的引言, p. 153。)

28. *Ibid.,* p.252.

29. 这些亚型大致上对应于 DSM III 到 DSM-5 的回避型和类分裂性人格疾患。见 E. Bleuler, *Dementia Praecox or the Group of Schizophrenias*, trans. J. Zinkin (New York: International Universities Press, 1950), p. 65。

30. Kretschmer, *Physique and Character*, pp. 151, 152, 157, 146.

31. *Ibid.,* pp. 152, 153. 克雷奇默尔将此与精神病表现出的类似现象联系起来:事实上,明显"竭尽"、冷漠的患者在特殊情况下,会表现出令人惊讶的意识和情绪强度 (p. 153)。同时见 Bleuler, *Schizophrenic Disorders,* pp. 154, 158。

32. 克雷奇默尔提出席勒对于素朴与感伤诗作的著名讨论,并将其与循环型和类分裂型之间的区别进行比较 (*Physique and Character,* p. 225)。席勒的感伤样态(反思性或疏离化)与本书讨论的"现代主义"相互对应。

33. Robert Langbaum, "The theory of the avant-garde: A review," *Boundary 2,* 1, 1972, 240.

34. J. Joyce, *A Portrait of the Artist as a Young Man* (New York: Viking, 1964 [first published in 1916]), pp. 215, 247. 几年后在维也纳,穆齐尔用类似的说法来描述创意者:"形上学式的不安"、"蔑视现实",以及别人眼中"不合群的","冷酷的梦想家"。相比之下,他对正常人或缺乏创造力的人的描述,如同和谐型与类分裂性格的不同:"具体定义的、真实的、正义的、有同情心的、社会的、形而上安全的、包容的、积极的、现实的,并致力于周日的理想、幻想、现实"(引自 D. S. Luft, *Robert Musil and the Crisis of European Culture, 1880–1942* [Berkeley: University of California Press, 1980], p. 161)。

精神分裂倾向的一个特别明显的例子是佩索阿(1888-1935),他是伟大的葡萄牙诗人和散文家,也是一位重要的现代主义人物——他的作品(以及作品中众多角色)体现了本书中讨论的许多特征。在他自己的《惶然录》(*The Book of Disquiet*)序言中,佩索阿提供了明显的自我陈述:

> 从来没有什么事情迫使他做任何事。他独自度过了童年。他从未加入任何团体。他从未学习过任何课程。他从不属于人群。他的生活环境以一种奇怪但相当普遍的现象为特征——也许,事实上,所有生活都是如

此——根据他的本能的形象和相似性进行调整，这种本能倾向于惰性和退缩。

同样有趣的是日本作家芥川龙之介（1892-1927），他是日本现代主义的主要代表，他创作了黑泽明标志性的现代主义电影《罗生门》（1950）所依据的短篇小说（《罗生门》，1915，以及《竹林中》，1922）。芥川龙之介也是一个明显的类分裂性人格／分裂病性人格的人，其特点是（并且在他的小说中经常表达）孤立、相对主义、本体论上的不安全感，和疏离的内省主义。芥川八个月大的时候，他的母亲罹患了精神病（很可能是精神分裂症）。他害怕发疯，但却在三十五岁时自杀了。（非常感谢哥伦比亚国立大学哲学系 Angélica Santacruz 未发表的文章："Ayutagawa: modernismo y psicopatología"。）

35. W. Wordsworth, "Preface to the second edition of the Lyrical Ballads" (1800), in D. Perkins, ed., *English Romantic Writers* (New York: Harcourt Brace and World, 1967), p. 324.

36. F. Kermode, *Romantic Image* (London and Glasgow: Fontana Books, 1971).

37. F. Kafka, *The Complete Stories* (New York: Schocken Books, 1971), p. 469.

38. A. Blunden, "A chronology of Kafka's life," in J. P. Stern, ed., *The World of Franz Kafka* (New York: Holt, Rinehart, and Winston, 1980), p. 16.

39. R. Hayman, *Kafka: A Biography* (New York and Toronto: Oxford University Press, 1981), p. 21.

40. 引自 Blunden, "A chronology of Kafka's life," p. 17。

41. Kafka, *Complete Stories*, p. 381.

42. Blunden, "A chronology of Kafka's life," p. 19.

43. Kafka, *Complete Stories*, p. 278. 另一幅自我描绘似乎是《十一子》故事中的第十一个儿子。

44. F. Kafka, *Letter to His Father*, trans. E. Kaiser and E. Wilkins (New York: Schocken Books, 1953), pp. 11, 73, 37, 13.

45. Kretschmer, *Physique and Character*, p. 157.

46. Kafka, *Complete Stories*, p. 390.

47. *Ibid.*, p. 337.

48. *Ibid.*, pp. 340, 342.

49. *Ibid.*, p. 350.

50. *Ibid.*, p. 326.

51. E. Canetti, *Kafka's Other Trial: The Letters to Felice*, trans. C. Middleton (New York: Schocken Books, 1974), p. 48.

52. 引自 Hayman, *Kafka: A Biography*, p. 21。

53. F. Kafka, *Letters to Felice* (New York: Schocken Books, 1973), p. 293.

54. 引自 Blunden, "A chronology of Kafka's life," p. 19。

55. 引自 Laing, *Divided Self,* p. 78。

56. 引自 Blunden, "A chronology of Kafka's life," p. 15。

57. T. S. Eliot, "Baudelaire" (1930), in *Selected Prose of T.S. Eliot* (New York: Harcourt Brace, 1975), pp. 231–236.

58. C. Baudelaire, *Mon Coeur Misà Nu*, in *Fusées; Mon Coeur Misà Nu; La Belgique Deshabillée*, ed. A. Guyaux (París: Gallimard, 1986), p. 94（我的翻译）。

59. C. Baudelaire, "One A.M.," in *Short Poems in Prose* (*Le Spleen de Parts: Petits Poèmes en Prose*; originally published in 1869), trans. N. Cameron, in P. Quennell, ed., *The Essence of Laughter and Other Essays, Journals, and Letters* (New York: Meridian Books, 1956), p. 138.

60. 见 J.-P. Sartre, *Baudelaire* (New York: New Directions, 1950), p. 180。

61. Kretschmer, *Physique and Character,* pp. 170, 166. 我使用的翻译版本是 E. Kretschmer, *Physique and Character*, 2nd rev. ed., trans. W. J. H. Sprott, with appendix by E. Miller (London: Kegan Paul, Trench, Trubner, 1936), pp. 175, 171。

62. 引自 M. H. Abrams, "Coleridge, Baudelaire, and modernist poetics," *The Correspondent Breeze* (New York: Norton, 1984), p. 122（我的翻译）。

63. "Letter to F. Desnoyer" (1855), partially quoted in Sartre, *Baudelaire,* p. 104.

64. 波德莱尔的话语引自 Abrams, "Coleridge, Baudelaire, and modernist

poetics," p. 128, 以及 J. Seigel, *Bohemian París* (New York: Penguin Books, 1987), p. 105。也见 C. Baudelaire, *Intimate Journals*, trans. C. Isherwood (San Francisco: City Lights Books, 1983), p. 21。

65. 波德莱尔的强烈反感激发了他未完成的《比利时脱光衣服》(*La Belgique Deshabillée*)的灵感, 这是一本嘲弄平庸生活和"最糟糕的'小人物'"的一本书。

66. Baudelaire, "My heart laid bare," in *Intimate Journals,* pp. 85, 76."Le vrai héros s'amuse tout seul" (Baudelaire, "Mon coeur mis à nu," in *Fusées; Mon Coeur Mis à Nu; La Belgique Deshabillée*, p. 95).

67. 引自 Sartre, *Baudelaire,* p. 180。

68. Baudelaire, "My heart laid bare," p. 87.

69. *Ibid.,* pp. 71, 87.

70. 引自 Sartre, *Baudelaire,* p. 180。"一个人愈是受艺术所陶冶, 他便愈少私通。"波德莱尔在他的私密日记中如此宣称——这很可能是他的个人忏悔 ("My heart laid bare," p. 87)。

71. Baudelaire, "The painter of modern life," in Quennell, *Essence of Laughter,* pp. 46, 50, 48; 也见 Seigel, *Bohemian Paris,* pp. 98–99。

72. Kretschmer, *Physique and Character,* p. 153.

73. Baudelaire, *Short Poems in Prose,* p. 139.

74. H. Deutsch, "Some forms of emotional disturbance and their relationship to schizophrenia," *Psychoanalytic Quarterly*, *11*, 1942, 310, 314, 308, 316. 多伊奇所讨论的"像是什么"人格通常与类分裂性人格类型有关(例如, 见 Millon, *Disorders of Personality,* pp. 278–280)。罗斯(Nathaniel Ross)以为, "人们普遍认为'像是什么'的现象在模仿的两三年发展阶段上表现出来", 并谈到 "自我成熟的严重迟缓" ("The 'as if concept," *Journal of the American Psychoanalytic Association*, *15*, 1967, 80)。

75. W. R. D. Fairbairn, *An Object-Relations Theory of the Personality* (New York: Basic Books, 1954), p. 10; 也见 pp. 13, 25。

76. H. Guntrip, *Schizoid Phenomena, Object Relations, and the Self* (New York: International Universities Press, 1968), pp. 57, 79, 50.

77. C. Lasch, *The Minimal Self* (New York: Norton, 1984), pp. 15, 182, 177.

78. 我并不否认类分裂性人格的问题可能源于婴儿期或儿童早期阶段。早期的不安全感和威胁，可能会形成一种普遍的脆弱感和退缩倾向。然而，类分裂性人格的成年患者的退缩，似乎需要相当高级的认知结构，并且难以解释为固着或退化。我主要关心的是亚里士多德式的"形式原因"，即决定事物性质的模式或本质。婴儿期的创伤经验确实仍然有类似于导致原因（触发效果的力量或代理）的作用。

79. M. Bleuler, *Schizophrenic Disorders*, p. 498.

80. 最接近本书所强调的精神分裂症方面（过度反身性和疏离感），是英国客体关系学派的精神分析方法：例如，比昂（W. Bion）的"怪异客体"概念，它可能涉及特殊的自我意识投射 (W. Bion, *Second Thoughts: Selected Papers on Psychoanalysis* [London: Heinemann, 1967], pp. 40, 48) ；以及费尔贝恩的类分裂人格的"分裂"讨论 (*An Object-Relations Theory of the Personality*, pp. 6–7, 10, 16, 20, 50–51, 57, and *passim*)。然而，值得注意的是，这些理论最容易受到"拟成人论"（adultomorphic）的批评——即回顾性地将更高级的经验和知识样态，归因于婴儿意识（相关批判见 J. Frosch, *The Psychotic Process* [New York: International Universities Press, 1983], pp. 364–365; M. Eagle, *Recent Developments in Psychoanalysis* [New York: McGraw-Hill, 1984], pp. 139–140)。或许这些理论家并没有发现婴儿期的发育前兆，而是将他们在成年的类分裂性人格者和精神分裂症患者身上遇到的现象投射到儿童身上。

81. 当然，我偏向皮亚杰的发展理论。如果精神分裂症意识的基本结构真的早于青春期便已经存在，正如许多精神分析家所认为的那样，人们可能会认为这种特殊形式的精神病理学会比实际发生的更早。也许精神分裂症的发病机制需要"二次打击"，这涉及青春期发展的心理能力；见 L. Sass and J.-P. Borda, "Phenomenology and neurobiology of self disorder in schizophrenia: Secondary factors," *Schizophrenia Research*, *169*, 2015, 474–482。

82. Y.-F. Tuan, *Segmented Worlds and Self: Group Life and Individual Consciousness* (Minneapolis: University of Minnesota Press, 1982), p. 139.

83. S. Kierkegaard, *Concluding Unscientific PostScript*, trans. D. F. Swen-

son (Princeton, NJ: Princeton University Press, 1944), pp. 71–72.

84.Laing, *Divided Self,* p. 127.

85. N. Elias, *The History of Manners*, trans. E. Jephcott (New York: Pantheon Books, 1978), pp. 250–251.

86.1642 年写给吉比夫的信件，引自 C. Taylor, *Sources of the Self* (Cambridge, MA: Harvard University Press, 1989), p. 144。

87. 拒绝笛卡尔观点是 20 世纪两大哲学巨擘海德格尔和维特根斯坦的中心主题。但持平地说，这并没有对整个文化中的自我理解产生重大影响。

88. R. Rorty, *Philosophy and the Mirror of Nature* (Princeton, NJ: Princeton University Press, 1979), pp. 45ff.

89. W. Ong, *The Presence of the Word* (Minneapolis: University of Minnesota Press, 1981), p. 211.

90. 举例见 Clement Greenberg, "Modernist painting," in G. Battcock, ed., *The New Art: A Critical Anthology* (New York: Dutton, 1966), pp. 100–110。

91. 引自 C. L. Griswold, "Plato's metaphilosophy: Why Plato wrote dialogues," in C. L. Griswold, ed., *Platonic Readings* (New York: Routledge, 1988), p. 150。我关注的是康德这位文化人物，而非他实际哲学著作的细节；后者可以通过许多不同的方式来诠释，有些与我在本书中的讨论并不一致。

92. Friedrich Schelling, 有关康德部分，引自 E. D. Kirsch, *Wordsworth and Schelling* (New Haven, CT: Yale University Press, 1960), p. 19。

笛卡尔和康德对于现代的疏离感皆提出了看法——尼采将其描述为"与外在没有对应的内在生活，以及与内在无关的外在存在之间的奇怪对比" (E. Heller, *The Artist's Journey into the Interior and Other Essays* [San Diego: Harcourt Brace Jovanovich, 1976], p. 103)。根据笛卡尔的形上学，心灵与外部对象遭逢时，尽管遥远而疏离但却是真实的。在康德的观点里，心灵体验到的对象，在某种意义上是它自己的幻影（"现象"）——与真实或"本体"世界看不见却以某种方式想象的领域相比，是不真实的。类似于这两种哲学观点的经验，对于罹患类分裂性人格和精神分裂症的个体来说，是很常见的。这些分离和反身性形式在胡塞尔（Edmund Husserl）的先验现象学中达到顶点。胡塞尔研究取向的核心是现象学还原或存而不论（*epoché*），他将其描述为"分离"或"括号起来"

387

（bracketing）：我们悬置了"自然的立场"，让它倾向于接受有关我们的真实世界，"作为自身存有的事实世界"。取而代之的是，我们"将目光牢牢地注视着人类意识的领域，并研究我们发现其中内在的东西是什么" (Husserl, *Ideas: General Introduction to Pure Phenomenology*, trans. W. R. B. Gibson [New York: Collier Books, 1962; originally published in 1913], pp. 96, 102, 101)。这种"与世界分离"不仅仅是一种技术：它实现了"对自然态度的彻底改变，具有现代人深刻的志业性格" (E. Husserl, *The Crisis of European Sciences and Transcendental Phenomenology*, trans. D. Carr [Evanston, IL: Northwestern University Press, 1970; written in the mid-1930s], p. 137)。有关胡塞尔的讨论，同时见第九章，注释 51，以及第十一章，注释 13。

93. Elias, *The History of Manners,* pp. 129, 260, 253, 258. 福柯在《规训与惩罚》中找到了类似的规训、组织和自我监察的增加趋势，trans. A. Sheridan (New York: Vintage Books, 1979)；见第八章。

94. W. Ong, *The Presence of the Word* (Minneapolis: University of Minnesota Press, 1981), pp. 63, 136–137.

从口语到文字或书写的文化转变，可以视为对意识和自我意涵的更大幅度的变化：视觉对其他感官方式的优势日益增加。在前现代的欧洲人的经验，可能与古希腊人的经验有更多的共同点，他们认为宇宙是一种听觉上的和谐，也与部落和农村文化有更多共同点，在这些文化中，周围或渗透的声音、气味和味觉具有更核心的作用。许多学者已有论述，几乎所有前现代文化的"世界感"或"具现世界"，如何在现代技术社会中趋向于被一项世界经验所取代，这种经验被当作是一种观点。见 W. Ong, "World as view and world as event," *American Anthropologist, 71, 1969, 634–647*。

噪声环绕；气味渗透，常常引起直接的本能反应，包括厌恶、饥饿和欲望。相较之下，视觉是典型的距离感：将主体与客体分开，并允许控制感以及不同于情绪或本能反应的距离感。视觉也是最具自我意识的感知，因为它最有助于意识到自己在知觉领域中的位置。然而，纯粹的视觉体验很容易显得毫无生气且不真实。或许以视觉为导向的文化，特别有利于在其成员中唤起类分裂性人格的倾向。

95. 根据 George Devereux, "The ethnic personality of modern man is basi-

cally schizoid" *(Basic Problems of Ethnopsychiatry,* trans. B. M. Gulati and G. Devereux [Chicago and London: University of Chicago Press, 1980], p. 219)。

96. J. Lang, "The other side of the affective aspects of schizophrenia," *Psychiatry, 2,* 1939, 196, 197, 200. 然而, 有意思的是, 朗格也承认意识形态中心主义可能不是最终原因, 而是 "有机体生理运作中的潜在弱点, 一项在心理层面上的表现" (p. 201)。

97. 见 F. Nietzsche, *Human, All Too Human,* trans. H. Zimmern and P. V. Kohn, in *The Complete Works of Friedrich Nietzsche,* ed. O. Levy, 18 vols. (New York: Macmillan, 1909–1911; first published in 1878), Sec. 16。

98. 海德格尔将这种主体主义的根源, 定位于笛卡尔试图通过意识的自我确定性, 借以建立起存在自身; Heidegger, "The age of the world picture," in *The Question Concerning Technology and Other Essays,* trans. W. Lovitt (New York: Harper and Row, 1977), pp. 127, 139–141。本段引自这篇文章, pp. 128–130, 132, 147; 也见 Heidegger, "The Word of Nietzsche: 'God Is Dead,'" in *ibid.,* p. 68。

99. 用海德格尔的话语来说, 正是在这层意义上, 人 "进入画像" 优先于任何存在的东西……[设定] 他自己不管是什么, 都成为必须在画像中出现的东西, 必须现身自己 [*sich präsentieren*], 即成为画像" ("Age of the world picture," pp. 131–132)。

100. *Ibid.,* p. 142.

101. 海德格尔部分, 引自 H. Richter, *Dada: Art and Anti-Art* (New York and Toronto: Oxford University Press, 1965), p. 91。

102. Laing, *Divided Self,* p. 146.

103. 引自 C. Landis, ed., *Varieties of Psychopathological Experience* (New York: Holt, Rinehart and Winston, 1964), pp. 192–193。

104. 这段话继续说的是: "……然而, 最接近的真实就只能是这样了, 你正在用头去撞一个没有门和窗的牢房的墙" (引自 A. Hiedsieck, "Kafka's narrative ontology," *Philosophy and Literature, 11,* 1987, 249)。

105. Nietzsche, *The Will to Power,* trans. W. Kaufmann and R. J. Hollingdale (New York: Vintage Books, 1968; first published in 1901), # 22 and # 23,

388

pp. 17–18.

106. 有关罗夏克反应说明，见 S. J. Blatt and C. M. Wild, *Schizophrenia: A Developmental Analysis* (New York: Academic Press, 1976), pp. 144, 149；例如，"两个人在一个特定的位置上，靠在一个罐子上……他们周围好像在表演什么戏剧"。

107. C. Rycroft, "On the defensive function of schizophrenic thinking and delusion-formation," *Imagination and Reality* (London: Hogarth Press, 1968), pp. 86–87.

108. 莱恩的"内在自我"不应与温尼科特的"真实自我"相混淆。后者意味着一种统一和活力的感觉；它是疏离感的对立面。

109. Laing, *Divided Self,* p. 72.

110. 见 S. Arieti, *Interpretation of Schizophrenia*, 2nd ed. (New York: Basic Books, 1974), pp. 107–108。

111. Laing, *Divided Self,* p. 70.

112. Kretschmer, *Physique and Character,* p. 196.

113. E. Goffman, *Encounters*, 摘录自 R. Sennett, ed., *The Psychology of Society* (New York: Vintage Books, 1977), p. 108。

114. 见 A. Macintyre, *After Virtue* (Notre Dame, IN: University of Notre Dame Press, 1981), pp. 115–119。

115. Godfrey Lienhardt, *Divinity and Experience: The Religion of the Dinka* (Oxford: Clarendon Press, 1961), pp. 149–151。也见 R. A. Shweder and E. J. Bourne, "Does the concept of the person vary cross-culturally?" in A. J. Marsella and G. M. White, *Cultural Conceptions of Mental Health and Therapy* (Dordrecht: D. Reidel, 1982, 1984), esp. pp. 105–106, 116, 127–129；以及 Tuan, *Segmented Worlds and Self,* pp. 139–167。

116. Francis Yates, 引自 L. Trilling, *Sincerity and Authenticity* (Cambridge, MA: Harvard University Press, 1972), p. 19。

117. 齐美尔（Georg Simmel）和伯格（Peter Berger）两人都强调这一点；见 P. Berger, B. Berger, and H. Kellner, *The Homeless Mind: Modernization and Consciousness* (New York: Vintage Books, 1974), pp. 63–82。

118. 见 S. Greenblatt, *Renaissance Self-Fashioning* (Chicago and London: University of Chicago Press, 1980), p. 2。也见 Trilling, *Sincerity and Authenticity,* pp. 12–16。

119. D. M. Lowe, *History of Bourgeois Perception* (Chicago: University of Chicago Press, 1982), p. 99.

120. Berger, Berger, and Kellner, *Homeless Mind,* pp. 83–96.

121. 森内特（Richard Sennett）谈到 "公开者的坠落" (*Fall of Public Man* [New York: Knopf, 1976])。

122. 本段落和下一段落引自 N. Sarraute, *The Age of Suspicion*, trans. M. Jolas (New York: Braziller, 1963), pp. 29, 61, 67, 68, 75, 82, 84, 95, 97。有关萨洛特的讨论，见 Trilling, *Sincerity and Authenticity,* pp. 100–105。

123. 特别是那些被 DSM III-R（和 DSM-5）称为 "回避型" 的人们。

124. M. MacLane, *I, Mary MacLane: A Diary of Human Days* (New York: Stokes, 1917), p. 31.

125. *Ibid.,* p.177.

126. M. MacLane, *The Story of Mary MacLane* (Chicago: Stone, 1902), pp. 138–139. 随后的引用来自 pp. 133–136。

127. 这种 "虚假精神" 是如此 "轻巧而微妙"，但又如此蔓延开展，结果甚至破坏了它自己：她问自己，这种 "薄如雾气的欺瞒……是如此轻薄，如此难以捉摸，如此微弱"，说不定 "自己本身就是一件虚假的事情" (*ibid.,* pp. 134–136)。

128. Laing, *Divided Self*, pp. 140, 144, 147–148.

129. *Ibid.,* p.53.

130. 见个案彼得，*ibid.,* p. 124。

这种夸张的视觉图像，其中自我意识的监察作用尤其明显，我们可以在 1736 至 1784 年的德国精神病患者同时是雕塑家的梅塞施密特（Franz Xaver Messerschmidt）的作品中找到。见 Ernst Kris, "A psychotic sculptor of the eighteenth century," in *Psychoanalytic Explorations in Art* (New York: Schocken Books, 1964), pp. 128–150。在一系列描绘情感表达的胸像中，梅塞施密特以自己作为人体模特儿：显然，他每隔半分钟左右就会转身看着镜里的自己，同时尽可能精确地做出任何他想要描绘的怪相或表情。克里斯谈到"试图以迂回的方式——从外部或表面——获得一种有效模仿的社会表达"(p. 145)。这种产生的效果是矫饰且令人反感的。例如，这个雕塑名为《艺术家如何想象他自己正在笑》(*ibid.*, Figure 23)，传达了一种虚假和面具般笑容的印象。

人类学家卡彭特(Edmund Carpenter)的报告清楚地说明，自我意识的行为所产生的疏离效应，"The tribal terror of self-awareness," in P. Hockings, ed., *Principles of Visual Anthropology* (The Hague and Paris: Mouton, 1975), pp. 451–461。在1970年代，卡彭特带着一个摄影团队前往巴布亚新几内亚偏远的比亚米族，这是现存少数几乎没有使用过相机和摄影机，甚至没有镜子或其他反射面经验的群体之一。比亚米人第一次在大镜子或拍立得照片中看到自己时吓了一跳。他们低下头捂住嘴巴，以防止他们的灵魂通过嘴巴丢失。之后，他们会目瞪口呆地站在一些极佳的图像前。每当比亚米人意识到胶卷相机存在时，他们的行为似乎发生了微妙的变化："身体动作总是变得更快、生涩，无法镇静或保持自信。原本放松的脸现在僵住了，或者在抽搐和僵硬之间交替出现"(p. 455)。摄影团队很快发现不要让他们重复先前没有拍摄到的动作：尽管比亚米人会开心顺从，但他们重复带有自我意识的行为时，便不再像刚才自发地做的那样了。卡彭特写道："以观察者的抽离态度认识自己的人，再也不会是一样的自己了"(p. 457)。

131. Laing, *Divided Self*, p. 49.

132. F. Nietzsche, *The Gay Science*, trans. W. Kaufmann (New York: Vintage Books, 1974; first published in 1887), #335, p. 266.

133. Nietzsche, *The Will to Power*, #962, p. 505.

134. Trilling, *Sincerity and Authenticity*, p. 27；见 p. 26–52。我在以下几页中的讨论非常接近特里林的论点。有关黑格尔的讨论篇幅，引自 *Phenomenology of Mind*, trans. J. B. Baillie (New York: Harper and Row, 1967), pp. 509–548。没有额外注明黑格尔的讨论，则引自 Trilling, *Sincerity and Authenticity*, pp. 31, 35, 36, 38, 46。

135. Hegel, *Phenomenology of Mind*, p. 548.

136. Hegel, *Phenomenology of Mind*, p. 546，我的强调。

137. 引自 Trilling, *Sincerity and Authenticity*, p. 118。

138. Baudelaire, "The dandy," in "The painter of modern life," p. 48.

139. 菲利普（在信中）以最冷漠的自豪感，讲述在他家乡引诱各种女性，主要是通过扮演精心设计的角色来迷惑她们，或是缓解她们的恐惧；他似乎对这些简单的诱惑感到厌恶，他将其比拟为"在污水池中射杀白天鹅"。

140. Jaspers, *General Psychopathology,* pp. 641, 654.

141. H. C. Rümke, "The nuclear symptom of schizophrenia and the praecox feeling," trans. J. Neeleman, *History of Psychiatry*, *1*, 1990 (originally published in 1941), 336.

142. R. Rosser, "The psychopathology of feeling and thinking in a schizophrenic," *International Journal of Psychoanalysis*, *60*, 1979, 178.

克雷佩林描述了早发性痴呆的极端行为，这让人想起克雷奇默尔的精神分裂性情中的"过度敏感"和"感觉麻木"变体。一些患者退出了社交生活，"把自己锁起来背诵诗歌"。而另一些人则似乎失去了所有"感情的细腻度"，蔑视一切社会行为规范，"举止洒脱、在严肃场合大笑、粗鲁傲慢"（*Dementia Praecox and Paraphrenia*, trans. R. M. Barclay [Huntington, NY: Krieger, 1971; first English edition 1919], pp. 24, 34）。也见 P. Barham, *Schizophrenia and Human Value* (Oxford: Blackwell, 1984), p. 4。布鲁勒描述了精神分裂症所发生的这两种抽离的形式（*Dementia Praecox*, p. 65）。

143. Erwin Stransky, Emil Kraepelin；见 M. Bleuler, *Schizophrenic Disorders,* pp. 491, 499. 在罗夏克墨迹研究中，卡斯基和布卢姆加登（M. Carsky and J. W. Bloomgarden）发现，类分裂性人格（或分裂病性人格）患者表现出"怪异"主题和担忧的反应，更容易让人联想到精神分裂症，而不是躁症或郁症，包括"关于身份的不确定性、转变、异乎寻常、怪诞的融合，或破碎化、未整合的思想或感觉"（"Subtyping in the borderline realm by means of Rorschach analysis," *Psychiatric Clinics of North America*, *4*, 1981, 107–108）。

144. C. Schooler and W. Caudill, "Symptomatology in Japanese and American schizophrenics," *Ethnology*, *3*, 1964, 177. 也见 E. F. Torrey, *Schizophrenia and Civilization* (New York: Aronson, 1980), p. 153。

145. M. Bleuler, *Schizophrenic Disorders,* pp. 487–488, 499.

146. 有关精神分裂症的极端自主性，见 G. Stanghellini and M. Ballerini,

有关"特例型"（idionomia）和反抗型（antagonomia）: "Values in persons with schizophrenia," *Schizophrenia Bulletin*, *33*, 2007, 131–141（患者引述，p. 138）。也见 L. Sass, "Autonomy and schizophrenia: Reflections on an ideal," in C. Piers, ed., *Personality and Psychopathology: Critical Dialogues with David Shapiro* (New York: Springer, 2011), pp. 99–131; L. Sass, "'Person with schizophrenia' or 'schizophrenic person': Reflections on illness and the self," *Theory and Psychology*, *17*, 2007, 395–420。

　　147. E. Bleuler, *Dementia Praecox,* pp. 192–193.

　　148. 小布鲁勒转述克雷奇默尔的说法，*Schizophrenic Disorders,* p. 29。

　　149. Bleuler, *Dementia Praecox,* p. 453. 布鲁勒提到"僵直型"（精神分裂症）的做作假装、青春型的粗鲁行为、夸大妄想的荒谬礼仪"(p. 453; 也见 p. 191)。正如克里斯所说，精神分裂症表现出来的形象和面容也会倾向生硬和矫饰的外表，*Psychoanalytic Explorations in Art* (pp. 107, 111–114, 128–150)。

　　150. Bleuler, *Dementia Praecox,* p. 93.

　　151. Jaspers, *General Psychopathology,* p. 219. 奇怪的是——在我看来并且难以置信的是，雅斯贝尔斯否认尼贝尔可以被诠释为故意开玩笑或拉扯周围的人。他的理由是"病人这辈子就是这样，在机构里胡混了几十年，没有任何认真的努力。"

　　152. Bleuler, *Dementia Praecox,* p. 215（我的强调）。布鲁勒提到，"坏心肠的青春型"具有相当不同的"滑稽"特质。卡廷指出，精神分裂症患者的负性举动，通常很难与"不当真"或"故意作对"区分开来 (*The Right Cerebral Hemisphere and Psychiatric Disorders* [Oxford: Oxford University Press, 1990], p. 298)。布鲁勒描述了明显的精神分裂症中，可能存在装腔作势或矫饰的特质，有时被夸大到荒谬的地步：

　　　　许多患者采取某种姿势。这个人双臂交叉在胸前跑来跑去，就像他曾经在照片中看到的一位总理。另一位模仿俾斯麦，包括他的笔迹。大多数人通常满足于以一般方式模仿一些特别的东西：姿势、面部表情、衣服、讲话、笔迹。有些人几十年来一直保持一贯的举止；其他人则不断地跳出自己的角色。他们的行为几乎总带着矫揉造作、做作和浮夸。这不适合这种场合并且无法适当修改。因此，行为举止总是很快地便变成了夸张可笑。

[E. Bleuler, *Dementia Praecox,* p. 190]

也见 L. Binswanger, "Extravagance, perverseness, manneristic behavior and schizophrenia," in Cutting and Shepherd, *Clinical Roots of Schizophrenia Concept,* pp. 83–88。

153. Bleuler, *Dementia Praecox,* p. 460. 也见 B. Ritson and A. Forrest, "The simulation of psychosis: A contemporary presentation," *British Journal of Medical Psychology, 43,* 1970, 35, 36。

154. 正如斯莱特和罗斯（E. Slater 和 M. Roth）所指出的，这类患者对精神分裂症症状的掩饰是很常见的，并且有时采用布鲁勒所描述的"患者坚持认为他模仿了自身的症状"的形式 (*Clinical Psychiatry,* 3rd ed. [London: Balliere, Tindall and Cassell, 1969], p. 322)。也见 G. G. Hay, "Feigned psychosis—A review of the simulation of mental illness," *British Journal of Psychiatry, 143,* 1983, 8–10。在海伊（Hay）的研究中，六名患者中有五人一开始被认为伴装精神分裂症的精神疾病，但接续却被证明是明显的精神分裂症。这种装病可能是阻止正在发作的精神病的最后尝试 (p. 8)。同时见雅斯贝尔斯对斯特林堡的"促成精神错乱的出现"的讨论 (*Strindberg and Van Gogh,* trans. O. Grunow and D. Woloshin [Tucson: University of Arizona Press, 1977], p. 16)。

155. 与伴装精神病一样，这种假装疯狂的倾向，本身便表明了严重且持久的人格扰乱；见 H. G. Pope, J. M. Jonas, and B. Jones, "Factitious psychosis: Phenomenology, family history, and long-term outcome of nine patients," *American Journal of Psychiatry, 139,* 1982, 1483。

156. 精神分裂症患者常被指对自己的疾病缺乏"病识感"。这通常为真，如果我们所说的病识感指的是采取类似精神病学的概念和评估他们的征兆和征候的话。然而，绝大多数此类患者对自己的疾病有相当程度的认识（"疾病意识"，正如迪特曼和舒特勒 [J. Dittmann and R. Schüttler] 所说的那样 ["Disease consciousness and coping strategies of patients with schizophrenic psychosis," *Acta Psychiatrica Scandinavica, 82,* 1990, 318–322]）。

157. Bleuler, *Dementia Praecox,* p. 158. 非常感谢寇恩（Bertram Cohen）博士提供第二个例子。

158. Rümke, "Nuclear symptom of schizophrenia," p. 337.

159. Bleuler, *Schizophrenic Disorders,* p. 488.

160. 在 ICD-9 对青春型精神分裂症的描述中，提到了 "自我满足、自我专注的微笑"、"高尚的举止"、"傻笑" 和 "恶作剧"；printed in DSM III-R, p. 450。有关不适当的傻笑，见 Cutting, *Right Cerebral Hemisphere,* pp. 297, 299。

161. Cleanth Brooks, "The heresy of paraphrase," in H. Adams, ed., *Critical Theory Since Plato* (San Diego: Harcourt Brace Jovanovich, 1971), p. 1039；Alan Tate，引自 K. Burke, *A Grammar of Motives* (Berkeley and Los Angeles: University of California Press, 1969), pp. 513–514。

162. F. Schlegel, "On incomprehensibility," in K. M. Wheeler, ed., *German Aesthetic and Literary Criticism: The Romantic Ironists and Goethe* (Cambridge: Cambridge University Press, 1984), pp. 36–37，也见 P. de Man, "The rhetoric of temporality," in *Blindness and Insight* (Minneapolis: University of Minnesota Press, 1983), pp. 208–228。

163. Kraepelin remarks on this in *Dementia Praecox,* p. 267.

164. Rümke, "Nuclear symptom of schizophrenia," p. 338.

165. 尼采在精神病发作不久后，写了一封信说明这种令人不安的影响。一个奇怪的问题是：作者是否具有讽刺意味，如果是这样，可能是在嘲笑我吗？："亲爱的赫尔（Herr）教授，当它一旦到来，我也更偏好巴塞尔的教授职位，而不是成为上帝；但我不敢在个人的自大中走得太远，以至于为了它而避免世界的创造"（引自 E. Heller, *The Disinherited Mind* [New York and London: Harcourt Brace Jovanovich, 1975], p. 83）。尼采的精神疾病大概是器质性精神病，很可能是由于梅毒所引起的广泛性麻痹。但至少在早期阶段，他的疾病具有明显类似精神分裂症的特质，可能是由于病前的类分病性人格特征。 393

166. R. Jakobson and G. Lübbe-Grothues, "The language of schizophrenia: Hölderlin's speech and poetry," *Poetics Today, 2*, 1980, 138–139.

167. H. S. Sullivan, *Clinical Studies in Psychiatry* (New York: Norton, 1973), p. 185.

168. 弗洛伊德设想了一个理性的内在观察者，使得精神病人的心智在某个时刻可以观察疾病的进展；见 J. E. Gedo and A. Goldberg, *Models of the Mind: A Psychoanalytic Theory* (Chicago and London: University of Chicago Press,

1973), p. 130。

169. 举例见 T. Freeman, J. Cameron, and A. McGhie, *Chronic Schizophrenia* (New York: International Universities Press, 1958), "Chapter 6: Confusion of identity," pp. 52–60; G. Kloos, "Über den witz der schizophrenen," *Zeitschrift für die gesamte Neurologie und Psychiatrie, 172*, 1941, 536–577。

第四章   认知滑移

1. 引自 M. Foucault, *The Order of Things* (New York: Vintage, 1970), p. xv；以及引自 J. L. Borges, "The analytical language of John Wilkins," in *Other Inquisitions, 1937–1952*, trans. L. C. Simms (Austin, TX: University of Texas Press, 1964), p. 103。

2. Foucault, *The Order of Things,* pp. xvii, xviii.

3. 举例见 M. Hamilton, ed., *Fish's Schizophrenia*, 2nd ed. (Bristol: John Wright, 1976), p. 29。

4. P. Meehl, "Schizotaxia, schizotypy, schizophrenia," *American Psychologist, 17*, 1962, 827–838.

5. E. Bleuler, *Dementia Praecox, or The Group of Schizophrenias*, trans. J. Zinkin (New York: International Universities Press, 1950), pp. 13–14，相似地，克雷佩林写道，精神分裂症患者"以最惊人的方式失去了他们思路的逻辑排序能 力"(*Dementia Praecox and Paraphrenia* [Edinburgh: Livingstone, 1919], p. 19)。

6. 严格定义此一异常范围是不可能的；当然，这与本书其他地方讨论的知觉和语言异常有若干程度的重叠。从现象学的角度理解，就形式思维疾患的概要总结，见 L. Sass and J. Parnas, "Thought disorder, subjectivity, and the self," *Schizophrenia Bulletin, 43*, 2017, 497–502。

7. F. Nietzsche, *Will to Power,* Sec. 556，引自 A. Nehamas, *Nietzsche: Life as Literature* (Cambridge, MA: Harvard University Press, 1985), p. 81。

8. K. Goldstein, "Methodological approach to the study of schizophrenic thought disorder," in J. S. Kasanin, ed., *Language and Thought in Schizophrenia*

(New York: Norton, 1964), p. 24.

9. 根据戈尔茨坦的说法，抽象需要"有意识的意志"："在推理、觉察和对自己所做的事情的自我解释等，在意义上的有意识活动"（引自 L. J. Chapman and J. P. Chapman, *Disordered Thought in Schizophrenia* [Englewood Cliffs, NJ: Prentice-Hall, 1973], p. 144；也见 p. 143）。这些心理能力——意志、自我意识、抽象、理性——正是从阿奎那到黑格尔的哲学家们认为构成心灵、人或人类灵魂本质的特征，这意味着精神分裂症，至少在严重的形式，被视为某种次人类或前人类。

10. 这类似于 18 世纪《百科全书》（*Encyclopédie*，1750-1780）中表达的观点，其中疯狂被描述为缺乏自我批评意识："背离了一个人所遵循的信心和坚定的信念这种理性"（引自 M. Foucault, *Madness and Civilization*, trans. R. Howard [New York, Vintage, 1965, orig. 1961], p. 104；*History of Madness*, trans. J. Murphy and J. Khalfa [London, Routledge, 2006], p. 240）。有关文化演进过程中的怀疑与确定，见 S. Langer, *Mind: An Essay on Human Feeling,* Vol. 3 (Baltimore and London: Johns Hopkins University Press, 1982), pp. 21–25。具影响力的人类学家斯宾塞（Herbert Spencer）认为，"野蛮人"的感知能力特别敏锐，但无法脱离感官世界、反思或控制自己的行为；见 G. Stocking, "The dark-skinned savage: The image of primitive man in evolutionary anthropology," *Race, Culture, and Evolution* (Chicago and London: University of Chicago Press, 1982), p. 117。对于古希腊的意识的类似观点，见 E. R. Dodds, *The Greeks and the Irrational* (Berkeley: University of California Press, 1951)。精神分析学家萨利塔（A. B. Szalita）将精神分裂症同化为一种古人类的概念："精神病状态下的退化和感知"，*Psychiatry*, 21, 1958, 53–63, esp. 58n。

11. 例如，见 S. Arieti, *The Interpretation of Schizophrenia*, 2nd ed. (New York: Basic Books, 1974), 将精神分裂症不具备抽象概念能力与原始思维进行比较 (pp. 250–253)。也见 P. Federn, *Ego Psychology and the Psychoses* (London: Maresfield Reprints, 1953/1977), 引用戈尔茨坦主张这种概括能力的缺乏："对于精神分裂症患者来说，不再可能一般性地考虑桌子；他总是想到一张特定的桌子。[他无法] 在真正的桌子之外想象'桌子'的概念" (pp. 190–191)。

12. 见 G. Goldstein, "Contributions of Kurt Goldstein to neuropsychology,"

394

Clinical Neuropsychologist, *4*, 1990, 3–17，有关温伯格和其他人的研究，特别见 pp. 8–9；也见"附录"的讨论。

13. 多马鲁斯的原则让人想起弗洛伊德的初级过程思维观念——由本能和情感支配的原始认知模式，它将逻辑上不兼容的想法等同起来，并且将部分等同于整体。

14. 见 N. Cameron, "Schizophrenic thinking in a problem-solving situation," *Journal of Mental Science*, *85*, 1939, 1012–1035; J. Cutting, *The Psychology of Schizophrenia* (Edinburgh: Churchill Livingstone, 1985), p. 314。"都包含原子"引自 M. H. Johnston and P. S. Holzman, *Assessing Schizophrenic Thinking* (San Francisco: Jossey-Bass, 1979), p. 76。

15. 像"具体性"、"过度包含"和（甚至更明显的）"前逻辑"，都包含在西方思想中，具有悠久历史的疯狂概念——在后者的例子里，甚至可以追溯到文艺复兴时期的世界观之后的伽利略科学时代。福柯认为，当时发生的一般知识的变动，本质上是拒绝将相似性或类似性作为认识的基本形式，转而对测量、同一性和差异的逻辑和定量类别的新接受；这种转变对当时流行的疯狂概念产生了重大影响。新知识结构的最初特征，可以在西方文学的第一部伟大小说，塞万提斯的《堂吉诃德》（1605, 1615）中找到，这本书不断地消遣主人公到处看到相同的疯狂倾向——将鹅群等同于军队、风车与骑士、侍女与公主。就福柯看来，堂吉诃德是新时代典型的疯子，正是因为他讽刺了早期的思想样态。堂吉诃德是一位对于相同与相异的无秩序人物，他把人事物一个接着一个不同的看待（*Order of Things*, p. 49）。他是类似物的提倡者——以前的知识原则现在被视为一个可以通过嘲笑来加以否认的错误。堂吉诃德的主要倾向——消除具有共同特征的事物之间的区别，将差异归为一类，而不是区分差异——与"前逻辑"和"过度包含"是相同的。福柯错误地声称这个"具有原始相似性的人"——这个人"只有在他没有意识到差异的情况下才有不同"（*ibid.*, p. 49)——构成了自 17 世纪起直到 19 世纪来临的疯子形象；显然，直到 20 世纪，他仍持续萦绕在精神病学的想象中。

16. "过度包含"被解释为选择性注意或大脑过滤功能失调的结果，导致难以从意识中排除刺激；见参考书目中 N. Andreasen and P. S. Powers, "Overinclusive thinking in mania and schizophrenia, *British Journal of Psychiatry*, *125*,

1974, 452–456。

17. 相关评论见 Chapman and Chapman, *Disordered Thought in Schizophrenia*; P. S. Holzman, "Thought disorder in schizophrenia: Editor's introduction," *Schizophrenia Bulletin*, *12*, 1986, 342–347; M. Hart and R. Lewine, "Rethinking thought disorder," *Schizophrenia Bulletin*, 2017。

18. Goldstein, "Methodological approach," p. 25, 以及其他各处。

19. 见 Chapman and Chapman, *Disordered Thought*, p. 143。

20. 这导致的一个问题是，混淆了话语风格的表面差异和心理状态（*mentalité*）的深层差异：例如，在戈尔茨坦的系统中，"厨房设备"像是一种抽象类，而"你在厨房里使用的东西"则不属于抽象类 (L. S. McGaughran and L. J. Moran, "'Conceptual level' versus 'conceptual area' analysis of object-sorting behavior of schizophrenic and nonpsychiatric groups," *Journal of Abnormal and Social Psychology*, *52*, 1956, 49)。并且有将偏好或风格与基本认知能力混淆的危险。一位人类学家描述一位克佩尔族（Kpelle）的报导人，他依物品的功能作为分类，同时评论说："聪明的人除此之外别无他法。"如果被问到"那傻瓜如何分类这些物品？"通过描述语言定义上的相同结构，这位报导人是否会提供西方人（假定）"更高层次"的回应？(Glick [1968], reported in R, A. Shweder and E. J. Bourne, "Does the concept of the person vary cross-culturally?" in A. J. Marsella and G. M. White, eds., *Cultural Conceptions of Mental Health and Therapy* [Dordrecht: Reidel, 1982, 1984], p. 130.)

21. 举例见 McGaughran and Moran, "Conceptual level," p. 50。

22. 这些案例引自 I. B. Weiner, *Psychodiagnosis in Schizophrenia* (New York: Wiley, 1966), p. 98; Johnston and Holzman, *Assessing Schizophrenic Thinking*, p. 76; A. M. Shimkunas, "Conceptual deficit in schizophrenia: A reappraisal," *British Journal of Medical Psychology*, *45*, 1972, 152, 155。

23. 案例引自 M. Hamilton, *Fish's Schizophrenia*, 2nd ed., p. 34；E. Bleuler, *Dementia Praecox*, p. 74。

24. 见 Shimkunas, "Conceptual deficit"。关于"无法在适当的抽象层次上诠释经验"，从"专注在高度抽象的想法"，改以关注相关较低层次的抽象作为代价，也见 Weiner (*Psychodiagnosis in Schizophrenia*, pp. 100–102)。同时见

Minkowski, *La Schizophrénie,* p. 127。

396　25. 见 Cutting, *Psychology of Schizophrenia,* p. 332; Andreasen and Powers, "Overinclusive thinking"。有关"过度包含"的复杂性, 见 J. E. Sims-Knight and R. A. Knight, "Logical and nonlogical classification systems: A look at the underlying complexity of overinclusion in schizophrenics," *Journal of Clinical Psychology, 34,* 1978, 857–865。

26. 这是卡廷的结论; *Psychology of Schizophrenia,* pp. 336, 348。

27. D. M. Quinlan, K. D. Schultz, R. K. Davies, and M. Harrow, "Overinclusion and transactional thinking on the object sorting test of schizophrenic and nonschizophrenic patients," *Journal of Personality Assessment, 42,* 1978, 401–408。

28. 围绕在精神分裂症认知的理论情境, 让人想起早期对所谓原初文化的人类学研究, 其中部落村民受到了矛盾的评估——既不擅长抽象化且也不擅长一般性概念化, 却又倾向过度概括。在《野性的思维》里, 列维-斯特劳斯提到了这种假定"'原始人'无法进行抽象思考", 并指出了这一论点的倾向特征——"当人们观察到相反的事态, 即非常笼统的语汇超过具体的名称时, 这一点变得非常明显, 也被用来证明野蛮人的智力贫乏" (p. 1)。也见 Shweder and Bourne, "Concept of the person," p. 109. Re "over-abstraction" interpreted as a "cognitive deficit" in schizophrenia, see Shimkunas, "Conceptual deficit in schizophrenia," p. 156。

29. 见 M. Harrow and D. M. Quinlan, *Disordered Thinking and Schizophrenic Pathology* (New York and London: Gardner Press, 1985); McGaughran and Moran, "Conceptual level"; Chapman and Chapman, *Disordered Thought,* pp. 156–157。

30. 案例来自 P. Ostwald and V. Zavarin, "Studies of language and schizophrenia in the USSR," in R. W. Rieber, ed., *Applied Psycholinguistics and Mental Health* (New York: Plenum, 1980), p. 81 ; U. F. Polyakov, "The experimental investigation of cognitive functioning in schizophrenia," in M. Cole and I. Maltzman, eds., *A Handbook of Contemporary Soviet Psychology* (New York and London: Basic Books, 1969), p. 376。一名患者以"运动"这个面向将"汤匙"

和"汽车"放在一起；见 Ostwald and Zavarin, "Studies of language," p. 81。

31. 戈尔茨坦的看法，引自 Chapman and Chapman, *Disordered Thought,* p. 144。

32. 与精神分裂症患者相比，器质性患者在罗夏克墨迹测验等心理测验中，产生怪异反应的可能性要小得多；见 M. Lezak, *Neuropsychological Assessment,* 2nd ed. (New York: Oxford University Press, 1983), p. 606。戈尔茨坦自己的排序行为有可能是错误的：他似乎太愿意将单纯的惯例等同于"更高级"或更加正确。

33. 哈罗和昆兰 (Harrow and Quinlan) 指出，没有证据显示精神分裂症思维是逻辑混乱或是受到本能担忧的控制；但他们确实发现了"怪异独特"的说话能力 (*Disordered Thinking,* pp. 12–13, 45, 148)。有意思的是，精神分裂症患者的梦境似乎比正常人更加怪异离奇，但并不是特别以原始攻击性或未经扭曲的性主题为主：见 Arieti, *Interpretation of Schizophrenia,* pp. 594–595。

34. 有关精神分裂症患者的"漫无目的的独特生活"和"文化"，见 J. Zubin, "Problem of attention in schizophrenia," in M. L. Kietzman, S. Sutton, J. Zubin, eds., *Experimental Approaches to Psychopathology* (New York: Academic Press, 1975), pp. 139–166。

精神分裂症患者的许多想法似乎都不太可能发生在正常人身上；这表示过滤或选择性注意的功能失调——未能"筛选自己的潜在反应是否适当"——不能完全解释他们的想法异常；见 S. Matthysee, "Why thinking is easy," in M. Spitzer and B. Maher, eds., *Philosophy and Psychopathology* (New York: Springer-Verlag, 1990), p. 179。

35. Polyakov, "Cognitive functioning," p. 376. 布鲁勒谈到不可能描述精神分裂症的思想特征的"无穷多样性"(*Dementia Praecox,* p. 71)。

可能有人会认为，这种"过度具体化"通常发生在主体仅是做出我们认为不重要的区别时，至少在这种情况下，当主体没有做出我们所倾向于做出的区别时，便会出现明显的"过度抽象"——但这只反映了不同的偏好或常规，而不是心理能力或水平。有关这类所谓"原始"人的论点，见 Shweder and Bourne, "Concept of the person," p. 104。

36. Polyakov, "Cognitive functioning," p. 374.

37. 见 N. Hasenfus and P. A. Magaro, "Creativity and schizophrenia: An equality of empirical constructs," *British Journal of Psychiatry*, *129*, 1976, 346–349; J. A. Keefe and P. A. Magaro, "Creativity and schizophrenia: An equivalence of cognitive processing," *Journal of Abnormal Psychology*, *89*, 1980, 390–398。关于创造力和精神分裂症倾向之间的遗传联结，见 J. L. Karlsson, "Genetic association of giftedness and creativity with schizophrenia," *Hereditas*, *66*, 1970, 177–182; R. A. Power, S. Steinberg, G. Bjornsdottir, et al., "Polygenic risk scores for schizophrenia and bipolar disorder predict creativity," *Nature Neuroscience*, *18*, 2015, 953–955。

38. 见 Ostwald and Zavarin, "Studies of language," p. 83; Polyakov, "Cognitive functioning," pp. 376–382。这些研究发现证实了布鲁勒的主张，即精神分裂症患者联想的"弹性"，可以提供一种优势，来作为构思和理解偏离正常的想法 (*Dementia Praecox*, p. 78)。莫兹利在 1871 年发表了类似的评论："我一直怀疑……人类的大部分个体和某些特殊形式的天才，要受惠于 [一些] 有精神错乱疾病的人。他们经常走在思想的旁路上，而这正是被更为稳定的智力所忽视的……这句话有足够的道理，在任何时代都受到欢迎，尤其是在一个似乎相当缺乏原始冲动的时代，一个能够打破常规思维和行动的人" ("Insanity and its treatment," *Journal of Mental Science*, *17*, 1871, 311–334, 引自 P. Barham, *Schizophrenia and Human Value* [Oxford: Blackwell, 1984], pp. 16–17)。

39. 波利亚科夫将患有精神分裂症的人描述为"倾向等同于受过去经验制约的图像假设的先验机率" ("Cognitive functioning," p. 383)。也见 Ostwald and Zavarin, "Studies of language," p. 81; V. Zavarin, J. Tonkonogy, and P. Ostwald, "Cognitive processes in schizophrenia and related disorders: Experimental studies in the USSR," *The Pavlovian Journal of Biological Science*, *17*, 1982, 188–203。这类患者似乎相对摆脱了正常人从经验中或从常识应用上获得的幻觉，或者由于对传统意义或全貌整体压力而产生的幻觉。尽管在大多数实际情况下是不利的，但这种异常有时可以促进更准确或原初的认知样态。

将精神分裂症的表现放在认知启发和偏见的研究作业中，将会很有趣。与正常人相比，这类患者受实际问题、人际环境、"代表性"因素或"主题描述"的偏见影响可能较小，其作用可与知觉的"良好形式"和认知的"基本水平类别"

做比较 (D. Kahneman and A. Tversky, "Choices, values, and frames," *American* 398
Psychologist, 39, 1984, 347)。最近的一些研究显示，在某些情况下，精神分裂
症患者实际上比其他人更合乎逻辑或更加精准。有关逻辑部分，见 G. Owen,
J. Cutting, and A.S. David, "Are people with schizophrenia more logical than
healthy volunteers?" *British Journal of Psychiatry, 191*, 2007, 453–454。有关
知觉准确度部分，见 P. J. Uhlhaas and S. M. Silverstein, "Perceptual organiza-
tion in schizophrenia spectrum disorders," *Psychological Bulletin, 131*, 2005,
618–632。最近与波利亚科夫看法一致，同时也与赫姆斯利看法一致的研究，
见 P. Corlett, J. Taylor, X. Wang, et al., "Toward a neurobiology of delusions,"
Progress in Neurobiology, 92, 2010, 345–369. See also D. R. Hemsley, "The
schizophrenic experience: Taken out of context," *Schizophrenia Bulletin, 31*,
2005, 43–53。

40. 这个想法接近于闵可夫斯基的"实用性弱化"(*affaiblissement prag-
matique*)概念 (*La Schizophrénie*, p. 229)；其中"保罗"的案例特别相关 (pp.
221–236)。有关"天生不证自明性的丧失"，见 Wolfgang Blankenburg, *Der
Verlust der natürlichen Selbstvertändlichkeit: Ein Beitrag zur Psychopathologie
Symptomarmer Schizophrenien* (Stuttgart: Enke, 1971)。前述二者总结于 L.
Sass, "Self and world in schizophrenia: Three classic approaches," *Philosophy,
Psychiatry, Psychology, 8*, 2001, 251–270。

41. 引自 W. Woods, "Language study in schizophrenia," *Journal of Nerv-
ous and Mental Disease, 87*, 1938, 291。

42. 举例见 J. Cutting and D. Murphy, "Schizophrenic thought disorder: A
psychological and organic interpretation," *British Journal of Psychiatry, 152*,
1988, 310–319；J. Cutting and D. Murphy, "Impaired ability of schizophrenics,
relative to manics or depressives, to appreciate social knowledge about their
culture," *British Journal of Psychiatry, 157*, 1990, 355–358。布兰肯堡提到精
神分裂症的"常识的全球性危机"，见 J. Parnas and P. Bovet, "Autism in schiz-
ophrenia revisited," *Comprehensive Psychiatry, 32*, 1991, 7–21。

43. 当精神分裂症患者亨利（将在第五章中讨论）将主题统觉测验卡上的一
个人的两只眼睛，描述每只眼睛为具有不同的外观时，相似的抽离了正常方向

的可能性是显而易见的："好像左边那只[眼睛]疲倦，而右边那只忧心忡忡，一脸苦涩"。类似的视觉案例，见图 8.2（纳特尔的《我在幻影时的眼睛》）。

在病情最严重的时候，一些精神分裂症患者似乎几乎完全抽离出他们的实际情况或身份，几乎完全参与一个或多个妄想或准妄想世界中认定的行动。例如，见韦尔夫利的案例，相关讨论于 L. Sass, "Affectivity in schizophrenia: A phenomenological perspective," *Journal of Consciousness Studies*, *11*, 2004, 127–147。

44. S. Goldstone, "The variability of temporal judgment in psychopathology," in M. L. Kietzman, S. Sutton, and J. Zubin, eds., *Experimental Approaches to Psychopathology* (New York: Academic Press, 1975), pp. 393–419。同时，有关"前后不一、时断时续随机响应，以及在选项之间犹豫不定的趋势"，见 Cutting, *Psychology of Schizophrenia,* p. 323；以及 p. 347。

45. J. S. Kasanin, "The disturbance of conceptual thinking in schizophrenia," *Language and Thought in Schizophrenia* , p. 44; N. Cameron, "Experimental analysis of schizophrenic thinking," also in Kasanin, *ibid.,* p. 58。也见 C. D. Frith, "Consciousness, information processing, and schizophrenia," *British Journal of Psychiatry*, *134*, 1979, 232; M. Harrow, I. Lanin-Kettering, and J. G. Miller, "Impaired perspective and thought pathology in schizophrenic and psychotic disorders," *Schizophrenia Bulletin*, *15*, 1989, 618；以及参考书目中 Cutting, *Psychology of Schizophrenia,* p. 323。

46. E. Bleuler, *Dementia Praecox,* p. 54.

47. Johnston and Holzman, *Assessing Schizophrenic Thinking,* pp. 93, 94.

48. 举例见 J. E. Exner, *Current Research and Advanced Interpretation,* Vol. 2 of *The Rorschach: A Comprehensive System* (New York: Wiley, 1978), pp. 5, 27–28。但在正常儿童中几乎没有发现这种污损反应；见 J. E. Exner, *Basic Foundations and Principles,* Vol. 1 of *The Rorschach,* 4th ed. (Hoboken, NJ: Wiley, 2003), Table A-11。

49. 患者话语引自 Weiner, *Psychodiagnosis in Schizophrenia,* pp. 81–82; Johnston and Holzman, *Assessing Schizophrenic Thinking,* p. 99。

50. 这类回应同样发生在罗夏克测验中；见 Johnston and Holzman, *Assess-

ing Schizophrenic Thinking, p. 86。

51. D. Rapaport, M. Gilí, and R.Schafer, *Diagnostic Psychological Testing* (New York: International Universities Press, 1968), p. 475.

52. D. Rapaport, "Cognitive structures," *The Collected Papers of David Rapaport,* ed. M. Gilí (New York: Basic Books, 1967), p. 655.

53. 有关反应时间慢的现象，见 Frith, "Consciousness, information processing and schizophrenia," p. 232; and D. R. Hemsley, "Attention and information processing in schizophrenia," *British Journal of Social and Clinical Psychology*, *15*, 1976, 199–209。

54. 谢弗将这种"戏剧性"转变描述为"几乎是明显的精神分裂症" (*Psychoanalytic Interpretation in Rorschach Testing* [New York: Grune and Stratton, 1954], p. 107)。有关类分裂性人格者，小布鲁勒有相似的说明，"他所经历的世界遭受不断的、更新的心理适应" (*Schizophrenic Disorders*, trans. S. M. Clemens [New Haven and London: Yale University Press, 1978], p. 435)。第五章包含一个关于罗夏克墨迹测验趋势的生动案例。

55. 见 Cameron, "Experimental analysis," pp. 58–59 (卡麦隆同时指出这种模式非常不同于儿童)。在威斯康星卡片分类测验中，器质性大脑疾患和精神分裂症患者之间出现了相似的差异，前者倾向于不断重复，而后者在测验之间几乎没有连续性 (精神分裂症受试者似乎"没有计划，而不是无法从不正确的计划中转移") (A. S. Bellack, K. T. Mueser, R. L. Morrison, et al., "Remediation of cognitive deficits in schizophrenia," *American Journal of Psychiatry*, *147*, 1990, 1654)。抽象态度的丧失是严重痴呆，或是皮质层和皮质下层广泛受损的器质性患者的最大特征 (见 H. Gardner, *The Shattered Mind* [New York: Vintage Books, 1974], pp. 423–433)。有关神经系统患者的机能，可能与精神分裂症患者相似的讨论，见"附录"；也见 J. Cutting, *The Right Cerebral Hemisphere and Psychiatric Disorders* (Oxford: Oxford University Press, 1990)。

56. Kasanin, "Disturbance of conceptual thinking," p. 45.

57. M. R. Solovay, M. E. Shenton, and P. S. Holzman, "Comparative studies of thought disorders: I. Mania and schizophrenia," *Archives of General Psychiatry*, *44*, 1987, 14. 类似这种不协调反应在躁症和边缘型人格疾患患者中也

很常见。

58. 典型的精神分裂症形式的困惑或一无所知（*Ratlosigkeit*），见 G. Stör-ring, "Perplexity," in J. Cutting and M. Shepherd, eds., *The Clinical Roots of the Schizophrenia Concept* (Cambridge: Cambridge University Press, 1987), pp. 79–82。

400   59. 有关精神分裂症与躁症的实证研究结果，支持了我的论点，见 P. S. Holzman, M. E. Shenton, M. R. Solovay, "Quality of thought disorder in differential diagnosis," *Schizophrenia Bulletin*, *12*, 1986, 360–372。"结合体思维"（包括前后不一贯的结合体）在躁症中比在精神分裂症中更为常见，而"流动思路"（包括污损）和各种"混乱"征兆是精神分裂症的更具体特征。

安嘉勒（Andras Angyal）针对卡萨宁（Kasanin）古典系列著作，描述了与这种前后不一贯和异质体之间的区别相近的东西，*Language and Thought in Schizophrenia* ("Disturbances of thinking in schizophrenia," pp. 115–123)。安嘉勒认为："就关系上的理解来说，精神分裂症患者的思维并没有受损；精神分裂症患者——当他无法解决一项智力作业时——无法理解的是系统连接的部分。"对安嘉勒来说，"关系"涉及将两个项目（如缝纫机和雨伞）配对，而"系统"涉及"根据'介质'内的某些整体计划"（比方说，细心研究一份表格内容）。关于系统指涉的同义词，安嘉勒提供有"语义组织"、"领域"、"参考框架"、"脉络"、"有组织的领域"或"话语世界"(pp. 116–120)。

60. 在 DSM III-R 对"意念飞跃"（与 DSM-5 相同）的描述中，这在躁症发作时尤其常见，但并未提及"参考框架"的变化。此处，"从一个话题突然跳到另一话题的变化"被认为是"通常基于可理解的结合、分散注意力的刺激或文字游戏"。相较之下，DSM III-R 将精神分裂症的形式思路混乱描述为"关系松动，其中思想从一个主题转移到另一个完全不相关或仅间接相关的主题，说话者没有意识到主题之间是没有关联性的"。在精神分裂症中，认为是"缺乏有意义的并置关系，或者说话者会从一个参考框架跳到另一个参考框架的特殊转变" (American Psychiatric Association, DSM III-R, pp. 397, 188[我的强调])。之后的 DSM 版本对思路混乱的具体说明较少，仅提到涉及脱轨 [从一个主题切换到另一个主题]、离题回答，或语言不连贯的"杂乱无章的思维"（例如，DSM-5，在线版本 ）。

61. 见 S. S. Reich and J. Cutting, "Picture perception and abstract thought in schizophrenia," *Psychological Medicine*, *12*, 1982, 96。

62. R. Shattuck, *The Banquet Years*, rev. ed. (New York: Vintage Books, 1968), pp. 187–252；引自 pp. 233, 236, 202。雅里同时使用了迂回的说法，让人想起前面引用的一些精神分裂症患者的响应 (see p. 96)，例如，称蜡烛为"夜间照明物"。没有直接说风，雅里改说"吹的东西"；不是说鸟，而是说"唧唧啾啾" (p. 212)。

63. A. d'Harnoncourt, "Introduction," in A. d'Harnoncourt and K. McShine, eds., *Marcel Duchamp*（展览手册）(New York: Museum of Modern Art 1973), p. 37。另一个次微体的例子：一种绒裤里头腿相互摩擦的声音 (p. 37)。

64. R. Poggiolli, *The Theory of the Avant-Garde* (Cambridge, MA: Harvard University Press, 1968), p. 196.

65. 佐拉引自 J. Berger, *The Moment of Cubism and Other Essays* (New York: Pantheon Books, 1969), p. 19。古蒙特引自 P. Wheelright, *Metaphor and Reality* (Bloomington and London: Indiana University Press, 1962), p. 15。

66. T. S. Eliot, "Tradition and the individual talent," *Selected Essays, 1917–1932* (New York: Harcourt Brace, 1932), p. 10.

67. 衬衫的例子来自同事的描述。闵可夫斯基曾经提及一位痴迷于口袋的精神分裂症患者："他想知道将手直接伸入普通夹克口袋，和放入大衣的斜口袋之间有什么区别（引自 J. Cutting, "Books reconsidered: *La Schizophrénie*: E. Minkowski," *British Journal of Psychiatry*, *158*, 1991, 294)。 401

68. H. S. Sullivan, *Clinical Studies in Psychiatry* (New York: Norton, 1973), pp. 183–185.

69. 见 D. E. Raskin, "Bleuler and schizophrenia," *British Journal of Psychiatry*, *127*, 1975, 231–234。

70. Sullivan, *Clinical Studies in Psychiatry*, pp. 184, 182.

71. Goldstein, "Methodological approach to schizophrenic thought disorder," p. 34.

72. *Ibid.*, p. 33（我的强调）。同样，拉帕波特将参照框架的变化，诠释为边界的弱化；他将精神分裂症现象与皮亚杰和列维-布留尔所描述的个人和文化发展的早期阶段进行了比较 ("Cognitive structures," pp. 656–657)。

73. 罗夏克测验的案例中，见个案 B 的回应，S. J. Blatt and C. Wild, *Schizophrenia: A Developmental Analysis* (New York: Academic Press, 1976)。譬如，关于卡片 #1："在我看来，事情发生了变化……他们一直在变化，我不妨停下来……起初他们是舞动中的斯拉夫舞者，接着我也认为，他们是静止的风格描绘，像米诺斯(Minoan)绘画"(p. 140)。布拉特和怀尔德指出："她的感知往往准确且清晰，有时甚至很有创意，但缺乏稳定性。对她来说，现实似乎处于不断变化的过程中，而这些变化甚至在她看着一件物体时也会发生"(p. 152)。

74. 此段说法来自 W. James, *Principles of Psychology*, Vol. 1 (New York: Henry Holt, 1890), p. 488。

75. "我可以在思考某事时从一个向度到另一个向度。"患者亨利如此表示。第五章讨论了他的罗夏克测验的反应。亨利说他觉得他可以很容易地接受病房里所有其他人的观点："我觉得能够认同病房里的每个人。"

76. 在讨论强烈影响了现代主义者的 17 世纪英国形上学诗人时，塞缪尔·约翰逊(Samuel Johnson)描述了一种类似于我们正在讨论精神分裂症的认知开裂和认知滑移的风格。他谈到了一种"分析式"和破碎化的意识，一种"生产上的倔强"，试图实现"独特的"和"令人惊讶的"觉察力，而非"仅仅是"或"天然的"。约翰逊表示，这种写作样态不适合"表达情感或使之感动"，因为这样的诗人"与其说是人性的分享者，不如说是人性的旁观者"，"没有兴趣也没有情感"的旁观者，并且"也不关心那种使我们能够设想和激发他人心灵痛苦和快乐的一致性情绪"。形上学诗人也预示了现代主义的图像对参照对象的颂扬 (见 Poggiolli, *Theory of Avant-Garde,* pp. 196–199)；因为正如约翰逊博士所指出的那样，他们"辛苦的特殊性"使人们"更多关注图示的参照来源，而不是它起了什么作用" (from *Life of Cowley*, in W. J. Bate, ed., *Criticism: The Major Texts* [New York and Burlingame: Harcourt, Brace and World, 1952], pp. 217–219；也见 p. 201)。

77. 来自 "Vie de Henry Brulard"，引自 Shattuck, *Banquet Years*, p. 328。

78. M. H. Abrams in *Natural Supernaturalism, Tradition and Revolution in Romantic Literature* (New York: Norton, 1971), pp. 213–214。

79. U. Meyer, "Introduction," *Conceptual Art* (New York: Dutton, 1972), p.

xvi.

80. Don Judd, quoted in S. Gablik, *Progress in Art* (New York: Rizzoli, 1977), p. 87. 402

81. Meyer, "Introduction," p. xvi.

82. "中国百科全书" 与斯蒂文斯的诗尤密切相似。

83. H. Friedrich, *The Structure of Modern Poetry* (Evanston, IL: Northwestern University Press, 1974), pp. 60–62.

84. 相关讨论见 M. Perloff, *The Futurist Moment* (Chicago and London: University of Chicago Press, 1986), pp. 44–79, 以及 G. L. Ulmer, "The object of post-criticism," in H. Foster, ed., *The Anti-Aesthetic: Essays on Postmodern Culture* (Port Townsend, WA: Bay Press, 1983)。

85. "令人怀疑的想法可能是英雄主义的," 休斯 (Robert Hughes) 写道, 是 "本世纪的关键之一, 是现代性本身的试金石" (*The Shock of the New* [New York: Knopf, 1981], p. 18)。

86. 有关现代主义剥夺了文学的透视感或意义层级, 例如见 G. Lukács, *Realism in Our Time* (New York: Harper and Row, 1971), pp. 33–34 以及其他各处。

87. 引自 J. Tancock, "The influence of Marcel Duchamp," in d'Harnoncourt and McShine, *Marcel Duchamp,* p. 165。

88. 引自 B. Rosenbaum and H. Sonne, *The Language of Psychosis* (New York and London: New York University Press, 1986), p. 91。

89. 引自 J. Cutting and F. Dunne, "Subjective experiences of schizophrenia," *Schizophrenia Bulletin*, 15, 1989, 222。

90. M. Bleuler, *Schizophrenic Disorders,* p. 483.

91. M. MacLane, *I, Mary MacLane: A Diary of Human Days* (New York: Stokes, 1917), pp. 176–177.

92. 正如瓦尔泽在他的《关于自由的论文》中所说的那样, 它 "似乎与某种恐惧保持着持久的关系" (*Selected Stories* [New York: Farrar, Straus and Giroux, 1982], p. 179; also p. 181)。

93. Jaspers, *General Psychopathology,* p. 294. 有关这种怀疑的说明, 请参阅瓦尔泽的短篇小说 "So, I've got you" (*Selected Stories,* pp. 105–108)。

94. 这段话来自 *The Will to Power* (trans. W. Kaufmann [New York: Vintage Books, 1968; originally published in 1901], pp. 302–303, Sec. 560)。尼采批评了这种假设，即"诠释和主观性不是本质的，事物摆脱了所有关系，终究仍是事物"。他进一步说："反过来说，事物表面上的客观特征：难道它只不过是主观特征里的差异程度吗？——或许缓慢变化且持续于'自身之内'的存在，正是呈现在我们面前的'客观'——到头来，客观仅是一个错误概念的种类，它是主观之内的对立面？"

95. Nietzsche, *Will to Power*, p. 506.

96. *Ibid.,* p. 221；尼采引自 S. Schwartz, *The Matrix of Modernism* (Princeton, NJ: Princeton University Press, 1985), p. 18。

97. F. Nietzsche, *On the Genealogy of Morals*, trans. W. Kaufmann and R. J. Hollingdale (New York: Vintage, 1968; originally published in 1887), 3rd essay, p. 119.

98. F. Nietzsche. *The Gay Science*, trans. W. Kaufmann (New York: Vintage Books, 1974; originally published in 1887), p. 290, Sec. 347.

99. F. Nietzsche, *On the Advantage and Disadvantage of History for Life*, trans. P. Preuss (Indianapolis, IN: Hackett, 1980; originally published in 1874), pp. 50, 7, 8, 41, 10, 11, 10, 20, 24. "所有生命的基本生存条件"引自 *Beyond Good and Evil*, trans. R. J. Hollingdale (Harmondsworth, UK: Penguin Books, 1973; originally published in 1886), p. 14。

100. 尼采引自 K. Jaspers, *Nietzsche*, trans. C. F. Wallraff and F. J. Schmitz (South Bend, IN: Regnery/Gateway, 1965), p. 392。尼采对这种无休止的视野变化，对个人的影响有着深入了解，他称之为"这些可能的思想实验"，其中"我们自己希望成为我们自身的实验和自身的实验对象"。他说，他感受到的影响，不仅仅是"当一辆马车经过时房间的震动"；而是，"我坐在马车上，而我自己往往就是马车"(*ibid.,* pp. 388–389)。

101. 阿拉贡引自 A. Callinicos, *Against Postmodernism* (New York: St. Martin's, 1990), p. 29。

102. E. E. Evans-Pritchard, *Witchcraft, Oracles and Magic among the Azande* (Oxford: Oxford University Press, 1937), pp. 194–195。利维（Robert

Levy）在塔希提文化的研究中，提出了同样的观点，*Tahitians: Mind and Experience in the Society Islands* (Chicago: University of Chicago Press, 1988)。有趣的是，利维发现塔希提人在两个方面是"具体的"：他们不会轻易在不同的刺激诠释之间作转换；他们的理解和沟通方式强调"事物的丰富且复杂的现象学特性"，而不是专注于与脉络无关的特性 (pp. 258-259)。

103. R. Musil, *Man Without Qualities*, Vol. 1, trans. E. Wilkins and E. Kaiser (New York: Capricorn Books, 1965), pp. 15, 7, 71.

104. *Ibid.,* pp.129, 71.

105. D. S. Luft, *Robert Musil and the Crisis of European Culture, 1880–1942* (Berkeley: University of California Press, 1980), p. 231.

106. Musil, *The Man Without Qualities*, Vol. 2 (London: Pan Books, 1979), pp. 275-276.

107. 例如，我同事的一位病人在看电视时，对于她所看到的一切，几乎不断地轻笑。有关空洞的微笑，见 H. C. Rümke, "The nuclear symptom of schizophrenia and the praecox feeling," *History of Psychiatry*, *1*, 1990, 331-341。"无意义的欢闹"，见 E. Kraepelin, *Dementia Praecox,* p. 33。也见第三章，英文页码 82-85。

108. 同事描述的一名患者。

109. 以下另一位精神分裂症患者颇为神秘的言论表达了类似观点："因为，我想在那里完成第二部分。然后我们会做第三个，你知道的，第四个向度，不是吗，当然有无限多的功能，同样多的观点，然后同样多的向度，这就是我的想法。我对此无能为力。暂时没有。这就是称为练习一些事情"（引自 Rosenbaum and Sonne, *Language of Psychosis,* p. 59）。

110. 穆齐尔，引自 P. L. Berger, "The problem of multiple realities: Alfred Schutz and Robert Musil," in M. Natanson, ed., *Phenomenology and Social Reality* (The Hague: Martinus Nijhoff, 1970), p. 216。

111. "So, I've Got You," in Walser, *Selected Stories,* pp. 105-108.

112. 患者引自 Patients quoted in Goldstein, "Methodological approach," p. 31。

113. D. P. Schreber, *Memoirs of My Nervous Illness*, trans. I. Macalpine

and R. A. Hunter (Cambridge, MA: Harvard University Press, 1988; originally published in German in 1903), p. 139.

114. Walser, *Selected Stories,* pp. 123–124.

115. "Hovering life within" from Musil, *Man Without Qualities,* Vol. 1, p. 301（翻译略有修改）。穆齐尔将莫斯布鲁格归因于某些典型的精神分裂症症状，包括一些第一级症状（此部分将在第七章讨论）；见 *ibid.,* pp. 283–284。

善于表达且聪明的患者，对这些怀疑和相对主义的经验，提供了最雄辩的描述。但在多样的选择之间却摇摆不定，以及随之而来的混淆和瘫痪或减慢，这在精神分裂症中很常见；任意和相对的相关感觉，可能发生在许多不同智力或不同复杂程度的患者身上。

116. 穆齐尔甚至指出，莫斯布鲁格这个粗鲁的巨人，有着过度敏感的一面："一种悲伤的、微妙的过度神经敏感"，有时会压垮他 (*ibid.,* p. 279)。穆齐尔同时认为 (p. 283) 莫斯布鲁格有时会使用假装有佯装病症的策略（见第三章，英文页码 82）。

117. *Ibid.,*pp.284–285.

118. *Ibid.,*pp.285.

第五章 距离的扰乱

1. 见 D. Rapaport, M. M. Gill, and R. Schafer, *Diagnostic Psychological Testing*, rev. ed., ed. R. Holt (New York: International Universities Press, 1968), pp. 266, 427–430, 440, 443–447, 以及其他各处。

2. 引自 P. L. Berger, "The problem of multiple realities: Alfred Schutz and Robert Musil," in M. Natanson, ed., *Phenomenology and Social Reality* (The Hague: Nijhoff, 1970), p. 216。

3. 见 S. Schwartz, *The Matrix of Modernism: Pound, Eliot, and Early Twentieth Century Thought* (Princeton, NJ: Princeton University Press, 1985), pp. 12–49。

4. G. H. Hartman, *The Unmediated Vision* (New York: Harcourt, Brace and World, 1966), p. 156；以及见 pp. 127–173。同时见 M. Mandelbaum, *History,*

Man, and Reason: A Study in Nineteenth-Century Thought (Baltimore and London: Johns Hopkins University Press, 1971), p. 350, 以及其他各处。

5. F. Nietzsche, *The Will to Power*, trans. W. Kaufman and R. J. Hollingdale (New York: Vintage Books, 1968; originally published in 1901), p. 307.

6. *Ibid.*, pp. 263–264.

7. F. Nietzsche, "On truth and lies in a nonmoral sense," *Philosophy and Truth: Selections from Nietzsche's Notebooks of the Early 1870s*, trans. D. Brazeale (Atlantic Highlands, NJ: Humanities Press, 1979), p. 83.

8. *Ibid.*, p. 84. 见 Mandelbaum, *History, Man, and Reason*, p. 342。

9. Nietzsche, "On truth and lies," pp. 83, 85.

10. F. Nietzsche, *The Gay Science*, trans. W. Kaufmann (New York: Vintage Books, 1974; originally published in 1887), p. 164. "惰性心态"来自 *Thus Spake Zarathustra*。尼采在 1870 年代早期的文章中写道："没有了隐喻，我们无法真正的认识"；他鄙视"真实"，因为"使用一般的隐喻……按照既有的常规便意味着欺骗，以便于透过对每个人都具有约束力的方式与人们相处"(*Philosophy and Truth,* pp. 50, 84)。

这些主题强有力地出现在莫特纳(Fritz Mauthner，1848–1923)的思想中，他是一位影响乔伊斯、贝克特和维特根斯坦的奥匈帝国作家和哲学家。莫特纳采取一种激进的经验主义或耸动的人类经验概念，以及极端的语言传统主义。正如尼采在《论无关道德意义上的真理和谎言》中一般，他认为语言范畴纯粹是随意的，这是一个"随着更多参与者屈服于它而变得更具约束力的游戏，但它既无法构想、也无法改变现实世界"(引自 G. Weiler, "On Fritz Mauthner's critique of language," *Mind, 67,* 1958, 84)。对莫特纳而言，明了这些真理的唯一有效响应是笑声和沉默 (见 L. Ben-Zvi, "Samuel Beckett, Fritz Mauthner, and the limits of language," *PMLA, 95,* 1980, 197)。

11. 这说明了现代主义思想的客观主义和主观主义特征。

12. R. Barthes, *Mythologies*, trans. A. Lavers (New York: Hill and Wang, 1972), pp. 75, 121(翻译稍作修改)。罗兰·巴特指出，这样的概念使得新词变得不可避免 (p. 121)；见第六章，注释 56。

13. 凯奇引自 G. L. Ulmer, "The object of post-criticism," in H. Foster, ed.,

The Anti-Aesthetic: Essays on Postmodern Culture (Port Townsend, WA: Bay Press, 1983), p. 104。

14. O. Paz, *Marcel Duchamp*, trans. R. Phillips and D. Gardner (New York: Seaver Books, 1978), p. 16.

15. R. Shattuck, *The Banquet Years: The Origins of the Avant-Garde in France 1885– World War I*, rev. ed. (New York: Vintage Books, 1968), pp. 241–242。类似的概念在罗兰·巴特对于前概念或前语言学领域的描述里显而易见，在刚开始的时候"可以比作一个巨大的水母，有不确定的连结触手和外形"（引自 F. Jameson, *The Prison-House of Language* [Princeton, NJ: Princeton University Press, 1972], p. 145）。

16. J. Derrida, *Writing and Difference*, trans. A. Bass (Chicago: University of Chicago Press, 1978), p. 292.

17. C. Simon, *Triptych*, trans. H. R. Lane (London: John Calder, 1977), 见 pp. 7f. 有关西蒙，见 C. Butler, *After the Wake: An Essay on the Contemporary Avant-Garde* (Oxford: Clarendon Press, 1980), pp. 150–154。

18. M. Lorenz, "Problems posed by schizophrenic language," *Archives of General Psychiatry*, 4, 1961, 608; originally quoted by Silvano Arieti, *The Interpretation of Schizophrenia*, 2nd ed. (New York: Basic Books, 1974), pp. 250–251。这种倾向的另一例子在另一位病人身上很是明显，那位病人始终认为历史不可信：当被问及"苍蝇"和"树"之间的相似性时，他问"什么种类的苍蝇？"——一个完全理性的响应，虽然很少见（我的临床笔记）。其他例子请参阅戈尔茨坦的患者，他们拒绝将一堆色卡简单归类为绿色，代之以孔雀绿、翡翠绿、灰褐绿等，或是"弗吉尼亚州草地的绿"、"肯塔基州的草地的绿"等（"Methodological approach to the study of schizophrenic thought disorder," in J. S. Kasanin, ed., *Language and Thought in Schizophrenia* [New York: Norton, 1964], p. 26）。

19. 然而，阿列蒂将这种转换视为患者"无法定义常用词"的证据，她"无法将字词定义这项作业处理为类别标记"（*Interpretation of Schizophrenia,* p. 251）。

20. 所谓不合逻辑的典型例子：它出现在安德烈亚森一篇具影响力的文章，同时也出现在 DSM III-R 中，其中它被呈现（省略一个句子）说明"不合逻辑的思维"（Andreasen, "Thought, language, and communication disorders: I,"

Archives of General Psychiatry, *36*, 1979, 1320；以及 American Psychiatric Association, *Diagnostic and Statistical Manual of Mental Disorders*, 3rd ed., rev. (DSM III-R) (Washington, DC: American Psychiatric Association, 1987), p. 399。

21. 布鲁勒提及几位患者将两种想法视为等同，即使他们知道二者之间的 406 区别 (*Dementia Praecox, or the Group of Schizophrenias*, trans. J. Zinkin [New York: International Universities Press, 1950], p. 75)。这种概念上（或语言上）的自由的另一例子是，对"苍蝇和树有什么相同的地方？"的回应："苍蝇有分支，就像树一样。"约翰斯顿和霍尔兹曼（M. H. Johnston and P. S. Holzman）将其视为"酷儿"反应的例证，被定义为"主题以肯定的语气说出极其奇特的反应，但听者不知道这是什么意思" (*Assessing Schizophrenic Thinking* [San Francisco: Jossey-Bass, 1979], p. 89)。反应可能不合惯例，但意义不难想象。在 A. E. Goldman's study of "Symbolic representation in schizophrenia" (*Journal of Personality*, *28*, 1960, 293–316) 这篇文章中，患者与正常受试者相比，对给定符号（线条图）的诠释，表现出更大的可变性；一些患者表达了对这种多重意义的透视主义意识："……取决于我的感受。现在它的意思是'开心'！"一个患者如此表示。"这取决于你从卡的哪一边看。"另一位患者则是这般说明 (pp. 307–308)。

22. J. Allison, S. Blatt, and C. Zimet, *The Interpretation of Psychological Tests* (New York: Harper and Row, 1968), pp. 107–108。这是对 10 号图卡的回应。

23. 见 E. R. Balken, "A delineation of schizophrenic language and thought in a test of imagination," *Journal of Psychology*, *16*, 1943, 255; E. Minkowski, *Lived Time* (Evanston, IL: Northwestern University Press, 1970), p. 275; E. Minkowski, *La Schizophrénie* (Paris: Payot, 1927), p. 127。

24. 见 F. J. MacHovec, "Differentiating affective from thought disorders by semantic analysis of Rorschach responses," *Journal of Personality Assessment*, *46*, 1982, 12–17。一项苏联研究发现，在精神分裂症的说话里，缺乏副词，却有过多的形容词 (Giliarovsky [1957], reported in P. Ostwald and V. Zavarin, "Studies of language and schizophrenia in the USSR," in R. W. Rieber, ed., *Applied Psycholinguistics and Mental Health* [New York: Plenum, 1980], p. 73)。

闵可夫斯基描述了一位患者，他写了一本自传，其中没有提及任何人或活动，而只提到了螺栓和箱子等物件。另一位患者则在探视后被问及，她是否很高兴见到她的母亲，这位患者回答说："有些什么动作；我不太喜欢那样"（*La Schizophrénie*, pp. 121, 124）。

25. 同事描述的一名患者。有关精神分裂症患者异常的时间体验，见 T. Fuchs, "Temporality and psychopathology," *Phenomenology and the Cognitive Sciences*, 2013, 75–104; L. Sass and E. Pienkos, "Space, time, and atmosphere: comparative phenomenology of melancholia, mania, and schizophrenia," *Journal of Consciousness Studies*, 20, 2013, 131–152; G. Stanghellini, M. Ballerini, S. Presenza, et al., "Psychopathology of lived time: Abnormal time experience in persons with schizophrenia," *Schizophrenia Bulletin*, 42, 2015, 45–55。

26. 引自 T. Fuchs, "The temporal structure of intentionality and its disturbance in schizophrenia," *Psychopathology*, 40, 2007, 229–235 (p. 233)。

27. Arieti, *Interpretation of Schizophrenia*, pp. 245–249.

28. Rapaport, Gill, and Schafer, *Diagnostic Psychological Testing*, pp. 474–475；同时见 pp. 428, 492, 519。

29. 举例来说，有关"参考架构的损伤"，见 D. Rapaport, "Cognitive structures," *The Collected Papers of David Rapaport*, ed. M. Gill (New York: Basic Books, 1967), pp. 656–657。有关时间排序紊乱，见 C. Yorke, S. Wiseberg, and T. Freeman, *Development and Psychopathology* (New Haven and London: Yale University Press, 1989), p. 215; S. Arieti, "Special logic of schizophrenia and other types of autistic thought," *Psychiatry*, 11, 1948, 325–338。

30. J. Ortega y Gasset, "The Dehumanization of Art," *The Dehumanization of Art and Other Essays on Art, Culture, and Literature*, trans. H. Weyl (Princeton, NJ: Princeton University Press, 1968; originally published in Spanish in 1925), p. 23.

31. 罗伯-格里耶明确阐述了此一愿景："我们不再根据我们的需求加以设计，将世界视为我们自身所拥有的、我们的私有财产，而且我们不再相信它的'深度'"（*For a New Novel: Essays on Fiction*, trans. R. Howard [New York: Grove Press, 1965], p. 24）。

32. 此一故事引自 A. Robbe-Grillet, "The secret room," in J. H. Pickering, ed., *Fiction 100* (New York: Macmillan, 1978; story originally published in 1962), pp. 901–903。

33. Minkowski, *Lived Time,* p. 228. 闵可夫斯基引用了另一位患者的描述很具说服力："我周围的一切都是静止的。事物孤立地呈现自身，而我没有任何反应⋯⋯就好像我周围正在上演哑剧，我无法参与⋯⋯事物的价值和复杂性不再存在。他们与我之间没有关联。我周遭的一切似乎都冻结了" (J. Cutting, "Books reconsidered: *La Schizophrénie:* E. Minkowski," *British Journal of Psychiatry, 158*, 1991, 294)。

34. A. Robbe-Grillet, *For a New Novel,* p. 19; trans. by B. Wright, quoted in C. Butler, *After the Wake: An Essay on the Contemporary Avant-Garde* (Oxford: Clarendon Press, 1980), pp. 162, 166–167.

35. 在和雷奈合作的电影《去年在马里安巴》(*Last Year at Marienbad*)，罗伯-格里耶写道，"男人和女人直到他们第一次出现在银幕上才开始存在；在那之前他们什么都不是，电影结束的那一刻他们又什么都不是" (*For a New Novel,* quoted in Butler, *ibid.,* pp. 172–173)。罗伯-格里耶坚持认为必须以极为具体的方式欣赏他的作品，但他同时写道："我所有的作品都正是致力于将自己的结构暴露出来" (引自 Butler, *ibid.,* p. 46)。

顺便一提，斯蒂文斯的诗作《两颗梨子的研究》——否认了隐喻（"梨子不是小提琴、裸体或瓶子"），以及接续表明梨子是画上去的，而不是真实的（"它们具有模型样式／有一点点蓝色"）——以缩影的形式排演了许多发生在新罗马时期的基本认识论动作 (*Collected Poems* [New York: Knopf, 1969], pp. 196–197)。

36. 有趣的是，西蒙和罗伯-格里耶运用的这些小说技巧的灵感，来自于 20 世纪初一位严重类分裂性人格／分裂病性人格，也很可能是精神分裂症患者罗塞尔 (Raymond Roussel) 的作品。罗伯-格里耶的小说《偷窥者》(*Le Voyeur*)，最初命名为《看法》(*La Vue*)，作为向罗塞尔的作品致敬之意。罗塞尔的复杂散文采取延伸式嵌入，使用在括号中的括号中的括号；他会迅速从一个视角转换到另一个视角；他经常使用前景视角结构，比方说，一段描述观看者环境的风景描述；见 L. Sante, "Scientist of the fantastic," *New York Review of Books,*

January 31, 1985, 16。

　　37. 见 F. Nietzsche, *Will to Power,* p. 267 (translation slightly altered) ; 同时见 p. 264。

　　38. 这个 TAT 故事的精神,让人想起解构主义文学批判,揭露语言文本基础中那些被视为理所当然的前提。

　　我在心理治疗中的一位精神分裂症患者罗伯特,他所讲述的故事也暗示着无法构建具有任何深度的叙事,无论是关于人物、时间,甚至可能是空间:

　　　　卡片 #5(一张女人凝视房间的照片):看起来更像卡通片而不是图片——比如 "你好,有人在吗?" 看起来好像没有人在那里,所以她可能会转身或进来找点事做。就是这样。

　　　　卡片 B(毕加索的《人生》,描绘了一个怀着婴儿的中年妇女和一对裸体夫妇):好像每个人都在说,"我在这里。"就是这样。〔什么感觉?〕我不知道。也许是力量,我不清楚。

　　　　卡片 12M(沙发上的年轻人,靠在他身上的年长者):看起来他在说:"没错,我在这里。"嗯,似乎是如此。

　　这些故事卡片的静态呈现性和缺乏叙事深度或主旨,皆是显而易见的。提及卡通(卡片 #5 的故事)似乎暗指卡片的不真实性、二维向度和作为表现工具的地位。角色只是在宣布 "我在这里",好像他们唯一的角色便是向观众展示自己,或者坚持他们存在的纯粹事实(就好像一个人的本体论地位受到了质疑;有关 "我是个记号",见第七章,英文页码 175 以及注释 6)。这种效果让人想起西蒙的小说,小说人物似乎是 "明确的虚构形象","总是被视为人物(演员),并且经常被冻结在情感活动之外,成为静态视觉艺术的实例"(Butler, *After the Wake,* p. 152)。

　　在一篇关于罗塞尔的文章中,罗伯-格里耶将他视为 "现代小说的直系祖先" 之一,他将罗塞尔的故事描述为静态或冻结,缺乏心理深度。罗塞尔只提及最平庸的情感,描述复制或再现而不是现实,并专注于事物的表面:("被剥夺了意义的姿势的纯粹景观")。出现的是 "一个平坦且不连续的宇宙,其中每一件事都只涉及它自己" ("Enigmas and transparency in Raymond Roussel," *For a New Novel,* pp. 80–81, 82, 86)。

　　39. J. Frank, "Spatial form in modern literature," *The Widening Gyre: Cri-*

sis and Mastery in Modern Literature (Bloomington and London: Indiana University Press, 1968), p. 13; J. Frank, "Spatial form: Thirty years after," in J. R. Smitten and A. Daghistany, eds., *Spatial Form in Narrative* (Ithaca and London: Cornell University Press, 1981), p. 204.

尽管儿童的叙述也缺乏紧密的逻辑或因果时间结构,但它们不具有永恒或反思的质量;见 A. N. Applebee, *The Child's Concept of Story* (Chicago: University of Chicago Press, 1978)。事实上,这个年幼的孩子似乎是一个天生的博格森主义者,有时处在困惑时期,会陷入一种强烈的动态,这似乎与精神分裂症的"病态几何派"相反 (Minkowski, *Lived Time*, p. 277)。

40. Shattuck, *Banquet Years,* pp. 351–352.

41. 与雅里的陀螺仪非常相似的是杜尚的电影《贫血的电影》(*Anemic Cinema*),它通过某些反身倾向,竭尽全力地否认电影最为显著之处:打开一个由运动和真实物体组成的三维空间;见 A. Michelson, "Anemic cinema: Reflections on an emblematic work," *Art forum*, *12*, 1973, 64–69。

42. Minkowski, *Lived Time,* p. 287.

43. B. J. Freedman, "The subjective experience of perceptual and cognitive disturbances in schizophrenia," *Archives of General Psychiatry*, *30*, 1974, 338。引用部分来自科特的自传, *Beyond All Reason* (Philadelphia and New York: Lippincott, 1965, p. 158)。也见 Jaspers, *General Psychopathology,* pp. 86–87。

44. 患者引自 Minkowski, *Lived Time,* p. 279。宾斯旺格(Ludwig Binswanger)同时将"这个新的[精神分裂症]世界的最大特征",描述为时间的异常特性,即"时间几乎停滞不前"此一事实 ("Extravagance, perverseness, manneristic behavior and schizophrenia," in J. Cutting and M. Shepherd, eds., *The Clinical Roots of the Schizophrenia Concept*, [Cambridge: Cambridge University Press, 1987], p. 86)。

45. 有趣的是,戈尔茨坦本人晚年的时候,开始否认他自己对于精神分裂症"具体性"概念的缺陷解释,认为具体性实际上是对焦虑的保护性防卫 (L. J. Chapman and J. P. Chapman, *Disordered Thought in Schizophrenia* [Englewood Cliffs, NJ: Prentice-Hall, 1973], pp. 147–148)。

46. Frank, "Spatial form in modern literature," pp. 3–62. For a similar anal-

ysis, see Carl Schorske's discussion of Gustav Klimt, in *Fin-de-Siècle Vienna* (New York: Vintage Books, 1971), pp. 9, 270–271.

47. Minkowski, *Lived Time,* p. 288.

48. 即使在他开始创作高度抽象的"病态几何派"作品之后，韦恩仍继续画传统的猫。见 http://mindhacks.com/2007/09/26/the-false-progression-of-louis-wain/。因此，韦恩后来的几何画风，与其说像是能力丧失的产物，不如说是某种更加任性或出于防卫动机的过程，也许类似于加塞特所描述的"非人化"。

49. 正如丹尼斯（Maurice Denis）于 1890 年所说："一幅画——在成为战马、裸体女人或某种轶事之前——本质上是一个表面，上面覆盖着按特定顺序排列的颜色"（引自 R. Hughes, *The Shock of the New* [New York: Knopf, 1981], p. 14）。

50. C. Greenberg, "Modernist painting," in G. Battcock, ed., *The New Art: A Critical Anthology,* rev. ed. (New York: Dutton, 1966, 1973), p. 67.

51. 在认识到心智在创造现实中的作用，从而挑战表现的标准模式之后，一个人可能会（至少）朝两个方向发展。第一种选项是从标准表现中撤退，并在新的二元本体论的元素中寻求安全感——无论是概念式抽象或是具体感觉。另一种继续在表现模式下运作，但现在则是采取一种不断怀疑的姿态——不仅质疑特定的表现形式，并且质疑表现本身。这两个选项大致上对应于艺术中所谓的"现代主义"和"后现代主义"态度。细想本章所讨论的投射测试反应，从这个意义上来说，"在这张照片之前……" TAT 故事似乎更加"现代主义"，因为它"括号"或"悬置"了所指对象。亨利的罗夏克反应（文后讨论）在精神上似乎更加"后现代主义"，倾向于"将指涉活动问题化"。见 C. Owens, "The allegorical impulse: Toward a theory of postmodernism," in B. Wallis, ed., *Art After Modernism: Rethinking Representation* (New York and Boston: New Museum of Contemporary Art/Godine, 1984), p. 235。

52. J. Berger, *The Moment of Cubism and Other Essays* (New York: Pantheon, 1969), p. 15.

53. 最后两个引用来自 M. R. Solovay, M. E. Shenton, and P. S. Holzman, "Comparative studies of thought disorders: I. Mania and schizophrenia," *Archives of General Psychiatry, 44,* 1987, p. 20; Johnston and Holzman, *Assess-*

ing Schizophrenic Thinking, pp. 88–89。也见 I. B. Weiner, *Psychodiagnosis in Schizophrenia* (New York: Wiley, 1966), p. 101。

54. 引自 Rapaport, "Cognitive structures," p. 649。

55. 见谢弗关于精神分裂症患者对罗夏克测验反应模式的激烈变动的讨论 (*Psychoanalytic Interpretation in Rorschach Testing* [New York: Grune and Stratton, 1954], p. 107)。然而，谢弗认为，这种可变性肯定在若干程度上涉及 "心理功能水平" 的 "退化改变" (例如 pp. 78–82, 93)。

56. 在下面的陈述中，作家卡内蒂 (Elias Canetti) 捕捉到躁症患者必要的 410 世俗性，虽然情绪强度和目标不见得一致，但在相对正常的动机和实用性考虑的背景下嵌入至这位患者：

> 躁症患者的转变非常轻松。它们具有猎人线性和游荡的特点，以及他的目标的脱节特性，以至于每次他未能达到他想要的东西时，这些都会改变，尽管他仍然坚持狩猎。躁症患者也像猎人一样兴高采烈。无论他身在何处，他的情绪总是热烈而坚定；他总是有一个目标……躁症是对猎物的渴望的发作。(*Crowds and Power*, trans. C. Stewart [New York: Continu-um, 1962], p. 347)

57. 这种脱离的特征，以及孤立 / 分析和异质的特质，将精神分裂症思维与许多非西方文化中常见的情境取向、整体和社会中心思维给区分开来。后者这种模式——"脉络和实例" 取向，也许可以称之为 "具体" (但这不是戈尔茨坦的定义) ——与我在此处描述的精神分裂症的字面意义并不相同。见 R. A. Shweder and E. J. Bourne, "Does the concept of the person vary cross-cultur-ally?" in A. J. Marsella and G. M. White, eds., *Cultural Conceptions of Mental Health and Therapy* (Dordrecht: Reidel, 1982, 1984), pp. 105–106; R. Levy, *Tahitians: Mind and Experience in the Society Islands* (Chicago: University of Chicago Press, 1988); S. Diamond, *In Search of the Primitive* (New Brunswick, NJ: Transaction Books, 1974), pp. 146–149。

58. 有关弗尔斯特，见 D. Noell and T. Röske (eds.) *Durch die Luft gehen. Josef Forster, die Anstalt und die Kunst* (Heidelberg, Wunderhorn, 2011)。 也见 https://torunlian.wordpress.com/tag/prinzhorn-collection/。更多有关弗尔斯特的资料，我感谢德国海德堡大学附属医院普林茨霍恩美术馆罗斯克 (Thomas

Röske）馆长的协助。

59. 这种经验在一般意义上，既不能描述为主动，也不能描述为被动。见 Paul Federn's interesting use of the grammatical concept of middle voice in *Ego Psychology and the Psychoses* (London: Maresfield Reprints, 1953/1977), pp. 216, 319。

60. 在前面提到的"血缘……系统、信仰"响应后的片刻，他给了评论："我认为这个象征是有形的。"

61. 在拉帕波特、吉尔和谢弗的 *Diagnostic Psychological Testing* (p. 425) 的注释中，心理学家霍尔特指出，拉帕波特的思维疾患类别，很大程度上是依据"主要过程的表现"。几年后，霍尔特提出，从高级的次级过程思维不仅可能会退化到初级过程，甚至会退化至"日常思维的早期发展形式"("Freud's theory of the primary process—present status," in T. Shapiro, ed., *Psychoanalysis and Contemporary Science*, Vol. 5 [New York: International Universities Press, 1976], pp. 61–99)。也见包秉年（P.-N. Pao），*Schizophrenic Disorders* (New York: International Universities Press, 1979), pp. 292–293。

62. 拉帕波特、吉尔和谢弗引用了一个颇为相似的回答，同样来自一名精神分裂症患者："画这个的人，肯定想要表现自然的相似性理论" (Card #8) (*Diagnostic Psychological Testing*, p. 452)。

63. M. Polanyi, *Personal Knowledge: Towards a Post-Critical Philosophy* (New York and Evanston: Harper and Row, 1964), pp. 55–57. 与此观点一致的实证研究，见 D. M. Houston, "The relationship between cognitive failure and self-focused attention," *British Journal of Clinical Psychology*, 28, 1989, 85–86。有关透过波兰尼（Polanyi）的词汇诠释精神分裂症的认知异常，见"无意识认知"，注释 66。

64. Hughes, *The Shock of the New,* p. 17. 我们也可以将这些罗夏克反应与一些后现代主义小说写作进行比较："一种审问形式的话语，在进行时对于它正在做的内容作无止尽的审问，对其骗取作无止尽的告发" (Raymond Federman, quoted in C. Newman, *The Postmodern Aura* [Evanston, IL: Northwestern University Press]), p. 56。

65. 引自 M. Lorenz, "Criticism as approach to schizophrenic language," *Ar-*

chives of General Psychiatry, *9*, 1963, 239。

66. 有关知觉整合失调，见"附录"。有关引导预期，见第二章的注释 80 和注释 99、第七章的注释 56，以及"附录"（皮质层／皮质下层）对于赫姆斯利和"预期错误"的讨论。有关注意力、自我监控和心理自发性等相关神经认知理论，参考以下：

"认知无意识"和自我监察：关注于缺陷和意向因素（痛苦和行为）的复杂性觉察，可以从一个过去曾具影响力并且现在仍然有趣的假说谈起，这种假说与过度反身性概念有着密切关系。1979 年，弗里斯将精神分裂症患者描述为具有特定的注意力缺陷，致使他们无法阻止自己关注那些通常不会被注意到的前意识自觉元素。例如，患者不会抑制那些与脉络无关，且意义不明的替代字词的意识，这些字词通常只会在无意识中处理，而是让患者意识到可能扩散的字义，因此导致他们在理解和解决问题时摇摆不定。弗里斯认为这是"认知无意识"的"过度自我意识化"。（这里与德里达对语言的解释非常相似；见第六章。）根据弗里斯的说法，这允许／要求／激发了意志处理的侵入，使得快速且自动的心理生活的前意识过程，现在变得更慢、具意识的处理，并且更加可控、集中和"战略"的方式进行，从而转向内省化，导致一个"有意识地执行一个原本会自动化处理的过程"(C. D. Frith, "Schizophrenia: An abnormality of consciousness?" in G. Underwood and R. Stevens, eds., *Aspects of Consciousness*, Vol. 2 [London; Academic Press, 1981], pp. 149–168, p. 156; C. D. Frith, "Consciousness, information processing, and schizophrenia," *British Journal of Psychiatry*, *134*, 1979, 225–235, esp. p. 227)。

弗里斯的方法强调解抑制(disinhibition)；无法抑制的不是情感或冲动，而是与刺激或想法相关的心理现象 (见 Frith, "Schizophrenia: An abnormality?" p. 161; A. Beech, T. Powell, J. McWilliams, and G. Claridge, "Evidence of reduced 'cognitive inhibition' in schizophrenia," *British Journal of Clinical Psychology*, *28*, 1989, 111)。这种精神分裂症的过度注意或过度意识，以及对特定动作中部分元素的高度自觉，可能会导致一种对这些元素在某种程度上做有意识控制的经验，从而扰乱了自发性的行动流程（有关过度意向性的讨论，见第二章，英文页码 46-47）。矛盾的是，在另一个层面上，这种模式也意味着意向性和控制力的减弱——因为个人失去了处理那些更大行动模式的能力，使得意识的部分元素得以被纳入甚至消解。

后来，弗里斯拒绝了他1979年的假说，转而强调"对行动的内部监察的缺陷"，现在通常被称为"来源监控"（source monitoring）——一种神经认知机制（涉及"复制效应"或"撤除推论"），通过这种机制，人们可以维持对自己行为的自觉。这种缺陷带来的结果是，患者有一种目睹自己的意志行为（可能包括思考），而不是沉浸其中的感觉。见 C. D. Frith and D. J. Done, "Towards a neuropsychology of schizophrenia," *British Journal of Psychiatry*, *153*, 1988, 437–438; B. Nelson, T.J. Whitford, S. Lavoie, and L. Sass, "What are the neurocognitive correlates of basic self-disturbance in schizophrenia? Integrating phenomenology and neurocognition: Part 1 (Source monitoring deficits)," *Schizophrenia Research*, *152(1)*, 2014, 12–19, 也见第七章，注释56。

然而，弗里斯这两个假说可以被看作是互补的，因为它们都暗示了过度反身觉察——无论是关于认知无意识，还是有关一个人自己的意志行为。不过，我的看法是最好结合二者（再加上外部刺激的显著失调），将潜在的疾患或扰乱发生性（闵可夫斯基的语汇）纳入更全面的假设之中。后者将是一种基本的自我扰乱，包括经验性退缩，以及相关的过度自觉和自我现存感的削弱——一种核心的混乱（但强度随时间而变化），不仅会影响认知和运动动作，还会影响其他包括情感或情绪这类经验性的生活领域。值得注意的是，精神分裂症患者可能会经验到与情绪以及思想和行为的疏离，因为前者似乎天生就被动，无法获得"复制效应"的解释。其中一个理由是因为运动动作和复制效应的问题，应该被视为基本的自我扰乱的表现或次要原因。有关情绪的讨论，见 L. Sass, "Contradictions of emotion in schizophrenia," *Cognition and Emotion*, *21*, 2007, 351–390；相关讨论同时见"序"和"附录"。

眼动追踪：精神病患者眼动追踪模式的研究发现可能具有类似的含义。三分之二或更多的精神分裂症患者（以及与精神分裂症有遗传关系者）在"平顺追踪眼球运动"中表现紊乱，这些运动是当一个人的目光跟随目标时发生的运动（例如摆动的钟摆或汽车沿街移动），从而稳定视网膜上的运动图像。通常，一旦眼睛锁定目标物体，这些运动便会以平滑、被动方式等自动化发生，但在许多这类患者中，这些运动会被称为"扫视"（saccades）的眼睛快速跳跃所打断。扫视移动通常是一种更受到自主控制的运动——例如，当一个人在视觉数组中，主动将目光从一个点转移到另一个点的时候。注意的是,这种平顺追踪的中断,通常会增加焦虑或压力的情况。见 R. B. Lipton, D. L. Levy, P. S. Holzman, and S. Levin, "Eye movement dysfunctions in psychiatric patients: A review," *Schizophrenia Bulletin*, 9, 1983, 13–32; D. L. Levy, A. B. Sereno, D. C. Gooding, and G. A. O'Driscoll, "Eye tracking dysfunction in schizophrenia," *Current Topics in Behavioral Neuroscience*, 4, 2010: 311–347。

心理学家霍尔兹曼(Philip Holzman)将这种被动注意力的破坏描述为非自主性的。然而,当患者更积极或具目的性质地参与视觉作业时,眼动追踪确实会有所改善,例如阅读摆动钟摆上闪烁的数字,并且从这个意义上说,它并不能完全不受受试者的行为、选择或一般态度或定向的影响。见 P. S. Holzman, "Cognitive impairment and cognitive stability," in G. Serban, ed., *Cognitive Defects in the Development of Mental Illness* (New York: Brunner/Mazel, 1978), pp. 361–376; C. Shagass, M. Amadeo, and D. A. Overton, "Eye-tracking performance and engagement of attention," *Archives of General Psychiatry*, 33, 1976, 121–125。

显然,这种中断虽然可能是非自主性的,但它阻止了人们让自己处于自发反应的被动性。这似乎使他们进入一种注意力模式,其微观结构(扫视)很可能被体验为更具意图(或可能是伪意向)的特质。(这会是克雷佩林引用一位患者所说的,"我患有自主性的眼睛疾病"的意思吗? [*Dementia Praecox*, p. 71]。)无论如何,这种被动注意力反应的中断,很可能是和谐感失调的一个征兆——或者可能是一个来源——指的是缺乏自我与人际关系世界的和谐状态,这是类分裂性人格和精神分裂症患者的特征。事实上,眼动追踪能力差的正常人,被认为具有"社交厌恶"和"快感缺乏"的特征; 见 P. H. Venables, "Cognitive and attentional disorders in the development of schizophrenia," in Häfner, Gattaz, and Janzarik, *Search for the Causes of Schizophrenia*, p. 209。有意思的是,眼动追踪扰乱最近被归因于复制效应的干扰: M. Spering, E.C. Dias, J. L. Sanchez, et al., "Efference copy failure during smooth pursuit eye movement in schizophrenia," *Journal of Neuroscience*, 33, 2013: 11779–11787; 见第七章,注释 56。

大脑偏侧化: 卡廷和麦吉尔斯特都提出类似含义的诠释,认为在精神分裂

413

症中，大脑（左脑）的"执行"或"控制"过度主导，部分原因是其过度活跃的功能，没有受到生物体其他较不具思虑、较少脉络敏感度和较少自发／自动功能的部位的引导或限制（这部分是交由右脑传达）；总结说明见 I. McGilchrist, *The Master and his Emissary: The Divided Brain and the Making of the Western World* (New Haven and London: Yale University Press 2009；见"附录"中的讨论。

67. M. Bleuler, *The Schizophrenic Disorders*, trans. S. M. Clemens (New Haven and London: Yale University Press, 1978), p. 217.

68. 举例见 Greenberg, "Towards a newer Laocoön" (1940), *Perceptions and Judgments,* Vol. 1 of *The Collected Essays and Criticism* (Chicago and London: University of Chicago Press, 1986), pp. 32, 34–35。

69. M. Fried, "Shape as form: Frank Stella's new paintings," in H. Geldzahler, ed., *New York Painting and Sculpture: 1940–1970* (New York: Dutton, 1969), pp. 404–406. 斯特拉本人批判"人文主义者"，他认为"除了画布上的颜料之外，还有其他东西"。这位艺术家说："我的画只有看得见的东西，它是基于这样一个事实。它真的是一个物体……你看见你所看见的" ("Questions to Stella and Judd, interview by Bruce Glaser," in G. Battcock, ed., *Minimal Art* [New York: Dutton, 1968], p. 158)。斯特拉并不是第一个强调形状即形式的人。一个明显的先例是蒙德里安。这类失去疏远感的较轻快例子是一位实验电影制作人赋予他自己的电影一个半开玩笑的标题，这个标题也许是针对 1970 年代后期的前卫艺术世界所做的评论。他把这部电影命名为《出现链轮孔、边缘刻字、污垢颗粒等的电影》(George Landow, quoted in J. Hoberman, "A Freud in the dark," *The Village Voice*, December 10–16, 1980, p. 78)。

70. 引自 E. Kahler, *The Disintegration of Form in the Arts* (New York: Braziller, 1968), pp. 44–45。这种字面意思的强烈主张，在惠特尼反幻觉展览以及 1969 年圣路易斯"此时此地"展览中展出的准雕塑作品中尤为明显；见 R. Pincus-Witten, *Postminimalism* (New York: Out of London Press, 1977), pp. 25, 30 的描述。

71. 改写自 J. Tancock, "The influence of Marcel Duchamp," in A. d'Harnoncourt and K. McShine, eds., *Marcel Duchamp*（展览手册）(New York: Museum of Modern Art, 1973), p. 174。

72. 1962 年，莱因哈特（Ad Reinhardt）将他自己的一幅黑色绘画作品，描述为"一幅纯粹、抽象、非客观、永恒、无空间、不变、无关系、无私的画——一个有自我意识（没有无意识）、理想、超越、只知道艺术（绝对没有反艺术）的对象"（引自 L. Nordness, ed., *Art, USA, Now* [New York: Viking, 1963], p. 269)。在 "On the role of nature in modernist painting" (*Art and Culture* [Boston: Beacon, 1961]) 这篇文章中，格林伯格将现代主义所专注的事物与投影面联系起来，并且明确聚焦在视觉经验本身：现代主义绘画中的空间（例如在合成立体主义中）被描绘为"不间断的连续体"；"投影面整体模仿整体视觉经验" (p. 173)。

73. 马列维奇（Kasimir Malevich）描述了在 1913 年"我为了艺术从客观世界的压舱物中解放出来而拼命斗争，逃到一个正方形里并展示了一幅大约说起来就是白底上一个黑色正方形的画……我所展示的不是空无的正方形而是无物的经验"（引自 M. Schapiro, *Modern Art: 19th and 20th Centuries, Selected Papers* [New York: Braziller, 1978], p. 202)。

74. S. Elizondo, *El Grafógrafo* (Mexico City: Joaquín Mortiz, 1972), p. 9. M. Vargas Llosa's novel *Aunt Julia and the Scriptwriter* (New York: Farrar Straus Giroux, 1982) 的开场引文。

75. L. Nochlin, *Realism* (Harmondsworth, UK: Penguin Books, 1971), p. 240.

76. Rapaport, Gill, and Schafer, *Diagnostic Psychological Testing,* pp. 274–275.

77. E. Heller, "Wittgenstein and Nietzsche," *The Artist's Journey into the Interior and Other Essays* (San Diego: Harcourt Brace Jovanovich, 1976), p. 226（作者的引用）。

第六章　内在性语言

1. M. H. Johnston and P. S. Holzman, *Assessing Schizophrenic Thinking* (San Francisco: Jossey-Bass, 1979), pp. 1–2.

2. 库珀伯格和卡普兰（Kuperberg and Caplan）将这些异常，描述为"从使用难以理解的模糊句子、对问题的不合逻辑的回答，到使用新词、语词近似和个人语词用法的破碎且难以理解的话语"。G. Kuperberg, and D. Caplan, "Language dysfunction in schizophrenia," *Neuropsychiatry* (Philadelphia: Lippincott Williams and Wilkins, 2003), pp. 444–466。也见 G. R. Kuperberg, "Language in schizophrenia Part 1 and Part 2," *Language and Linguistics Compass*, *4(8)*, 2010, 576–589, 590–604。与本章主题一致的其他最新研究概述，见文后注释。

　　3. M. Bleuler, "Inconstancy of schizophrenic language and symptoms," commentary on S. Schwartz, "Is there a schizophrenic language?" *Behavioral and Brain Sciences*, 5, 1982, 591. 所谓的精神分裂症语言，涉及一套异质的行为，这些行为仅偶尔出现在一些接受该诊断的人之中。正如布鲁勒在 1911 年所指出的，"［精神分裂症］的语言表达形式，可能表现出所有可以想象到的异常，又或者是完全正确" (*Dementia Praecox, or the Group of Schizophrenias*, trans. J. Zinkin [New York: International Universities Press, 1950], p. 148)。

　　4. 罹患精神分裂症的人们显然会犯语音和语法错误，但并不比正常说话者更频繁。语言的语义方面问题更大。新词和特殊语词的使用在精神分裂症患者中似乎更常见；见注释8和注释9。语义方面特别难以定义：一些语言学家认为，语义最终与语用学以及与关于世界的内隐知识的整个背景密不可分。

　　5. 失语症的特点是在音素、语素和语义层面上的生产贫乏，而精神分裂症话语在所有这些层面上，都表现得过度丰富——根据雷克尔和瓦尼尔-克莱门特（A.R. Lecours and M. Vanier-Clément），他们提供了非常完整的评论："Schizophasia and jargonaphasia," *Brain and Language*, 3, 1976, 516–565。有关多数精神分裂症患者并无真正的语言缺陷和类似失语症特征的讨论，也见 S. Schwartz, "Is there a schizophrenic language?" *Behavioral and Brain Sciences*, 5, 1982, 579–588。一项发现精神分裂症语言异常的研究，并且是在宏观（语用和话语水平处理）而非微观水平（词汇和形态句法技能）上，见 A. Marini, I. Spoletini, I.A. Rubino, et al., "The language of schizophrenia: An analysis of micro and macrolinguistic abilities and their neuropsychological correlates," *Schizophrenia Research*, *105(1)*, 2008, 144–155。关于对现象学取向的概要，见 E. Pienkos and L. Sass, "Language: On the phenomenology of linguistic experience in schizophrenia (Ancillary article to EAWE domain 4)," *Psychopathology*, *5(1)*, 2017, 83–89。也见 Domain 4: Language, in L. Sass, E. Pienkos, B. Skodlar, et

al., "EAWE: Examination of anomalous world experience," *Psychopathology*, 5(*1*), 2017, 10–54。

6. 见 N. Andreasen, "The relationship between schizophrenic language and the aphasias," in F. A. Henna and H. A. Nasrallah, eds., *Schizophrenia as a Brain Disease* (New York: Oxford University Press, 1982), pp. 100, 109, 110。

7. 这与躁症或轻躁症的人的讲话形成鲜明对比，后者通常是快速的、自由联想的、高度间接的或个性化的；而与强迫症患者相比的话，强迫症患者往往一丝不苟、正式、谨慎，经常以高素质、精确和不必要的明确方式说话。

8. "肘边人"和"被植物化"引自 E. Bleuler, *Dementia Praecox,* p. 155（但奇怪的是，布鲁勒把这些话语视为无法理解的措辞的范例）。"旁边声音"引自 J. Cutting, *The Psychology of Schizophrenia* (Edinburgh: Churchill Livingstone, 1985), p. 250。"谄媚者"引自 A. C. Smith, *Schizophrenia and Madness* (London: Alien and Unwin, 1982), p. 28。

9. 引自 S. Arieti, *Interpretation of Schizophrenia,* 2nd ed. (New York: Basic Books, 1974), p. 266。另一个例子："西北"这个词被一位患者用来指她与一位斯堪的纳维亚男子所发生的这段感情有关的任何事情，她将这种经验与冷漠、挣扎和贫困联系在一起 (W. L. Woods, "Language study in schizophrenia," *Journal of Nervous and Mental Disease*, 87, 1938, 296–300, p. 302)。另一名患者则称她的唾液为"笼子里的天气汁"——因为她被关起来并且经常咳出很多痰 (E. Bleuler, *Dementia Praecox,* p. 152)。

10. 前两例引自 E. Kraepelin, *Dementia Praecox and Paraphrenia*, trans. R. M. Barclay (Huntington, NY: Robert E. Krieger, 1971; first English edition, 1919), p. 56；第三个例子则始终找不到出处，这是多年前我抄写下来的。有关这类含糊不清的话，见 S. R. Rochester and J. R. Martin, *Crazy Talk: A Study of the Discourse of Schizophrenic Speakers* (New York: Plenum, 1979); B. Rosenbaum and H. Sonne, *The Language of Psychosis* (New York: New York University Press, 1986)。

11. 这可以表述为未能遵守语言哲学家格莱斯（Grice）的会话准则（关于一个人说话的质量、总量、关系和方式），这种会话准则概要见 M.A. Covington, C. He, C. Brown, et al., "Schizophrenia and the structure of language: The lin-

guist's view," *Schizophrenia Research, 77(1)*, 2005, 85–98。

12. 引自 B. D. Cohen, "Referent communication disturbances in schizophrenia," in S. Schwartz, ed., *Language and Cognition in Schizophrenia* (Hillsdale, NJ: Erlbaum, 1978, p. 29)。其他例子，见 Arieti, *Interpretation of Schizophrenia*, pp. 249–256。有关"饶舌狂"，见 Lecours and Vanier-Clément, "Schizophasia and jargonaphasia"。许多作者指出，精神分裂症患者倾向对他们说话时之前的口语刺激做出反应，而不是对应有的指称对象做出反应 (B. D. Cohen, G. Nachmani, and S. Rosenberg "Referent communication disturbances in acute schizophrenia," *Journal of Abnormal Psychology*, 1974, *83*, 1–13；也 见 Kurt Salzinger and Brendan Maher 的著作)。最近一项研究显示了语音特征的夸张影响，见 B. Baskak, E. T. Ozel, E. C. Atbasoglu, and S. C. Baskak, "Peculiar word use as a possible trait marker in schizophrenia," *Schizophrenia Research*, *103(1)*, 2008, 311–317。布鲁勒注意到精神分裂症思维的自主性或自动性，并认为可以这么说，在这些患者中"思维自己会思考"(引自 D. Forrest, "Poesis and the language of schizophrenia," *Psychiatry*, 28, 1965, 4)。

13. 有关器质性病患，见 K. Goldstein, *Human Nature in the Light of Psychopathology* (New York: Schocken Books, 1963), pp. 78, 81。正如雷克尔和瓦尼尔-克莱门特所指出的，"专注于话语中一个词的许多语义特征"这件事是罕见的，并且它不是器质性患者的杂语症 (jargonaphasia) 特征，它仅在刻意表达双关语和精神分裂症 (精神分裂症语言) 中观察到 ("Schizophasia and jargonaphasia," p. 561)。其中第 546 页有个有趣的例子 ("从时代的时代到沙漠的时代" [*des époques d'ères, déserts d'époques*]) 与布里塞特的一些著作几乎相同，这些著作对现代主义和后现代主义产生了相当大的影响；见注释 110。

14. 引自 C. D. Frith, "Schizophrenia: An abnormality of consciousness?" in G. Underwood and R. Stevens, eds., *Aspects of Consciousness*, Vol. 2 (London: Academic Press, 1981), p. 162。有关理解语言的困难，见 B. Freedman and L. J. Chapman, "Early subjective experience in schizophrenic episodes," *Journal of Abnormal Psychology*, *82*, 1973, 46–54。

15. 引自 M. Lorenz, "Problems posed by schizophrenic language," *Archives of General Psychiatry, 4*, 1961, 604。

16. 最近的研究强调整体语境或高阶意义的减少，有利于语言本身的焦点特征，包括语音方面以及词汇形式的语义关联性，见 K. Dwyer, A. David, R. McCarthy, et al., "Higher-order semantic processing in formal thought disorder in schizophrenia," *Psychiatry Research*, *216(2)*, 2014, 168–176; G. R. Kuperberg, "Language in schizophrenia Part 2: What can psycholinguistics bring to the study of schizophrenia ... and vice versa?," *Language and Linguistics Compass*, *4(8)*, 2010, 590–604; D. Titone, D. L. Levy, and P. S. Holzman, "Contextual insensitivity in schizophrenic language processing: evidence from lexical ambiguity," *Journal of Abnormal Psychology*, *109(4)*, 2000, 761。

17. 把视觉表现的描述讲给当初给出这些描述的同一位精神分裂症患者时，他们与正常听众一样听不懂到底在讲些什么：B. Cohen, "Referent communication disturbances in schizophrenia," in S. Schwartz, ed., *Language and Cognition in Schizophrenia* (Hillsdale, NJ: Erlbaum, 1978), pp. 1–34。

18. 第一位患者经由同事的描述；第二位患者引述自 Lecour sand Vanier-Clément, "Schizophasia and jargonaphasia," p. 537。

19. P. J. Ruocchio, "First person account: Fighting the fight—the schizophrenic's nightmare," *Schizophrenia Bulletin*, 15, 1989, 163–166.

20. 引自 J. Cutting, *The Right Cerebral Hemisphere and Psychiatric Disorders* (Oxford: Oxford University Press, 1990), p. 265。

21. 引自 B. Maher, *Principles of Psychopathology* (New York: McGraw-Hill, 1966), p. 402。

22. E. Bleuler, *Dementia Praecox,* p. 148. 布鲁勒指出，缄默症从来都不是绝对的：大多数患者能够说话，并且会时不时地说话。

23. 引自 N. Andreasen, "Thought, language, and communication disorders: I," *Archives of General Psychiatry*, 36, 1979, 1318; P. Ostwald and V. Zavarin, "Studies of language and schizophrenia in the USSR," in R. W. Rieber, ed., *Applied Psycholinguistics and Mental Health* (New York: Plenum, 1980), p. 75。在安德烈亚森对精神分裂症、躁症和郁症患者言语风格的研究中，内容贫乏最能将精神分裂症患者的语言与其他两组患者区分开来：N. Andreasen, "Thought, language, and communication disorders: II," *Archives of General Psychiatry*, 36,

1979, 1325–1330. Such language has also been described as "wooly" and "pseudophilosophical" (A. C. Smith, *Schizophrenia and Madness* [London: George Allen and Unwin, 1982], p. 28)。也见 Gabrial, 1974, cited in Ostwald and Zavarin, "Studies of language and schizophrenia in the USSR," p. 75。一些研究显示，言语贫乏和言语内容贫乏可能不是同一症候群；见 P. F. Liddle and T. R. E. Barnes, "Syndromes of chronic schizophrenia," *British Journal of Psychiatry*, *157*, 1990, 558–561。

24. 有关"搞成一团"，见 L. Wing, "Asperger's syndrome: A clinical account," *Psychological Medicine, 11*, 1981, 121。有关类分裂性人格者幽暗、无法区分的认知模式，见 T. Millon, *Disorders of Personality* (New York: Wiley, 1981), p. 295。精神分裂症这种无法区分的认知性质经常被确立；举例见 H. F. Searles, *Collected Papers on Schizophrenia and Related Subjects* (New York: International Universities Press, 1965)。

25. Lorenz, "Problems posed," p. 604. 对于更令人困惑的话语案例，也说明了精神分裂症话语的抽象性和反身性特质，见 Arieti, *Interpretation of Schizophrenia,* p. 265。

26. 见 E. Bleuler, *Dementia Praecox* , p. 9。

27. 患者引自 *ibid.*,p.157。布鲁勒引自 L .Binswanger, "Extravagance, perverseness, manneristic behaviour and schizophrenia," in J. Cutting and M. Shepherd, eds., *The Clinical Roots of the Schizophrenia Concept* (Cambridge: Cambridge University Press, 1987), p. 85。也见 Arieti, *Interpretation of Schizophrenia,* p. 246。

28. 此说法来自 E. Bleuler, *Dementia Praecox,* pp. 156, 158；例如 p. 151。这种空洞和可能的讽刺在自动化例子中颇为明显，见页 145，有关"借口与错误的替代"。

29. B. Maher, *Principles of Psychopathology: An Experimental Approach* (New York: McGraw-Hill, 1966), p. 433.

30. P. A. Magaro, *Cognition in Schizophrenia and Paranoia* (Hillsdale, NJ: Lawrence Erlbaum, 1980), 同时引自 Cutting, *Psychology of Schizophrenia,* p. 371。C.D. Frith, "The positive and negative symptoms of schizophrenia reflect impairments in the perception and initiation of action," *Psychological Medicine,*

17, 1987, 631–648。

31. 最近有关工作记忆、执行功能等问题的讨论，见 Kuperberg, "Language in schizophrenia Parts 1 and 2"，以及 Covington, He, Brown, et al., "Schizophrenia and the structure of language: the linguist's view"。

32. C. D. Frith and U. Frith, "Elective affinities in schizophrenia and childhood autism," in P. Bebbington, ed., *Social Psychiatry: Theory, Methodology and Practice* (New Brunswick, NJ: Transaction Press, 1991).

33. R. Hoffman, "Verbal hallucinations and language production processes in schizophrenia," *Behavioral and Brain Sciences*, 9, 1986, 503–548; E. Chaika re "sporadic disruption in the ability to match semantic features with sound strings comprising actual lexical items in the language" (引自 Lecours and Vanier-Clément, "Schizophasia and jargonaphasia," p. 560)。相关等级的活化干扰（异常快速和广泛的活化模式），见 M. Spitzer, U. Braun, L. Hermle, and S. Maier, "Associative semantic network dysfunction in thought-disordered schizophrenic patients: Direct evidence from indirect semantic priming," *Biological Psychiatry*, 34, 1993: 864–877。

34. 例如，见 H. W. Buckingham, "Can listeners draw implicatures from schizophrenics?" commentary on Schwartz, "Is there a schizophrenic language?" p. 594。

35. C. Taylor, *The Explanation of Behavior* (London: Routledge and Kegan Paul, 1964), pp. 24–25n.

36. 以下是语言学家柴卡（Elaine Chaika）的陈述，这是常见的两极化思维的好例子：

> 我们如何看待一些精神分裂症患者的怪异言论，这会影响到我们对待他们的方式。如果话语是一种逃避治疗的方式，则必须说服或调整患者接受治疗。如果精神分裂症仅仅具有诗意或创造性，那么我们必须分析每一个话语以揭示其真正意涵。如果像我所设想的那样，说话怪异的精神分裂症患者是因为生物化学失衡所引起的语言问题，那么解决办法便是生物化学。找到合适的药物，便可以部分消除问题的根源。"Crazy talk," *Psychology Today,* August 1985, 35]

37. 有关荷尔德林的说明，引自 R. Jakobson and G. Lübbe-Grothues, "Two

418

types of discourse in Hölderlin's madness," in L. Vaina and J. Hintikka, eds., *Cognitive Constraints on Communication* (Dordrecht: D. Reidel, 1984), pp. 126, 121, 119–120。

38. E. Bleuler, *Dementia Praecox,* p. 89.

39. W. Thürmer, 1970, 引自 Jakobson and Lübbe-Grothues, "Two types of discourse," p. 121。

40. 翻译引自 Jakobson and Lübbe-Grothues, "Two types of discourse," p. 123。

41. *Ibid.,* pp. 121,126.

42. 举例见 H. Friedrich, *The Structure of Modern Poetry* (Evanston, IL: Northwestern University Press, 1974), pp. 3–9。

43. 布鲁赫（Hilde Bruch）引自 D. Forrest, "Nonsense and sense in schizophrenic language," *Schizophrenia Bulletin, 2,* 1976, 292。相似地，荣格写道："一般病人会忍不住以这种方式说话和思考，而〔詹姆斯〕乔伊斯愿意这样做，而且用他所有的创造力来发展它"（引自 Smith, *Schizophrenia and Madness,* p. 143）。

44. Baudelaire, 1863, "The painter of modern life"，引自 M. Calinescu, *Faces of Modernity* (Bloomington and London: Indiana University Press, 1977), p. 48。兰波这句"书写沉默和夜晚，记录下那不可表达者"（*J'écrivais des silences, des nuits, je notais l'inexprimable*），引自 N. Greene, *Antonin Artaud: Poet Without Words* [New York: Simon and Schuster, 1970], p. 222。

45. 关于这点，见 Roger Cardinal, "Enigma," *Twentieth Century Studies, 12,* 1974, 42–62。有关现代文学以及对语言的不信任，见 G. Steiner, *After Babel: Aspects of Language and Translation* (Oxford: Oxford University Press, 1975), pp. 161–205; S. Sontag, "The aesthetics of silence," *Styles of Radical Will* (New York: Dell, 1969), pp. 3–34。

46. 这不是戈尔茨坦意义上的具体性；我指的是类似于前面章节中讨论的"孤存感"和字面上的经验。

47. 另一个区别是维特根斯坦想要阻止或治愈对私人语言的渴望。

48. 引自 G. Steiner, *After Babel,* p. 185。穆齐尔用梅特林克（Maeterlinck）

的一段动人的段落作为他的小说《少年杜里斯》的题词；它开始于："我们以某种奇怪的方式贬低事物，一旦我们说出它们……"（引自 *Young Törless*, trans. E. Wilkins and E. Kaiser [New York: New American Library, 1964], p. 5)；艾略特在《东库克》中对于如何学习只用文字来表达的名言——"对于一个人不再需要说的事情，或者／一个人不再愿意说它的方式"，因此"每一次冒险／是一个新的开始，对口齿不清的人的突袭／破旧的设备总是在恶化"（*Four Quartets* [London: Faber and Faber, 1944], pp. 30–31)。

49. J.-P. Sartre, *Nausea*, trans. L. Alexander (New York: New Directions, 1959), pp. 171, 174.

50. M. Sechehaye, ed., *Autobiography of a Schizophrenic Girl* (New York: New American Library, 1970), p. 40. 贝克特的小说人物瓦特也有类似的经历，他会对着一些似乎不愿被命名的事物，大喊"帕帕"但却徒劳无功。见 *Watt* (New York: Grove, 1959), pp. 37, 46。

51. R. Rosser, "The psychopathology of thinking and feeling in a schizophrenic," *International Journal of Psychoanalysis*, 60, 1979, 184–185. 精神分裂症患者对声音质量的觉察和传统意义的缺失，可能让人回想起儿童时期；但在这种情况下，这种现象似乎更适合描述为语言能力发展之后而不是之前的性质。

52. 引自 S. Sontag, ed., *Antonin Artaud: Selected Writings* (New York: Farrar Straus and Giroux, 1976), pp. 294–295, 84（我的强调）。阿尔托在他生命即将结束时写道："所有真正的语言都是不可理解的"（p. 549)。

53. 沙利文所描述的经验"如此之原始，如此毫无差别，如果你允许的话，这简直难以用话语形容"（*Clinical Studies in Psychiatry* [New York: Norton, 1956], p. 328)。戈尔茨坦强调以一种更具抽象目的的传统语言，来攫取高度具体的生活世界的困难性（后者是一种具"刻板的，没有丰富话语可以用来表达具体情况的特殊性"），或者是试图将这些经验传达给在更高层面上运作的一般人的困难度 ("Methodological approach to the study of schizophrenic thought disorder," in J. S. Kasanin, ed., *Language and Thought in Schizophrenia* [New York: Norton, 1964], p. 29)。

54. 布隆岱尔（Charles Blondel）在《病态的意识》（*La Conscience Morbide*, 1914) 中指出，正常心智是一种被社会化话语所支配的存在感（cenesthesia,

对我们自己身体的内部感知）；见 J. Starobinski, "A short history of body consciousness," trans. S. Matthews, in *Humanities in Review*, *1*, 1982, 28–29。但在现代文学和文化中，斯塔罗宾斯基（Starobinski）指出，我们发现了一个以前不为人知的私人感觉的想法。

55. P. J. Ruocchio, "First person account: The schizophrenic inside," *Schizophrenia Bulletin*, *17*, 1991, 358.

56. 见 S. D. Rosenberg and G. J. Tucker, "Verbal behavior and schizophrenia: The semantic dimension," *Archives of General Psychiatry*, *36*, 1979, 1331，以及其他各处；Lecours and Vanier-Clément, "Schizophasia and jargonaphasia," pp. 543, 545。罗森伯格和塔克（Rosenberg and Tucker）询问，"对自己的感官和思维过程的困惑、怀疑和不信任的表达（在精神分裂症中如此常见），是否源自一种存在主义式的开放性和自觉，或者它们是否意味着自我整合的基线水平的崩溃？" (p. 1337)——当然，这里无需用二分法的方式提出这个问题。有关精神分裂症话语的"内省性、自我审视和自我分析的线索"的说明，见 M, Lorenz, "Criticism as approach to schizophrenic language," *Archives of General Psychiatry*, *9*, 1963, 236–237。虽然 E. Bleuler (*Dementia Praecox*, p. 150)，以及其他人主张精神分裂症中的语言扭曲，本质上就像发生在梦中的那些，主题内容分析暗示了显著差异：塔克和罗森伯格发现，精神分裂症话语与正常话语的区别，在于"在痛苦和失去方向感这种脉络下，对自我的高度关注" ("Computer content analysis of schizophrenic speech: A preliminary report," *American Journal of Psychiatry*, *132*, 1975, 613)。

57. 有关现代主义艺术的倾向，见 Sontag, "The aesthetics of silence," pp. 3–34。

58. 见 Woods, "Language study in schizophrenia"。

59. S. Beckett, *Waiting for Godot* (New York: Grove Press, 1954), pp. 28–29. 对传统语言表达过于独特或私人化的问题的另一种反应（涉及脱社会化的反应），是创造新词或使用特殊意义的正常词（例如，本章英文页码 143 所述的"超级骷髅骨架化"）——正如一位精神分裂症患者所说，以便于"给一个人所说的一些个人和私人基础"（引自 Lecours and Vanier-Clément, "Schizophasia and jargonaphasia," p. 536)。

60. 利德尔和巴恩斯（P. F. Liddle and T. R. E. Barnes）提出对于他人容忍力的知觉欠缺与明显的"言语贫乏"（以及情感平板）之间的相关性，建议将退缩作为一种应对策略 ("The subjective experience of deficits in schizophrenia," *Comprehensive Psychiatry*, 29, 1988, 163)。

61. 然而，这两位哲学家对这一困境的反应却截然不同。维特根斯坦试图治愈人们谈论这种终极的、形上学式问题的诱惑，而海德格尔则试图用他自己的、相当奇特的哲学语言来表达它们。顺便一提，维特根斯坦在《逻辑哲学论》中的著名结论，"凡是不能说的，便必须保持沉默"，主要关注的便是这种形上学式的难以言说性，而他后期著作中的"私人语言论点"，则主要关注难以言说性的特殊性和独特性的问题。

62. 引自 Woods, "Language study in schizophrenia," p. 299。我的同事有一位明显类分裂性人格患者，当她拿到一张空白的 TAT 图卡时，鼓励她用任何想到的内容来响应；她的回答如下："整个世界上的一切，无论是在现实中还是在我的想象中，都被一台极其紧密的机器回收和压缩……并浓缩成一张卡片的大小。"

63. 引自 I. B. Weiner, *Psychodiagnosis in Schizophrenia* (New York: Wiley, 1966), p. 101。

64. 来自 Sontag, *Antonin Artaud: Selected Writings,* p. 362。

65. Jaspers, *General Psychopathology,* p. 115. 患者提及"形上学式经验"，包括具有"无限特征"，或是具备一种"宇宙特性"(pp. 114–116)。布鲁勒指出"青春型的年轻患者非常普遍地专注'最深刻问题'，并且这些问题与'现实没有任何关系'"(*Dementia Praecox*, p. 67n)。

66. 看起来像是"不充分的自闭症"，处在一种似乎没有内心幻想生活的退缩状态，有时又可能涉及这些无所不包的胡思乱想。见 J. Parnas and Bovet, "Autism in schizophrenia revisited," *Comprehensive Psychiatry*, 32, 1991, 7–21。

67. 见 J. Passmore, *A Hundred Years of Philosophy* (Harmondsworth, UK: Penguin Books, 1968), pp. 603, 477。R. Carnap, "The elimination of metaphysics through logical analysis of language," in A. J. Ayer, ed., *Logical Positivism* (Glencoe IL, Free Press, 1959, essay originally 1931), pp. 60–81。

68. R. Rosser, "The psychopathology of feeling and thinking in a schizo-

phrenic," *International Journal of Psychoanalysis*, *60*, 1979, p. 186, 也见 Patri-cia Ruocchio re "repeated ramblings [that] are code words for things that send me into psychosis" ("First person account: The schizophrenic inside," p. 358)。

　　卡纳普说的是否正确，以为我们不应该尝试以艺术形式以外的形式来表达这种情感（他轻蔑地将形上学家定义为"没有音乐能力的音乐家"），并非此处想要讨论的议题。我希望能够澄清一些很容易被认为仅仅是内容贫乏的事例的背后原因。

　　69. 这位病人提到"被心灵过程抓住"和"一切都环绕着我转"，暗示着他的经验有着主观主义甚至唯我论的压力——这是在第九章中讨论的问题，在该章我会讨论过度笼统或是过度抽象的难以言说性。

　　70. 引自 R. Shattuck, *The Banquet Years: The Origins of the Avant-Garde in France 1885–World War I*, rev. ed. (New York: Vintage Books, 1968), p. 333。

　　71. 另一个例子是乔伊斯的内心独白，它将意识的生命在本质上视为语言，从而淡化了非语言领域的可能性；见 D. Cohn, *Transparent Minds: Narrative Modes for Presenting Consciousness in Fiction* (Princeton, NJ: Princeton University Press, 1978)。关于意识生活的不同观点，转而强调一种类似难以言说的非语言向度，参阅穆齐尔的杰出故事，"The perfecting of a love," in *Five Women*, trans. E. Wilkins (New York: Godine, 2005; originally 1911)。

　　72. 引自 M. Nadeau, *The History of Surrealism*, trans. R. Howard (Harmondsworth, UK: Penguin Books, 1973), p. 88。

　　73. 引自 R. Poggiolli, *The Theory of the Avant-Garde*, trans. G. Fitzgerald (Cambridge and London: Harvard University Press, 1968), p. 192。

　　74. 维果茨基明确提到了大多数的特征。

　　75. 桑德拉尔引自 R. Shattuck, *The Banquet Years,* p. 337；精神分裂症患者引自 M. Lorenz, "Expressive form in schizophrenic language," *AMA Archives of Neurology and Psychiatry*, *78*, 1957, 644。

　　76. 引自 Poggiolli, *Theory of the Avant-Garde,* p. 38。

　　77. 见 Nadeau, *History of Surrealism,* p. 79。

　　78. 引自 N. Cameron, "Experimental analysis of schizophrenic thinking," in Kasanin, *Language and Thought*, p. 53。

79. H. A. Allen, "Positive and negative symptoms and the thematic organisation of schizophrenic speech," *British Journal of Psychiatry*, *144*, 1984, 611–617.

80. 相关讨论见 C. D. Frith and H. A. Allen, "Language disorders in schizophrenia and their implications for neuropsychology," in P. Bebbington and P. McGuffin, eds., *Schizophrenia: The Major Issues* (Oxford: Heinemann, 1988), pp. 172–186。

81. 见 Cardinal, "Enigma"。

82. 有关精神分裂症患者不愿沟通以及说话风格与态度, 见 E. Bleuler's remarks in *Dementia Praecox*, pp. 147, 150。

83. S. Beckett, "Imagination Dead Imagine," in *Collected Shorter Prose, 1945–1980* (London: John Calder, 1986), p. 145.

84. Lorenz, "Expressive form," p. 644. 另一个不错的例子见 Lecours and Vanier-Clément, "Schizophasia and jargonaphasia," p. 543。

85. 见 M. Harrow and M. Prosen, "Intermingling and disordered logic as influences on schizophrenic 'thought disorders'," *Archives of General Psychiatry*, *35*, 1978, 1213–1218。缺乏混乱的逻辑这点, 削弱了精神分裂症语言, 主张退化至较低水平的次级过程思维这种说法 (这种主张见包秉年 [P.-N. Pao], *Schizophrenic Disorders: Theory and Treatment from a Psychodynamic Point of View* [New York: International Universities Press, 1979], pp. 291–296)。

86. R. Barthes, *Writing Degree Zero* (published with *Elements of Semiology*), trans. A. Lavers and C. Smith (Boston: Beacon Press, 1970; originally published in 1953, some portions in 1947), p. 48. Epigraph ("I *see* language") from obituary of Barthes, *Newsweek*, April 7, 1980.

87. S. Mallarmé, *Crise de vers* (París: Éditions de la Pléiade, 1951), p. 366 ; 引自 E. Kahler, *Disintegration of Form in the Arts* (New York: George Braziller, 1968), pp. 75–76。

88. H. von Kleist, "On the gradual fabrication of thoughts while speaking," in P. B. Miller, ed. and trans., *An Abyss Deep Enough: Letters of Heinrich von Kleist, with a Selection of Essays and Anecdotes* (New York: Dutton, 1982;

essay first published in 1805), pp. 218–222. 有关诺瓦利斯（1799），见 Sontag, "Aesthetics of silence," p. 26。早在 1697 年，莱布尼茨便已提出语言可能不是"思想的载体，而是它的决定性媒介"(G. Steiner, *On Difficulty and Other Essays* [New York: Oxford University Press, 1978], p. 138)。

89. 见 D. Messerli, "Introduction," in D. Messerli, ed., *Language Poetries: An Anthology* (New York: New Directions, 1987), p. 5。

90. 马拉美引自 S. Kern, *The Culture of Time and Space, 1880–1918* (Cambridge, MA: Harvard University Press, 1983), p. 174 ; W. Fowlie, *Mallarmé* (Chicago and London: University of Chicago Press, 1953), p. 12。

91. 马拉美提出将语言分为两种不同的功能：一种适合于交流讯息的"粗鲁"和"实时"类型，以及一种奇怪的、咒语的和孤离话语的"基本"或诗意类型（引自 J. Acocella, "Photo-call with Nijinsky," *Ballet Review*, Winter, 1987, p. 68)。德里达的审美论，如同许多后结构主义者一样，更加全面地倾向于质疑马拉美第一种功能的可能性。

92. "过于热情的马拉美"此一称号，实际上是弗莱（Northrop Frye）对德里达的追随者德曼所说的（由弗莱彻 [Angus Fletcher] 提供给我）。有关现代主义和后现代主义，见 A. Eysteinsson, *Concept of Modernism* (Ithaca and London: Cornell University Press, 1990), pp. 39–40, 47–48。

93. 这个说法出现在关于马拉美等其他主题的文本中：Derrida, "The double session," *Dissemination*, trans. B. Johnson (Chicago: University of Chicago Press, 1981), p. 177。

94. J. Derrida, "Plato's pharmacy," *Dissemination*, pp. 95–96, 129–130.

95. R. Barthes, *Writing Degree Zero,* p. 47.

96. J. Derrida, *Writing and Difference*, trans. A. Bass (Chicago: University of Chicago Press, 1978), p. 9. 这个说法紧接在德里达简单提及阿尔托之后。但有意思的是，将德里达这段颇具美化的段落，与阿尔托（患有精神分裂症）在 1932 年的一封信中，对类似经验的痛苦描述进行比较。见注释 99。

97. 患者引自 P. Matussek, "Studies in delusional perception," in J. Cutting and M. Shepherd, eds., *The Clinical Roots of the Schizophrenia Concept* (Cambridge: Cambridge University Press, 1987), p. 101（我的强调）。

98. E. Bleuler, *Dementia Praecox*, p. 14.

99. Sontag, *Antonin Artaud: Selected Writings*, p. 293. 底下这段话衍生的 423 想法很有意思，暗示思想阻塞不是由于过度的活力或丰富度所致（正如德里达在他对类似经验的讨论所经常暗示的那样），而是在某种意义上，由于缺乏任何动力或主题：

> 大脑把……它可以采取的所有观点以及可以赋予它们的所有形式，接着将所有这些概念都予以并置，每一个概念似乎都比其他的更为必要，也更加可疑……但是一个人果真如此分析这种状态的话，那么意识在这些时刻犯错不是因为太过饱满，而是因为太过空虚，因为这种多产的，尤其是不稳定和多变的并置是一种错觉……如果大脑没有自动决定一个主导主题，那是因为它呈现出一个弱点，也就是在那一刻没有任何东西主导，没有任何东西予以记录在意识领域里，而表现出足够的力量或连续性。因此，事实是，不是因为溢出或过剩，而是由于不足。在没有某种能够发展出精确思想的情况下，便会出现松懈、混乱和脆弱。[p. 293]

有关阿尔托的思考模式，见 L. Sass, "Negative symptoms, schizophrenia, and the self," *International Journal of Psychology and Psychological Therapy*, 3, 2003, 153–180。举例见鲁丘奥的回应："在所谓的'思想阻塞'的表象下发生了什么事"，即这些"中止的思想〔并没有〕丢失，而是被更强大的混乱所接管"(Ruocchio, "First person account: The schizophrenic inside," p. 357)。另一位精神分裂症患者描述了一种影响语言理解的类似经验："我无法阅读它们，因为我所阅读的全部内容都与它有很大的关联性……它从我阅读的所有东西开始……然后引起我注意的所有东西似乎也开始了，砰砰砰，就像那样，巨量的关联性转移到事物上，导致我处理起来变得如此困难，以至于我无法阅读"（引自 R. Anscombe, "The disorder of consciousness in schizophrenia," *Schizophrenia Bulletin*, 13, 1987, 253）。

100. 对普遍化的马拉美愿景这种心理现实，德里达的支持态度是薄弱的。他表示，在语言系统中，可能（"实际上"）存在大量过多的痕迹——但并不是个体语言用户，（有意识地或无意识地）将"语言"(*langue*)的意义，在正常的"言语"(*parole*)下经验为"无限的含义"。德里达与弗里斯在"认知无意识"方面的比较，见第五章，注释 66。

101. M. Merleau-Ponty, *Phenomenology of Perception*, trans. C. Smith (London: Routledge and Kegan Paul, 1962), p. 401; trans. D. A. Landes (London: Routledge, 2012), p. 422. 也见 p. 403 (Landes p. 425)，其中梅洛-庞蒂将字词意义的学习与学习使用工具作一比较（这是海德格尔认为的栖居，而不是将之主题化或客观化的著名例子）。

102. 有关这种无差异的童年经验样态，见 L. S. Vygotsky, *Thought and Language*, trans. E. Hartmann and G. Vakar (Cambridge, MA: MIT Press, 1962), p. 129。例如，阿列蒂认为患者（就像婴儿一样）经验"字词及其特征……与事物及其特征是相同的"；既然字词就是事物，那么通过某种字词魔法，"当事物不可得时，字词可以替代这个事物"（引自 D. Forrest, "Poesis and the language of schizophrenia," *Psychiatry*, *28*, 1965, 4)。

103. Sechehaye, *Autobiography of a Schizophrenic Girl*, p. 40.

104. 见 Arieti, *Interpretation of Schizophrenia,* p. 369; Werner and Kaplan, 424 *Symbol Formation* (New York: Wiley, 1963), p. 264。

105. 这似乎隐现在维尔纳和卡普兰（B. Kaplan）对这个例子的分析中；见《象征的形成》，pp. 258–260。

106. J. Derrida, "Signature event context," *Margins of Philosophy*, trans. A. Bass (Chicago: University of Chicago Press, 1982), p. 317.

107. 这种把独立出来的信息在心理上移植到其他可能的语境中，相当于第四章讨论的认知滑移的语言表现。

108. 对于这句谚语"再怎么提防，意外还是会发生"（You can't touch pitch without being tarred），一位精神分裂症患者回答了一个单字——"音乐"——显然对"音高"（pitch）这个词做出了反应 (Woods, "Language study in schizophrenia," p. 309；也见 Frith, "Schizophrenia: An abnormality," pp. 161–162)。有关更多的最新研究，见 Titone, Levy, and Holzman, "Contextual insensitivity in schizophrenic language processing," 761。

109. Derrida, "Signature event context," p. 320.

110. 两位精神分裂症患者之间的精彩对话，引自 J. Haley, *Strategies of Psychotherapy* (New York: Grune and Stratton, 1963), pp. 99–100。也见 S. Sontag's description of the "camp" sensibility: "Notes on 'camp'," *Against Interpre-*

tation (New York: Dell, 1969), pp. 277–293。

对现代主义／后现代主义文学美学（此一字词的神化），产生重大影响的一些作家，本身可能是类分裂性人格或者可能是精神分裂症患者。其中一位是雷蒙·罗塞尔，他著有《非洲印象》(*Impressions d'Afrique*)、《远离人烟之处》(*Locus Solus*)等作品，这些作品受到达达主义者、超现实主义者和后来的新小说派小说家，以及包括阿什伯里和福柯在内的许多后现代主义者和后结构主义者拥戴。在他死后出版的《我是如何写成我的书》中，罗塞尔解释了他的写作方法，这种方法在很大程度上依赖于双关语和其他文字游戏，这些游戏突出了感官的传导和语言的歧义性。其中一种技巧是从除了一个字母外两个相同的句子开始，但由于意指链中这种细微的差别而有着极端不同的意义，借此编造出一个从这句子引向另一句子的情节。

让同一批作家感到钦佩的另一位极为古怪的作者是布里塞特(Jean-Pierre Brisset)，他更热衷于（正如他所说）"说话的不是我，而是字词本身"。布里塞特会仔细检查单字、词组或句子的发音，并从中找到不同的可能意义。例如，从法语单词 *logé*（意思是"寄宿"）中，他得出以下句子：

1. *l'eau j'ai*（我有水）
2. *l'haut j'ai*（我是高处）
3. *L'os j'ai*（我有骨头）
4. *loge ai*（我有间小屋）
5. *lot j'ai*（我有很多）等

在生成这样一套集合之后，布里塞特企图用这些句子连接成一个故事：在这个例子中，有关青蛙的起源神话里，青蛙生活在水中（由句子 1 所启发），这是一个建在木桩上的湖村（句子 2），而这青蛙是吃肉的（第 3 句），依此类推。有关布里塞特和罗塞尔，见 J.-J. Lecercle, *Philosophy Through the Looking Glass* (LaSalle, IL: Open Court, 1985), esp. pp. 15–27, 36–46。

罗塞尔和布里塞特的一位重要崇拜者是杜尚，他宣称罗塞尔对自己的名作《大玻璃》产生了关键影响，并曾写道，他理想的藏书将包含"所有罗塞尔的著作，以及布里塞特，可能也会有洛特雷阿蒙(Lautréamont)和马拉美的作品"。杜尚明白罗塞尔和布里塞特的"想象的谵妄"是多么的非酒神式：他将他们的作品（连同马拉美的作品）描述为"艺术应该转向的方向：转向智识的表现力，而不是动物的表现力"（杜尚引自 M. Jean, ed., *The Autobiography of Surrealism* [New York: Viking, 1980], p. 414)。在这种情况下，另一位重要的作家是沃尔夫森，他表现出明显的类分裂性人格，甚至可能是精神分裂症的特征 (Lecercle, *Looking Class,* pp. 27–31, 39–41)。

111. 这两个议题显然是相关的，如同针对说话行为的哲学家所指出的那样，意义的属性与意向性的属性互相关联；举例见 J. Searle, "What is a speech act?" *The Philosophy of Language* (London: Oxford University Press, 1971), pp. 39–53, esp. pp. 40–46。

112. 引自 Lorenz, "Expressive form," p. 648。

113. 即使是心理缺失或缺陷的明确状态，例如在严重的神经损伤的情况下，也不会总是导致错误。但是，当这种可变性是明显非随机性的，并且随着主观上具有意义的情况而变化时，那么其他的因素似乎可能会发挥重要作用。

某些传导的因素可能会以若干机械的方式，加剧或减弱表达上的缺陷，而不涉及患者的意图。曾经流行一种精神分裂症理论，将这种作用归因于焦虑——不是将其视为一种引发逃避策略的信号，而是一种心理生理反应，它会自动增加低相关强度的反应，例如"饶舌狂式"接续作响的说话方式（见 Cutting, *Psychology of Schizophrenia,* pp. 46–47, 366–367, 376)。焦虑的一般作用在涉及压力和创伤的情况下尤其显著（见"后记"），并且可能与某些精神分裂症语言扰乱的情况有关（同时见格尔德 [Gjerde] 对兴奋的讨论，见第二章，注释 101)。然而，它描述精神分裂症说话异常的合理性是令人怀疑的。一方面，这种说话能力并不总是伴随着焦虑的增加：华丽的饶舌语言可能会伴随着胜利或欣快的情绪，曲折的说话方式则显得冷漠。同时，精神分裂症患者说话的通常处境，不一定是低焦虑程度的情况（例如，小布鲁勒提到了一位病人试图表达出院时，说话突然清晰了起来 ["Inconstancy of schizophrenic language and symptoms," p. 591])。最后，实验结果的不一致，使得大多数实验主义者无法认可焦虑理论：Cutting, *Psychology of Schizophrenia,* pp. 366–367。

114. Lecours and Vanier-Clément, "Schizophrenia and jargonaphasia," p. 545; see also pp. 527, 532–533, 536, 554–563.

115. 我的信件档案；我的强调，但括号中的内容为患者所说。

116. Cardinal, "Enigma," p. 44.

117. 引自 H. Friedrich, *The Structure of Modern Poetry*, trans. J. Neugroschel (Evanston, IL: Northwestern University Press, 1974), p. 4。

118. R. D. Laing, *The Divided Self* (Harmondsworth, UK: Penguin Books, 1965), p. 164.

119. 病患表示："我用一些词汇来表达与平常完全不同的概念。因此，我 426 很开心使用了 *mangy* 这个词来表示'英勇'。如果我不能立即找到合适的词来表达快速流动的思想，我会在自创的词语中寻求释放，例如 *wuttas* 这个词表示鸽子"（福雷尔的一位患者，引自 E. Bleuler, *Dementia Praecox*, p. 150)。这同时反映了对词义联系的任意性的可能。

120. 来自 J. Haley 的一篇文章标题，*The Power Tactics of Jesus Christ and Other Essays* (New York: Avon Books, 1969), pp. 145–176。

121. 见 P. F. Gjerde, "Attentional capacity dysfunction and arousal in schizophrenia," *Psychological Bulletin*, *93*, 1983, 68。

122. Lecours and Vanier-Clément, "Schizophasia and jargonaphasia," p. 557.

123. 这说法来自 Erich Heller, *The Disinherited Mind* (New York and London: Harcourt Brace Jovanovich, 1975), p. 272。

124. 有关这种现代主义语言，见 M. H. Abrams, "Coleridge, Baudelaire, and modernist poetics," *The Correspondent Breeze: Essays on English Romanticism* (New York: Norton, 1984), pp. 139–141。

第七章　丧失自我

1. R. Descartes, *Meditations and Selections from the Principles of Philosophy* (LaSalle, IL: Open Court, 1946), p. 28. 也引自 B. Williams, *Descartes: The Project of Pure Inquiry* (Harmondsworth, UK: Penguin Books, 1978), pp. 78–79。

2. P. F. Strawson, *The Bounds of Sense* (London: Methuen, 1966), p. 165.

3. 患者引自 C. S. Mellor, "First rank symptoms of schizophrenia," *British Journal of Psychiatry*, *117*, 1970, 16–18。

4. 患者摘录自 Alfred Storch, in T. Freeman, J. Cameron, and A. McGhie, *Chronic Schizophrenia* (New York: International Universities Press, 1958), p. 54；以及来自 H. Rosenfeld, *Psychotic States* (London: Maresfield Reprints, 1965), pp. 162, 29。

5. 杰弗森引自 S. E. Estroff, "Self, identity, and subjective experiences of schizophrenia: In search of the subject," *Schizophrenia Bulletin*, *15*, 1989, 189。其他例子见 K. Jaspers, *General Psychopathology*, trans. J. Hoenig and M. W. Hamilton (Chicago: University of Chicago Press, 1963), p. 122。自我繁殖的一个极端例子是一位患者宣称她体内有不同 "电子品种" 的人类："仪队的军官、恩斯特·冯·波海姆、K 博士以及由医生和一位男子组成的合唱团会议"（见 J. Berze, "Primary insufficiency of mental activity," in J. Cutting and M. Shepherd, eds., *The Clinical Roots of the Schizophrenia Concept* [Cambridge: Cambridge University Press, 1987], p. 57 的描述）。

6. 见 C. Landis, ed., *Varieties of Psychopathological Experience* (New York: Holt, Rinehart, and Winston, 1964), pp. 390–392。这类经验有助于解释为什么精神分裂症患者，有时会避免使用第一人称主词 *I* 和受词 *me*，而是使用第三人称来指称自己，或者说 "我的人" 或 "我的个性"；E. Minkowski, *La Schizophrénie* (Paris: Payot, 1927), p. 126。有关 "我是个记号"，见第五章中的 TAT 故事，注释 38。

7. 见 L. Sass, and J. Parnas, "Schizophrenia, consciousness, and the self," *Schizophrenia Bulletin*, *29*, 2003, 427–444。

8. Jaspers, *General Psychopathology*, p. 121. 雅斯贝尔斯："这种特殊现象的异常之处在于，个人虽然存在，但却不再能够感觉到自己的存在。笛卡尔的'我思故我在'（*cogito ergo sum*），可能仍然是表面上的思考，但它不再是有效的经验 (p. 122)。

9. C. Geertz, *Local Knowledge* (New York: Basic Books, 1983), p. 59.

10. 雅斯贝尔斯把行为的归属感的丧失，视为精神分裂症无法理解性的主要案例；有关精神分裂经验和行为的 "制造" 特性，见 *General Psychopathology*, p. 578。也见 L. Sass and G. N. Byrom, "Self-disturbance and the bizarre: On incomprehensibility in schizophrenic delusions," *Psychopathology*, *48*, 2015,

293–300。

11. F. Nietzsche, *Beyond Good and Evil*, trans. R. J. Hollingdale (Harmondsworth, UK: Penguin Books, 1973; originally published in 1886), pp. 28–29.

12. 马赫引自 D. S. Luft, *Robert Musil and the Crisis of European Culture: 1880–1942* (Berkeley: University of California Press, 1980), p. 82。当然，此一论点可追溯自休谟的《人性论》(*Treatise of Human Nature*，1739)；但后来它才被视为对人性的广泛看法或经验；见 E. Faas, *Retreat into the Mind: Victorian Poetry and the Rise of Psychiatry* (Princeton, NJ: Princeton University Press, 1988), pp. 59–60。

马赫的哲学是一种让人回想起休谟，尤其是贝克莱的主观实证论，相当于一种现象主义或唯名论。马赫认为，有必要放弃所有诸如如何、因为、所以、为了、假设、结果、虽然、当……时等字词有关的概念——这正是詹姆斯认为不可内省的"及物词"所"传达"的经验元素。马赫指责这些概念的属性，超出了感官元素，而对自然进行了投射，并且通常来自观察者自己的泛灵论概念，隐现地感觉到努力或意志；见 W. Sypher, *Loss of the Self in Modern Literature and Art* (New York: Vintage Books, 1962), pp. 79–80。

13. 这些症状在德国精神病学中被称为"自我疾患"(*Ichstörungen*)；见 M. Spitzer, "*Ichstörungen*: In search of a theory," in M. Spitzer, F. A. Uehlein, and G. Oepen, eds., *Psychopathology and Philosophy* (Berlin and Heidelberg: Springer-Verlag, 1988), pp. 167–183。

14. K. Schneider, *Clinical Psychopathology* (New York and London: Grune and Stratton, 1959), pp. 88–145. 也见 Mellor, "First rank symptoms of schizophrenia"。更多最新研究见 J. Nordgaard, S. M. Arnfred, P. Handest , and J. Parnas (2008), "The diagnostic status of first-rank symptoms," *Schizophrenia Bulletin*, *34*, 2008, 137–154 ; J. Cutting, "First rank symptoms of schizophrenia: their nature and origin," *History of Psychiatry*, *26*, 2015, 131–146。

"第一级症状"似乎确实发生在一些情感性疾患的患者身上，但远低于精神分裂症（这可能取决于对它们的定义有多严格：见 K. Koehler, "First rank symptoms of schizophrenia: Questions concerning clinical boundaries," *British Journal of Psychiatry*, *134*, 1979, 236–248）。奥格雷迪(J. O'Grady)发

现，73%的精神分裂症患者有第一级症状（梅勒 [Mellor] 的报告数字几乎相同），而患有情感性疾患的患者为 14%（后者通常被诊断为情感性精神分裂症）。见 "The prevalence and diagnostic significance of Schneiderian first-rank symptoms in a random sample of acute psychiatric in-patients," *British Journal of Psychiatry*, *156*, 1990, 496–500。顺便一提，施耐德从未声称所有精神分裂症患者都有第一级症状。关于批判施耐德的批评。见 J. Hoenig, "Schneider's First Rank Symptoms and the tabulators," *Comprehensive Psychiatry*, *25*, 1984, 77–87。

429　　15. B. O'Brien, *Operators and Things :The Inner Life of a Schizophrenic* (Cambridge, MA: Arlington Books, 1958), pp. 82–84.E. Bleuler, *Dementia Praecox, or the Group of Schizophrenias*, trans. J. Zinkin (New York: International Universities Press, 1950), p. 128.

　　16. American Psychiatric Association, *Diagnostic and Statistical Manual of Mental Disorders*, 3rd ed. (DSM III) (Washington, DC: American Psychiatric Association, 1980), pp. 182, 183, 188. 在 DSM-5 中，怪异妄想不再作为诊断标准；此外，也取消了自我边界问题。针对"怪异妄想"，见 M. Cermolacce, L. Sass, and J. Parnas, "What is bizarre in bizarre delusions: A critical review," *Schizophrenia Bulletin*, *34*, 2010, 667–679; Sass and Byrom, "Self-disturbance and the bizarre"。克雷佩林同时还强调了自我扭曲，将精神分裂症比作"没有指挥的管弦乐团"，并曾在一次演讲中说，"根本不存在自我"（*Da ist ein Ich einfach nicht da*）(*Dementia Praecox and Paraphrenia*, trans. R. M. Barclay [Huntington, NY: Robert E. Krieger, 1971; first English ed., 1919], p. xvi）；也见 J. Cutting, *The Psychology of Schizophrenia* (Edinburgh: Churchill Livingstone, 1985), p. 23。关于精神分裂症作为自我扰乱的其他特征，如自我意识紊乱，见 C. Scharfetter, *General Psychopathology: An Introduction*, trans. H. Marshall (Cambridge: Cambridge University Press, 1980)；以及 G. Langfeldt, "Diagnosis and prognosis of schizophrenia," *Proceedings of the Royal Society of Medicine*, *53*, 1960, 1047–1052。也见 L. Sass, "Schizophrenia, self-experience, and the so-called 'negative symptoms'," in *Exploring the Self: Philosophical and psychopathological perspectives on self-experience*, ed. D. Zahavi, Amster-

dam and Philadelphia, John Benjamins, 2000, pp. 149–182；L. Sass, "Self-disturbance and schizophrenia: Structure, specificity, pathogenesis (Current issues, new directions)," *Schizophrenia Research, 152*, 2014, 5–11。

17. K. Schneider, *Klinische Psychopathologie*, Stuttgart, Thieme, 1950; *Clinical Psychopathology*, trans. M.W. Hamilton (New York: Grune and Stratton, 1959), p. 58.

18. 见注释 56，以及第五章，注释 66，特别是关于弗里斯的部分。

19. V. Tausk (1919), "On the origin of the 'influencing machine' in schizophrenia," *Psychoanalytic Quarterly, 2*, 1933, 529–530.

20. "她能感觉到在她身体相应部位上，所有以同样方式进行的操作。机器所经验的所有影响和变化同时发生在患者体内，反之亦然"(Tausk, "The 'influencing machine'," p. 532)。

21. *Ibid.*, p. 549. 摆布机器的妄想是精神分裂症的典型妄想之一。1810 年，哈斯拉姆对马修斯(James Tilly Matthews)的案例研究，首次对这种精神病进行了清晰的描述；见 P. K. Carpenter, "Descriptions of schizophrenia in the psychiatry of Georgian Britain: John Haslam and James Tilly Matthews," *Comprehensive Psychiatry, 30*, 1989, 332–338。其他案例见 P. Schilder, *The Image and Appearance of the Human Body* (New York: International Universities Press, 1950), p. 223；以及 Freeman et al., *Chronic Schizophrenia*, pp. 64-65.

22. Tausk, "The 'influencing machine'," p. 536n.

23. O. Fenichel, *The Psychoanalytic Theory of Neurosis* (New York: Norton, 1945), p. 439.

24. T. Freeman, *Psychopathology of the Psychoses* (New York: International Universities Press, 1969), pp. 137, 163.

25. A. Freud, "Preface" to Freeman, Cameron, and McGhie, *Chronic Schizophrenia*, pp. vii–viii。对这些自我扰乱的其他精神分析诠释，概述于 Scharfetter, *General Psychopathology*, pp. 68–74。哈特曼认为，精神分裂症中自我的解体是由于退化的结果，致使淹没在"未能抵消"的本能驱动之上，其中包括性和攻击性("Contributions to the meta-psychology of schizophrenia," *The Psychoanalytic Study of the Child, 8*, 1953, 186–187)。弗罗斯将精神分裂症中

支离破碎的身体形象，与缺乏整合"最早期阶段的心理发展"进行了比较 (*The Psychotic Process* [New York: International Universities Press, 1983], p. 327n)。有关精神分裂症的被动化"与自我发展的原始阶段相关"的讨论，也见 Fenichel (*Psychoanalytic Theory of Neurosis*, p. 423)。

26. F. Jameson, "Imaginary and Symbolic in Lacan," in S. Felman, ed., *Literature and Psychoanalysis* (Baltimore: Johns Hopkins University Press, 1982), p. 382.

27. F. Nietzsche, *The Birth of Tragedy and The Case of Wagner*, trans. W. Kaufmann (New York: Vintage Books, 1967; originally published in 1872), pp. 21, 36–37, 40–41.

28. F. Nietzsche, *The Will to Power*, trans. W. Kaufmann and R. J. Hollingdale (New York: Vintage Books, 1968; originally published in 1901), p. 267.

29. L. Bersani, *A Future for Astyanax* (New York: Columbia University Press, 1984; originally published in 1976), pp. xi, xii, 5–9, 234–266, 255-260, 以及其他各处。贝尔萨尼（Leo Bersani）描述为"试图将角色简化为欲望想象中不纯净且不连续的场景" (p. 263)。

30. 贝尔萨尼主张，"所有严肃的精神解构事业"都涉及"所有欲望本质上的情色支配" (*Future for Astyanax*, p. 272)。

31. W. James, "The consciousness of self," *The Principles of Psychology*, Vol. 1 (New York: Henry Holt, 1890), pp. 291–401；除非特别提及，本节所有引用来自 pp. 297– 301, 304–305, 330。

32. 这是对詹姆斯看法的描述。一些当代哲学家和认知科学家更加清晰地区分能动感和拥有性。

33. James, "Consciousness of self," p. 301. 詹姆斯相当清楚他的论点，与休谟和赫尔巴特（Herbart）等关联论和实证主义哲学家的论点相似。

34. James, "The stream of thought," *Principles of Psychology*, pp. 224–290, esp. pp. 243–245。也见他的保留意见，pp. 183–198 and 336ff of the *Principles*。

35. L. Wittgenstein, *The Blue and Brown Books* (Oxford: Blackwell, 1958), p. 66.

36. 相关讨论见 P. M. S. Hacker, *Insight and Illusion: Wittgenstein on Philosophy and the Metaphysics of Experience* (Oxford: Oxford University Press, 1972), pp. 126–127。

37. L. Wittgenstein, *Philosophical Investigations*, trans. G. E. M. Anscombe (Oxford: Blackwell, 1953), pp. 124–125. 一些研究显示，类似像精神分裂症所产生的激烈内省，同样可能发生在正常人身上，见 H. T. Hunt and C. M. Chefurka, "A test of the psychedelic model of altered states of consciousness," *Archives of General Psychiatry*, 33, 1976, 867–876; L. Sass, E. Pienkos, and B. Nelson, "Introspection and schizophrenia: A comparative investigation of anomalous self experiences," *Consciousness and Cognition*, 22, 2013, 853–867。

38. 见 *ibid.*, p. 125；Wittgenstein, *Zettel*, trans. G. E. M. Anscombe (Berkeley: University of California Press, 1970), p. 103。

39. 梅洛-庞蒂在 The Visible and the Invisible (trans. A. Lingis [Evanston, IL: Northwestern University Press, 1968]) 中提出类似批评，"反思活动（乍看总是令人信服）"，但会引起幻觉，缺乏足够的批判性自觉。因此他提出"超反身"（*sur-réflexion*），一种"将自身及其引入的变化考虑在内"的反思形式，从而恢复我们与身体的一体性，以及我们与事物的"无声接触"(pp. 31, 38)。相关议题见第十一章。 430

在这里，我既不赞成传统的人文主义观念，也不赞成一些后结构主义者和后现代主义者所捍卫的非我论教条。在某种意义上，也许每种观点都在其自身脉络下发现某种"真实"（例如，那些"偶发"和"迫切"的内省）。

在某种程度上，这种对人性的观点，源于自身内在逻辑的理论论证，不能被简化为经验立场或者情绪。但是某些生活现实可以伴随某些理论立场，有时作为理论的结果，有时则是使得理论更合理或更可取。当理论被具体化为形上学立场时（例如把"语言告知了我"的想法，作为人类主体性的最后一句话），与该立场有关的处境或心理因素，都会是有帮助的考虑。

以下这段后结构主义批评家杰弗里·哈特曼（Geoffrey Hartman）的文字，描述了用笔写在纸上的那一片刻，认为一种迫切的内省可能会加强对作者——上帝作为控制自我的后结构主义批评（这段文字让人联想到娜塔莉·萨洛特的小说角色阿兰，文后描述）：

事实上，矛盾的是，写作像是有人在替我们写作：每个人手上都有一位代笔者……开始的空白……迫使写作者再次经验……一个人在做出决定性陈述时那种不安感受，思绪像是受到无来由的干扰所主导——往往受到文字的主导而非思想，是这些文字让你这样写或那样写。写作的那一刻，帕斯卡的苍蝇嗡嗡声，你的眼睛碰巧看见那本书，一个电话，一个梦的宿醉，一个文学的回声——这些都是指导这只权威的笔的东西。我们注意到说溜嘴，并且对这种说错话感到好笑，我们已经学习研究这种失误；但没人知道这笔误总是在这张尚未开拓的页面上滑了一跤。["The humanities, literacy, and communication," reprinted in *Harper's*, September 1985, 33]

40. N. Sarraute, *The Age of Suspicion: Essays on the Novel*, trans. M. Jolas (New York: George Braziller, 1963), p. 57.

41. *Ibid.*, pp. 16–17.

42. N. Sarraute, *Between Life and Death*, trans. M. Jolas (New York: Braziller, 1969), pp. 63–64, 67–68.

43. 这些自我解体的案例比起第三章中讨论的"脱开"更为深刻。此处，这个议题不是与社会角色的疏离，不是真我与假我的区辨，而是与自己的意识、作为经验主体的自身存在的疏离感。它们并非虚伪或是前后不一贯（就像拉摩的侄儿，特里林的主要例子），它们涉及"内在者"（inner person）本身（核心的、最小的或基本的自我——被称为 *ipseity* 的自我）的破碎化与消融：见 Sass and Parnas, "Schizophrenia, consciousness, and the self"; J. Parnas and L. Sass, "The structure of self-consciousness in schizophrenia," in S. Gallagher (ed.), *Oxford Handbook of the Self* (Oxford: Oxford University Press, 2011), pp. 521–547。

44. "Centrifugation du Moi," in P. Valéry, *Cahiers*, Vol. 2, ed. J. Robinson (Paris: Gallimard, 1974), p. 295.

45. N. Sarraute, *The Planetarium*, trans. M. Jolas (New York: Braziller, 1960), p. 296. 另一个例子来自伍尔夫的《奥兰多》：

431　　　　二十分钟后，身心就像在袋子里翻滚的撕碎纸片，事实上，快速驶出伦敦的过程非常像是切碎身心，它先于无意识，甚至可能是死亡本身。这是一个开放式问题，在什么意义上奥兰多可以说是目前存在的……一个完全解体的人……[直到] 她的心灵重新获得了将事物重回到自己内部的幻觉。(*Orlando: A Biography* [New York: Harcourt Brace, 1928], p. 307) 斯塔罗宾斯基指出，现代文化开始强调对身体感觉的关注，尤其是涉及身体自身经验的动觉感觉；见 "A short history of body consciousness," trans. S. Matthews, *Humanities in Society*, 1, 1982, 22–39。

46. 加斯（William Gass）引自 L. Hutcheon, *Narcissistic Narrative: The Metafictional Paradox* (New York and London: Methuen, 1984), p. 33。

47. "深渊"（*abyme*）的概念——在后现代主义和后结构主义话语中如此显著——首先被用在经典现代主义作家纪德（André Gide）的艺术作品中，作为反身性过程的一种方式；见 J.-J. Lecercle, *Philosophy Through the Looking Glass* (LaSalle, IL: Open Court, 1985), p. 45n。

48. 通过一项奇怪的反身悖论，语言和意识一方面似乎卑微到不足以代表它们自身之外的任何事物，另一方面，它们似乎又非常强大，乃至于包含了所有存在的事物。后现代主义小说家索伦蒂诺（Gilbert Sorrentino）对自己作品的描述中，出现了这种古怪的、有点自闭症式的全能和无能组合："这些人不是真的。我正在编造他们，任何充实他们或使他们'离开页面'的威胁都会被删除。相反，他们应该走进页面，接着离开，消失"（引自 Hutcheon, *Narcissistic Narrative,* p. 87）。有关阿什伯里诗作中没有主体的主体主义，见 A. Williamson, *Introspection and Contemporary Poetry* (Cambridge, MA: Harvard University Press, 1984), pp. 117–119。

49. Bersani, *Future for Astyanax,* pp. 236, 272.

50. 这些倾向与霍夫曼施塔尔在 1893 年所区分的趋势颇为相似，远在自我去中心化的修辞确立之前：

今日，有两件事似乎是现代的：对生活的分析和对生活的逃避……其一是对一个人心灵的内在生活进行解剖，其二则是一个人的梦想。映像或幻想，镜像或梦境……现代是对一种心情、一声叹息和一份顾忌的剖析；现代是本能的、近乎梦游般的屈从，屈从于每一种美的启示，屈从于色彩的和谐，屈从于闪光的隐喻，屈从于奇妙的寓言。[引自 J. McFarlane, "The mind of modernism," in M. Bradbury and J. McFarlane, eds., *Modernism* (Harmondsworth, UK: Penguin Books, 1976), p. 71]

对于这些冲动可能的部分汇整案例的讨论（一种情色式内向性），见 William Gass's metafiction in Hutcheon, *Narcissistic Narrative*, p. 86。

51. 例如，在讨论兰波的《灵光集》（*Illuminations*）时，贝尔萨尼指出，在这部作品中，自我的丧失并不是完全的，因为叙说者在许多风景"灵光"中作为一个元素出现，从而阻止了完全的融合或破碎（尽管，正如贝尔萨尼所强调的那样，叙说者作为一个独特的、构成的主体性或欲望主体的意识是缺失的）。并且，贝尔萨尼以为，通过打断作品的主要推动力，叙说者"使自己免于精神分裂般的失败处境，自我及其所投射的疏离形式"（*Future for Astyanax*, p. 245 [我的强调]）。

52. 有关"一团虚无"，见 M. Merleau-Ponty: "my visual body includes a large gap at the level of the head": *The Phenomenology of Perception*, trans. C. Smith (London, Routledge and Kegan Paul, 1962, orig. 1945), p. 94; trans. D. A. Landes (London: Routledge, 2012), p. 97。有关别人的凝视角色，见 J. Lacan, "The mirror stage as formative of the I-function as revealed in psychoanalytic experience," in *Écrits*, trans. B. Fink (New York, Norton, 2006), pp. 75–81。见 Russell's comments on Bacon in Note 101。

53. C. Landis, ed., *Varieties of Psychopathological Experience* (New York Holt, Rinehart, and Winston, 1964), p. 193. 也见 "The Case of Peter," in R. D. Laing, *The Divided Self* (Harmondsworth, UK: Penguin Books, 1965), pp. 120-136。

54. 相关描述见 Rosenfeld, *Psychotic States,* pp. 13–33, 155–168 ；以及 T. Szasz, "The psychology of bodily feelings in schizophrenia *Psychosomatic Medicine*, *19*, 1957, 11–16。在一项访谈研究中，默勒和休斯比（P. Møller and R. Husby）发现"对自我的感知扰乱"是早期精神分裂症的一个关键特征 ("The initial prodrome in schizophrenia: searching for naturalistic core dimensions of experience and behavior," *Schizophrenia Bulletin*, *26*, 2000, 217–232)。

55. Merleau-Ponty, *Phenomenology of Perception,* p. xiii (Smith trans.), p. lxxvii (Landes trans.). 有意思的是，一位精神分裂症患者使用了相同的图像："我无法再以生动方式进行我的活动。我再也无法将松弛的绳弦给绷紧……我已经失去了与各种事物的联系。价值的概念与困难事物的概念已经消失了。我和它们之间没有了流动，我不能再把自己交给它们" (Minkowski, *La Schizophrénie*, pp. 99–100)。有关默会之知，见 M. Polanyi, *Personal Knowledge* (New York and Evanston: Harper and Row, 1964)。

56. 海姆斯利（David Hemsley）的理论强调，海马回异常和高注意力的普遍性为这种急迫性内省相关的神经生物学，提供了一个看似合理的解释；见 D. R. Hemsley, "Cognitive abnormalities and the symptoms of schizophrenia," in M. Spitzer, F. A. Uehlein, M. A. Schwartz, et al., eds., *Phenomenology, Language, and Schizophrenia* (New York: Springer, 1992)。海姆斯利特别提及了与自我破碎化的关系："The disruption of the 'sense of self' in schizophrenia: potential links with disturbances of information processing," *British Journal of Medical Psychology*, *71(2)*, 1998, 115–124。相关讨论见 B. Nelson, T. J. Whitford, S. Lavoie, and L. Sass, "What are the neurocognitive correlates of basic self-disturbance in schizophrenia? Integrating phenomenology and neurocognition: Part 2 (Aberrant salience)," *Schizophrenia Research*, *152(1)*, 2014, 20–27。

有关"认知无意识"的过度自觉，见第五章，注释 66 里关于弗里斯的讨论。关于整合或完形感知的困难，见第二章，英文页码 34 和页码 49 的 Matussek and Conrad 的讨论；也见 S. Silverstein and B. Keane, "Perceptual organization impairment in schizophrenia," *Schizophrenia Bulletin*, *37*, 2011, 690–699。

刺激的经验显著性，正常来说会退到背景之中，这可以解释为高度兴奋或高度焦虑的影响，或者是"相关作业的刺激"的处理方向受到扰乱；举例见 P. Gjerde, "Attentional capacity dysfunction and arousal in schizophrenia," *Psychological Bulletin*, *93*, 1983, 57–72（见第二章，注释 101，以及第六章，注释 113 的讨论。另一种可能性是高度集中、分析的注意力模式（及其破碎化效应），可能反映了大脑（分别为左脑和右脑）更多的分析性系统过度活化或活化不足。这类病人受到一种（功能失调的）过度意向性的痛苦，同时被剥夺了在自发性或半自动动作模式中的正常嵌入；见"附录"于偏侧化。 433

与第一级症状最明显相关的神经生物学理论，是弗里斯关于意志行为的中央监控紊乱的假说。这个理论假定意向传输反馈信息此一功能（传出反馈模式或决定释放）退化；现在常被描述为受到扰乱的"来源监控"，使得一个人失去能动性或拥有意志的行为这种经验，此一假定直接给予了神经生理学一个解释，如同施耐德所描述的：在没有这种反馈的情况下，一个人对于自己的行为，无论是在身体上还是心理上（例如，内心的言语），都可能失去它们正常的透明度，并呈现出类似物化或疏离的特质；如此一来，这种现象可能会引来聚焦的觉察，这反过来进一步加剧了具体化和被动化。见 C. D. Frith and D. J. Done, "Toward a neuropsychology of schizophrenia," *British Journal of Psychiatry*, *153*, 1988, 437–443。

弗里斯声称导致精神分裂症的关键因素是"元表述"（meta-representation）的失败（*The Cognitive Neuropsychology of Schizophrenia*, Classic Edition, London: Psychology Press, 2015），然而这种说法并不具说服力。因为（至少在一次"元表述"解读中）它似乎忽略了这样一个事实，即这些患者听到的声音，通常涉及高度的自我监察，一种过度反身的后设意识——不仅是大声思考，还有声音（通常都很批判性）描述着正在进行的活动，或是以第三人称的形式讨论着患者自己。有关来源监控和自我扰乱，见 B. Nelson, T. J. Whitford, S. Lavoie, and L. Sass, "What are the neurocognitive correlates of basic self-disturbance in schizophrenia? Integrating phenomenology and neurocognition: Part 1 (Source monitoring deficits)," *Schizophrenia Research*, *152(1)*, 2014, 12–19。有关行为—痛苦这种模糊不清性质，参见索引部分，有关进一步神经生物学方面的讨论，请参阅"附录"。

57. 患者引自 J. Chapman, "The early symptoms of schizophrenia," *British Journal of Psychiatry*, *112*, 1966, 232。另一位精神分裂症患者形容他的身体正在转离他："当我生病时，我会失去对自己身在何处的感觉。有时候我可以坐在椅子上，但我的身体却在我面前三英尺左右的地方翻身飞奔出去"（引自 J. Jaynes, *The Origin of Consciousness in the Breakdown of the Bicameral Mind* [Boston: Houghton, Mifflin, 1976], p. 418）。

58. 精神分析作家弗里曼、卡麦隆和麦吉（T. Freeman, J. L. Cameron and A. McGhie）引用了精神分析和皮亚杰的概念，认为反思意识的弱点与精神分裂症中的身份紊乱密切相关："我们认为缺乏反思意识是精神分裂症过程的主要面向之一，我们需要将任何意识的出现视为治疗上的希望迹象，因为它确实意味着自我暂时性的清晰和稳定"（*Chronic Schizophrenia*, p. 95）。意识、自我、自身和意志相互支持的假说是相当普遍的。在 *The Sickness unto Death* (published

with *Fear and Trembling*, trans. W. Lowrie [Princeton, NJ: Princeton University Press, 1941], p. 162) 这本书中，克尔凯郭尔写道："一般说来，意识，也就是自我意识，是自我的决定性准则。意识愈是强烈，自我便愈牢固；意识愈强烈，意志愈坚强，自我愈牢固。"

59. 例如，见 C. Donnelly, "The observing self and the development of cohesiveness," *British Journal of Medical Psychology*, 52, 1979, 277–279。在治疗过程中，培养患者更多的自我批评意识，可能带来一项问题的风险，导致更强烈的过度反身性和自我疏离感。有关某些治疗精神分裂症的认知行为方法（尤其是妄想），这类的批判见 B. Skodlar, M.G. Henriksen, L. Sass, et al., "Cognitive-behavioral therapy for schizophrenia: A critical evaluation of its theoretical framework from a clinical-phenomenological perspective," *Psychopathology*, 46, 2013, 249–265。

434

60. 举例见 H. Werner and B. Kaplan, *Symbol Formation* (New York: Wiley, 1963) 所提供的认知发展诠释。也见 J. Berze, "Primary insufficiency of mental activity," in Cutting and Shepherd, *Clinical Roots of Schizophrenia Concept*, pp. 51–58。

61. Jaynes, *Origin of Consciousness,*, 见 pp. 84–85, 94–96, 404–432。也见 S. Bach ("On the narcissistic state of consciousness," *International Journal of Psychoanalysis*, 58, 1977, 213), 作者认为"自恋"的意识状态应该与古代人的状态相比较，此种说法多兹和斯奈尔（E. R. Dodds and Bruno Snell）有相似论点 ("Regression and perception in psychotic states," *Psychiatry*, 21, 1958, 58)。

62. 患者引自 A. C. Smith, *Schizophrenia and Madness* (London: George Allen and Unwin, 1982), p. 30。也见 M. Hamilton, ed., *Fish's Schizophrenia*, 2nd ed. (Bristol: John Wright, 1976), pp. 92–95, 140, 157。

63. J. Lang, "The other side of hallucinations," *American Journal of Psychiatry*, 94, 1938, 1091.

64. *Ibid.*, pp. 1091–1092.

65. 一位男子会听到一个男声重复着他自己的想法，这个声音似乎从很远的地方传来，并且无法辨认；见 Cutting, *Psychology of Schizophrenia*, p. 288。

患者有时会听到预测他们下一步行动或批评意图的声音，甚至在这种意图被觉察到之前；E. Bleuler, *Dementia Praecox,* p. 98。

66. 布鲁勒对于这种自相矛盾的性质给出了评论；见 *Dementia Praecox,* pp. 95–100, 195。

67. Mellor, "First rank symptoms," p. 16.

68. C. Wallace, *Portrait of a Schizophrenic Nurse* (London: Hammond, Hammond, 1965),pp.34, 14. 纳塔莉娅似乎有施耐德所描述的那种幻听。她听到那些正在操作这台摆布机器的模模糊糊的人，谈论着机器以及操作的声音。由于这台机器是以纳塔莉娅自己为模型，它的动作与纳塔莉娅自己的行为相对应，这些幻听的声音在某种意义上是在影响、讨论或批评纳塔莉娅自己的活动。

69. 这种观点在古典精神分析中很常见，也可以在神经生物学中找到。见 N. Andreasen, "Brain imaging: Applications in psychiatry," *Science*, *239*, 1988, 1382; D. R. Weinberger, K. F. Berman, and R. F. Zec, "Physiologic dysfunction of dorsolateral prefrontal cortex in schizophrenia: I. Regional cerebral blood flow evidence," *Archives of General Psychiatry*, *43*, 1986, 123；以及我在"附录"中的讨论。

70. F. Nietzsche, *The Birth of Tragedy and The Genealogy of Morals*, trans. F. Golffing (Garden City, NY: Doubleday, 1956), pp. 84–85.

71. M. Alpert and K. N. Silvers, "Perceptual characteristics distinguishing auditory hallucinations in schizophrenia and acute alcoholic psychoses," *American Journal of Psychiatry*, *127*, 1970, 300.

幻听（至少）有两种：它们可能是呼应（相对自发的）思维的基本状态，或者可能代表一种后设意识的状态。首先，这些对应于施耐德的"大声思考"，其次，对应于他列出的幻听特征（一个或多个声音在描述患者正在进行的动作或思想，或者两个或多个声音以第三人称方式在讨论患者）。这种明确涉及某种自我意识的发生，但在后一种情况下，似乎是一种主题化的自我意识本身。第八章讨论的史瑞伯案例，他的"神经束"和"光芒"说明了这种二元性。

在精神病发作时期，舞蹈家尼金斯基（Vaslav Nijinsky，患有精神分裂症，并且对廿世纪的前卫舞蹈产生了重大影响）会听到声音说："是你心中的上帝……我知道你在想什么：他〔医生〕在这里，正盯着你看。我想让他看着你"（R.

Nijinsky, ed., *The Diary of Vaslav Nijinsky* [Berkeley and Los Angeles: University of California Press, 1968], p. 180)。

克雷佩林引用了一位患者与他的声音进行对话时的内容:"对我来说重要的是什么,而不是你的想法! 这与我无关,对我至高无上。——什么? 我一定是这么想的? 我根本不能想。我可以想我喜欢的,你最好想你喜欢的! ……我当然可以用我的头做我想做的事! 什么? 我很愚蠢? ……我对你来说简直太聪明了"(*Dementia Praecox,* p. 56)。其他案例见 Schneider, *Clinical Psychopathology,* pp. 96–97。

72. 患者可能会说:"这些声音与口语不同,但就像思想一样";见 E. Bleuler, *Dementia Praecox,* p. 114。从对 80 名精神分裂症患者的研究中得到证实,见 N. Jones and T. Luhrmann, "Beyond the sensory: Findings from an indepth analysis of the phenomenology of 'auditory hallucinations' in schizophrenia," *Psychosis, 8,* 2016, 191–202。

73. Jaspers, *General Psychopathology,* p. 141.

74. I. R. H. Falloon and R. E. Talbot, "Persistent auditory hallucinations: Coping mechanisms and implications for management," *Psychological Medicine, 11,* 1981, 331.

75. A. Margo, D. R. Hemsley, and P. D. Slade, "The effects of varying auditory input on schizophrenic hallucinations," *British Journal of Psychiatry, 139,* 1981, 122–127.

76. J. S. Strauss, J. J. Bartko, and W. T. Carpenter, "New directions in diagnosis: The longitudinal processes of schizophrenia," *American Journal of Psychiatry, 138,* 1981, 954–958. Alpert and Silvers, "Auditory hallucinations," p. 300.

77. 引自 J. Glass, *Delusion: Internal Dimensions of Political Life* (Chicago: University of Chicago Press, 1985), p. 193 (我的强调)。

78. J. Lang, "The other side of the ideological aspects of schizophrenia," *Psychiatry, 3,* 1940, 389, 391, 392.

79. Lang, "Other side of hallucinations," p. 1091.

80. 另一位病人(劳伦斯,将在第十一章中讨论)有时感觉他可以看见自己的想法，几乎就像是一幅场景底部跟着出现字幕那样。

亚历山大和其他哲学家认为，意识行为实际上不能被加以考虑——以这种方式思考它们，是错误地将这些过程同化为它们的对象；见 J. Passmore, A *Hundred Years of Philosophy*, 2nd ed. (Harmondsworth, UK: Penguin, 1968), pp. 267-269。但是像朗格和纳塔莉娅这类人，证明了这样的"思虑"也许不是那么不可能，即使这种思虑往往会改变它的对象。在他们的经验中，若隐若现和透明的现象，通常原先都很接近意识主导下意向弧度的主体端，但一旦迁移到这个弧度的终点，在那里便变得不透明。然而，难道不总是存在另一种意识行为，这种行为是更加不可见并且更为隐现，一种"获得享受"的行为，可以"思虑"任何已被明确表达的行为吗？日本现象学精神病学家木村斌和永井麻里，讨论了关于意识的意识这类议题；总结见于 L. Sass, "Self and world in schizophrenia: Three classic approaches," *Philosophy, Psychiatry, Psychology*, 8, 2001, 251-270。也见 M. Nagai, "The 'schizophrenic' in the self-consciousness of schizophrenic patients" (originally published in 1990), *History of Psychiatry*, 27, 2016, 493-503。

有趣的是，思虑的行为有时会模仿这种隐现的或享受的行为：也就是说，思虑的过程（这些听到的声音）通常是自我意识本身的一种自我意识的表现。著名的偏执型精神分裂症患者史瑞伯，经常听到他自我监察的明显表达："你现在在想什么？"他的声音会这样问。这让人联想到解构主义解读文学作品时发现的"镜渊"，作为无限反思的加工制品。正如在那些解读中，"文本"的终极意义似乎是文本自身反思性的表达。一位患有精神分裂症的年轻人，也是一位视觉艺术家（马丁）说，如果他盯着任何一幅画看足够久的时间后，他便会领悟到画布就像一只眼睛，而画框就像耳朵。他仿佛就像眼前这个场景一般，看见了看见。

81. 这个说法借用自海勒关于卡夫卡的讨论，*The Disinherited Mind* (New York and London: Harcourt Brace Jovanovich, 1975), p. 202。一位对自身病况有准确病识感的情感性精神分裂症患者，也发生了类似的内向性与自我疏离的过程。对于这个问题，"你是否有时感到被你之外的人或事物所控制？"她这样回答："它们总是在我身体之内……但这取决于我对控制我的东西的认同程度……在我身体内……不管我是认同控制者还是这个被控制的人。事情是这样，我不会认同他们中的任何一个，所以……换句话说……他们二者都是我：控制者和被控制者都是我，而我没有认同他们中的任何一个"（引自 M. Stone, *The Borderline Syndromes* [New York: McGraw-Hill, 1980], p. 373）。顺便一提，朗格可能被认为对自己的观点缺乏足够的自我批评性，因为他自身的意识客体化，具备一种具体化、外化的"阶层"形式，这说明了他未能认识到他自身自我意识的影响。就这层意义来说，他的立场同样属于维特根斯坦对詹姆斯的批评，以及梅洛-庞蒂对"超反身"的看法；见第七章，英文版 181–182 页，以及第十一章，英文版 287 页。

82. H. F. Searles, *Collected Papers on Schizophrenia and Related Subjects* (New York: International Universities Press, 1965), p. 476.

83. 见 B. Inhelder and J. Piaget, *The Growth of Logical Thinking from Childhood to Adolescence* (New York: Basic Books, 1958), Chap. 18. D. Elkind, "Egocentrism in Adolescence," *Child Development*, 38(4), 1967, 1025–1034。有关青春期过程与早期脆弱性的相互作用，见 L. Sass and J.-P. Borda, "Phenomenology and neurobiology of self disorder in schizophrenia: Secondary factors," *Schizophrenia Research*, 169, 2015, 474–482。

84. 卡廷引用了一位急性精神分裂症患者的类似陈述："我的想法出现在我头顶上的泡泡中"（*Psychology of Schizophrenia*, p. 181）。

85. 举例见奥格登对早期经验形式的克莱恩学派观点的讨论：*Matrix of the Mind* (Northvale, NJ: Aronson, 1986), pp. 27, 31, 45。另见皮亚杰和维尔纳的著作。斯特恩（Daniel Stern）认为，大约九个月的婴儿开始感觉到他们有自己的内在主观生活（*The Interpersonal World of the Infant* [New York: Basic Books, 1985], p. 9）。不过，这似乎不太可能类似于精神分裂症患者描述他们自己思想和行为的客体化。

86. J. Cutting, *Right Cerebral Hemisphere,* p. 265.

87. T. Hennell, *The Witnesses* (New Hyde Park, NY: University Books, 1967), pp. 123–124.

88. 患者引自 Chapman, "Early symptoms," p. 239。

89. A. McGhie and J. Chapman, "Disorders of attention and perception in early schizophrenia," *British Journal of Medical Psychology*, 34, 1961, 107–108 437

(Patient #18)。用海德格尔的词汇(《存在与时间》),文中引用的经验,可以描述为以经验行动组成要素的"在手"(present-at-hand)模式取代"上手"(ready-to-hand)模式。或许这类描述可以帮助我们更容易理解,为什么这些患者有时会使用第三人称而不是第一人称来描述他们的经验。一位患者说:"如果我们谈论一个概念上的第三者会更容易些。如果我们用第三者来描述这种疾病,我会更容易理解。然后我就可以理解了。如果应用在我自己身上,我就无法理解"(Chapman, "Early symptoms," p. 228)。见注释 6。

麦吉和查普曼引用另外两名精神分裂症患者的陈述,表明了这种自觉样态的两面,需要思虑自己,但也被这种思虑所打乱:"如果你不假思索地快速行动,协调就会变得困难,一切都会变得机械化。我倾向在做任何事情之前先想好动作,然后慢慢起身去做。"一位患者这么说。另一名患者:"一个人可以走在街上而不受打扰。如果他停下来想,他可能会看着他的腿,想着他要从哪里获得能量来移动他的腿。他的腿会开始颤抖。他怎么知道他的腿会在他想要的时候移动?"("Disorders of attention and perception," p. 108 [Patients #12 and #17])。

90. S. Arieti, "Volition and value: A study based on catatonic schizophrenia," *On Schizophrenia, Phobias, Depression, Psychotherapy and the Farther Shores of Psychiatry* (New York: Brunner/ Mazel, 1978), p. 115.

91. "在更早的阶段,通过机器的生殖器操纵,使她产生了性感觉;但现在这台机器不再拥有任何生殖器,尽管她无法说出它们为何消失或如何消失。自从机器失去生殖器后,病人就不再有性感觉了"(Tausk, "The 'influencing machine'," p. 530)。但奇怪的是,弗洛伊德和陶斯克都宣称——但几乎没有任何证据——摆布机器标志"总是 [代表着] 做梦者自己的生殖器"(*ibid.,* pp. 528, 534, 554–555)。

在一些精神分析学家看来,精神分裂症患者的平板情绪是本我主导的疾病本质的间接后果,因为它被认为涉及将情绪关闭起来,以响应强烈的原始情绪或欲望的恐惧;例如,见 McGlashan, "Intensive individual psychotherapy of schizophrenia," *Archives of General Psychiatry*, 40, 1983, 914 ; Tausk, "The 'influencing machine'," pp. 549–550。有关精神分裂症的自我人格解体或离异感,费尼谢尔(Otto Fenichel)认为,实际上必须增加"身体的原欲强度",这原先在意识的觉察上,受到特殊类型的防卫所压抑:通过反情感投注(countercathexis）去反对自身身体的情色投入 (*The Psychoanalytic Theory of Neurosis* [New York: Norton, 1945], pp. 418–419)。然而，这些论点的证据却是可疑的。即便这种自我人格解体或自我离异感的防卫性起源可以确定，这也不会降低这种人格解体或离异感的重要性，这或许是因为防卫性现象自身显然拥有了自己的生命，给疾病的经验和表现打上了决定性的印记。

92. Laing, *Divided Self*, p. 109.

93. *Ibid.*, p.151.

94. 德曼引自 F. Lentricchia, *After the New Criticism* (Chicago: University of Chicago Press, 1980), p. 179。

95. 卡夫卡描述了类似的自我破坏性监视，他经常将正常的过程描绘成不 438 断变化的状态——例如呼吸，或是愉悦、声音或光等感觉——将其拘留并呈现为有形的物体。现有的《城堡》版本中省略的一段话，暗示着引发这种迫切内省的恐惧：卡夫卡说，一个人必须有力量，"继续盯着事物而不闭上眼睛……但如果一个人松懈下来并阖上眼睛，那么一切将瞬间化为黑暗"（引自 M. Walser, "Kafka's novels," in J. P. Stern, ed., *The World of Franz Kafka* [New York: Holt, Rinehart, and Winston, 1980], pp. 97–98)。在一封信里，卡夫卡描述了自我挫败的结果："既然我根本无法确定任何事情，因为我需要时时刻刻获得对我存在的最新确认……结果就是，即便是最近的事情，甚至是我自己的身体，都变得没有安全感"（引自 A. Heidsieck, "Kafka's narrative ontology," *Philosophy and Literature*, *11*, 1987, 250)。

96. 引自 S. Lotringer, "Libido unbound: The politics of 'schizophrenia'," in "Anti-Oedipus" issue, *Semiotexte*, *2*, 1977, 8–10; M. Esslin, *Antonin Artaud* (Harmondsworth, UK: Penguin Books, 1976), pp. 122–127; Bersani, *Future for Astyanax*, p. 236。

97. 除非另外说明，本节所有阿尔托的引用皆来自 S. Sontag, ed., *Antonin Artaud: Selected Writings* (New York: Farrar, Straus, and Giroux, 1976), pp. 72, 65, 294, 195, 82, 61, 82, 103, 59, 65, 81, 383, 382–383（我的强调）。

98. 引自 Esslin, *Artaud*, p. 37。

99. A. Artaud, *The Theatre and Its Double*, trans. M. C. Richards (New York: Grove Press, 1958), p. 9.

100. *Ibid.,*pp.11，8.

101. 精神分裂症对罗夏克墨迹测验的反应中，身体自我的失去活力、破碎化和其他改变是很常见的；见 A. Sugarman and L. S. Jaffe, "Body representation in paranoid and undifferentiated schizophrenics," in H. D. Lerner and P. M. Lerner, eds., *Primitive Mental States and the Rorschach* (New York: International Universities Press, 1988), p. 231。培根（Francis Bacon）在某些肖像画中，唤起了类似的经验，这种经验可以被诠释为"社会存在的解体，它发生在当一个人独处于一个没有镜子的房间里时，……[当]我们原先认可的特征正在瓦解，而且……接着我们所有的牙齿、所有的眼睛、所有的耳朵、所有的鼻子……都突然漂移，支离破碎，并受到奇怪的突变"(J. Russell, *Francis Bacon* [New York and Toronto: Oxford University Press, 1979], p. 38)。我们可以将培根的画描述为，一种过度反思自觉下自我经验的结果，它发生在一种唯我论的脉络下，在这种处境里，其他人存在的确认性遭到抹除。

102. 患者引自 E. Strömgren, "Autism," *European Journal of Psychiatry, 1,* 1987, 49。

103. Hennell, *The Witnesses,* p. 210.

第八章 一位神经症患者的回忆

1. D. P. Schreber, *Memoirs of My Nervous Illness*, trans. I. Macalpine and R. A. Hunter (Cambridge, MA: Harvard University Press, 1988; originally published in 1903).

2. 见 Freud (1911), "Psychoanalytic notes upon an autobiographical account of a case of paranoia (dementia paranoides)," in *Three Case Histories*, ed. P. Rieff (New York: Collier Books, 1963), p, 180（有关退化至"婴儿自体性欲"）；也见 J. Frosch, *The Psychotic Process* (New York: International Universities Press, 1983), pp. 166–167。

439　　3. K. Jaspers, *General Psychopathology* (Chicago: University of Chicago Press, 1963), pp. 124, 141; also pp. 57, 61, 74, 106。尚有许多提及史瑞伯之文献，见 E. Bleuler, *Dementia Praecox, or the Group of Schizophrenias* (New

York: International Universities Press, 1950)。

4. 见有关史瑞伯的讨论，E. Canetti, *Crowds and Power* (New York: Continuum, 1962), p. 435。

5. "他生病的主要原因……是同性恋原欲的爆发……他与这种原欲冲动的挣扎，导致了病态现象的冲突" (Freud, "Psychoanalytic notes," p. 142)。

6. 弗洛伊德本人承认这一事实；见 I. Macalpine and R. A. Hunter, "Translators' analysis of the case," in Schreber, *Memoirs of My Nervous Illness*, p. 374。

7. 引自 R. B. White, "The mother-conflict in Schreber's psychosis," *International Journal of Psychoanalysis*, *42*, 1961, 66; H. F. Searles, "Sexual processes in schizophrenia," in *Collected Papers on Schizophrenia and Related Subjects* (New York: International Universities Press, 1965), 431; I. Hermann, "Some aspects of psychotic regression: A Schreber study," *International Review of Psychoanalysis*, 7, 1980, 9; J. Frosch, *The Psychotic Process,* pp. 166–167。杰恩斯将史瑞伯描述为古老的"两院制思维"的一个例子，它缺乏自我反思和在各种行动过程中进行深思熟虑的能力；见 *The Origin of Consciousness in the Breakdown of the Bicameral Mind* (Boston: Houghton Mifflin, 1976), pp. 414–416。弗洛伊德确实承认史瑞伯存在更深层次的退化，"不仅回到自恋阶段……而且完全放弃客体之爱和恢复到婴儿期的自恋"，不过，他很少强调个案这方面 ("Psychoanalytic notes," p. 180)。

8. 关于此一宣称，见 Hermann, "Some aspects of psychotic regression," p. 1。

9. 举例见 J. M. Glass, *Delusion: Infernal Dimensions of Political Life* (Chicago and London: University of Chicago Press, 1985), pp. xvi, xix–xxi, 11。

10. M. Foucault, *Madness and Civilization*, trans. R. Howard (New York, Vintage, 1965, orig. 1961), pp. 278, 281; *History of Madness*, trans. J. Murphy and J. Khalfa (London: Routledge, 2006), pp. xxxiii, 511, 532。

11. 见 M. J. Harris and D. V. Jeste, "Late-onset schizophrenia: An overview," *Schizophrenia Bulletin*, *14*, 1988, 39–56. R. Howard, P.V. Rabins, M.V. Seeman, and D.V. Jeste, "Late-onset schizophrenia and very-late-onset schizophrenia-like psychosis," *American Journal of Psychiatry*, *157*, 2000, 172–178。史瑞伯的病程和妄想的怪异性质，支持精神分裂症的诊断（见 J. Cutting, *The*

Psychology of Schizophrenia [Edinburgh: Churchill Livingstone, 1985], p. 356)。

12. 见 "Introduction" to D. B. Allison, P. de Oliveira, M. S. Roberts, and A. S. Weiss, eds., *Psychosis and Sexual Identity: Toward a Post-Analytic View of the Schreber Case* (Albany: State University of New York Press, 1988), p. 2。

13. 上帝的光芒有时被称为"神经";"神经束"的说法,指的是神经与光芒的结合。

14. 福柯引自 P. Rabinow, ed., *The Foucault Reader* (New York: Pantheon Books, 1984), pp. 372, 8。

15. 福柯的研究取向通常被认为与现象学不兼容,但这是一项非常肤浅的解读。见 L. Sass, "Lacan, Foucault, and the 'crisis of the subject': Revisionist reflections on phenomenology and post-structuralism," *Philosophy, Psychiatry, and Psychology, 21*, 2014, 325–342。

440   16. M. Foucault, *Discipline and Punish*, trans. A. Sheridan (New York: Vintage Books, 1979), p. 202.

17. *Ibid.,* p.294.

18. *Ibid.,* p.227.

19. 史瑞伯的主体性模式符应于(并且毫无疑问,至少部分源自)他自小受到他的教育家父亲的教养,这种教养非常类似于福柯在《规训与惩罚》中描述的规训实践。见 L. Sass, "Schreber's panopticism: Psychosis and the modern soul" (*Social Research, 54,* 1987, 112–119)。有关他被监禁的精神病院的全景元素的致病影响,同时见 Zvi Lothane ; *In Defense of Schreber: Soul Murder and Psychiatry* (Hillsdale, NJ: Analytic Press, 1992)。但本章的重点放在现象学结构上头,而不是发病方式。无论如何,在许多精神分裂症患者以及现代主义文化中,都有类似的主体性形式(例如,见本章描述瓦雷里的泰斯特先生,这说明了这些形式不需要史瑞伯所经历的那种极端全景式的支配模式。相关讨论见"后记"。

20. L. S. Vygotsky, *Thought and Language*, 2nd ed., trans. E. Hanfmann and G. Vakar (Cambridge, MA: MIT Press, 1962).

21. 结构主义和后结构主义提出的形上学问题,即这种控制感是否是一种幻觉,则不是此处我将处理的议题。

22. 维果茨基的主张，"内心的言语是几乎没有言辞的言语" (*Thought and Language,* p. 145)，指的是正常的思维现象学。这并不意味着思想实际上独立于语言，不过维果茨基显然不相信这一点。

23. 这种说法来自 M. Heidegger's *History of the Concept of Time* (Bloomington: Indiana University Press, 1985, p. 191)，认为人们发现在正常参与经验中缺乏客观化的有用描述。

24. 弗洛伊德描述了精神分裂症患者关注所谓的"字词呈现"（能指），而不是"事物呈现"（所指）的倾向 ("The unconscious," *General Psychological Theory*, ed. P. Rieff [New York: Collier Books, 1963; originally published 1915], pp. 116–150)。

25. 见 V. Rosen, "Some aspects of Freud's theory of schizophrenic language disturbance," *Psychoanalysis and Contemporary Science*, 4, 1975, 414; V. Tausk (1919), "On the origin of the 'influencing machine' in schizophrenia," *Psychoanalytic Quarterly*, 2, 1933, 519–556。也见 H. Werner and B. Kaplan, *Symbol Formation* (New York: Wiley, 1963)。

26. 史瑞伯所经验的语言可以与卢卡奇关于"具体化"讨论中所描述的"幽灵般的客体性"相提并论（见"后记"，注释 86）。史瑞伯的"神经"和"光芒"算是特别清楚的例子，其中说明了"一个人自身的活动和劳动，如何成为客观且独立于他的东西，并且通过疏离于他的自主性来控制他" (G. Lukács, *History and Class Consciousness*, trans. R. Livingstone [Cambridge, MA: MIT Press, 1985], pp. 100, 86, 87)。有关内部审视的具体化、空间化且令人沮丧等性质的相似论点，并且在这种情况下涉及的是身体的内部而不是人的灵魂，见 Foucault's *The Birth of the Clinic: An Archaeology of Medical Perception* (New York: Vintage Books, 1975)。

27. 史瑞伯说，神经束的吸引力"像是某种心理动力"；不过，他阻止将他的神经—光芒宇宙观明确诠释为仅仅是种寓言性的一种象征性的载体，而是一种存在的心理程度。但是，一个自我意识如此坚定的人，何以对他自身标记——即这些神经束和光芒正是代表了他自身的心灵，而他对于这些如此明显标记的性质和意义却可以视而不见？此一答案涉及具体化过程本身。当史瑞伯自我审视时，他内心宇宙的幻影变得实体化且不透明。并且在他的例子中，心灵的有

441

些部分变成了事物，因此此刻具现的现象变得几乎无法辨认，这是可以理解的。有关精神分裂意识的"幻影的具体性"特征，见 R. D. Laing, *The Divided Self* (Harmondsworth, UK: Penguin Books, 1965), p. 158。

史瑞伯的幻影具体性不应与字词表面的意思相混淆。他并没有将他的幻觉和妄想呈现为简单的事实，而是作为"在心灵之眼"中看到的图像。针对这些议题，包括对"不良现实测试"的精神病学概念的批评，见第九章；也见 L. Sass, *The Paradoxes of Delusion: Wittgenstein, Schreber, and the Schizophrenic Mind* (Ithaca, NY: Cornell University Press, 1994), 以及 "Delusion and double bookkeeping," in T. Fuchs, T. Breyer, and C. Mundt, eds., *Karl Jaspers' Philosophy and Psychopathology* (New York and Heidelberg: Springer, 2014), pp. 125–147。

28. 萨特将主体与客体两极化，以及针对笛卡尔主义的其他错误而受到指责——此一哲学允许从超然的沉思（一种迫切的内省？）的立场，而不是从实际的、参与的活动来确定存在的基本范畴，因而受到批评（例如，海德格尔的《存在与时间》）。

29. T. S. Eliot, "Introduction," to P. Valéry, *The Art of Poetry*, trans. D. Folliot (Princeton NJ: Princeton University Press, 1958), pp. 17–19.

30. P. Valéry, *Monsieur Teste,* trans. J. Mathews (Princeton, NJ: Princeton University Press, 1973), pp. 148–149。本节接续段落中对瓦雷里的引用（以及偶尔的改述）来自同一著作；见 pp. 30, 119, 110, 3, 133, 118, 85, 120, 67, 149, 40, 110, 26。

31. 现代主义在很大程度上反映了现代性更大范围的社会力量（当然二者是共同的）。在某些方面，它还涉及对现代性的拒绝（相关讨论见"后记"）。如果人们接受现代性涉及一种全景式的统治，那么像泰斯特先生这样向内退缩的人物，可以被视为对压迫性社会秩序的权力关系的逃避。然而，他的内心世界在结构上却类似于他正在逃离的外部全景。相关讨论见 F. Jameson, *Fables of Aggression: Wyndham Lewis, the Modernist as Fascist* (Berkeley: University of California Press, 1979), pp. 13–14, 134；以及 *The Political Unconscious* (Ithaca, NY: Cornell University Press, 1981), p. 63。

32. 赫尔曼（I. Hermann）认为史瑞伯的咆哮是一种退化症状，如同"婴儿呼唤母亲的行为" ("Some aspects of psychotic regression," p. 2)。

33. 史瑞伯抱怨说："光芒似乎根本不理解一个人必须实际地存在于某个地方。由于我的神经束这种不可抗拒的吸引力，（对上帝来说，）我已经因为这光芒而成为一个令人尴尬的人，无论我处于任何位置或环境，或是从事任何职业" (*Memoirs of My Nervous Illness*, p. 139)。

34. 瓦雷里想象泰斯特夫人表达了类似的意愿，即瓦解了注视的竞争或等级，并且融入她丈夫的存在里。这或许代表了对唯我论者幻想的最终默许，赋予了她丈夫近乎神圣的地位："我时时刻刻都知道，我存在于一种意识中，这种意识总是比我所有的警觉性都来得更为广阔和普遍，"泰斯特夫人如此说道："可以这么说，在我看来，我的生活时时刻刻都是人类存在于神圣思想中的生动模式。我在存在的范围内，拥有个人的存在经验，就像所有的灵魂都在存有之中那般。"泰斯特夫人将自己比作"一只苍蝇，在坚定的眼睛的宇宙中飞过它微薄的生命……"："总之，我觉得我在他的手中，在他的思想中，就像一个物体……我感觉好像……一个卓越的心灵将我俘虏了——借由它根本的存在" (*Monsieur Teste*, pp. 28–29)。

35. S. Freud, "On the mechanism of paranoia," in *General Psychological Theory* (New York: Collier Books, 1963; originally published in 1911), p. 48.

36. Foucault, *Discipline and Punish,* p. 30.

37. 此一说法来自 J. Jaynes, *Origin of Consciousness,* p. 427; T. Freeman, *Psychopathology of the Psychoses* (New York: International Universities Press, 1969), p. 163。

38. 见 J. H. Matthews, *Surrealism, Insanity, and Poetry* (Syracuse, NY: Syracuse University Press, 1982), pp. 4–5。

39. 这种治疗幻听的方法来自 P. Green and M. Prestan, "Reinforcement of vocal correlates of auditory hallucinations by auditory feedback," *British Journal of Psychiatry*, *139*, 1981, 204–208。

40. 蕾妮在她的自传中提出了类似观点："然而从表面上来看，没有人怀疑这种不安或恐惧。人们认为我是因为歇斯底里或躁症之故。其实我确实很激动、雀跃、大笑、做蠢事。然而，这些症状并不是一位激动的女孩无法控制自己的症状，而是试图控制恐惧。当恐惧袭来时，我变得焦躁不安，等待着即将到来的不幸……然后我试图以激动来逃离恐惧。我大喊大笑，作为逃避恐惧和防卫恐惧的一种方式" (M. Sechehaye, ed., *Autobiography of a Schizophrenic Girl* [New York: New American Library, 1970], p. 26)。

第九章 病态梦中人

1. 引自 H. Werner, *Comparative Psychology of Mental Development,* rev. ed. (New York: International Universities Press, 1957), p. 418; C. Landis, ed., *Varieties of Psychopathological Experience* (New York: Holt, Rinehart and Winston, 1964), pp. 53–54; P. J. Ruocchio, "First person account: The schizophrenic inside," *Schizophrenia Bulletin*, 17, 1991, 359。第二个病人的陈述部分，让我们回想起尼采关于永恒回归的说法："此刻我所经验的不是已经展现过无数次，努力地再次参与回忆吗？"病人问道。"所谓历史不就是一个不断重返的过程吗？——我不想再说这些相似的相同东西了" (pp. 53–54)。

2. M. Heidegger, "The age of the world picture," *The Question Concerning Technology and Other Essays*, trans. W. Lovitt (New York: Harper and Row, 1977), p. 142.

3. 有关"现实感"的古典论述，见 J. Frosch, "The psychotic character," *Psychiatric Quarterly*, 38, 1964, 81–96。

4. American Psychiatric Association, *Diagnostic and Statistical Manual of Mental Disorders*, 3rd ed. (DSM III) (Washington, DC: American Psychiatric Press, 1980), pp. 356, 359, 367。DSM III-R, 1987, pp. 395, 398, 404.DSM-5 词汇表中没有定义"精神病"（psychotic），而是仅将"妄想、幻觉和思维混乱"列为"精神病特征"。"妄想"的定义（"错误"、"不正确"、"坚定不移"）与 DSM 早期版本中的定义几乎相同。然而，DSM-5 对"幻觉"的定义已经改变，将"直接的现实感"替换为"真实感知的清晰性和影响力"——暗示了一种更细微的观点。

443   5. 根据精神分析学家克恩伯格的说法，"任何领域对现实丧失的施测，都表明精神病功能……没有连续性，没有出现自现实出现然后逐渐消失的这种转变，因此，在边缘性人格和精神病状态的结构组织之间，质和量上都存在着差异"(*Borderline Conditions and Pathological Narcissism* [New York: Jason Aronson, 1975], p. 182)。也见 Frosch, "The psychotic character"。对于"精神病"概念的现象学分析，见 J. Parnas, J. Nordgaard, and S. Varga, "The concept of psychosis: A clinical and theoretical analysis," *Clinical Neuropsychiatry* 7, 2010, 32–37。

6. 见 G. E. Berrios, "Delusions as 'wrong beliefs': A conceptual history," *British Journal of Psychiatry*, *159* (Suppl. 14), 1991, 6。

7. 引自 A. C. Smith, *Schizophrenia and Madness* (London: Alien and Unwin,1982), p. 84。这些假说的来源可以追溯至古代（见 G. Rosen, *Madness in Society* [New York and Evanston: Harper and Row, 1968], pp. 71–136），但在启蒙运动期间，他们获得一个决定性的阐述。或许经典的定义来自洛克《人类理解论》（1690）中，将疯子描述为"非常错误地将一些想法结合在一起……将它们误认为真理"的人。"他们把幻想当作现实"，并且"从中做出正确的推论。因此，你会发现一个精神错乱的人自以为是国王，却具有正确的推论，认为需要适当的出席、尊重和服从；其他认为自己是由玻璃制成的人，因而采取必要的谨慎措施，借以保护这些易碎的物体"(*The Works of John Locke*, Vol. 1 [London: Henry G. Bohn, 1854], Book 2, Chap. 11, Sec. 13, p. 276)。

8. DSM III (1980), p. 188. 在 DSMIII-R（1987）和后来的手册中，改变了"怪异妄想"的定义，以反映更大的文化敏感性，并且提供一个更具操作性的标准："即，涉及此人的文化完全难以置信，例如思想传播、受死人所控制等现象"(p. 194)。DSM III 版本更准确地捕捉到，一个人从他或她的文化中判断应该有的印象；它也更接近于传统精神病学下的"怪异"概念。顺便一说，"不可能的内容"也是雅斯贝尔斯在精神分裂症中对错觉或"合乎错觉"的标准之一；见 K. Jaspers, *General Psychopathology*, trans. J. Hoenig and M. W. Hamilton (Chicago: University of Chicago Press, 1963), p. 96。戴维（A. S. David）给出了更多的例子：一个病人坚持他是莎士比亚，尽管他知道这位诗人已于 1616 年去世；有个患者认为他同时存在于两个地方；或是病患坚信他体内有座核电厂("Insight and psychosis," *British Journal of Psychiatry*, *156*, 1990, 804)。

有关"怪异妄想"的最新研究，见 M. Cermolacce, L. Sass, and J. Parnas, "What is bizarre in bizarre delusions: A critical review," *Schizophrenia Bulletin*,

34, 2010, 667–679; L. Sass and G. N. Byrom, "Self-disturbance and the bizarre: On incomprehensibility in schizophrenic delusions," *Psychopathology*, *48*, 2015, 293–300。

9. E. Bleuler, *Dementia Praecox, or the Group of Schizophrenias*, trans. J. Zinkin (New York: International Universities Press, 1950), p. 123.

10. K. Jaspers, *General Psychopathology*, p. 116.

11. Werner, *Comparative Psychology,* p. 464; Landis, ed., *Varieties of Psychopathological Experience*, p. 195.

关于精神分裂症妄想的现象学取向的概述，见 L. Sass and E. Pienkos, "Delusions: The phenomenological approach," in W. Fulford, M. Davies, G. Graham, et al., eds., *Oxford Handbook of Philosophy of Psychiatry* (Oxford: Oxford University Press, 2013) pp. 632–657。也见 J. Parnas and L. Sass, "Self, solipsism, and schizophrenic delusions," *Philosophy, Psychiatry, & Psychology*, *8*, 2001, 101–120。当代神经认知取向的现象学论述，见 L. Sass and G. N. Byrom, "Phenomenological and neurocognitive perspectives on delusion," *World Psychiatry*, *14(2)*, 2015, 164–173。

分析哲学中对于研究妄想的批判，见 L. Sass, "Some reflections on the (analytic) philosophical approach to delusion," *Philosophy, Psychiatry, & Psychology*, *11*, 2004, 71–80。

12. M. Coate, *Beyond All Reason* (Philadelphia and New York: Lippincott, 1965), p. 74; E. Bleuler, *Dementia Praecox,* pp. 76, 125。也见 Jaspers, *General Psychopathology,* p. 296。

13. 顺便一提，在第七章的讨论中大多数施耐德的第一级症状实例，都被认为是"怪异"的妄想，它们都涉及不良的现实测验和自我边界的丧失。

14. Landis, *Psychopathological Experience,* pp. 180–181, 156.

15. E. Bleuler, *Dementia Praecox*, pp. 111–112.

16. 我将"世界灾难"幻想视为相对晚期的症状，这与精神分析中的普遍观点并不一致。见第十章，注释46，以及本章注释22。

17. D. P. Schreber, *Memoirs of My Nervous Illness*, trans. I. Macalpine and R. A. Hunter (Cambridge and London: Harvard University Press, 1988; origi-

nally published in German in 1903), pp. 103–107, 114, 115, 以及其他各处; J. Cutting, *Psychology of Schizophrenia* (Edinburgh: Churchill Livingstone, 1985), p. 292; Coate, *Beyond All Reason*, p. 56。

18. E. Minkowski, *La Schizophrénie* (París: Payot, 1927), p. 130.

19. T. Freeman, *Psychopathology of the Psychoses* (New York: International Universities Press, 1969), p. 49. 虽然世界末日的妄想尤其是精神分裂症的特征, 不过它们也可能发生在其他情况下; 见 M. Hamilton, ed., *Fish's Schizophrenia*, 2nd ed. (Bristol: John Wright, 1976), p. 46。

20. S. J. Blatt and C. M. Wild, *Schizophrenia: A Developmental Analysis* (New York: Academic Press, 1976), pp. 149–150.

21. 塞切耶假定精神分裂症患者, 表现出相同于发展心理学家鲍德温 (Baldwin) 和皮亚杰所描述的 "二元论", 导致 "退化的精神分裂症患者……就像做梦者和小孩一样混淆内部和外部" (*A New Psychotherapy in Schizophrenia*, trans. G. Rubin-Rabson [New York and London: Grune and Stratton, 1956], p. 134)。即便是夏皮罗 (David Shapiro), 这位或许是对现象学最为敏感的精神分析思想家, 也认为这是理所当然的: "众所周知, 精神分裂症的状况可以追溯到早期期缺乏主客体之间的两极性" (*Autonomy and Rigid Character* [New York: Basic Books, 1981], p. 172)。

22. 阿洛和布伦纳强调原始攻击性的投射; 雅各布森 (Edith Jacobson) 则强调自我和对象表述的退化融合 (见包秉年 [P.-N. Pao], *Schizophrenic Disorders* [New York: International Universities Press, 1979], pp. 190, 73)。

在史瑞伯的研究中, 弗洛伊德将世界灾难经验解释为外部世界的 "去情感投注" (de-cathexis) 的结果, 这发生在情色焦点返回到原初对象, 即自身的身体和自我的时候; 见 "Psychoanalytic notes upon an autobiographical account of a case of paranoia (dementia paranoides)," *Three Case Histories* (New York: Collier Books, 1963; originally published in 1911), p. 173。根据弗洛伊德的理论, 此一事件应该先于幻觉和妄想的发展, 这是因为这些症状的主要功能是使心灵重新与自身以外的物体(尽管是不切实际的物体)重新接触。然而, 现实中, 世界灾难通常发生在精神分裂症进展的后期(正如史瑞伯这个案例)。关于这个议题, 见第十章, 注释46。

23. 精神分裂症意识的精神分析意象接近詹姆斯（William James）对"原始野蛮人"和儿童心智的描述，"幻觉、梦想、迷信、概念和可感知的对象，都在这座丛林中不受控制般繁盛发展，除非将注意力予以转向"（*The Principles of Psychology*, Vol. 2 [New York: Holt, 1890], p. 299）。

24. S. Langer, *Mind: An Essay on Human Feeling*, Vol. 3 (Baltimore and London: Johns Hopkins University Press, 1982), p. 30. 相关评论见 J. Flavell, "The development of children's knowledge about the appearance-reality distinction," *American Psychologist*, *41*, 1986, 418–425。根据信斯（A. Sims）的说法，"妄想无法作现象学定义，因为主观上，它是一种思想或思想的产物，与其他任何非妄想的信念或想法相同"（"Delusional syndromes in ICD-10," *British Journal of Psychiatry*, 59[Suppl. 4], 1991, 47）。其他观点认为妄想是一种错误信念，易受标准现实施测所影响，针对这种观点进行批判性评论，见 Berrios, "Delusions as 'wrong beliefs'"。

25. G. Santayana, *Skepticism and Animal Faith* (New York: Dover, 1955; originally published in 1923), p. 107.

26. 这些假设显然是相互依赖的：对幻想本身的觉察意味着反射性地意识到事件是内在的，或仅仅是主观的看法。根据精神分裂症患者自我意识削弱此一主要假设，所谓的混乱几乎不可能把经验到的现实当作幻想，而是相反地将幻想经验认定为现实。

27. T. Freeman, J. Cameron, and A. McGhie, *Chronic Schizophrenia* (New York: International Universities Press, 1958), pp. 95, 84；以及 Freeman, *Psychopathology of Psychoses*, p. 163。也见 Freeman (p. 137)，关于精神分裂症意识的关键特征，即"失去对刚刚经历的事情进行反思的能力"——这是一种与器质性患者（但不是躁郁症患者）共有的特质 (pp. 137, 166)。

28. M. Sechehaye, "The interpretation," *Autobiography of a Schizophrenic Girl*, trans. G. Rubin-Rabson (New York: New American Library, 1970), p. 96.

29. Jaspers, *General Psychopathology,* pp. 105–106. 针对精神分裂症妄想这种特殊的无法矫正特性，雅斯贝尔斯说，"然而，到目前为止，我们还没有成功地定义这是什么……我们只是对一个我们既看不到也无法理解的东西命名。并且，正是这个问题让我们无法平静下来" (p. 411)。有关雅斯贝尔斯对妄想的讨论，见 C. Walker, "Delusion: What did Jaspers really say?" *British Journal of Psychiatry*, *159*(Suppl. 4), 1991, 94–103。

30. E. Bleuler, *Dementia Praecox*, pp. 129–130. 也见 Jaspers, *General Psychopathology,* p. 105。

31. E. Bleuler, *Dementia Praecox*, p. 195.

32. *Ibid.,*p.147.

33. Sechehaye, *Autobiography of a Schizophrenic Girl*, p.27. 正如精神病学家施特劳斯（John Strauss）所说，"即使在妄想最严重的时候，还是常常有人不相信它们"（"The person with delusions," *British Journal of Psychiatry*, *159*[Suppl. 14], 1991, 59）。

34. 见 E. Bleuler, *Dementia Praecox,* p. 127。L. Sass, "Delusion and double bookkeeping," in T. Fuchs, T. Breyer, and C. Mundt, eds., *Karl Jaspers' Philosophy and Psychopathology* (New York and Heidelberg: Springer, 2014), pp. 125–147。

35. 有关妄想和"超价观念"之间的差异（后者经常出现暴躁的偏执状态），取决于患者的信念强度以及行动的可能性，见 P. J. McKenna, "Disorders with overvalued ideas," *British Journal of Psychiatry*, *145*, 1984, 579。 446

36. E. Bleuler, *Dementia Praecox*, pp. 128–129. 布鲁勒指出，精神分裂症通常的幻觉情况，患者要不依照既有的现实来行动，要不就根本不采取行动（p. 66）。布鲁勒还指出，"奇特的是……患者对于自己妄想的想法和努力表现冷淡，他并举出此一例子："患者以奇特的语气抱怨他他的孩子正受到杀害，但并不足以影响患者：一方面，因为他内心里某种东西知道这只是一种幻想，另一方面，因为这仅是一种念头，而不是恐惧……仅是他妄想的根源"（p. 369）。见 L. Sass, "Contradictions of emotion in schizophrenia," *Cognition and Emotion*, *21*, 2007, 351–390。

37. 见 Sass and Byrom, "Self-disturbance and the bizarre"。"妄想"的概念，就算仅适用于精神分裂症，仍包含了一组异质的现象。在第二章中，我讨论了由某些知觉改变所引起妄想的发展。在这里，我认为在精神分裂症的退缩期、改善期或是发展成慢性时，所出现的妄想更具备特征——尽管并不保证一定是如此的明显区别。对于这些差异在现象学和神经认知科学上的理论推测，见 Sass and Byrom, "Phenomenological and neurocognitive perspectives on delusion"。

38. Sechehaye, *Autobiography of a Schizophrenic Girl,* p. 42.

39. 参见 N. Jones 和 T. Luhrmann 对 80 名精神分裂症患者的研究: "Beyond the sensory: Findings from an in-depth analysis of the phenomenology of 'auditory hallucinations' in schizophrenia," *Psychosis, 8,* 2016, 191–202; R. L. Jenkins, "The schizophrenic sequence: Withdrawal, disorganization, psychotic reorganization," *American Journal of Orthopsychiatry, 22,* 1952, 743; I. Al-Issa, "Social and cultural aspects of hallucinations," *Psychological Bulletin, 84,* 1977, 582。阿尔伊萨（Al-Issa）指出，幻听更接近概念端，而视幻觉则更接近概念／感知连续体的感知端。在精神分裂症患者中，幻听远比视幻觉更常见，至少在西方文化中是这样。

40. E. Bleuler, *Dementia Praecox*, pp. 111, 113, 103. M. Alpert 和 K. N. Silvers（以及其他人）发现，精神分裂症患者的幻听具有"认知污损"——它们缺乏感觉的具体性，并且看起来像是可以听到的想法；见 "Perceptual characteristics distinguishing auditory hallucinations in schizophrenia and acute alcoholic psychoses," *American Journal of Psychiatry, 127,* 1970, 301。雅斯贝尔斯指出，大多数幻觉实际上应该被概念化为伪幻觉（"缺乏具体现实，并且出现在内部主观空间中的现象"）；见 *General Psychopathology,* pp. 68–71。参见 R. van der Zward and M. A. Polak, "Pseudohallucinations: A pseudoconcept?" *Comprehensive Psychiatry, 42,* 2001, 47。维尔纳认为"一个特定的符号，一个在其他［他称之为］原始类型中找不到的符号，这是精神分裂现实的特征，也正是它的非实体性"。他写道，在精神分裂症初发病时，"主观活动形式对客观世界的入侵，不像正常的原始类型那样被视为个人生活的丰富性，而是被视为一种贫困"（*Comparative Psychology,* p. 418）。

41. Coate, *Beyond All Reason,* p. 32.

42. W. Woods, "Language study in schizophrenia," *Journal of Nervous and Mental Disease, 87,* 1938, 304–307, 312.

43. E. Bleuler, *Dementia Praecox,* p. 128. 也见精神分裂症患者玛丽（Marie B.）的引文，引自 J.-P. Sartre, *The Psychology of Imagination,* trans. B. Fre-

chtman (New York: Washington Square Press, 1966)：“我说我是西班牙的女王。我心里很清楚这是不真实的……我生活在一个想象的世界中”(p. 191)。强调游戏能力的珍妮特质疑许多严重精神病患者的真实度：“大多数精神病患者都是在演出。他们说的话里有四分之一不要相信。他们试图用他们的伟大或罪恶感让你留下深刻印象，他们自己只是半心半意地相信或根本不相信”(*L'Évolution Psychologique de la Personnalité* [París: Chahine, 1929], p. 328；引自 H. F. Ellenberger, *The Discovery of the Unconscious* [New York: Basic Books, 1970], p. 351)。

44. 引自训练用影带：“DSM-IV, Video Case studies, Psychotic disorders, new diagnostic issues,” interviews by Dr. N. Andreasen, American Psychiatric Video Source, n.d., first case。这位患者似乎拒绝无意识层面上的解释（“防卫机转”），认为这是一种懦弱的解释，他更偏好萨特所认为的“恶意欺骗”这类的说法。

45. Landis, *Psychopathological Experience,* p. 354; R. D. Laing, *The Divided Self* (Harmondsworth, UK: Penguin Books, 1965), p. 86. 莱恩有一位患者，他对于他妻子的这种经验感到内疚，这表明他对世界的幻觉本质持怀疑态度。

46. Landis, *Psychopathological Experience,* p. 90. 卡廷描述了一位患者，这位病人似乎只相信他看得见的东西。他埋怨自己“没有身体内部，只有一个框架”。当他吃东西时，食物“立刻消失了……它根本没有到达胃部，当食物通过喉咙时，它就消失了”(*The Right Cerebral Hemisphere and Psychiatric Disorders* [Oxford: Oxford University Press, 1990], p. 270)。

47. 见 Schreber, *Memoirs of My Nervous Illness,* pp. 186–187, 232–233。

48. James, *Principles of Psychology,* Vol. 2, pp. 319, 287–288.

49. Schreber, *Memoirs of My Nervous Illness,* p. 232；也见 pp. 32, 197。顺便一说，这可能导致第十章和第十一章讨论的精神分裂症唯我论一个自相矛盾的特征——一体的经验在某种程度上是受局限或是脆弱的，因此不能构成真正丰富的存在，或是绝对安全和幸福的领域，从而导致一种令人不安的感觉。

50. 有关部落村民，见 Langer, *Mind: An Essay,* pp. 21, 25, 30, 69。

51. E. Husserl, *The Crisis of European Sciences and Transcendental Phenomenology*, trans. D. Carr (Evanston, IL: Northwestern University Press, 1970), pp.

137, 151, 152, 148, 137. 胡塞尔说: "世界……并没有消失; 只是'悬搁', 它在我们的注视下仅是作为主体性的相关物〔赋予其意义〕, 由于主体性起作用, 世界'才'存在"(p. 152)。

52. Y.-F. Tuan, *Segmented Worlds and Self: Group Life and Individual Consciousness* (Minneapolis: University of Minnesota Press, 1982), p. 107.

53. 此一发展也标志着一种新的客观主义的出现, 从而展现了"主观主义和客观主义之间必要的相互作用, 海德格尔认为这是现代的核心所在"("Age of world picture," p. 128; 也见本书第一章, 有关"去现实化"和"解世界化")。也见 K. Clark, *Landscape into Art* (New York: Harper and Row, 1976)。海德格尔写道, 在古希腊思想中, "就表述这层意义上, 即具有主体知觉特征来说, 存在的东西完全不是通过人第一眼看到的事实。相反, 人是被存在者所注视的那个人; 他就是那个在场呈现, 打开自己的人"("Age of world picture," p. 131)。

54. 根据格林伯格的说法, 现代主义绘画将空间描绘成一个"不间断的连续体", 展现了"视觉连续体的统一性和完整性"("On the role of nature in modernist painting," *Art and Culture: Critical Essays* [Boston: Beacon Press, 1965], p. 173)。

55. 相关讨论见 G. Graff, *Literature Against Itself* (Chicago: University of Chicago Press, 1979), pp. 13–18。在后现代主义中, 描绘外部现实世界的可能性, 受到一些艺术作品的质疑, 而这些艺术作品标榜着一种模仿或"拟像"原则, 这意味着现实主义必然是假的, 因为人们只能复制那些早已是图像或复制品的东西; 见 R. Krauss, "The originality of the avant-garde: A postmodernist repetition," in B. Wallis, ed., *Art After Modernism: Rethinking Representation* (New York: New Museum of Contemporary Art/Godine, 1984), p. 27。

56. 引自 note to line 412 of T. S. Eliot, "The Wasteland," *Selected Poems* (New York: Harcourt, Brace and World, 1934), pp. 73–74。

57. W. Sypher, *Loss of the Self in Modern Literature and Art* (New York: Vintage Books, 1962), p. 60.

58. 瓦雷里引自 E. Crasnow, "Poems and fictions: Stevens, Rilke, Valéry," in M. Bradbury and J. McFarlane, eds., *Modernism: 1890–1930* (Harmondsworth, UK: Penguin Books, 1976), p. 373n.

59. J. Derrida, *Dissemination*, trans. B. Johnson (Chicago and London: University of Chicago Press, 1981), p. 324.

60. Sechehaye, *Autobiography of a Schizophrenic Girl,* p. 54.

61. J. Glass, *Delusion: Internal Dimensions of Political Life* (Chicago and London: University of Chicago Press, 1985), p. 192. 相似地，鲁丘奥描述了她对"人际恐惧"的回应："让我的意识退回到我有精神病的时候，生活在一个只有我存在的世界里"("First person account," p. 359)。

62. G. Stanghellini, M. Ballerini, S. Presenza, et al., "Psychopathology of lived time: Abnormal time experience in persons with schizophrenia," *Schizophrenia Bulletin*, *42*, 2016, 45–55 (Table 2).

63. 引自 H. F. Searles, *Collected Papers on Schizophrenia and Related Subjects* (New York: International Universities Press, 1965), p. 316。关于一切事物的可能性，无论是真实的或是想象的，都被纳入不真实之中，见 J.-P. Sartre, *The Psychology of Imagination*, trans. B. Frechtman (New York: Washington Square Press, 1966)："如果幻觉重新加入知觉世界，只要后者不再能够感知，而是被病人梦到，那么这是因为他自己已经变得不真实了"(pp. 197–198)。

64. James, *Principles of Psychology,* Vol. 2, p. 286. 人们经常注意到描述现实感的困难。休谟写道："我承认，不可能完美地解释这种感觉或构想方式"(引自 B. A. G. Fuller, *A History of Philosophy*, rev. ed. [New York: Henry Holt, 1945], Pt. 2, p. 157)。

65. James, *Principles of Psychology,* Vol. 2, p. 311.

66. M. Alpert and K. N. Silvers, "Perceptual characteristics," p. 301.

67. Sartre, *The Psychology of Imagination,* pp. 188–191. 见我对韦尔夫利个案的分析；注释 107 的参考文献。

68. S. Arieti, *Interpretation of Schizophrenia*, 2nd ed. (New York: Basic Books, 1974), p. 574. 449

69. E. Kraepelin, *Dementia Praecox and Paraphrenia*, trans. R. M. Barclay and G. M. Robertson (Huntington, NY: Krieger, 1971), pp. 31–32. "作为一项规则，"克雷佩林写道，这些患者"不会有任何困难，也不在意是否有人向他们指出问题，而是在没有相关证据的情况下，更加坚信他们的疯狂想法。一位患者

如此说道："我有无数个证据，又一个也没有"(p. 32)。

70. E. Bleuler, *Dementia Praecox,* pp. 82–83.

71. 这种分析有助于解释这样一个事实，即如贝里奥所说，妄想是"知识论上的缺乏"："它们确实具有某种内容，但这与任何证据基础无关"("Delusions as 'wrong beliefs',," p. 8)。

72.1920 年，法国精神病学家迪夫理（Divry）博士提出了一种倾向理想主义的看法；见 Minkowski, *La Schizophrénie,* pp. 128–131。

很难去谈论这种形式的经验，因为既有的词汇，包括技术性和日常性的词汇，都已经预设了传统理解，而这正是我所要争论的。我继续将精神分裂症症状描述为涉及"妄想"、"幻觉"和各种"信念"，但这些词汇不应被理解为暗示詹姆斯的"现实感"或是萨特的"真实感"模式。而是，我们应该允许让这些标签微妙但却清楚地了解到，这么多精神分裂症患者不同类型的现实意识——例如以一种关于存在的"复式簿记"模式（double-entry bookkeeping），允许皇帝宣布他的主权，即使事实上他和其他病人正在一起扫地。见 Sass, "Delusion and double bookkeeping"。

73. E. Bleuler, *Dementia Praecox,* pp. 123–125.

74. Werner, *Comparative Psychology,* p. 465.

75. E. Bleuler, *Dementia. Praecox,* p. 54.

76. 见 Werner, *Comparative Psychology,* pp. 370, 464。

77. 有关精神分裂症逻辑，见 G. S. Owen, J. Cutting, and A. S. David, "Are people with schizophrenia more logical than healthy volunteers? *British Journal of Psychiatry, 191*, 2007, 453–454. 施特劳斯认为，许多精神病（包括精神分裂症）患者在他们的妄想中表现出"中等程度的怀疑"("Hallucinations and delusions as points on continua function," *Archives of General Psychiatry, 21*, 1969, 581–586)。这似乎是正确的，但我们不应该认为精神分裂症中，信仰／不信仰的微妙之处，可以在任何单一的定量连续体上捕捉得到。

78. 引自 Cutting, *Psychology of Schizophrenia,* p. 291。

79. C. M. Wallace, *Portrait of a Schizophrenic Nurse* (London: Hammond, Hammond, 1965), p. 23; Coate, *Beyond All Reason,* p. 101; see also p. 103. 有关世俗与本体论偏执，见 L. Sass and E. Pienkos, "Faces of intersubjectivity: A

phenomenological study of interpersonal experience in melancholia, mania, and schizophrenia," *Journal of Phenomenological Psychology*, *46*, 2015: 1–32。

80. 患者引自 Werner, *Comparative Psychology,* p. 464; Jaspers, *General Psychopathology,* p. 296。正如布鲁勒所说的，患者有时以一种象征形式，意图让"医生［错误地］从字面上理解"他的意思："因此，一名患者坚持说他看不见，他是盲人，但他的视力明显没有受损。他的意思是，他没有将事物'当作现实'来体验" *(Dementia Praecox*, p. 56)。

81. 相关讨论见 M. Merleau-Ponty, *Phenomenology of Perception*, trans. C. Smith (London: Routledge and Kegan Paul, 1962, orig. 1945), pp. 290–291; trans. D. Landes (London: Routledge, 2012), pp. 303–304。 450

82. 此处我指的是精神病学中传统定义上的"缺乏病识感"，即未能承认一个人的异常经验性质上是病态的，是精神疾病的结果，或者未能将某些心理事件标记为病态的（因此无效）。就这层意义来说，"缺乏病识感"是精神分裂症的高度特征，至少是在最近初发病的病例。见 A. S. David, "Insight and psychosis," *British Journal of Psychiatry*, 156, 1990, 798–808。然而，人们也可以用其他方式思考病识感；见第十一章后半部。

83. Schreber, *Memoirs of My Nervous Illness,* pp. 117, 137, 227.

84. 史瑞伯对其心理方面的外化处理，不能说完全错误或缺乏病识感。毕竟，许多哲学家和心理学家（例如米德 [G. H. Mead] 和维果茨基）都认为，自我意识植根于人际经验，这意味着在意识之中存在一位异类他者：这与史瑞伯《回忆录》中的"光芒"或"上帝"不相似吗？让我们细想史瑞伯的神经束与神经语言：结构主义和后结构主义哲学家将人类思想视为语言的一种附带现象，而语言反过来又被视为一个独立于人类意志而发挥作用的过程。这与史瑞伯对于人类灵魂的意象，认为是由自主感应的神经束所构成，通常作为句子和声音的媒介，有很大不同吗？这些相似之处可能并不那么令人惊讶，因为任何有自我意识的心智都可能具有——并发现——类似的结构，并受到类似的结果和条件所影响。正如康德所指出的，认识自身自我之时便开始了认识所有的自我。

85. Schreber, *Memoirs of My Nervous Illness,* p. 289, 原作者的强调。

86. Schreber, *Memoirs of My Nervous Illness,* p. 33 以及其他各处；引用来自 pp. 285–286。布鲁勒评论道："在所有疾病中，精神分裂症以'痴呆'和'低

能' 来加以标定智力的扰乱程度, 是最不适当的"(*Dementia Praecox*, p. 71)。雅斯贝尔斯同意此点; 见本章的开场引述(*General Psychopathology*, p. 97)。

87. *Phenomenology of Perception,* pp. 405–406 (Smith trans.); p. 428 (Landes trans.)。"知觉信赖": M. Merleau-Ponty, *The Visible and the Invisible,* trans. A. Lingis (Evanston, IL: Northwestern University Press, 1968)。有关精神分裂症对于实际行动的退缩以及交互主体作用, 相关角色的厘清讨论, 见 T. Fuchs, "Delusion, reality, and intersubjectivity: A phenomenological and enactive analysis," *Philosophy, Psychiatry and Psychology*, 2017。

88. 见 G. Stanghellini and M. Ballerini, 有关 "特例型"(idionomia)和反抗型(antagonomia): "Values in persons with schizophrenia," *Schizophrenia Bulletin*, *33*, 2007, 131–141。

89. 对于具体思维、原始未分化, 或无能力使用符号等一些假设证据, 很容易重新诠释为一种对私人经验的内在领域的关注。一位患者给他的心理治疗师带来了一张帆布矮凳(a canvas stool), 然后表现得很尴尬, 就好像他带来了一坨大便(a fecal stool)一样, 不需要假设他实际上混淆了这两个实体, 正如西格尔(Hanna Segal)所宣称那样 ("Some aspects of the analysis of a schizophrenic," *International Journal of Psychoanalysis*, *31*, 1950, 269)。对这样的患者来说, 可能只是简单地建立了心理联系(前文提及精神分裂症对语义模糊特征的敏锐意识), 并且不太能够忽视一些正常人很容易从意识中忽略的东西; 对正常人来说, 正因为它仅仅是一种心理联系。

　90. J. Baudrillard, "The precession of simulacra," in Wallis, *Art After Modernism*, p. 266. 也见本章有关德里达对于镜映洞穴的讨论。

91. 更多关于史瑞伯的准唯我论以及更为普遍的精神分裂症妄想的论述, 见 L. Sass, *The Paradoxes of Delusion: Wittgenstein, Schreber, and the Schizophrenic Mind* (Ithaca NY: Cornell University Press, 1994)。精神分裂症患者朗格描述了像自己这样的人, 如何 "从感觉运动活动中退缩", 以及如何专注于 "核心符号, 特别是口头" 形式的心理活动——就其性质而言, 这些心理活动形式与实际行动是分开的 ("The other side of the ideological aspects of schizophrenia," in *Psychiatry*, *3*, 1940, 392, 389)。

92. 较为完整的讨论, 见 L. Sass, "Heidegger, schizophrenia, and the onto-

logical difference," *Philosophical Psychology*, 5, 1992, 109–132。更多关于维特根斯坦的观点，见 Sass, *Paradoxes of Delusion*。

93. 有关胡塞尔这种倾向，见 F. A. Olafson, *Heidegger and the Philosophy of Mind* (New Haven and London: Yale University Press, 1987), pp. 19, 25–26。

94. 维特根斯坦提出了类似的观点，认为唯我论、主观唯心主义和其他形上学思维，源于经验和先验问题二者的混淆。

95. 本体论转换这种近乎无法描述性（至少就其本身而言），也有助于解释精神分裂症患者和治疗者之间的另一种误解——这种误解的结果（与通常的"不良现实测验"的诠释不同），不是来自患者对本体表达方式的屈服，而是来自他对本体表达方式的抗拒或冷淡。正如我在第六章中所论证的那样，一些所谓的语言内容贫乏的例子，实际上可能试图给出更纯粹的本体论，以及从这个意义上说，更直接地描述生活世界的某些整体变化。（DSM III-R [p. 403] 中将语言内容的贫乏定义为"数量充足但由于含糊、空洞重复，或使用刻板或晦涩的语词，借以传达极少信息的言论。"DSM-5 词汇表中将此类言论描述为"过于具体、过于抽象、重复，或刻板"，将其与"失语症、思想贫乏"联系在一起。）由于这种经验变化本身的性质之故，只能用抽象的或间接的语汇来加以描述——对一般聆听者来说，这些语汇可能会很模糊、晦涩或空洞，但说话者在没有其他选择的情况下，可能会一次又一次地重复其主题（通常是徒劳的），以便于传达主题的绝对重要性。例如，莱恩有一位患者谈到没有目标，没有"前进"，感觉自己在"走下坡路"，并声称她需要在为时已晚之前摆脱"它"。患者表示：她"无法坚持自己"，因为"它"正在从她身上"溜走"。她说她"无法理解〔人们〕；这是一种空白的感觉"(*Divided Self*, pp. 150, 152)。

96. 一个相关的例子，参阅我对蕾妮的《一个精神分裂女孩的自传》的海德格尔式分析：L. Sass, "The truth-taking stare: A Heideggerian interpretation of a schizophrenic world," *Journal of Phenomenological Psychology*, 21, 1990, 121–149。然而，我把蕾妮描述为"活着的笛卡尔主义"，来自笛卡尔主义背后的抽离存在样态的启发，而不是哲学学说本身。

97. 在维特根斯坦看来，这种内在矛盾是唯我论、唯心论和官能主义者的哲学特征。

98. M. Bleuler, *The Schizophrenic Disorders*, trans. S. M. Clemens (New

Haven, CT: Yale University Press, 1978), p. 490.

99. Werner, *Comparative Psychology,* p. 415 (describing one of Alfred Storch's patients).

452　　100. 我在《妄想的悖论》中提出了类似的论点。

写完这一章, 斯皮策(Manfred Spitzer)一篇有趣的文章: "On defining delusions," *Comprehensive Psychiatry*, 31, 1990, 377–397。斯皮策将妄想定义为"关于外部现实的声明, 就像关于精神状态的声明一般"(p. 391)。然而, 他并没有提出(依我的说法, 唯我论的或准唯我论的)生活世界的特质, 以构成并且解释这种奇怪的表达样态。我并不同意斯皮策的说法, "不是虚假, 而是对交互主体有效性的不合理主张, 使得信念成为妄想"(p. 392)。事实上, 精神分裂症患者通常不会宣称他们的妄想具有交互主体有效性。他们对于交互主体之间的扰乱是在别处: 事实上, 在他们的妄想之中, 许多这样的患者经验到自己不是生活在一个共享的世界, 而是一个准唯我论的世界。

101. 在本书第一版出版后不久, 实证研究结果支持了我所提出的观点: 有自大妄想和内疚妄想的患者, 他们不太会对妄想采取行动, 尽管他们更加确定并且更不受反面证据的影响。见 S. Wessely, A. Buchanan, A. Reed, et al., "Acting on delusions. I: Prevalence," *British Journal of Psychiatry*, 163, 1993, 69–76; A. Buchanan, A. Reed, S. Wessely, et al., "Acting on delusions. II: The phenomenological correlates of acting on delusions," *British Journal of Psychiatry*, 163, 1993, 77–81。这种妄想可能与患者在另一个领域发生的经验有关(尽管模糊不清); 在这个领域中, 一般的反驳来源或是行动动机可能是无关紧要的。对比来看, "〔对妄想〕采取行动与支持该信念的证据, 并且积极寻找此类证据有关;〔具有〕在信念受到挑战时降低信念的趋势; 并因妄想而感到悲伤、害怕或焦虑"(p. 77)。

同样, 穆勒-苏尔(Müller-Suur)询问他的偏执型和精神分裂症患者, 对于他们自身妄想的确信程度。偏执型患者相对相信他们的基本经验(*Grunderlebnis*), 而精神分裂症患者则声称对他们的妄想是绝对确定的(100% 确定; 就像 2 乘 2 等于 4 等同地确定), 即使这些妄想对聆听者来说似乎很荒谬。穆勒-苏尔将精神分裂症的妄想确定性描述为某种"受苦"——即被动地记录, 类似于感受到一种感觉——而偏执型则是"完成的"或"得来不易的"(想必是通过证据的寻找）：H. Müller-Suur, "Das Gewissheitsproblem beim schizophrenen und beim paranoischen Wahnerleben," *Fortschritte der Neurologie, Psychiatrie under ihrer Grenzgebiete, 18*, 1950, 44–51。

这使得我们需要去区分经验或本体妄想（包括非怪异的偏执妄想），与更自闭、唯我论或本体论性质的妄想。然而，两者都应该被认为是理想类型，具有转变和重叠的可能性，而不是二分法。见 Sass and Byrom, "Phenomenological and neuro-cognitive perspectives on delusion"; Sass, "Heidegger, schizophrenia, and the ontological difference"; J. Parnas, "Belief and pathology of self-awareness: a phenomenological contribution to the classification of delusions," *Journal of Consciousness Studies, 11*, 2004, 148–161。

102. 我提供的诠释可以解释雅斯贝尔斯所谓的"恰当的妄想"（有时称为"真正的妄想"）的显著特征——不仅是主观确定性、无法纠正性和不可能的内容（雅斯贝尔斯的三个明确标准），同时还包括他认为特别常见的另外两个特征，"特别无关紧要"的态度，以及"形上学式妄想"的显著性；见 Jaspers, *General Psychopathology,* pp. 95–96, 105, 107; Sass and Byrom, "Self disturbance and the bizarre"。正如我所认为的，"不可能性"可以有不同的理解：源于纯粹主观领域中缺乏内在约束，以作为复式簿记（double bookkeeping）的副产品，或是作为唯我论等本体论转换的表现。

103. 见 Minkowski, *La Schizophrénie,* p. 60。关于一般情感性疾病的例外情况，见 E. Silber, A. C. Rey, R. Savard, et al., "Thought disorder and affective inaccessibility," *Journal of Clinical Psychiatry, 41*, 1980, 161–165。

104. 见 Jaspers, *General Psychopathology,* p. 295。

105. 见 Hamilton, *Fish's Schizophrenia,* 2nd ed., p. 53。患者所感受到的焦虑，可能是感知到经验世界本身的不稳定性，这是第十章讨论的问题。有关精神分裂症的情感异常，包括正常情绪的丧失，见 L. Sass, "Affectivity in schizophrenia: A phenomenological perspective," *Journal of Consciousness Studies, 11*, 2004, 127–147; Sass, "Contradictions of emotion in schizophrenia"。

106. M. Bleuler, *Schizophrenic Disorders,* p. 490。马利娅·洛兰茨引用了患者类似的观点："我想要一副有四种花色的扑克牌——道德、幻想、现实——我不要现实花色。""我一直有一种感觉，如果不是幻想，它是一种虚构的感

觉……小说允许你有很多不同的选择”（“Criticism as an approach to schizo-
phrenic language,” *Archives of General Psychiatry*, 9, 1963, 236, 238）。（译者
注：此处 fiction 同时具有 "虚构" 和（虚构）"小说" 之意。）

107. P. J. Ruocchio, “First person account,” p. 165. 有关这种静态或不变
的质感，前文提及精神分裂症患者韦尔夫利穿越妄想宇宙的描述：尽管他叙述
了巨大且惊人的事情，但它们完全没有任何担忧感。见 L. Sass, “Adolf Wölfli,
spatiality, and the sublime,” in E. Spoerri, ed., *Adolf Wölfli: Draftsman, Poet,
Composer* (Ithaca and London: Cornell University Press, 1997), pp. 136–145；
也见 Sass, “Affectivity in schizophrenia”。

108. Cutting, *Psychology of Schizophrenia,* p. 302. 也见 Alpert and Silvers,
“Perceptual characteristics,” p. 301. 这并不是说即使在身体活动期间，去现实
化经验也无法持续存在，从而使动作也感觉不真实。（与此有关的神经关联性，
可能是 "默认模式网络" 异常；见 "附录"。）一名患者觉得自己不存在，她只是
假装存在："最糟糕的是，我不存在……我太不存在了，无法清洗也喝不下。" 她
谈到自己的行为方式是 "旋转的" ——做一些 "不存在之外" 的事情 (Jaspers,
General Psychopathology, p. 122)。

109. Werner, *Comparative Psychology,* p. 158.

110. 引自 Cutting, *Psychology of Schizophrenia,* p. 390。

111. 达利引自 M. Nadeau, *The History of Surrealism*, trans. R. Howard
(Harmondsworth, UK: Penguin Books, 1973), p. 200。

112. E. M. Podvoll, “Psychosis and the mystic path,” *Psychoanalytic Re-
view, 66,* 1979, 575.

113. P. Ricoeur, “The unity of the voluntary and the involuntary as a limit-
ing idea,” trans. D. O’Connor, in C. E. Reagan and D. Stewart, eds., *The Philos-
ophy of Paul Ricoeur: An Anthology of His Work* (Boston: Beacon, 1978), p. 9.

114. 典型的现代主义思想的瓦雷里在他的笔记中描述了这种扩张式但向
内的运动："因此，意识宣告世界的想法是相对于一种观点的，观点本身有赖于
行为或改变，从而使这种观点处于从属地位，转变为自身的一部分" (*Cahiers,*
Vol. 2, ed. J. Robinson [Paris: Gallimard, 1974], p. 220 [我的翻译])。

115. P. Valéry, *Monsieur Teste* (Princeton, NJ: Princeton University Press,

1973), pp. 67–69, 104, 119。

第十章　世界灾难

1. 黑格尔见引自 J. Habermas, *The Philosophical Discourse of Modernity*, trans. F. G. Lawrence (Cambridge, MA: MIT Press, 1987), p. 18。

2. W. Stevens, "Auroras of autumn," *Collected Poems* (New York: Knopf, 1969), p. 417.

3. J. Baudrillard, "The ecstasy of communication," trans. J. Johnston, in H. Foster, ed., *The Anti-Aesthetic: Essays on Postmodern Culture* (Port Townsend, WA: Bay Press, 1983), pp. 132–133.

4. B. Russell, *History of Western Philosophy* (New York: Simon and Schuster, 1945), p. 718. 其他与费希特的精神错乱观点相关的讨论，见 T. Ziolkowski, *German Romanticism and Its Institutions* (Princeton, NJ: Princeton University Press, 1989), pp. 191, 196。与费希特和极端主体主义持不同意见，见 D. Henrich, "Fichte's original insight," in D. E. Christensen, M. Riedel, R. Spaemann, et al., eds., *Contemporary German Philosophy*, Vol. 1 (University Park and London: Pennsylvania State University Press, 1982), pp. 15–53。由于费希特的《人类职志》几乎是以戏剧形式展现，无论是独白还是对话（在"我"和"精神"之间），我们很难知道费希特本人实际上对于所表达的立场的支持程度。我提出的主体主义立场是"精神"和"我"的混合说明。

5. Johann Gottlieb Fichte, *The Vocation of Man*, trans. W. Smith (Chicago: Open Court, 1910), pp. 91, 83; 28–29.

6. K. Jaspers, *General Psychopathology*, trans. J. Hoenig and M. W. Hamilton (Chicago: University of Chicago Press, 1963), p. 296.

7. *Ibid.*, p. 296（我的强调）。最后一行的德语原文是 *Ohne Weltvertretung geht die Welt kaput*（原文引自 K. Hilfiker, "*Die schizophrene Ichauflösung im All*,' *Allgemeine Zeitschrift für Psychiatrie*, 87, 1927, 440–442）。*Vertretung* 在政治意义和知识论意义之间是模糊的。在文脉中，知识论和本体论的含义似乎很清楚（患者谈到支持、保存和创造世界）[*erstellen, erhalten*]。这段话在本体

（ontic）和本体论（ontological）的表达样态之间摇摆不定；见第九章。

　　就像希尔菲克（Hilfiker）的病人一样，史瑞伯描述了他自己的世界毁灭的幻想（他将其比作一场地震，世界将消失，只剩下他自己）与他自己的"先知"身份的关联——后者暗示史瑞伯将自己视为宇宙的唯我论中心或知识论基础（见 *Memoirs of My Nervous Illness*, trans. I. Macalpine and R. A. Hunter [Cambridge, MA: Harvard University Press, 1988; originally published in 1903], p. 97）。有关史瑞伯的唯我论，见 Sass, *Paradoxes of Delusion*。

　　8. 引自 H. Werner, *Comparative Psychology of Mental Development*, rev. ed. (New York: International Universities Press, 1957), p. 372。M. Sechehaye, *A New Psychotherapy in Schizophrenia*, trans. G. Rubin-Rabson (New York and London: Gruñe and Stratton, 1956), p. 148。

　　9. R. Rosser, "The psychopathology of thinking and feeling in a schizophrenic," *International Journal of Psychoanalysis*, 60, 1979, 183. 另一位患者在罗夏克测验中表现出这种进展：在描述了他体验为主体"快照"的几种感知之后（他解释说："我拍摄快照，头脑是一台照相机"），他给出了这样的回答："大陆被轰炸带来核浩劫。这些是正在上升的原子云。所以这是一只变种螃蟹"（Anthony, Card #2, my notes）。

　　10. 文学家特里林曾谈到"19 世纪所意识到的存在感的削弱"（*Sincerity and Authenticity* [Cambridge, MA: Harvard University Press, 1972], p. 122）。在 20 世纪，这一主题依然显著，尽管到了后现代主义时代，对真正的"存在感"的渴望在很大程度上被放弃了，几乎被视为嘲笑的对象。

　　11. 引自 M. Wood, "Comedy of ignorance," *New York Review of Books*, April 30, 1981, 49–52。

　　12. Beckett, "Imagination dead imagine," *Collected Shorter Prose: 1945–80* (London: John Calder, 1986), p. 145. 相似的段落出现在贝克特的《终局》（*Endgame*）：

　　　　我曾经认识一个疯子，他认为世界末日已经来临。他是个画家，也是个雕刻家……我过去常去精神病院看他。我会拉着他的手，把他拖到窗边。看！那里！所有竖起的玉米！那边！看！鲱鱼舰队航行！多么美好！（停顿）他会抽手回到角落里。震惊。他所看到的只是灰烬。（停顿）

只有他一个人幸免于难。(停顿)忘记了。(停顿)看来情况是……不是那么……那么不寻常 (*Endgame* [New York: Grove Press, 1958], p. 44)。

13. Werner, *Comparative Psychology,* pp. 371, 418.

14. Fichte, *Vocation of Man,* p. 30；也见 p.41。费希特在其他地方写道："自我设定自己；自我是凭借这种纯粹的自我定位……自我只是在它意识到自己的范围内" (*Grundlage der Gesammten Wissenschaftslehre,* trans A. F. Kroeger, 1794, reprinted in D. D. Runes, ed., *Treasury of Philosophy* [New York: Philosophical Library, 1955], pp. 406–407)。

15. Rosser, "Psychopathology of thinking," pp. 182, 186.

16. 患者见引自 R .D. Laing, *The Divided Self* (Harmondsworth, UK: Penguin, 1965), pp. 203–205 ; A. McGhie and J. Chapman, "Disorders of attention and perception in early schizophrenia," *British Journal of Medical Psychology*, *34*, 1961, 109。

17. 这位患者先前在第五章的分析中，就 TAT 图卡 #10（"在这张照片前面，这两个人……"），提供了静态和主观反应，同时也讲述了其他具有世界灾难主题的故事。有关图卡 A，他指的是"他们自己的世界的—呃—恶化"（引自 R. Schafer, "How was this story told?" *Journal of Projective Techniques*, *22*, 1958, 203）。

18. 博尔赫斯非常称赞卡萨雷斯的小说："我已经与作者讨论了他的内容情节。我已经重读了。将其归类为完美，这种说法既不是不精确也不是夸张" ("Prologue," in A. B. Casares, *The Invention of Morel and Other Stories*, trans. R. L. C. Simms [Austin: University of Texas Press, 1964], p. 7)。非常感谢克莱恩（Andy Klein）让我得知这个故事。

19. Casares, *Invention of Morel* , pp. 39, 76, 78, 56.

20. *Ibid.,* p.72.

21. *Ibid.,* pp. 80, 87. 在日记的最后部分（第 80 页），叙说者询问莫雷，是否也想过拍摄这些机器，似乎暗示着放映电影图像的实体，可能也只是图像本身。去现实化不只是岛屿（就像"现实"一样，包含着图像那般），还有机器自身（就像"主体"创造了它们那样），卡萨雷斯的叙说者走进了德里达的镜映洞穴——一个只有图像的宇宙，没有任何现实来衬托它们，当然也没有任何锚点。（此处卡萨雷斯加了一个"编者注"，指的是"世界完全由感知所构成的可能性" [p. 86]。）

22. 神秘机器以及它的记录和投影，相当于主人公的思想，不止一次被如此认为——正如当叙说者问他，在他面前看到的（被拍摄的）人，是否"只存在于我的大脑中，被我所遭受的贫困、毒根和赤道的阳光所折磨，他们是否真的在这个致命的岛屿上？" (*ibid.*, p. 39) 重点是，交付处理和重复的图像第一次是在镜子之类的东西中被捕捉到，整个记录、谋杀和投射的过程，都是借由一个产生光的设备所完成的，因为反射和光是意识最常见的隐喻 (A. Zajonc, *Catching the Light* [New York: Oxford University Press, 1995])。并且尚需注意的是，记录或处理的过程并不直接在人或物上操作，而是在它的反射或镜像上操作，这意味着运作的是经验而不是客观的现实。

23. Casares, *Invention of Morel*, p. 29. 后来，他把自己比作潜艇上的水手，在日志中记录了他在海底缓慢窒息的过程 (pp. 79, 80)。

24. *Ibid.*, pp. 72, 47, 22.

25. *Ibid.*, pp. 89, 82. 当然，如果叙说者真的是莫雷，那么他已经被记录下来了（例如，与福斯汀一起）并且已经死了；所以最后一次拍摄他自己，这似乎成了一件自相矛盾的事。或许应该用一种象征的方式来阅读，作为对已经发生的事情的认可。作为一个心理寓言，这个关于一个人的故事，他已经死去，因为他领悟到他的生命主体化，正在对他整个存在造成影响。

26. 在最后几个段落里，出现了一种更为丰富的存在——也许是在提醒人们进入唯我论领域可能会失去的一切。叙说者充斥着对真实浪漫和热情情绪的回忆："我的委内瑞拉，你是一块有盾牌那么大的木薯面包，没有被虫子所侵蚀。你是泛滥的平原，公牛、母马和美洲虎被湍急的水流带走" (*ibid.*, p. 89)。但他立即将这些回忆推开："我严格的纪律永远不能停止与这些想法的战斗，因为它们会危及我终极的平静" (p. 90)。

27. *Ibid.*, pp. 18, 70.

28. W. Stevens, "As you leave the room," *Poems,* selected by S. F. Morse (New York: Vintage Books, 1959), p. 168. "活着的死亡"概念——清醒但没有活着的意识，失眠的尸体（用卡萨雷斯的形象）——从浪漫主义一直到现在一直困扰着西方文学：从柯勒律治的《古舟子咏》，到艾略特的《荒原》，以及贝克特《终局》中的哈姆和克洛夫。在大多数情况下，失去活力与一种主体主义有关，这种主体主义使真正的生活变得遥不可及。波德莱尔将现代个体描述为"一个被赋予意识的万花筒"时，出现了类似但更机械的形象（引自 F. Jameson, *Marxism and Form* [Princeton, NJ: Princeton University Press, 1971], p. 75）。

29. 引自 C. Landis, ed., *Varieties of Psychopathological Experience* (New York: Holt, Rinehart, and Winston, 1964), p. 166。

30. 也见 C 个案的 TAT 故事于 S. J .Blatt and C. M. Wild, *Schizophrenia: A Developmental Analysis* (New York: Academic Press, 1976), pp. 172, 175。

31. Casares, *Invention of Morel,* p. 75.

32. H. F. Searles, *Collected Papers on Schizophrenia and Related Subjects* (New York: International Universities Press, 1965), pp. 492–493. 纳塔莉娅的摆布机器妄想与《莫雷的发明》有明显的相似之处：她也将周遭的世界视为仅由幻觉或感觉所组成；她也把这些想象成一台神秘机器的创造物，它以各种感官方式投射图像，一台与自己疏远但又认同自己的机器（她自己的身体／心灵的一个版本，神秘且存在于远处）。 457

33. M. Coate, *Beyond All Reason* (Philadelphia: Lippincott, 1965), p. 101. 科特解释了"镜子的概念"在她的精神病妄想中的显著地位："我认为，镜子对我来说，是一种心理速记的象征或形式，借以表达一项觉察，也就是当我们照镜子看见自己时，就好像从他人意识中反射回来的自我，并且我们的自我可能在此过程中遭到扭曲或损坏" (pp. 150–151)。

34. 摘录自 M. L. Hayward and J. E. Taylor, "A schizophrenic patient describes the action of intensive psychotherapy," *Psychiatric Quarterly, 30*, 1956；引自 R. D. Laing, *The Divided Self* (Harmondsworth, UK: Penguin Books, 1965), p. 176。

35. E. Bleuler, *Dementia Praecox, or the Group of Schizophrenias*, trans. J. Zinkin (New York: International Universities Press, 1950), p. 123; Jaspers, *General Psychopathology,* p. 122.

36. Rosser, "Psychopathology of feeling," pp. 178, 184. 一周之后："我知道我还活着，因为我在呼吸", p. 178。

37. 引自 K. Jaspers, *Strindberg and Van Gogh*, trans. O. Grunow and D.

Woloshin (Tucson: University of Arizona Press, 1977), p. 142。

38. Laing, *Divided Self,* p. 151.

39. G. Stanghellini, M. Ballerini, and P. H. Lysaker, "Autism rating scale," *Journal of Psychopathology*, 20, 2014, 5, 6.

40. Jaspers, *General Psychopathology,* p. 296. 艺术家马丁曾经经历过他所谓的"一种一体感，一种超精神病（parapsychosis）"。他写道："我与世界之间的帷幕消失了"，"我的自我消失了，我的感官被允许与本体现实混合在一起我处于零点，在那里我是零或改变"。

41. Sechehaye, *New Psychotherapy,* p. 134. Julie, in Laing, *Divided Self,* p. 198.

42. 毫不奇怪，弗洛伊德将"海洋感觉"诠释为涉及退化至与母亲言语前结合的阶段 (*Civilization and Its Discontents*, trans. J. Strachey [New York: Norton, 1962; first published in 1930], pp. 11–20)。

43. F. Nietzsche, *The Birth of Tragedy* and *The Genealogy of Morals*, trans. F. Golffing (Garden City, NY: Doubleday, 1956), pp. 22, 25–27.

这些合并的经验体现了我所批评的两个传统假设：主客观的混淆和自我意识的缺乏。但尚不清楚主体或幻想是否被经验为客观或是仅止于字面上的真实。与墙壁融为一体的经验，眼睛对应天空的经验，或者一个人的脉搏与时钟的滴答声融合在一起的经验：在这些情况下，任何事物都可能被经验为主观或客观、内在或外在；只有中间或未区分的状态可能胜出。

44. *Ibid.,* p. 65.

45. S. Sontag, ed., *Anton in Artaud: Selected Writings*, trans. H. Weaver (New York: Farrar, Straus, and Giroux, 1976), pp. 82, 242.

46. 见 G. Schmidt, "A review of the German literature on delusion between 1914 and 1939," in J. Cutting and M. Shepherd, eds., *Clinical Roots of the Schizophrenia Concept* (Cambridge: Cambridge University Press, 1987), pp. 108–109；A. Wetzel, "Das Weltuntergangserlebnis in der Schizophrenie," *Zeitschrift für die Gesamte Neurologie und Psychiatrie*, 78, 1922, 427 以及其他各处。在我看来，韦策尔正确地暗示世界灾难经验，通常仅在精神分裂症疾病进展顺利之后才会发生。精神分析学家弗罗斯持类似观点："在精神病人格解

体过程中，现实的改变可能会被带到整个世界看起来很奇怪的地步，世界末日的妄想可能会演变"(*The Psychotic Process* [New York: International Universities Press, 1983], p. 321)。这与弗洛伊德的精神分析诠释正好背道而驰。

从弗洛伊德关于史瑞伯的文章开始，他便认为世界毁灭经验（和相关的妄想），是引发精神病经验这一过程的象征性表现：从外部世界撤出原欲依附("Psychoanalytic notes upon an autobiographical account of a case of paranoia [dementia paranoides]," *Three Case Histories*, ed. P. Rieff [New York: Collier Books, 1963; first published in 1911], pp. 171–178；也见 O. Fenichel, *The Psychoanalytic Theory of Neurosis* [New York: Norton, 1945], pp. 417–418)。然而，奇怪的是，弗洛伊德承认通常的顺序与他的理论相矛盾，并构成了可能的反对意见："在史瑞伯的案例病程中，以及许多其他案例里……迫害妄想……毫无疑问地出现在比世界末日的幻想更早之前"("Psychoanalytic notes," p. 176)。弗洛伊德对于这种差异，倾向于认为在这种情况下，原欲依恋的撤退"悄无声息地发生；我们没有收到任何情报，只能从后续事件中推断出来"(p. 174)。根据弗洛伊德的理论，我们因此会得到(1)患者在精神病发作的早期阶段会对外部世界漠不关心，(2)所有这些精神病都会伴随着世界毁灭的幻想（因为原欲退缩被认为是非常基础的精神病）。但这两种假设都不符合临床事实（正如弗罗斯等人指出的那样〔*Psychotic Process,* pp. 123–124〕）。患者处于精神分裂症早期阶段时，可能会描述情绪、感知和现实感等令人不安的变化（见第二章），但这些与现在讨论的世界毁灭这种深刻经验不同。

47. 这类世界灾难经常发生在患者身上，这些患者在早期阶段都有过疏离和过度反身性的经验，也就是本书前文所讨论的议题。我们无法证明这种融合经验，实际上来自这些早期症状。在这里，我提供一个理论解释来加以说明，极端的过度反身性和主体主义，确实可能导致边界和特征的灾难性瓦解。

48. Fichte, *Vocation of Man*, p. 61.

49. 在这一点上，费希特将他的注意力转向两种仍然声称存在的实体：他所谓的"图像"、"再现"，或"呈现"，以及"意识"、"自我"、"心灵"、"主体"、"思想"，或"我"来体验这些图像（见 *ibid.,* e.g., pp. 61-2, 66, 69–70, 79, 83–91）。

50. *Ibid.,* p. 70；也见 p. 83。

51. *Ibid.,* pp. 17–18, 89.

52. P. Valéry, *Monsieur Teste*, trans. J. Mathews (Princeton, NJ: Princeton University Press, 1973), p. 68.

53. 引自 E. Bleuler, *Dementia Praecox,* pp. 145, 124; Landis, *Psychopathological Experience,* p. 99。

54. M. Sechehaye, ed., *Autobiography of a Schizophrenic Girl*, trans. G. Rubin-Rabson (New York: New American Library, 1970), p. 79.

55. M. Sechehaye, *New Psychotherapy,* p. 134. 尽管这种去中心化和去现
459　实化通常会产生不稳定的影响，引发对混乱和毁灭的恐惧，但一旦放弃了对稳定或实质性自我的所有渴望，它也可能带来一种解脱感。一位患者将每一次互动都视为她存在的转变。"渐渐地，我不再能区分自己还剩多少在我身上，有多少已经在别人身上，"她说，"我是一个混合物，一个怪物，每天都在重新塑造"。但这种短暂性也意味着，她所称之为个体性的"牺牲"并不那么痛苦，因为变异和消融的东西都不是真实的："只有雪，只有我自己的诗意形象"才是真的 (Storch's patient, quoted in Werner, *Comparative Psychology,* p. 467)。

56. 劳伦斯，一位同事治疗的患者。

根据哲学家丹托（Arthur Danto）的说法，"表象"的概念在后康德哲学中仍然流行，尽管否认了自在之物（*Ding-an-sich*）（一种现实概念，对立于"表象"的原初定义），因为表象被认为与它在意识中显现的东西形成对比；A. C. Danto, *Jean-Paul Sartre* (New York: Viking, 1975), pp. 46–47。然而，正如我们所看到的，表象的概念并不会消失——即费希特在先前引用的段落中称之为"图像"或"梦"——即使自我或自身似乎也只是一种"表象"，并且因此没有什么可以与"表象"形成对比。海德格尔主义者可能会争辩说，费希特继续使用诸如"表象"、"图像"或"再现"之类的概念，揭露了（对于哲学家和精神病患者而言）完全逃离正常世界性的不可能性——一个有着隐匿却持续不断的背景感，并且维持某种存在视域的外部世界。

57. Sontag, *Antonin Artaud,* pp. 91, 96.

58. 见 R. Hayman, *Kafka: A Biography* (New York and Toronto: Oxford University Press, 1981), p. 164。

59. 厄普戴克（John Updike）（一位杰出的中产阶级吟游诗人）发现这些散

文片段，"不仅不透明，而且令人厌恶"（"Reflections: Kafka's short stories," *New Yorker, 59*, May 9, 1983, 123）。

在几位现代主义和后现代主义作家不断发展的作品中，人们可以看出一种运动，类似于卡夫卡故事中发生的自我边界的彻底瓦解。例如，斯特林堡、乔伊斯、伍尔夫和贝克特正是如此。或许与精神分裂症最为相似之处，可以在罗伯-格里耶一生所创造的虚构世界里，那些逐渐离奇的性质中找到。见 R. Bogue, "The twilight of relativism: Robbe-Grillet and the erasure of man," in B. J. Craige, ed., *Relativism in the Arts* (Athens, GA: University of Georgia Press, 1983), 171–198。

60. F. R. Karl, *Modern and Modernism: The Sovereignty of the Artist 1885–1925* (New York: Atheneum, 1985), p. 254.

61. F. Kafka, "Description of a Struggle," trans. T. Stern and J. Stern, in F. Kafka, *The Complete Stories* (New York: Schocken Books, 1971), pp. 9–51.

62. 至此，精神分裂症人格的主要特征已经被唤起，并且暗示了精神病前的"疑虑"。稍后会出现"凝望中的真实"（物体与其惯用的名称分离）的经验 (*ibid.,* p. 33)。正如我们将看到的，整个叙事结构具有暗示认知滑移和困惑的质感。

63. 一名精神分裂症患者描述了类似的经历。如果他走得更快，世界便会 改变得更快："移动就像电影。如果你移动，你面前的画面就会改变。图像的变化率取决于步行的速度。如果你跑，你会以更快的速度接收信号"（引自 S. Wolf and B. Berle, eds., *The Biology of the Schizophrenic Process* [New York: Plenum, 1976], p. 41)。

64. 在祈求者的独白中，他描述了失去了身体自我的完整性，以及正常身体控制的能力："我正在弯腰……当我发现我的右大腿已经滑出关节时，我感到恼怒。膝盖骨也变得有些松动……我的右腿现在给我带来了许多麻烦。一开始它像是已经彻底瓦解，我只好慢慢通过操纵和细心的安排，使它或多或少地恢复了原状 ("Description of a Struggle," pp. 36–37)。

65. Fichte, *Vocation of Man,* pp. 85, 89.

66. 在某一段落中，年轻人听到"有人在旁边跟我说话"，说的是我们知道这个年轻人在故事早些时候使用过的同样的话 ("Description of a Struggle," pp. 23, 15)。

67. 海勒描述了卡夫卡最强烈的愿望，从他早年开始，"便以这种方式写作，也就是在一个令人信服的现实中，生活被看作是一个梦想，并且绝对的虚无" (*Franz Kafka* [Princeton, NJ: Princeton University Press, 1974], pp. 118–119)。

68. Mildred, in H. A. Rosenfeld, *Psychotic States: A Psychoanalytical Approach* (London: Maresfield Reprints, 1982), p. 30.

69. 卡夫卡本人似乎已经非常接近世界灾难的经验。在《卡夫卡传》中，海曼（R. Hayman）提到了一次"近乎解体的经验"（1913 年 8 月），卡夫卡描述如下："我的思想变得无法控制，一切都瓦解了，直到最糟糕的那一刻，拿破仑戴着黑帽的战场元帅形象帮了我，将我掉落的意识用力给固定在一起"(p. 164)。卡夫卡的世界灾难经验的另一描述，见第七章，注释95。

第十一章　结论：反身的悖论

1. E. Bleuler, *Dementia Praecox, or the Group of Schizophrenias*, trans. J. Zinkin (New York: International Universities Press, 1950), p. 128.

2. 引自 M. Spitzer, "On defining delusions," *Comprehensive Psychiatry*, *31*, 1990, 393–394; J. Glass, *Delusion* (Chicago and London: University of Chicago Press, 1985), p. 147。

3. R. Rosser, "The psychopathology of feeling and thinking in a schizophrenic," *International Journal of Psychoanalysis*, *60*, 1979, 182. 这个现象出现在以下描述中，一位精神分裂症患者描述了一次怪异但有特色的经验："现在的问题是，在某些情况下，人的大脑因为变得如此糟糕，以至于无法识别自己，并且没有了大脑的意志，人的行动是否还属于它的生命，属于它自己的记忆？"（引自 C. Landis, ed., *Varieties of Psychopathological Experience* [New York: Holt, Rinehart, and Winston, 1964], p. 195 [我的强调]）。外部事件不知何故被自我所整合，被自身所拥有，但最为关键的行动，即这种整合或拥有，本身并不被认为是在自己的控制之下。

4. L. S. Vygotsky, "The psychology of schizophrenia," *Soviet Psychology*, *26*, 1987, 75.

5. E. Bleuler, *Dementia Praecox*, p. 54、K. Jaspers, *General Psychopathology*, trans. J. Hoenig and M. W. Hamilton (Chicago: University of Chicago Press, 1963), p. 413.

6. 引自 P. K. Carpenter, "Descriptions of schizophrenia in the psychiatry of Georgian Britain: John Haslam and James Tilly Matthews," *Comprehensive Psychiatry*, *30*, 1989, 332。

7. A. W. Gouldner, *The Dialectic of Ideology and Technology* (New York: Seabury, 1976), p. 49.

8. M. Foucault, *The Order of Things* (New York: Vintage Books, 1970). 接续几页是有关福柯著作自第 294 页至 387 页的零散讨论。对于福柯和现代自我意识悖论的延伸讨论，见 L. Sass, "Foucault et l'auto-refléxion moderne," *Les Temps Modernes*, *656*, 2009, 99–143。

9. "处所的大门"：来自 J. Royce, *Lectures on Modern Idealism* (New Haven, CT: Yale University Press, 1919), p. 5. "现代主义方案的源头"：C. Greenberg, "Modernist painting," in G. Battcock, ed., *The New Art*, rev. ed. (New York: Dutton, 1973), p. 67. 我将康德作为文化人物和知识影响的一般来源——也可以说成是康德主义；这不一定是对康德所有写作的复杂性和微妙性的最准确反映。我们可以将后康德唯心主义视为"一种趋势、一种精神、一种部署，透过某种普遍方式来诠释生活，以及人性和世界的倾向———一种趋势……能够……在许多相互敌对的教义中表达自己" (J. Royce, *Lectures on Modern Idealism,* p. 2)。

10. 康德确实假设了一种存在于人类意识领域之外的秩序。由于不可知和不可描述，这个"本体"领域在他的哲学中扮演了一个隐晦的角色，在后康德的唯心主义中很大程度上被拒绝了。

11. 黑格尔将康德的"批判哲学"的影响，描述为"把认知从对事物对象的兴趣以及对它们的研究过程中抽离出来，并且引导回到自身；使得它成为一个形式问题" (*Hegel's Logic: Being Part One of the Encyclopaedia of the Philosophical Sciences* [1830], trans. W. Wallace [Oxford: Oxford University Press, 1975], I: Introduction, #10)。

12. 反思可以被定义为"自我在剥除其自然的直接性并返回到自身之后，意识到相对于对立的客观性的主体性，并将自己与它区分开来的行为" (R.

Gasché, *The Tain of the Mirror: Derrida and the Philosophy of Reflection* [Cambridge, MA: Harvard University Press, 1986], p. 25)。

13. 这一传统的接续代表、现象学家胡塞尔将这一点（颇为反复的赘述）提出如下："客观世界，为我而存在的世界，为我一直存在并将永远存在的世界，唯一可以为我存在的世界——此一世界，连同它所有的客体，衍生出它的全部意义和它的存在性地位；它对我来说，来自我自身，来自我，作为先验的自我"（*Cartesian Meditations* [The Hague: Martinus Nijhoff, 1969], p. 26)。在这篇文章中，胡塞尔描述了他认为由现象学的核心方法论技术提供的一个主要觉察力，即把外部现实世界给"括号"起来（称之为"悬搁"）。

14. M. Foucault, *The Archaeology of Knowledge and the Discourse on Language,* trans. A. M. Sheridan Smith (New York: Pantheon, 1972), p. 203.

15. 我并未试图严格遵循福柯描述这些悖论的方式。但是，我所讨论的自由、自我创造和清晰等问题，分别与福柯的"经验和先验"、"撤退与原初的回返"、"'我思'和未思"，有着粗略的对应关系 (*Order of Things,* pp. 318, 328, 322)。

462　16. 对于一些后康德主义者来说，心灵（其定义标准是自我意识）不会意识到自己的本性，这种论点是双重不可思议的。费希特认为一个物体"对你的心灵之眼来说是完全透明的，因为它就是你的心灵本身"（*The Vocation of Man* [Chicago: Open Court, 1910], p. 70)。

17. 一些后康德唯心主义者的论点。超越了康德本人所接受的界限。他们认为，因为即使物质世界也是作为我们意识的现象而存在的，所以对意识或自我的反思，方能揭露事物的奥秘，诸如生物和无生物现象之间的差异，或者生长和衰变的本质（见 Royce, *Lectures on Modern Idealism,* pp. 73–74)。这或许类似于一些过度反思的精神分裂症患者，倾向于认为他们的内心旅程，可以揭示一切的本质，这些基本原则不仅是思想的基础，也是物理过程和社会互动的基础。

18. 萨特的哲学是对现代知识体系要素的清晰陈述；见 Arthur Danto's summary in his *Jean-Paul Sartre* (New York: Viking, 1975), pp. 66–69。

19. 当然，不是作为内部感知能力的直接对象，而是以更复杂的方式，涉及对经验的先验结构的概念分析——如康德的"先验分析"。

20. Foucault, *Order of Things,* p. 318.

21. A. Schopenhauer, *The Philosophy of Schopenhauer* (New York: Modern Library, 1928), p. 27 (*World as Will and Idea,* Book 1, Sec. 7).

22. 斯特劳森分析康德计划的基本矛盾，认为这是来自于康德倾向以经验探究的模拟来研究人类经验的必要特征，从而暗示我们可以以某种方式跳出自我，思考人类意识极限的两面；见 *The Bounds of Sense: An Essay on Kant's Critique of Pure Reason* (London: Methuen, 1966), pp. 11–44, esp. pp. 12, 15, 38, 44。

23. 弗洛伊德关于无意识心智的观点，提供了清楚的声明，即人类心智对现实的各个方面，尤其是对它自身的性质和功能的潜在盲目性。

24. Foucault, *Order of Things,* p. 326. 世纪交替时代的奥地利语言哲学家莫特纳充分表达了这种自相矛盾的认识，他影响了维特根斯坦、乔伊斯、贝克特和博尔赫斯，他们强调感官的附带性或偶然性："世界是通过我们所形成的感官得以产生，而感官也是通过这个形成的世界得以产生。哪来的世界的超然图景呢？"（引自 L. Ben-Zvi, "Samuel Beckett, Fritz Mauthner, and the limits of language," *PMLA, 95,* 1980, 190。）

25. 陶斯克并未强调这一含义，但似乎隐现在纳塔莉娅妄想的结构中。

26. V. Tausk (1919), "On the origin of the 'influencing machine' in schizophrenia," *Psychoanalytic Quarterly, 2,* 1933, 521, 527. 纳塔莉娅的妄想所暗示的条件，与19世纪初现代知识论开始时发展起来的新视觉概念之间，有一个有趣的模拟；见 J. Crary, *Techniques of the Observer* (Cambridge: MIT Press, 1990)，相关讨论见 L. Sass, "The consciousness machine: Self and subjectivity in schizophrenia and modern culture," in U. Neisser and D. Jopling, eds., *The Conceptual Self in Context* (Cambridge and New York: Cambridge University Press, 1997), pp. 203–232。

463

27. Foucault, *Order of Things,* p. 343.

28. 福柯说："人文科学……发现自己把实际上是它们的可能性条件的东西当作它们的对象"（*Order of Things,* p. 364）。在 P. F. Strawson 对康德的批判中，对康德式两面的不满显而易见——在他批评康德关于知识的基本原则的心理双重倾向 (*Bounds of Sense,* p. 19)，以及对他的世界观中的主体主义倾向 (the

"model of mind-made Nature" [pp. 21–22])。

29. Foucault, *Order of Things*, p. 341.

30. Tausk, "Influencing machine," p. 533.

31. 如果这是纳塔莉娅妄想的一部分，陶斯克肯定会提到这一点。然而，如果情况确实如此——如果纳塔莉娅认为她可以经由幻灯片图像的呈现来了解这台机器——那么她仍然无法确定幻灯片图像是准确的，或者机器本身只不过是另一种幻觉。

32. 劳伦斯的例子来自同事的描述。引文来自与他会面期间，或是之后立即写下的笔记。

33. 从某种意义上说，劳伦斯所进行的内心旅程（他自己称之为"奥德赛"）是一项具正当性的智力活动——也许类似于许多康德主义者和现象学家的探索。劳伦斯沉迷探索的自我意识是全人类的基本特征和潜力；他主要关注的是意识的抽象性或一般特征，而不仅仅是他自己思想的特质。诚然，他得出的启示似乎是高度重复的，有时甚至是反复赘述的，但是一些批评家（例如维特根斯坦）会对西方哲学传统的某些部分持同样的看法。

34. 我先前提到后康德唯心主义倾向于偏离真正不及物领域的明显界限（见注释 17）。我们不应该对许多精神分裂症患者也这样做而感到惊讶，他们提出的主张超越了纯粹主观或内在领域的正当性界限。就劳伦斯抵制此一举动的程度而言，他可能是个例外。此一举动超越这些限制，这样看来可能涉及海德格尔所说的"忘记本体论差异"，这是第九章讨论的概念。

35. "我们真的进行了一场激动人心的讨论，"劳伦斯谈到几天前他与病房工作人员的深夜谈话时说："我觉得我好像真的恢复了一些智慧……"然而，另一名心理健康工作人员迎了上来，使用了"病房里经常使用的那个可怕的词——'不适当'。"劳伦斯继续说：心理健康工作人员"说那么晚的一对一谈话是不适当的……我想谈论的内容并不够重要……还有什么，我问你，有什么比恢复心灵更重要吗？我试着跟他讲道理；记住，我可是恢复了很多智力，然后今早我失去了这些智力。"

36. 劳伦斯曾经说过，他曾经害怕认为自己正在跌倒，因为那样他便会跌倒。另一次谈到他曾经阻止了自己心灵的恶化，单纯因为相信自己已经糟到不能再糟的地步了。

37. 在亚历山大（Samuel Alexander）的词汇中，通常"享受"——是一项心理表现——会被加以"思量"，而通常"被思量"的东西——意识的对象——则会被主观化；见 J. Passmore, A *Hundred Years of Philosophy* (Harmondsworth, UK: Penguin Books, 1968), p. 268。

464

38. 最终启蒙的盼望，额外增添了一份扭曲和苦恼：劳伦斯在没有感觉到自己心智恶化时也很担心，因为他说，这可能意味着上帝忽视了他，他没有被安排最终获得启蒙。如果我们假定，（和史瑞伯一样）"上帝"在某种重要的意义上正是劳伦斯本人，是他自身自我意识的一种表达，那么这种对没有经历自己心智恶化的恐惧（这种恶化，正如我们已经看到，涉及对他的思想进行客观化），将转化为害怕失去一种他同时也深深依赖于这种物化的自我意识。

39. E. Heller, "The Romantic expectation," *The Artist's Journey into the Interior and Other Essays* (San Diego: Harcourt Brace Jovanovich, 1976), p. 85.

40. 有关倾向于将人类历史等同于思想的发展，特别是等同于"自我意识的进步史"（谢林），见 M. H. Abrams, *Natural Supernaturalism* (New York: Norton, 1971), pp. 187–188；也见 pp. 213–214 以及其他各处。有关后黑格尔的现代性批判，认为"自我关联的主体性，只能以客观化内部和外部自然为代价，来获得自我意识"，也见 J. Habermas (*The Philosophical Discourse of Modernity* [Cambridge, MA: MIT Press, 1990], p. 55)。也见 G. Hartman, "Romanticism and anti-self-consciousness," in H. Bloom, ed., *Romanticism and Consciousness* (New York: Norton, 1970), pp. 46–56。

41. F. von Schiller, *On the Aesthetic Education of Man*, trans. R. Snell (New York: Continuum, 1989; originally published in 1795), pp. 39, 42; idem, *Naive and Sentimental Poetry* (published with *On the Sublime*), trans. J. A. Elias (New York: Frederick Ungar, 1966), pp. 116, 107. 也见 Abrams, *Natural Supernaturalism*, p. 214。

42. Abrams, *Natural Supernaturalism*, p. 222. 谢林的描述抓住了现在流行的"异化"这个词汇，其中包含的三种主要现象——失去活力、破碎化和脱节。见 Albert William Levi, "Existentialism and the alienation of man," in E. N. Lee and M. Mandelbaum, eds., *Phenomenology and Existentialism* (Baltimore: Johns Hopkins University Press, 1967), pp. 243–265；也见本书〈前言〉。

43. N. Stallknecht, *Strange Seas of Thought: Studies in William Wordsworth's Philosophy of Man and Nature* (Bloomington and London: Indiana University Press, 1958/1966), p. 149. 也见 Abrams, *Natural Supernaturalism*, p. 459。

44. 如同海勒指出 (*The Disinherited Mind* [New York and London: Harcourt Brace Jovanovich, 1975], p. 322), 浪漫主义将卢梭的 "回归自然" 和黑格尔的 "朝往心灵" 混合在一起, 产生了一系列不同的愿景, 然而, 所有人都渴望消除异化的自我意识, 恢复纯真、天真和自发性。

45. H. von Kleist, "On the puppet theater," in P. B. Miller, ed. and trans., *An Abyss Deep Enough: Letters of Heinrich von Kleist, with a Selection of Essays and Anecdotes* (New York: Dutton, 1982), p. 216.

46. 有关这些浪漫的愿望, 见 Erich Heller, "The romantic expectation"。有些人认为浪漫主义的愿望是自相矛盾的; 例如, 见 T. Rajan, *Dark Interpreter: The Discourse of Romanticism* (Ithaca and London: Cornell University Press, 1980); 也见 Abrams, *Natural Supernaturalism,* pp. 445–447。

47. E. D. Hirsch, *Wordsworth and Schelling* (New Haven, CT: Yale University Press, 1960), esp. Chap. 2.

48. Schiller, *Naive and Sentimental,* p. 175.

49. 柯勒律治认为艺术是 "自然与人之间的中介和调和者……将自然教化的力量, 将人的思想和激情注入他沉思的每一件事物中"。他认为, 想象力能够 "使外在变成内在, 内在变成外在, 使自然思考, 思考自然" (Coleridge's *Biographia Literaria,* quoted in Abrams, *Natural Supernaturalism,* p. 269)。但要使这成为可能, 意识必须意识到自己的创造力, 不是通过对唯我论和纯粹大脑取向的有效隔离, 而是通过承认自己与有机世界的生命脉动的统一性。

50. 后者见 F. Kermode, *Romantic Image* (London: Collins, 1971)。

51. 正如艾略特《空洞的人》中的这几句话: "在概念 / 与创造之间 / 在情绪 / 与响应之间 / 阴影坠落。在欲望 / 与抽搐之间 / 在效力 / 与存在之间 / 在本质 / 与衰落之间 / 阴影坠落" (*Selected Poems* [New York: Harcourt, Brace and World, 1934], p. 80)。

52. R. Musil, *The Man Without Qualities*, trans. E. Wilkins and E. Kaiser (New York: Perigee, 1980), pp. 129, 175.

53. J. Joyce, *A Portrait of the Artist as a Young Man* (New York: Viking, 1965; first published in 1916), pp. 212–213. 叶芝和艾略特见引于 M. Perloff, *The Futurist Moment* (Chicago and London: University of Chicago Press, 1986), p. 72。

54. Raymond Federman, "Surfiction—Four propositions in the form of an introduction," in R. Federman, ed., *Surfiction: Fiction Now and Tomorrow* (Chicago: Swallow Press, 1975), p. 11.

55. 沃霍尔宣称："生活中发生的事情是不真实的。电影让情绪看起来如此强烈和真实，而当事情真的发生在你身上时，就像看电视一样——你什么都感觉不到。""我所有的影像都是人造的，但如此一来，一切都是一种人造的"（引自 K. McShine, ed., *Andy Warhol: A Retrospective* [New York: Museum of Modern Art, 1989], pp. 463, 461）。

56. 引自 R. Hughes, "The rise of Andy Warhol," in B. Wallis, ed., *Art After Modernism: Rethinking Representation* (New York: New Museum of Contemporary Art/ Godine, 1984), p. 48。

57. M. Merleau-Ponty, *Phenomenology of Perception*, trans. Colin Smith (London: Routledge and Kegan Paul, 1962), p. vii; trans. D. A. Landes (London: Routledge, 2012), p. lxx.

58. M. Merleau-Ponty, *The Visible and the Invisible*, trans. Alphonso Lingis (Evanston, IL: Northwestern University Press, 1968), pp. 31, 3, 43；也见 pp. 28–51。梅洛-庞蒂指出，反思哲学（*la philosophie réflexive*）在试图阐明存在的现实时，有"三次不真实"："对可见的〔或者更一般地，知觉的〕世界的不真实、对看到它的人的不真实，以及对他与其他'远见者'关系的不真实"(pp. 6, 39)。

59. *Ibid.*, p. xlvi.《可见的与不可见的》的译者将"*sur-réflexion*"诠释为"过度反思"(p. 38)。我避免使用这个词，因为它可能与我自己使用的"过度反身性"混淆，它指的是非常不同的东西，在某种意义上与梅洛-庞蒂的 *sur-réflexion* 对立。在《知觉现象学》(p. xiv, Smith trans.; p. lxx-viii, Landes trans.) 中，梅洛-庞蒂谈到了他所谓的"激进反思"，这是一种反思样态，意识到"它自己依赖于一种不反思的生活，这是它的初始状态，不变的，一劳永逸的"。

60. Merleau-Ponty, *Visible and Invisible*, pp. 35, 38；也见 pp. 28, 39。

61. 然而，福柯通常避免提及他们的名字；相关讨论见 H. Dreyfus and P. Rabinow, *Michel Foucault* (Chicago: University of Chicago Press, 1982), Chap. 2。

466　　62. A. Thiher, *Words in Reflection: Modern Language Theory and Postmodern Fiction* (Chicago and London: University of Chicago Press, 1984), p. 90.

63. 这些措辞来自 J. Derrida, *Of Grammatology* (Baltimore: Johns Hopkins University Press, 1976), pp. 12, 50; P. de Man, "The rhetoric of temporality," *Blindness and Insight* (Minneapolis: University of Minnesota Press, 1983), pp. 219, 207。

64. J. Derrida, *Margins of Philosophy*, trans. A. Bass (Chicago: University of Chicago Press, 1982), p. 130. 德里达将他的《论文字学》一书的"最终意图"描述如下："通过'亲近性'、'实时性'、'在场'等词，使人们认为自己理解的东西变得难以理解"(p. 70)。

我清楚德里达批评了"反思哲学"（例如康德和胡塞尔的思想），并认为他对在场形上学或"先验所指"的批评，破坏了这种哲学思考。(有关这些议题，见 R. Rorty, "Philosophy as a kind of writing," *Consequences of Pragmatism* [Minneapolis: University of Minnesota Press, 1982], pp. 90–109；Gasché, *Tain of the Mirror*, pp. 5–6 以及其他各处；J. Culler, *On Deconstruction* [Ithaca, NY: Cornell University Press, 1982], p. 205。) 但是，就算德里达对于反思方法能否发现真相感到疑虑，这几乎不会使他在他采取的写作风格或他所提出的观点等方面，不那么过度反身或过度反思（就我的意义上的说法）。

德里达的方法——"解构"——是一种具反思性、不断自我破坏的运动，"一个批判性思维的项目，其任务是定位和'拆解'那些作为思想时期的原理或规则的概念"(D. Allison, "Translator's introduction" in Derrida, *Speech and Phenomena, and Other Essays on Husserl's Theory of Signs* [Evanston, IL: Northwestern University Press, 1973], p. xxxiin)。此外，德里达所采取的哲学立场，似乎更重视从抽离中，而不是自参与中所获得的"觉察力"（同时见第六章）；因此，海德格尔和梅洛-庞蒂对"反思哲学"的批评，也适用于德里达（同时更明显适用于德曼，正如我们将看到的，他明确把反思特权赋予参与）。这种研究取向与海德格尔和梅洛-庞蒂有些不同，有关这些差异见 J. D. Caputo, "The thought of being and the conversation of mankind: The case of Heidegger and

Rorty," *Review of Metaphysics, 36*, 1983, 661–685。

65. Derrida, *Of Grammatology,* p. 20.

66. J. Derrida, *Dissemination*, trans. B. Johnson (Chicago: University of Chicago Press, 1981), pp. 129–130.

67. J. Derrida, *Speech and Phenomena,* p. 45n，也见 p.103；*Of Grammatology,* p. 158；*Positions*, trans. A. Bass (Chicago: University of Chicago Press, 1981), p. 111。

68. Derrida, *Writing and Difference,* p. 292（我的强调）。德里达在《论文字学》中写道："人们可以将游戏称为一种先验上的缺失，它意味着游戏的无限性，这导致了存在神学论以及在场形上学的毁灭 (p. 50)。

69. 德里达的批评者指责他——具备理由的——既培养了不受限制的主体自由的愿景，又抹杀了主体的积极作用。按照泰勒（Charles Taylor）的说法，"值得庆祝的是解构力量本身，主体性的巨大力量，可以消除可能束缚它的所有潜在拥戴；纯粹无拘无束的自由" (*Sources of the Self* [Cambridge, MA: Harvard University Press 1989], p. 489])；而史密斯（Paul Smith）指出，解构"将主体性确立为一种纯粹的被动性，是语义力量等级的简单导体：'诠释选择自己'——'我不选择'"（后面的引文来自德里达）(Smith, *Discerning the Subject* [Minneapolis: University of Minnesota Press, 1988], p. 50)。

467

德贡布（Vincent Descombes）正确指出："在许多宣布战胜主体的公报中，不难发现新主体性的提倡" (*Modern French Philosophy*, trans. L. Scott-Fox and J. Harding [Cambridge: Cambridge University Press, 1980], p. 77)。德贡布谈到了一种"主体性的大量流失"，这种情况在所谓的"主体消失"的时代只会变得更糟，在此一时代，遭到破坏的是主体的统一性，而非主体本身，于是这个时代下"为了我自己"（*for myself*）已经支配了自身的"存在"（*being*）(pp. 186–190)。

70. Derrida, *Writing and Difference,* p. 28.

71. 相当讽刺的是，尼采这位严厉批评一切破坏活力和激情的人，竟然被后现代主义和后结构主义运动所挪用。在一次访谈中，德里达将他自己的写作特质描述为"没什么好说的意义"（meaning-to-say-nothing），即"同时坚持和省略，如你所见，即使是被抹去的痕迹，也会将每一个概念压印至无止尽的连锁之中, 这包括差异、围绕或混淆了如此多的预防措施、参考文献、注释、引文、拼贴、补充" (*Positions*, p. 14)。这种执着的、痴迷的、自毁的——但也是自我欣赏的——声音几乎没有暗示酒神论; 它更让人想起苏格拉底, 尼采的"理论人"原型, 他几乎是本能的批评家, 他只听到试图劝阻的声音, "决意于神话的消灭", "在揭幕过程中找到最大的满足感, 这向他证明了他自己的力量" (*The Birth of Tragedy and The Genealogy of Morals*, trans. F. Golffing [Garden City, NY: Doubleday, 1956], pp. 92, 84, 137, 92)。这让人回想到尼采在《道德的谱系》中对苦行者类型的描述: "我们正面临着一种蓄意的分裂, 它对自己的不安感到幸灾乐祸, 并且愈是变得更加自信和胜利, 它的生物能量便愈是减少" (p. 254)。相关议题见 R. C. Solomon, "Nietzsche, postmodernism, and resentment: A genealogical hypothesis," in C. Koelb, ed., *Nietzsche as Postmodernist: Essays Pro and Con* (Albany: State University of New York Press, 1990), pp. 267–293。

72. De Man, "Rhetoric of temporality", 例如见 pp. 189, 208。实际上, 德曼对一些将浪漫主义视为寻求统一和封闭的传统诠释提出质疑 (e.g., p. 207)。为了避免混淆, 我继续将他批评的有机主义观点称为"浪漫主义"。

73. *Ibid.*, pp. 211, 212, 208. 当德曼将语言媒介的日常经验与木匠或鞋匠的锤子经验进行比较时, 虽然没有提到名字, 但很可能让我们想到海德格尔 (p. 213)。

74. *Ibid.*, pp. 219, 217. 德曼写道, 我们必须认识到, "知道不真实并不代表知道真实" (p. 214)。

75. Joyce, *Portrait of the Artist,* p. 212.

76. De Man, "Rhetoric of temporality," pp. 187–208. 例如, 见 C. Owens, "The allegorical impulse: Toward a theory of postmodernism," in Wallis, *Art After Modernism*, pp. 203–235。

77. De Man, "Rhetoric of temporality," pp. 213, 218, 221.

78. *Ibid.*, p. 216.

79. 我已合并了德曼关于荷尔德林的评论: 见 de Man, "Heidegger's exegeses of Hölderlin," *Blindness and Insight*, pp. 263–264. Baudelaire speaks of *"vertige de l'hyperbole,"* and de Man of "unrelieved *vertige,* dizziness to the point of madness" ("Rhetoric of temporality," p. 215)。

80. 关于"病识感"的精神病学概念，见 A. S. David, "Insight and psychosis," *British Journal of Psychiatry*, *156*, 1990, 798–799。

81. G. W. F. Hegel, *The Phenomenology of Mind*, trans. J. B. Baillie (New York: Harper and Row, 1967), p. 546.

82. Jaspers, *General Psychopathology*, p. 115.

83. D. P. Schreber, *Memoirs of My Nervous Illness*, trans. I. Macalpine and R. A. Hunter (Cambridge, MA: Harvard University Press, 1988; originally published in 1903), p. 41.

84. 引自 pp. 245, 168, 245。引文来自 A. R. Lecours and M. Vanier-Clément, "Schizophasia and jargonaphasia," *Brain and Language*, *3*, 1976, 556; M. Bleuler, *The Schizophrenic Disorders* (New Haven and London: Yale University Press, 1978), p. 490。心理治疗师希尔斯（Harold Searles）评论说："我从艰难的过程中了解到……任何慢性精神分裂症患者，在我们的〔治疗〕工作开始时，至少和我自己一样强大"；此类患者有时可能对帮助漠不关心，并且不知道任何心理痛苦（引自 T. McGlashan, "Intensive individual psychotherapy of schizophrenia: A review of techniques," *Archives of General Psychiatry*, *40*, 1983, 913）。

85. 引用页码为 pp. 293, 114, 186。引自 R. D. Laing, *The Divided Self* (Harmondsworth, UK: Penguin Books, 1965), p. 146（关于他的患者詹姆斯）；Robert Walser, "The street (1)," trans. C. Middleton, *Selected Stories* (New York: Farrar, Straus, and Giroux, 1982), p. 124; E. Meyer and L. Covi, "The experience of depersonalization: A written report by a patient," *Psychiatry*, *23*, 1960, 215。

86. Hölderlin 见引于 Jaspers, *General Psychopathology*, pp. 447–478.

87. 见 C. G. Caldwell and I. I. Gottesman, "Schizophrenics kill themselves too: A review of risk factors for suicide," *Schizophrenia Bulletin*, *16*, 1990, 571–587。然而，精神分裂症中的自杀也可能有其他意义和动机。例如，它可能体验为权力、自由和蔑视的终极宣言。有关自我疾患相关性，见 B. Skodlar and J. Parnas, "Self-disorder and subjective dimensions of suicidality," *Comprehensive Psychiatry*, *51*, 2010, 363–366。

88. 引自 M. Sechehaye, ed., *Autobiography of a Schizophrenic Girl*, trans. G. Rubin-Rabson (New York: New American Library, 1968), p. 71。

89. *Ibid.,* pp. 22, 87–89.

后记：精神分裂症和现代文化

1. 见 L. Sass, "Explanation and description in phenomenological psychopathology," *Journal of Psychopathology*, *20*, 2014, 366–376。

2. A. Jablensky, "Multicultural studies and the nature of schizophrenia: A review," *Journal of the Royal Society of Medicine*, *80*, 1987, 162.

3. T. S. Eliot, "The metaphysical poets," in W. J. Bate, ed., *Criticism: The Major* Texts (New York and Burlingame: Harcourt, Brace and World, 1952 [essay by Eliot first published in 1921]), pp. 529–534. 艾略特将新诗人描述为只能 "时断时续而无法平衡" 思考或感受。

4. E. Kraepelin, *Dementia Praecox and Paraphrenia* (Huntington, NY: Krieger, 1919/1971), pp. 74–75. 斯兰斯基的文章(1903)引自 H. C. Rümke, "The nuclear symptom of schizophrenia and the praecox feeling," trans. J. Neeleman, *History of Psychiatry*, *1*, 1990 (originally published in 1941), 335n。

5. Jarvis, *American Journal of Insanity,* 1851–1852, 引自 G. Rosen, *Madness in Society* (New York and Evanston: Harper and Row, 1968), p. 186。德弗罗提出了类似的建议；见 *Basic Problems of Ethnopsychiatry* (Chicago and London: University of Chicago Press, 1980), Chap. 10。

6. 我遵循帕森斯(Talcott Parsons)、格尔茨等人采取的三方系统：区分文化(由符号、思想和各种被视为理所当然的概念所组成的意义结构)、社会结构(具体的社会关系、制度和实践)，以及个体行动者的人格系统；见 C. Geertz, *The Interpretation of Cultures* (New York: Basic Books, 1973), pp. 144–146, 361–362。现代主义与文化联系在一起，现代性则与社会结构有所联系。

7. 这里指的是终身患病率，即人口在其一生中的某个时间患有该疾病的数。

8. 贾布伦斯基(A. Jablensky)认为精神分裂症的平均发病率，应该视为

"表达'精神分裂症'类型反应的相似分布倾向，而不是作为相同主要原因的反映"——这暗示了一种根基于人类环境的生物心理社会事实的可能，而不是外在原因的简单结果。基于这一概念，我们应该寻求"可能排除或增加精神分裂症反应可能性的心理社会和文化条件"（"Multicultural studies," 1987, 166–167）。

9. 伯尔尼鲍姆（K. Birnbaum，1923）引自 J. Cutting, *The Psychology of Schizophrenia* (Edinburgh: Churchill Livingstone, 1985), p. 94。

10. H. W. Dunham, "Society, culture and mental disorder," *Archives of General Psychiatry*, 33, 1976, 147–156.

11. 凯博文（Arthur Kleinman）批评"隐性的职业意识形态，它夸大了精神疾病的普遍性，却淡化了文化上的特殊性"；这包括地理致病性／病理可塑性的区别（"Anthropology and psychiatry: The role of culture in cross-cultural research on illness," *British Journal of Psychiatry*, 151, 1987, 449, 450）。也见 E. F. Torrey, *Schizophrenia and Civilization* (New York: Aronson, 1980), pp. 56–57。

12. 见 R. Littlewood, "Russian dolls and Chinese boxes: An anthropological approach to the implicit models of comparative psychiatry," in J. Cox, ed., *Transcultural Psychiatry* (London: Croom Helm, 1986), pp. 47–53。

13. 总结于 Jablensky, "Multicultural studies"。

14. R. Warner, *Recovery from Schizophrenia* (London and New York: Routledge and Kegan Paul, 1985), p. 156. 其中，58% 的尼日利亚患者和51% 的印度患者有一次精神病发作，随后完全缓解，而丹麦只有 6% 和中国 27%。慢性持续病程患者的频率在尼日利亚为 7%，在印度为 20%，而在丹麦和美国分别为 50% 和 47%(Jablensky, "Multicultural studies," p. 165)。更为良性的结果是第三世界精神病患者的特征，无论他们是否曾经急性发作。

15. 见 K. Hopper, G. Harrison, and N. Sartorius, *Recovery from Schizophrenia: An International Perspective* (New York: Oxford University Press, 2007); A. Jablensky and N. Sartorius, "What did the WHO studies really find?" *Schizophrenia Bulletin*, 34, 2008, 253–255。

16. 见 Warner, *Recovery from Schizophrenia,* Chap. 7; N. Waxler, "Is mental illness cured in traditional societies? A theoretical analysis," *Culture, Med-*

icine, and Psychiatry, *1*, 1977, 233–253; K. M. Lin and A. Kleinman, "Psycho-
470 pathology and clinical course of schizophrenia: A cross-cultural perspective,"
Schizophrenia Bulletin, *14*, 1988, 555–567。

17. 病程和结果后来不是 WHO 研究诊断程序的最核心准则；然而，这种特征的粗略指数，即既往疾病的范围，在发展中国家和发达国家是相似的；N. Sartorius, A. Jablensky, A. Korten, et al., "Early manifestations and first-contact incidence of schizophrenia in different cultures," *Psychological Medicine*, *16*, 1986, 917。

18. 针对这一点，见 Jablensky, "Multicultural studies," p. 166。

19. *Ibid.,* p. 165; Sartorius et al., "Early manifestations," pp. 916–917.

20. The International Classification of Diseases, 9th rev. (ICD-9), printed in American Psychiatric Association, *Diagnostic and Statistical Manual of Mental Disorders*, 3rd ed. (DSM III) (Washington, DC: American Psychiatric Press, 1980), App. D, p. 417.

21. 针对这一点的有利论证见 J. R. Stevens, "Brief psychoses: Do they contribute to the good prognosis and equal prevalence of schizophrenia in developing countries?" *British Journal of Psychiatry*, *151*, 1987, 393–396。

关于"僵直型精神分裂症"亚型可能会提出类似但更具争议的观点，在发展中国家，这种亚型约占"精神分裂症"的 10%，而在发达国家中仅占 1%。一些专家认为，许多僵直症患者不是精神分裂症，而是患有不相关的脑损伤或严重的情感疾患。DSM-5 将僵直症描述为发生在另一种疾病的背景下，包括"神经发展、精神病、双极性疾患〔或〕忧郁障碍"(American Psychiatric Association, *Diagnostic and Statistical Manual of Mental Disorders*, 5th ed. [DSM-5] [Washington, DC: American Psychiatric Publishing, 2013])。

22. ICD-9, in American Psychiatric Association, DSM III, p. 416.

23. 见 R. Chandrasena, "Schneider's First Rank Symptoms: An international and interethnic comparison," Acta Psychiatrica Scandinavica, 76, 1987, 574–578。

24. 有关这些诊断的不确定性，见 K. S. Kendler, "Toward a scientific psychiatric nosology," *Archives of General Psychiatry*, *47*, 1990, 969–973。

25. 见华纳（Richard Warner）的完整评论：*Recovery from Schizophrenia*。总结来说，华纳透过对证据的诠释，认为精神分裂症的发病率和患病率，在经济较不发达的社会中较低 (pp. 200, 234)。

26. S. Saha, D. Chant, J. Welham, and J. McGrath, "A systematic review of the prevalence of schizophrenia,' *PLOS Medicine, 2(5),* 2005, 141.

27. American Psychiatric Association, DSM-5.

28. 许多社会学家（例如韦伯）会主张，现代化和西方化大致相同，因为主要的转变机制在 17 世纪前后先是出现在欧洲，后来才传播到世界各地。见 A. Giddens, *The Consequences of Modernity* (Stanford, CA: Stanford University Press, 1990), pp. 1, 174–175。

29. 该数据评论见 Warner, *Recovery from Schizophrenia*，以及 Torrey, *Schizophrenia and Civilization*。

30. 引自 Torrey, *Schizophrenia and Civilization,* p. 46。

31. 引自 H. Fabrega, "On the significance of an anthropological approach to schizophrenia," *Psychiatry, 52*, 1989, 49。

32. Devereux, "A sociological theory of schizophrenia," *Psychoanalytic Review*, *26*, 1939, 317, 也见 Devereux, *Basic Problems of Ethnopsychiatry,* pp. 187, 214; Sir Andrew Halliday's account from 1828, quoted in Rosen, *Madness in Society,* p. 183 ; E. H. Ackerknecht, "Psychopathology, primitive medicine and primitive culture," *Bulletin of the History of Medicine, 14*, 1943, 30–67, 以及 E. H. Ackerknecht, *A Short History of Psychiatry*, trans. S. Wolff (New York: Hafner, 1968), p. 5。

33. M. Fortes and D. Y. Mayer, "Psychosis and social change among the Tallensi of Northern Ghana," in S. H. Foulkes and G. S. Prince, eds., *Psychiatry in a Changing Society* (London: Tavistock, 1969), pp. 33–73.

34. M. J. Field, "Chronic psychosis in rural Ghana," *British Journal of Psychiatry, 114*, 1968, 31. 医生／人类学家菲尔德指出，在此期间，整个加纳北部的精神错乱发病率似乎有所增加。根据部落耆老的说法，三十年前几乎闻所未闻的精神疾病，如今已经变得普遍。

35. 见 Lin and Kleinman, "Psychopathology and clinical course," p. 55。

36. E. F. Torrey, B. B. Torrey, and B. G. Burton-Bradley, "The epidemiology of schizophrenia in Papua New Guinea," *American Journal of Psychiatry*, *131*, 1974, 567–573; E. F. Torrey, "Prevalence studies in schizophrenia," *British Journal of Psychiatry, 150*, 1987, 603.

37. 关于这些研究发现的评论，见 Warner, *Recovery from Schizophrenia,* Chap. 9; A. C. Smith, *Schizophrenia and Madness* (London: Alien and Unwin, 1982), Chap. 4; Torrey, *Schizophrenia and Civilization*; M. Beiser and W. G. Iacono, "An update on the epidemiology of schizophrenia," *Canadian Journal of Psychiatry, 35*, 1990, 657–668。也见 H. B. M. Murphy, "Sociocultural variations in symptomatology, incidence and course of illness," in M. Shepherd and O. L. Zangwill, eds., *General Psychopathology,* Vol. 1 of *Handbook of Psychiatry* (Cambridge: Cambridge University Press, 1983), pp. 157–171; Ackerknecht, *A Short History of Psychiatry,* pp. 2–7; G. Devereux, *Mohave Ethnopsychiatry: The Psychic Disturbances of an Indian Tribe* (Washington, DC: Smithsonian Institution Press, 1961), p. 222。根据华纳 (p. 210) 的说法，这些证据虽然不是决定性的，但表明了在传统生活方式鲜少受到付现经济影响的文化中，精神分裂症更为罕见。

38. E. F. Torrey and A. Bowler, "Geographical distribution of insanity in America: Evidence for an urban factor," *Schizophrenia Bulletin, 16*, 1990, 591–604.

39. H. Collomb, "Bouffées délirantes en psychiatrie africaine," *Psychopathologie Africaine, 1*, 1965,167–239, discussed in W. G. Jilek and L. Jilek-Aall, "Transient psychoses in Africans," *Psychiatria Clinica, 3*, 1970, 337–364.

40. Torrey, *Schizophrenia and Civilization,* p. 56.Torrey, "Prevalence studies in schizophrenia," p. 599; Stevens, "Brief psychoses," p. 394. Jilek and Jilek-Aall, "Transient psychoses in Africans," pp. 337, 341–342.

41. Stevens, "Brief psychoses," pp. 393, 395.

42. M. H. Hollender and S. J. Kirsch, "Hysterical psychosis," *American Journal of Psychiatry, 120*, 1964, 1066–1068, 1073. 例如，莎多利斯、贾布伦斯

基、柯尔顿（Sartorius、Jablensky、Korten）和同事的报告显示，与工业化西方国家相比，"妄想情绪"的症状（相当于第二章中描述的"意幻感受"，这是"疑虑"的其中一个方面），在第三世界的精神分裂症和相关疾病患者中较为少见；见 "Early manifestations of schizophrenia," 1986, pp. 920–921。

43. 见 J. Leff, "Epidemiology of mental illness across cultures," in J. Cox, ed., *Transcultural Psychiatry*, *41*, 1986, 23–36; Jilek and Jilek-Aall, "Transient psychoses in Africans," pp. 344–345, 358 ; I. Sow, *Anthropological Studies of Madness in Black Africa* (New York: International Universities Press, 1978), pp. 25–33。

44. Devereux, *Basic Problems of Ethnopsychiatry,* pp. 219, 221. 德弗罗认为，精神分裂症是"复杂文明社会的典型族群精神病"（引自 Jablensky, "Multicultural studies and schizophrenia," p. 163）。同样，雅斯贝尔斯将精神分裂症视为 20 世纪的主要精神疾病，而歇斯底里症在更早的几个世纪中更为常见；见 Ackerknecht, *A Short History of Psychiatry,* p. 3. 有关歇斯底里的相似看法见，Leff, "Epidemiology of mental illness"。如果将非洲和欧洲具有歇斯底里人格结构的患者进行比较，便会出现类似的对比。两者都表现出戏剧性的特征，但在非洲，"一种以外部为导向的直接表达倾向较为盛行，与西方群体中较为间接并且以自我为导向的表达模式形成对比"（R. A. Pierloot and M. Ngoma, "Hysterical manifestations in Africa and Europe: A comparative study," *British Journal of Psychiatry*, *152*, 1988, 115）。有关忧郁症患者，见 H. B. M. Murphy, "The advent of guilt feelings as a common depressive syndrome: A historical comparison on two continents," *Psychiatry*, *41*, 1978, 229–242。

45. 见 Jilik and Jilek-Aall, "Transient psychoses in Africans," pp. 354, 351 ；有关克雷奇默尔和雅斯贝尔斯，以及有关原始反应（*Primitivreaktionen*），也见 p. 347。

46. 有关这些精神病形式的概述，见 M. Menuck, S. Legaut, P. Schmidt, and G. Remington, "The nosological status of the remitting atypical psychoses," *Comprehensive Psychiatry*, *30*, 1989, 53–73。

47. 贝塞尔和艾科诺（Beiser and Iacono）对于"精神分裂症在所有文化中都以某种不变的形式存在"这个说法表示异议；在他们看来，证据显示"这些无

472

法忍受的疾病，可能并非在所有地方都存在相同的现象”，或许 “不应该全部归入精神分裂症的范畴” ("Update on the epidemiology," p. 663)。

48. 见 J. B. Kirkbride, P.B. Jones, S. Ullrich, and J. W. Coid, "Social deprivation, inequality, and the neighborhood-level incidence of psychotic syndromes in East London," *Schizophrenia Bulletin 40*, 2014, 169–180。J. McGrath, S. Saha, D. Chant, and J. Welham, "Schizophrenia: a concise overview of incidence, prevalence, and mortality," *Epidemiologic Reviews, 30(1),* 2008, 67–76。有关第二代移民: E. Cantor-Graae, and J.P. Selten, "Schizophrenia and migration: a meta-analysis and review," *American Journal of Psychiatry, 162(1),* 2005, 12–24。

49. J. van Os, G. Kenis, and B.P. Rutten, "The environment and schizophrenia," *Nature, 468,* 2010, 203–212. S. Wicks, A. Hjern, D. Gunnell, G. Lewis, and C. Dalman, "Social adversity in childhood and the risk of developing psychosis: A national cohort study," *American Journal of Psychiatry, 162,* 2005, 1652–1657.

50. J. S. Brekke and C. Barrio, "Cross-ethnic symptom differences in schizophrenia: The influence of culture and minority status," *Schizophrenia Bulletin, 23(2),* 1997, 305–316.

51. J. J. McGrath, "Variations in the incidence of schizophrenia: Data versus dogma," *Schizophrenia Bulletin, 32(1),* 2006, 195–197.

52. F. Varese, F. Smeets, M. Drukker, et al., "Childhood adversities increase the risk of psychosis: A meta-analysis," *Schizophrenia Bulletin, 38,* 2012, 661–671; J. Read, J. van Os, A. P. Morrison, and C. A. Ross, "Childhood trauma, psychosis and schizophrenia: a literature review," *Acta Psychiatrica Scandinavica, 112,* 2005, 330.

53. P. Bebbington and L. Kuipers, "The clinical utility of expressed emotion in schizophrenia," *Acta Psychiatrica Scandinavica Supplement, 382,* 1994, 46–53; K. Berry, C. Barrowclough, and G. Haddock, "The role of expressed emotion in relationships between psychiatric staff and people with a diagnosis of psychosis: a review of the literature," *Schizophrenia Bulletin, 37,* 2011, 958–

972.

54. J. P. Selten, E. van der Ven, B. P. Rutten, and E. Cantor-Graae, "The social defeat hypothesis of schizophrenia: An update," *Schizophrenia Bulletin*, 39(6), 2013, 1180–1186; M. van Neirop, J. van Os, N. Gunther, et al., "Does social defeat mediate the association between childhood trauma and psychosis?" *Acta Psychiatrica Scandinavica, 129*, 2014, 467–476。

473

55. 见 S. B. Renard, R. Huntjens, P.H. Lysaker, et al., "Unique and overlapping symptoms in schizophrenia spectrum and dissociative disorders," *Schizophrenia Bulletin, 43*, 2017，108–121。巴克利、米勒、莱勒和凯索(P. F. Buckley, B. J. Miller, D. S. Lehrer, and D. J. Castle)发现，精神分裂症患者有29%与 PTSD 共病："Psychiatric comorbidities and schizophrenia," *Schizophrenia Bulletin, 35*, 2009, 383–402。有关精神分裂症和人格解体疾患之间的重迭症状，见 L. Sass, E. Pienkos, B. Nelson, and N. Medford, "Anomalous self-experience in depersonalization and schizophrenia: A comparative investigation," *Consciousness and Cognition, 22*, 2013, 430–431。合并焦虑症在精神分裂症中非常普遍；A. M. Achim, M. Maziade, E. Raymond, et al., "How prevalent are anxiety disorders in schizophrenia? A meta-analysis and critical review on a significant association." *Schizophrenia Bulletin, 37*, 2011, 811。

56. 见 M. Ratcliffe, "Selfhood, schizophrenia, and the interpersonal regulation of experience," in C. Durt, T. Fuchs, and C. Tewes, eds., *Embodiment, Enaction and Culture* (Cambridge, MA: MIT Press, 2017), pp. 149–171。对于主要因素和次要因素的整合观点，见 J.-P. Borda and L. Sass, "Phenomenology and neurobiology of self disorder in schizophrenia: Primary factors," *Schizophrenia Research, 169*, 2015, 464–473，以及 L. Sass and J.-P. Borda, "Phenomenology and neurobiology of self disorder in schizophrenia: Secondary factors," *Schizophrenia Research, 169*, 2015, 474–482。

57. 见 E. Hare, "Was insanity on the increase?" *British Journal of Psychiatry, 142*, 1983, 439–455; J. Cooper and N. Sartorius, "Cultural and temporal variations in schizophrenia: A speculation on the importance of industrialization," *British Journal of Psychiatry, 130*, 1977, 50–55; E. F. Torrey, *Schizophrenia*

and Civilization。相反论点见 D. V. Jeste, R. del Carmen, J. B. Lohr, and R. J. Wyatt, "Did schizophrenia exist before the eighteenth century?" *Comprehensive Psychiatry*, *26*, 1985, 493–503，以及 M. D. Altschule's remarks in M. D. Altschule, E. L. Bliss, R. Cancro, et al., "Historical perspective: Evolution of the concept of schizophrenia," in S. Wolf and B. B. Berle, eds., *The Biology of the Schizophrenic Process* (New York and London: Plenum, 1976), p. 3。有关对自我和个人责任的精神病理学和文化态度，见 H. B. M. Murphy on depressive symptoms in twentieth-century Africa and seventeenth-century England, "The advent of guilt feelings"。

58. A. Gehlen, *Man in the Age of Technology*, trans. P. Lipscomb (New York: Columbia University Press, 1980), p. 94.

59. 见 Torrey, *Schizophrenia and Civilization,* Chap. 2。

60. Hare, "Was insanity on the increase?" p. 450 ; Smith, *Schizophrenia and Madness,* Chap. 5. 哈斯拉姆在 1809 年描述了一种在青春期发病且病程恶化的类似精神分裂症疾患，但没有命名。埃斯基罗尔（Esquirol）在 1838 年引入了"智力偏执"一词。莫雷在 1860 年写下了"早发性痴呆"（*démence précoce*）（比起克雷佩林后来对该语汇的使用较为狭义）。见 Cutting, *Psychology of Schizophrenia,* pp. 11–15; Altschule, "Historical perspective: schizophrenia"。然而，或许可以这么说，莎士比亚中的某些角色表现出类似精神分裂症的疯狂形式。

61. Warner, *Recovery from Schizophrenia,* p. 233.

62. Hare, "Was insanity on the increase?" pp. 450, 449. 黑尔写道，普遍认为"精神分裂症总是维持大致相同的发病率"，"这显然不是基于历史证据"(p. 651)。

63. 有关斯兰斯基在 1907 年描述维也纳人口中"精神错乱"病例明显减少，此一概念与短暂性精神病或"神志不清"（*bouffée delirante*）非常相似。最近，吉尼斯（E. A. Guinness）评论英国的非裔加勒比移民中，出现类似但更为迅速的趋势：先是短暂的精神病反应，接着是非典型精神病，最后是（随着移民父母出生在英国）第二代移民中，严重且明确的精神分裂症显著增加："Patterns of mental illness in the early stages of urbanisation," *British Journal of Psychiatry*,

160 (Suppl. 16), 1992, 36–37；也见 pp. 33–36, 66, 68。

64. 见 K. Jaspers, *Strindberg and Van Gogh* (Tucson: University of Arizona Press, 1977), p. 200；K. Jaspers, *General Psychopathology*, trans. J. Hoenig and M. W. Hamilton (Chicago: University of Chicago Press, 1963), p. 733。

65. 见 J. H. Matthews, *Surrealism, Insanity, and Poetry* (Syracuse, NY: Syracuse University Press, 1982); J. MacGregor, *The Discovery of the Art of the Insane* (Princeton, NJ: Princeton University Press, 1989); J.-J. Lecercle, *Philosophy Through the Looking Glass: Language, Nonsense, Desire* (La Salle, IL: Open Court, 1985)。

66. 有关内瓦尔（可能患有"情感性精神分裂症"）的重要性，见 Arthur Symons, *The Symbolist Movement in Literature* (New York: Dutton, 1919/1958), pp. 6–21。有关荷尔德林，见 H. Stierlin, "Lyrical creativity and schizophrenic psychosis in Friedrich Hölderlin's fate," *Psychoanalysis and Family Therapy: Collected Papers* (New York: Aronson, 1977), pp. 83–108, esp. pp. 89, 98；以及 S. Tonsor, "Hölderlin and the modern sensibility," in E. E. George, ed., *Friedrich Hölderlin: An Early Modern* (Ann Arbor: University of Michigan Press, 1972), pp. 54–63。

67. R. Littlewood, "The imitation of madness: The influence of psychopathology on culture," *Social Sciences and Medicine, 19*, 1984, 705–715.

68. 有关精神分裂症与现代主义／后现代主义创造力形式的近似度，见 L. Sass, "Schizophrenia, modernism, and 'creative imagination': On creativity and psychosis," *Creativity Research Journal, 13*, 2000/2001, 55–74。

69. Torrey, *Schizophrenia and Civilization*. 黑尔也暗示了传染（病毒）或饮食原因（"Was insanity on the increase？" p.451），但这种观点并不被广为接受。相关批判性评论，见 R. Warner, *Recovery from Schizophrenia,* p. 234；R. W. Heinrichs, *In Search of Madness: Schizophrenia and Neuroscience* (New York: Oxford University Press, 2001), p. 203。

70. 现代私有化家庭可能对受精神分裂所伤害的人们构成特别挑战。用于描述这种家庭的语汇——"孤立"、"与亲属的情感过度连结"等——让我们回想起关于促成精神分裂症成员复发的家庭模式（所谓的"表达情绪"）的说法。

见 R. Sennett, "Destructive *Gemeinschaft,*" in R. Sennett, ed., *The Psychology of Society* (New York: Random House, 1977), pp. 192–200。

71. Jablensky, "Multicultural studies," p. 167; Murphy, "The advent of guilt feelings," p. 240; H. Lefley, "Culture and chronic mental illness," *Hospital and Community Psychiatry*, 41, 1990, 278. "表达情绪" 研究显示，家庭成员的批评或责备态度，可能会导致精神分裂性精神病复发；见 J. Leff and C. Vaughn, eds., *Expressed Emotion in Families: Its Significance for Mental Illness* (New York: Guilford, 1985)。

社会理论家盖尔纳（E. Gellner）认为，在现代社会中，个体化和同质化是串连的：具备工作专业化并强调个人责任，但工作必须以相同的方式完成，符合工具理性。这两面的发展都可能对罹患有精神分裂症的人构成特别大的挑战。见 E. Gellner, *Plough, Sword, and Book* (London: Collins Harvill, 1988), p. 262. Michel Foucault offers a similar view of modernity in *Discipline and Punish* (trans. A. Sheridan [New York: Vintage Books, 1979])。

72. 这似乎是法布雷加（Fabrega）的观点，见 "Significance of anthropological approach," pp. 60–61；以及库珀和赛多利斯（Cooper and Sartorius）的观点，见 "Cultural and temporal variations"。

这种文化假说与广为接受的观点相似，即精神分裂症通常在青春期或成年早期发展，因自主性需求日益增长，对有缺陷或虚弱以及不成熟的认知发展或自我结构提出了巨大的要求。一位 19 世纪的精神病学家写道："在自身重担的压力下，或者在第一次担负成人生活的责任时，糟糕的大脑会无声无息地崩溃" (Hayes Newington, quoted in P. Barham, *Schizophrenia and Human Value* [Oxford: Blackwell, 1984], p. 38)。

73. 更完整的描述参阅本书讨论的现代主义特征；今日不再将它们视为近似，而是视为潜在的影响。有关现代文化的可能作用，见 L. Sass, "'Negative symptoms,' commonsense, and cultural disembedding in the modern age," in J. Jenkins and R. Barrett eds., *Schizophrenia, Culture, and Subjectivity* (Cambridge: Cambridge University Press, 2004), pp. 303–328; L. Sass, "The consciousness machine: Self and subjectivity in schizophrenia and modern culture," in U. Neisser and D. Jopling, eds., *The Conceptual Self in Context: Culture,*

Experience, Self-Understanding (Cambridge and New York: Cambridge University Press, 1997), pp. 203–232; L. Sass, "Civilized madness: Schizophrenia, self-consciousness, and the modern mind," *History of the Human Sciences*, 7, 1994, 83–120。

74. C. Taylor, "The moral topography of the self," in S. Messer, L. Sass, and R. Woolfolk, eds., *Hermeneutics and Psychological Theory* (New Brunswick, NJ: Rutgers University Press, 1988), p. 310. 卢里雅（A. R. Luria）认为，"自我意识是社会历史发展的产物，首先出现的是对自然和社会现实的外部反映"，并且"在后来，通过它的影响，我们才发现自我意识的最复杂形式"：*Cognitive Development: Its Cultural and Social Foundations*, trans. M. Lopez-Morillas and L. Solotaroff [Cambridge, MA: Harvard University Press, 1976], p. 145。

75. K. J. Weintraub, *The Value of the Individual: Self and Circumstance in Autobiography* (Chicago: University of Chicago Press, 1978).

76. R. M. Rilke, *The Selected Poetry of Rainer Maria Rilke*, trans. S. Mitchell (New York: Vintage Books, 1984), p. 189. 相关讨论见 C. Taylor, *Sources of the Self* (Cambridge, MA: Harvard University Press, 1989), pp. 501–502 以及其他各处。

77. P. Rieff, *Freud: The Mind of the Moralist* (Garden City, NY: Doubleday Anchor, 1961), pp. 391–392.

78. 有关盖伦和谢尔斯基，见 A.C.Zijderveld,"The challenges of modernity,"in J.D. Hunter and S. C. Ainlay, eds., *Making Sense of Modern Times* (London and New York: Routledge and Kegan Paul, 1986), pp. 57–75。也见 P. Berger, "The problem of multiple realities: Alfred Schutz and Robert Musil," in M. Natanson, ed., *Phenomenology and Social Reality* (The Hague: Martinus Nijhoff, 1970), pp. 213–233。黑格尔和克尔凯郭尔已经预见到这些社会学家的观点；见 M. C. Taylor, *Journeys to Selfhood: Hegel and Kierkegaard* (Berkeley: University of California Press, 1980), Chap. 2。翁格强调读写能力，指出口语文化中的精神病人不太可能将他们自己的思维过程与群体脱离开来，并且不会表现出系统性的白日梦、建构私人想象世界等；见 "World as view and world as event," 476

American Anthropologist, 71, 1969, 634–647。

　　79. 自尊心受到打击是精神分裂症的常见诱因；见 R. Grinker and P. Holzman, "Schizophrenic pathology in young adults," *Archives of General Psychiatry, 28*, 1973, 168–175。

　　80. 例如，不适当的反思和理性倾向，可能是因为左脑过度活化或右脑活化不足所导致的。对内部或通常不被注意的刺激的过度注意，可能涉及海马回异常的显著失调（见"附录"）。在这种文化的背景下，这两种倾向都可能加剧它的程度。如果一个人接受了额叶功能低下这样的概念（大脑额叶部分活化不足，可能与默认模式网络的过度活化有关；见"附录"），那么现代文化在两方面显得很重要：对于倾向抑制额叶执行功能的人来说，个人主动性的需求尤其会有问题；但同样地，文化对内向性和个体性的强调，可能会引导他们的退缩模式，鼓励自闭症退缩。

　　81. L. S. Gilles, R. Elk, O. Ben-Arie, and A. Teggin, "The Present State Examination: Experiences with Xhosa-speaking psychiatric patients," *British Journal of Psychiatry, 141*, 1982, 143–147. 相关讨论见 H. Fabrega, "Cultural relativism and psychiatric illness," *Journal of Nervous and Mental Disease, 177*, 1989, 415–425。

　　82. Giddens, *Consequences of Modernity,* pp. 4–6.

　　83. P. Berger, B. Berger, and H. Kellner, The Homeless Mind: Modernization and Consciousness (New York: Vintage Books, 1974), Pt. 1, pp. 23–115.

　　84. Giddens, *Consequences of Modernity,* pp. 39, 176.

　　85. 举例见 F. Jameson, "Postmodernism and consumer society," and J. Baudrillard, "The ecstasy of communication," both in H. Foster, ed., *The Anti-Aesthetic: Essays on Postmodern Culture* (Port Townsend, WA: Bay Press, 1983), pp. 111–125, 126–134。

　　关于后现代性与关于后现代主义的相似度争论——一些理论家将后现代媒体时代视为一个真正的新起点（例如詹明信和布什亚），而另一些理论家则认为是现代性的延续（例如，Giddens, *Consequences of Modernity,* pp. 45–53）。本雅明（Walter Benjamin）的文章捕捉到了媒体时代的类分裂性人格面向，"The work of art in the age of mechanical reproduction" (in *Illuminations*, trans. H.

Zohn [New York: Schocken Books, 1969], pp. 217–251),本雅明在其中反思了真实灵光的丧失，以及现代人在自我疏离、自我沉思和自我毁灭中所获得的审美快感。

86.有关现代主义，马克思主义批评家卢卡奇也持类似观点，卢卡奇将现代主义对精神情绪或内在意象的关注，视为现代资本主义社会的"物化"趋势的另一种主要表现；见 F. Jameson, *Fables of Aggression* (Berkeley: University of California Press, 1979), pp. 13–14。对卢卡奇来说，现代主义的内向性——通常被认为为摆脱人格解体和破碎化的外部世界提供避难所（例如伍尔夫）——实际上却是向孤立和破碎的外部力量的投降。这种分析类似于福柯在《规训与惩罚》中，对全景现代性的讨论（见第八章讨论）。福柯将内在自我和认同感的现代关注，描述为规训和控制普遍兴起的一种反映和神秘化。卢卡奇和福柯两人都提出这种逃避社会参与的形式，是如何由一个人所退出的社会所预先安排好的。

87.引文来自福柯关于疯狂的早期著作，其中似乎经常假设一种关于精神错乱的酒神／原始主义式观点：*Madness and Civilization*, trans. R. Howard (New York, Vintage, 1965, originally published in 1961), pp. 278, 281; *History of Madness*, trans. J. Murphy and J. Khalfa (London, Routledge, 2006), pp. 511, 532。 477

附录：神经生物学考虑

1.我感谢我的两位同事学者，希尔弗斯坦和肖尔斯（Steven Silverstein and Tracey Shors），谢谢他们对此版本的附录内容提供了协助与评论。

2.举例来说，见 E. H. Reynolds, "Structure and function in neurology and psychiatry," *British Journal of Psychiatry*, 157, 1990, 481–490; S. Rose, "Disordered molecules and diseased minds," *Journal of Psychiatric Research*, 18, 1984, 351–360。

3.见 K .L. Narr and A.M. Leaver, "Connectome and schizophrenia," *Current Opinion in Psychiatry*, 28, 2015, 229–235。

4.新增段落如下：一般批判：关于现象学解释的段落。特别评论：前一后轴、皮质层—皮质下层和偏侧化小节中的最后两段。结论：几乎所有关于主要因素和次要因素的小节。

5. 引文来自 M. Foucault, *Madness and Civilization* (New York and Toronto: New American Library, 1965), p. 75; M. Foucault, *History of Madness*, trans. J. Murphy and J. Khalfa (London, Routledge, 2006), p. 42。有关使用物理／因果语言来治疗精神疾病，以及使用理想主义语言（一种理性的语言）用于心理健康，见 R. Smith, "Mental disorder, criminal responsibility and the social history of theories of volition," *Psychological Medicine*, 9, 1979, 13–19。弗洛伊德同意这种观点，认为精神病主要涉及缺陷而不是防卫现象；见 P. Federn, *Ego Psychology and the Psychoses* (London: Maresfield Reprints, 1953/1977), p. 169。

6. 为了说明这个在心理学和精神病学中广泛存在的观点，让我引用几年前我提交给知名主流心理学期刊的一篇稿件的负面匿名评论：

> 将这种疾病〔精神分裂症〕描述为处理缺陷异常的不幸后果，这将是一个严重的错误。在精神病患者的沟通中没有比在阿尔兹海默症患者的痴呆中获得更多的智慧。每种形式的疾患都是特定缺陷的结果。研究思维障碍的变化，充其量只是为疾病的病程及其与特定神经化学变化的关系提供线索……在精神分裂症思维障碍中……就只剩那些浪费在痴呆症上头的悲惨证据了。

7. 有关 18 世纪的观点，见 R. Porter, *Mind-Forged Manacles: A History of Madness in England from the Restoration to the Regency* (Cambridge, MA: Harvard University Press, 1987), pp. 195–196。这些物理主义学说可能帮助了那个时期的精神病学家和治疗疯狂的医师，与更具声望的医学科学取径结合，同时宣称他们对于精神错乱患者照顾的特权。其他观点认为当代生物精神病学也是如此：R. P. Bentall, H. F. Jackson, and D. Pilgrim, "Abandoning the concept of 'schizophrenia'," *British Journal of Clinical Psychology*, 27, 1988, 315。

8. 哲学家奥克肖特（Michael Oakeshott）将这个经常陈述的命题阐述如下："正由于这是一种反思性意识的执行，他的行为和言论是他对自身处境的理解的结果，并且……这种理解不能'简化'"（引自 P. Barham, *Schizophrenia and Human Value* [Oxford: Blackwell, 1984], p. 170）。

9. 举例来说，见 Reynolds, "Structure and function," p. 488: "Cerebral func-

tion is profoundly influenced by psychological and social factors"。

10.1983 年, 马穆尔 (Judd Marmor) 指出 "生物决定论谬论" 的传播是 "遗传学、神经化学和药理学研究取得显著进步的结果" ("Systems thinking in psychiatry," *American Journal of Psychiatry*, *140*, 1983, 835)。最近的神经影像研究加剧了这种趋势。

11. E. C. Johnstone, T. J. Crow, C. D. Frith, et al., "The dementia of dementia praecox," *Acta Psychiatrica Scandinavica*, *57*, 1978, 305–324; W. B. Lawson, I. N. Waldman, and D. R. Weinberger, "Schizophrenic dementia: Clinical and computed axial tomography correlates," *Journal of Nervous and Mental Disease*, *176*, 1988, 207–212. 最新研究见 P. J. de Vries, W. Honer, P. Kemp, et al., "Dementia as a complication of schizophrenia," *Journal of Neurology, Neurosurgery and Psychiatry*, *70*, 2001, 588–596。

12. E. Kraepelin, *Dementia Praecox and Paraphrenia* (Huntington, NY: Robert E. Krieger, 1971; first English ed., 1919), p. 1.

13. 引自 G. E. Berrios, "Positive and negative symptoms and Jackson," *Archives of General Psychiatry*, *42*, 1985, 96。

14. M. J. Clark, "The rejection of psychological approaches to mental disorder in late nineteenth-century British psychiatry," in A. Scull, ed., *Madhouses, Mad-Doctors, and Madmen: The Social History of Psychiatry in the Victorian Era* (Philadelphia: University of Pennsylvania Press, 1981), pp. 271–312, 275, 284. 有关杰克逊的观点和影响, 见 Berrios, "Positive and negative symptoms"; G. E. Berrios, "French views on positive and negative symptoms: A conceptual history," *Comprehensive Psychiatry*, *32*, 1991, 395–403; E. Stengel, "Hughlings Jackson's influence in psychiatry," *British Journal of Psychiatry*, *109*, 1963, 348–355。

15. 引自 Clark, "Rejection of psychological approaches," p. 284。

16. *Ibid.,* p. 271.

17. 改述自 Southard (1912) in P. R. Slavney and P. R. McHugh, *Psychiatric Polarities* (Baltimore and London: Johns Hopkins University Press, 1987), p. 12。也见坦布里尼 (A. Tamburini) 具影响力的文章, "A theory of hallucina-

tions" (1881) *History of Psychiatry, 1,* 1990, 145–156。

18. 引文来自 Clark, "Rejection of psychological approaches," pp. 286, 284。

19. 见 M. Bleuler, *The Schizophrenic Disorders: Long-Term Patient and Family Studies*, trans. S. M. Clemens (New Haven and London: Yale University Press, 1978), p. 448。一位精神病史学家提及这些趋势带来 "轻视的合法化"；见 Barham, *Schizophrenia and Human Value,* p. 14。

20. A. Harrington, "Nineteenth-century ideas on hemisphere differences and 'duality of mind'," *Behavioral and Brain Sciences, 8,* 1985, 622, 621. 同时有关克雷佩林，见 N. Andreasen, "Cerebral localization: Its relevance to psychiatry," *Can Schizophrenia Be Localized in the Brain?* (Washington, DC: American Psychiatric Press, 1986), p. 8。

21. 引自 Harrington, "Nineteenth-century ideas on hemisphere," p. 623。1879 年，克莱顿–布朗（Crichton-Browne）写道："位于左脑的皮质层是最晚被组织的，也是最具进化和自动性的，因而可能首先罹患精神错乱"（引自 T. J. Crow, J. Ball, S. R. Bloom, et al., "Schizophrenia as an anomaly of development of cerebral asymmetry," *Archives of General Psychiatry, 46,* 1989, 1149)。精神分析学家费伦齐（Sandor Ferenczi）和沃尔夫（Werner Wolff）将右脑与无意识和原欲幻想连结起来；见 A. Harrington, *Medicine, Mind, and the Double Brain* (Princeton, NJ: Princeton University Press, 1987), pp. 258–259。

22. Harrington, *Medicine, Mind,* 1987.

23. E. Kraepelin, "Dementia praecox," in J. Cutting and M. Shepherd, eds., *The Clinical Roots of the Schizophrenia Concept* (Cambridge: Cambridge University Press, 1987; originally published in 1896), p. 23. 克雷佩林甚至认为，在早发性痴呆中，"与那些属于最高发展程度的心理功能相比，远古活动对疾病过程提供了更大的抵抗力，这对应于更深皮质层的轻微损伤，这更像是属于低等动物的皮质层"(*Dementia Praecox,* p. 222)。

24. 一个鲜为人知的事实是，克雷佩林在他专业生涯即将结束时(1920 年)，采取一种不那么单一的立场，承认 "精神分裂症症状也可能在不损害脑组织的情况下发生"（引自 A. Jablensky, "Multicultural studies and the nature of schizophrenia: A review," *Journal of the Royal Society of Medicine, 80,* 1987, 167)。

戈尔茨坦有类似的转变，见注释 29。

25. 值得注意的早期现象学研究包括闵可夫斯基的博格森分析，*La Schiz-ophrénie*，出版于 1927 年，以及稍后的宾斯旺格、施奈德（和海德堡学派的其他成员）、康拉德、布兰肯堡和莱恩的作品 (*The Divided Self*, 1959)。有关荣格重要但被忽视的著作，见 S. Silverstein, "Jung's views on causes and treatments of schizophrenic in light of current trends in cognitive neuroscience and psychotherapy research," *Journal of Analytical Psychology*, *59*, 2014, 98–129, 263–283。

26. Stengel, "Hughlings Jackson's influence in psychiatry," pp. 348–355.

27. 卢森堡（H. Luxumberger）引自 Barham, *Schizophrenia and Human Value,* p. 52。

28. 然而，这些情况与精神分裂症的实际相似性是值得怀疑的。雅斯贝尔斯描述了"心理病理学的差异，例如在全身瘫痪和精神分裂症之间，又或者在严重的器官损害（如被机器碾压过）和心智涣散之间，器质性现象随着〔精神分裂症〕过程的进展而中断停止"（引自 Cutting, *Psychology of Schizophrenia*, p. 30; see also p. 350）。老布鲁勒意识到晚期精神分裂症的"轻度脑萎缩和某些组织变化"，但不相信这可以解释"精神分裂症症状是因为皮质层缩小的恶化（如痴呆或低智能），而产生完全不同的表现"（*Dementia Praecox, or the Group of Schizophrenias*, trans. J. Zinkin [New York: International Universities Press, 1950], pp. 466–467, 77）。也见 M. Bleuler, *Schizophrenic Disorders,* p. 453。

29. 见 Howard Gardner, *The Shattered Mind* (New York: Vintage Books, 1974), pp. 93–97, 143–147, 423–427；G. Goldstein, "Contributions of Kurt Goldstein to neuropsychology," *Clinical Neuropsychologist*, *4*, 1990, 3–17。克雷佩林并且提出，精神分裂症的主要缺陷可能是抽象能力的丧失（被描述为"将感知转变为一般性观念、将感觉转变为情感、将冲动转变为永久的意志趋势等过程"，这种抽象能力构成了"更高层次的心理活动"和"心理人格的本质"）(*Dementia Praecox,* pp. 220–221)。晚年的戈尔茨坦实际上否认了器质性因素在精神分裂症中的作用，认为这些患者"不使用抽象，是一种防止灾难和焦虑危险的保护机转"（引自 Goldstein, "Contributions of Kurt Goldstein," p. 8）。然而，这不是他通常被理解的内容；见 L. J. Chapman and J. P. Chapman, *Dis-*

480　*ordered Thought in Schizophrenia* (Englewood Cliffs, NJ: Prentice-Hall, 1973), pp. 147–148。

　　30. Nancy Andreasen, *The Broken Brain: The Biological Revolution in Psychiatry* (New York: Harper and Row, 1984), p. 138; Andreasen, "Brain imaging: Applications in psychiatry," *Science, 239*, 1988, 1381. 然而，在后来的论文中，安德烈亚森批评了采取生物学式还原论取向的精神病理学理解。

　　31. 贝里奥的文章 ("Positive and negative symptoms") 质疑，当代对这种区分的使用是否真的是杰克逊的构想，因为它们没有采用杰克逊针对低阶中心，或对于神经活动的功能等级的抑制或释放概念。就克劳 (T. J. Crow) 的权威著作，贝里奥可能是正确的，但是，正如我们所见，温伯格和安德烈亚森在这个意义上都是杰克逊主义者。

　　32. T. R. Insel, "Rethinking schizophrenia," *Nature, 468*, 2010, 187–193. 见 D. H. Mathalon and J. M. Ford, "Neurobiology of schizophrenia: Search for the elusive correlation with symptoms, *Frontiers of Human Neuroscience, 6*, 2012, 136。

　　33. 有关强烈批判多巴胺假说，见 K. S. Kendler and K. F. Schaffner, "The dopamine hypothesis of schizophrenia: An historical and philosophical analysis," *Philosophy, Psychiatry and Psychology 18*, 2011, 41–63。最近的一篇评论指出，"缺乏直接证据显示精神分裂症中皮质层多巴胺的改变"，这一点令人震惊：J. Kambeitz, A. Abi-Dargham, S. Kapur, et al., "Alterations in cortical and extrastriatal subcortical dopamine function in schizophrenia: Systematic review and meta-analysis of imaging studies," *British Journal of Psychiatry, 204*, 2014, 420–429。也见 R. W. Heinrichs, *In Search of Madness: Schizophrenia and Neuroscience* (New York: Oxford University Press, 2001), pp. 168–169。

　　34. 评论见 M. S. Keshavan, R. Tandon, N. N. Boutros, et al., "Schizophrenia, 'just the facts': What we know in 2008. Part 3: Neurobiology," *Schizophrenia Research, 106(2–3),* 2008, 89–107。

　　35. 举例见 T. E. Goldberg, D. R. Weinberger, K. F. Berman, et al., "Further evidence for dementia of the prefrontal type in schizophrenia," *Archives of General Psychiatry, 44*, 1987, 1014。

36. 戈尔（Gur）认为，左脑功能失调导致了精神分裂症患者在概念化、使用抽象、进行逻辑推理和做出适当判断的能力受到扰乱：R. Gur, "Cognitive concomitants of hemispheric dysfunction in schizophrenia," *Archives of General Psychiatry*, *36*, 1979, 269。也见 J. Cutting, *The Right Cerebral Hemisphere and Psychiatric Disorders* (Oxford: Oxford University Press, 1990), p. 282; M. S. Gazzaniga, "Organization of the human brain," *Science*, *245*, 1989, 947–952。

37. 引文来自 N. Andreasen, "Is schizophrenia a temporolimbic disease?" in N. Andreasen, ed., *Can Schizophrenia Be Localized in the Brain* (Washington, DC: American Psychiatric Association Press, 1986), p. 39; N. Andreasen, "Brain imaging," p. 1382。

38. 见 D. R. Weinberger, "Implications of normal brain development for the pathogenesis of schizophrenia," *Archives of General Psychiatry*, *44*, 1987, 661, 663, 665–666 ; Goldberg et al., "Further evidence for dementia," p. 1013; D. R. Weinberger, K. F. Berman, and R. F., "Physiological dysfunction of dorsolateral prefrontal cortex in schizophrenia: I. Regional cerebral blood flow evidence," *Archives of General Psychiatry*, *43*, 1986, 123。后来，温伯格的研究团队不再认为额叶功能低下与普遍丧失高等认知能力相关，并指出高层次抽象能力和逻辑推理可以活化大脑的后部区域：见注释 74 以及相关描述。在生物精神病学中，皮质层—皮质下层轴（包含前额叶和边缘系统）经常被用来解释正性症状。古典心理动力论阐述与杰克逊关于负性和正性症状的观点密切相关，尽管夸大了较低层次处理过程不见得是在高层次弱点之后出现。

481

39. 见 B. W. Palmer, R. K. Heaton, J. Kuck, et al., "Is it possible to be schizophrenic yet neuro-psychologically normal?," *Neuropsychology*, *11*(*3*), 1997, 437–446。

40. 全面性评论见 Heinrichs, *In Search of Madness*。

41. 见 Mirsky and C. C. Duncan, "Etiology and expression of schizophrenia: Neurobiological and psychosocial factors," *Annual Review of Psychology*, *37*, 1986, 297; Reynolds, "Structure and function," p. 487。

42. L. J. Seidman, "Schizophrenia and brain dysfunction: An integration of recent neurodiagnostic findings," *Psychological Bulletin*, *94*, 1983, 195, 223.

也见 H. A. Nasrallah, "Brain structure and function in schizophrenia," *Current Opinion in Psychiatry*, *3*, 1990, 75–78。大多数精神分裂症患者的 CT 扫描没有异常。目前尚不清楚是否存在精神分裂症的脑损伤亚群患者，或者脑异常是否仅是正态分布下的程度特征。有关在变异上与其他条件重叠，见 Heinrichs, *In Search of Madness*。

43. 马莎隆和福特指出，在理解临床症状的神经生物学基础方面缺乏进展："Neurobiology of schizophrenia: Search for the elusive correlation with symptoms," *Frontiers in Human Neuroscience*, *6*, 2012, 136。最近的一项研究发现，精神分裂症患者的神经认知表现，与基本自我或 *ipseity*[自我] 疾患之间没有相关性：J. Nordgaard, R. Revsbach and M. G. Henriksen, "Self-disorders, neurocognition, and rationality in schizophrenia," *Psychopathology*, *48*, 2015, 310–316。

44. 见 R. B. Zipursky, K. O. Lim, and A. Pfefferbaum, "Brain size in schizophrenia," *Archives of General Psychiatry*, *48*, 1991, 179–181。也见 N. C. Andreasen, J. C. Ehrhardt, and V. W. Swayze, et al., "Magnetic resonance imaging of the brain in schizophrenia," *Archives of General Psychiatry*, *47*, 1990, 35–46。

45. 举例见（特别是有关海马回）D. J. Lodge and A. A. Grace, "Developmental pathology, dopamine, stress, and schizophrenia," *International Journal of Developmental Neuroscience*, *29*, 2011, 207–213. See also Note 98。

46. 见 G. Goldstein, "Contributions of clinical neuropsychology to psychiatry," in P. E. Logue and J. M. Shear, eds., *Clinical Neuropsychology: A Multidisciplinary Approach* (Springfield, IL: Charles Thomas, 1984), pp. 324, 338; A. Fontana and E. Klein, "Self-presentation and the schizophrenic 'deficit'," *Journal of Consulting and Clinical Psychology*, *32*, 1968, 250–256; R. A. Knight and S. M. Silverstein, "A process-oriented approach for averting confounds resulting from general performance deficiencies in schizophrenia," *Journal of Abnormal Psychology*, *110*, 2001, 15–30。

47. 对这种区别的古典论述，见 H. Werner, "Process and achievement," *Harvard Educational Review*, *7*, 1937, 353–368。为了确保研究结果不仅是反映普遍缺陷的策略，见 S. M. Silverstein, "Measuring specific, rather than general-

ized, cognitive deficits and maximizing between-group effect size in studies of cognition and cognitive change," *Schizophrenia Bulletin, 34(4)*, 2008, 645–655。

48. 见 E. Mellet, O. Houde, P. Brazo, et al., "When a schizophrenic deficit becomes a reasoning advantage," *Schizophrenia Research, 84*, 2006, 359–364。相关研究发现摘要见 P. J. Uhlhaas and S. M. Silverstein, "Perceptual organization in schizophrenia spectrum disorders," *Psychological Bulletin, 131*, 2005, 618–632。也见第四章, 有关波利亚科夫, 见注释 38–40。

49. 基本特征无需被视为一种缺陷。克拉里奇提及 "神经系统极为敏感", 由于事件使得它转变成 "缺陷的出现" ("Schizophrenia and human individuality," in C. Blakemore and S. Greenfield, eds., *Mindwaves* [Oxford and New York: Blackwell, 1987], p. 40)。 ₄₈₂

50. Heinrichs, *In Search of Madness*. 也见 S. Levin and D. Yurgelin-Todd, "Contributions of clinical neuropsychology to the study of schizophrenia," *Journal of Abnormal Psychology, 98*, 1989, 341–356; Claridge, "Schizophrenia and human individuality", Cutting, *Right Cerebral Hemisphere,* p. 286; P. F. Gjerde, "Attentional capacity dysfunction and arousal in schizophrenia," *Psychological Bulletin, 93*, 1983, 66n。见注释 49。

51. 针对这点, 见 H. Ishiguro, "Skepticism and sanity," in C. Ginet and S. Shoemaker, eds., *Knowledge and Mind: Philosophical Essays* (New York and Oxford: Oxford University Press, 1983), pp. 69–70。

52. 见 S. Rose, "Disordered molecules and diseased minds," *Journal of Psychiatric Research, 18*, 1984, 351–360; J. Hill, "Reasons and causes: The nature of explanations in psychology and psychiatry," *Psychological Medicine, 12*, 1982, 501–514。

53. 举例见 R. W. Sperry, "Psychology's mentalist paradigm and the religion/science tension," *American Psychologist, 43*, 1988, 609。

54. D. R. Weinberger and K. F. Berman, "Speculations on the meaning of cerebral metabolic hypofrontality in schizophrenia," *Schizophrenia Bulletin, 14*, 1988, 163.

55. E. Kandel, "From metapsychology to molecular biology: Explorations

into the nature of anxiety," *American Journal of Psychiatry, 140*, 1983, 1278. 同时见林奇（Gary Lynch）著作，其说明见 G. Johnson, *In the Palace of Memory* (New York: Knopf, 1991)。

生物还原论的替代方案有多种形式，这取决于一个人在身心问题上的立场。精神或心理领域可以被理解为二元论（作为与物理相互作用的不同存在形式），在意外论的观点中（作为涉及系统整体，产生一种较低层次上的物理要素，并且这种物理要素是不可还原的），或者根据心理—生理同一论（心理和生理被理解为不同的语言或概念系统，适用于单一的心理物理现实）。相关的精神病学讨论，见 A. Goodman, "Organic unity theory: The mind-body problem revisited," *American Journal of Psychiatry, 148*, 1991, 553–563。

56. 见 L. Sass, "Explanation and description in phenomenological psychopathology," *Journal of Psychopathology, 20*, 2014, 366–376。有些人会提出争论，以为经验本身是大脑过程一种纯粹的附带现象，但许多心智哲学家认为这很荒谬：例如，B. McLaughlin, "Is role-functionalism committed to epiphenomenalism?," *Journal of Consciousness Studies, 13*, 2006, 39–66, 40。

57. 见引于 Clark, "Rejection of psychological approaches," p. 284。贝塞尔和艾科诺（M. Beiser and W. G. Iacono）写道："尽管提出了相反的抗议，但大多数调查都是片面的，要不认为个体的生理缺陷不可避免地会导致疾病，要不认为该个体受制于环境" ("An update on the epidemiology of schizophrenia," *Canadian Journal of Psychiatry, 35*, 1990, 664)。

58. 萨克斯（Oliver Sacks）写道：疾病绝非仅是损失或过度，"在受影响的有机体或个人方面，总会出现一种反应，以便于恢复、替换、补偿和保持其身份，可是手段也许是很奇怪的" (*The Man Who Mistook His Wife for a Hat* [New York: Summit Books, 1985], p. 4)。

483　59. H. D. Brenner, W. Böker, J. Müller, et al., "On autoprotective efforts of schizophrenics, neurotics and controls," *Acta Psychiatrica Scandinavica, 75*, 1987, 411–412. 也见 V. Carr, "Patients' techniques for coping with schizophrenia: An exploratory study," *British Journal of Medical Psychology, 61*, 1988, 339–352。

60. 尽管戈尔茨坦本人强调了这一点，但他的"具体性"概念，通常被理解为一种缺陷状态的描述；G. Goldstein, "Contributions of Kurt Goldstein," p. 7。

61. 见 Brenner et al., "On autoprotective efforts," 1987, pp. 412–413。

62. 见 E. Straus, *Von Sinnder Sinne*, discussed in E. Schachtel, *Metamorphosis* (New York: Basic Books, 1959), p. 158。

63. 斯莱德（P. D. Slade）以为当患者从事复杂的听觉处理作业时，幻听的强度会降低，而不是更被动的聆听："The external control of auditory hallucinations: An information theory analysis," *British Journal of Social and Clinical Psychology*, *13*, 1974, 73–79。布莱尔和施特劳斯（A. Breier and J. Strauss）提出的证据认为，精神分裂症患者使用活动力来控制他们的症状，而情感性疾患患者更多依赖于退缩："Self-control in psychotic disorders," *Archives of General Psychiatry*, *40*, 1983, 1141–1145。研究发现，当受试者、精神分裂症或其他人从事更有目的性的作业时，眼动追踪性能会提高：C. Shagass, M. Amadeo and D. A. Overton, "Eye-tracking performance and engagement of attention," *Archives of General Psychiatry*, *33*, 1976, 121–125。

64. 见 D. M. Houston, "The relationship between cognitive failure and self-focused attention," *British Journal of Clinical Psychology*, *28*, 1989, 85–86; J. Sternberg and J. Kolligian, eds., *Competence Reconsidered* (New Haven, CT: Yale University Press, 1990); C. D. Frith, "Schizophrenia: An abnormality of consciousness," in G. Underwood and R. Stevens, eds., *Aspects of Consciousness*, Vol. 2 (London: Academic Press, 1981), p. 156。

65. 布鲁勒的"第二级症状"概念，包括幻觉、妄想和退缩，与这种观点是一致的。相关讨论见 L. Sass, "Self-disturbance and schizophrenia: Structure, specificity, pathogenesis (Current issues, new directions)," *Schizophrenia Research*, *152*, 2014, 5–11; L. Sass and J.-P. Borda, "Phenomenology and neurobiology of self disorder in schizophrenia: Secondary factors," *Schizophrenia Research*, *169*, 2015, 474–482; J. S. Strauss, "Subjective experiences of schizophrenia," *Schizophrenia Bulletin*, *15*, 1989, 179–187。见注释143。

66. 有关"淡漠症候群"（apathy syndrome），见 C. Mundt (1985), discussed in W. Janzarik, "The concept of schizophrenia: History and problems," in H. Häfner, W. F. Gattaz, and W. Janzarik, eds., *Search for the Causes of Schizophre-*

nia, Vol. 1 (New York, Springer, 1987), p. 15。也见 M. Bleuler, *Schizophrenic Disorders,* pp. 217–218, 413, 418, 480–481。正如各种研究显示，"精神分裂症的长期预后几乎都很差"的假设非常值得怀疑：见 K. Hopper, G. Harrison, and N. Sartorius, *Recovery from Schizophrenia: An International Perspective* (New York: Oxford University Press, 2007), p. xi ; C. M. Harding, J. Zubin, and J. S. Strauss, "Chronicity in schizophrenia: Fact, partial fact, or artifact," *Hospital and Community Psychiatry,* 38, 1987, 477–486。小布鲁勒批判"精神分裂性痴呆"此一词汇，他认为"没有患者在缓慢、渐进的阶段变成精神分裂性痴呆⋯⋯他们的痴呆症在往后没有明显消退" (*Schizophrenic Disorders,* p. 418)。

　　67. 见 Cutting, *Psychology of Schizophrenia,* pp. 29–30, 350。在雅斯贝尔斯写作时，典型的器质性疾病包括高沙可夫症候群（Korsakoff 's syndrome）、全身瘫痪、老年性痴呆和早发性老年痴呆（阿尔兹海默症）。

484　　68. G. Franzen and D. H. Ingvar, "Abnormal distribution of cerebral activity in chronic schizophrenia," *Journal of Psychiatric Research,* 12, 1975, 199–214。相关评论见 M. Semkovska, M.A. Bédard, and E. Stip, "Hypofrontality and negative symptoms in schizophrenia: Synthesis of anatomic and neuropsychological knowledge and ecological perspectives," *Encéphale,* 27, 2001, 405–415; K. Hill, L. Mann, K. R. Laws, et al., "Hypofrontality in schizophrenia: A meta-analysis of functional imaging studies," *Acta Psychiatrica Scandinavica,* 110, 2004, 243–256.

　　69. J. M. Cleghorn, E. S. Garnett, C. Nahmias, et al., "Increased frontal and reduced parietal glucose metabolism in acute untreated schizophrenics," *Psychiatry Research,* 28, 1989, 119–133; Heinrichs, *In Search of Madness,* p. 113.

　　70. G. Geraud, M. C. Arne-Bes, A. Guell, and A. Bes, "Reversibility of hemodynamic hypofrontality in schizophrenia," *Journal of Cerebral Blood Flow and Metabolism,* 7, 1987, 9–12. 有关精神分裂症大脑的活动增强，尤其是额叶区域，见 R. Miller, "Schizophrenia as a progressive disorder," *Progress in Neurobiology,* 33, 1989, 22–24。最近研究见 M. J. Minzenberg, A. R. Laird, S. Thelen, et al., "Meta-analysis of 41 functional neuroimaging studies of executive functioning in schizophrenia," *Archives of General Psychiatry,* 43, 2009,

811–822。

71. 有关将额叶功能失调作为"疾病的必要部分",汉里希(Heinrichs)总结其证据指出"研究之间的不一致"和"缺乏支持":见 Heinrichs, *In Search of Madness*, pp. 112–118。

精神分裂症特别是额叶结构异常的证据不足:见 Russell and Roxanas, "Psychiatry and frontal lobes," *Australian and New Zealand Journal of Psychiatry, 1*, 1990, 125–126。有意思的是,具有大面积额叶病变(来自额叶白质切除术)的精神分裂症患者,可能在注意力和精神控制测验中,表现出不具扰乱的表现;见 D. T. Stuss, D. F. Benson, E. F. Kaplan, et al., "Leucotomized and nonleucotomized schizophrenics: Comparison on tests of attention," *Biological Psychiatry, 16*, 1981, 1085–1100。阿列蒂指出,"器质性缺陷虽然极大限制了人类的潜力,但可能会消除精神病,例如在某些形式的精神外科手术中"(*The Interpretation of Schizophrenia* [New York: Basic Books, 1974], p. 218)。

72. 见 D. T. Stuss and D. F. Benson, "Neuropsychological studies of the frontal lobes," *Psychological Bulletin, 95*, 1984, 3, 17。

73. Harrington, "Nineteenth-century ideas on hemisphere," p. 622. 顺便一提,杰克逊和其他一些英国神经学家在这个议题上则是个例外;见 Harrington, *Medicine, Mind,* 1987, p. 225, 225n。

74. 有关瑞文推理测验(Ravens Progressive Matrices test),例如,见 K. F. Berman, B. P. Illowsky, and D. R. Weinberger, "Physiological dysfunction of dorsolateral prefrontal cortex in schizophrenia: IV. Further evidence for regional and behavioral specificity," *Archives of General Psychiatry, 45*, 1988, 616–622。

75. Stuss and Benson, "Neuropsychological studies," pp. 17–19, 22.

76. 罹患精神分裂症的人被认为施测时最大的困难在于,"需要相对较长时间的外向注意力,并为解决问题运用大量精力来回答问题"(I. Kendig and W. V. Richmond [1940], quoted in T. E. Goldberg, D. R. Ragland, E. F. Torrey, et al., "Neuropsychological assessment of monozygotic twins discordant for schizophrenia," *Archives of General Psychiatry, 47*, 1990, 1070)。

77. D. H. Ingvar, "Abnormal distribution of cerebral activity in chronic schizophrenia: A neurophysiological interpretation," in C. Baxter and T. Mel-

nechuk, eds., *Perspectives in Schizophrenia Research* (New York: Raven Press, 1980), p. 107. 伍德和弗罗尔斯（F. B. Wood and D. L. Flowers）提出，精神分裂症的额叶血液流动可能是由焦虑引起的（他们认为，焦虑会引发对新奇事物的反应的主动抑制）；见 "Hypofrontal vs. hypo-Sylvian blood flow in schizophrenia," *Schizophrenia Bulletin, 16*, 1990, 419–420。

485

78. D. H. Ingvar and G. Franzen, "Distribution of cerebral activity in chronic schizophrenia," *Lancet*, December 21, 1974, 1484–1486. 有关脑下垂体后叶的活化增强，见 Ingvar and Franzen, "Abnormalities of cerebral blood flow," 1974。

温伯格具影响力的发现证明，精神分裂症患者在进行威斯康星卡片分类测验时，背外侧前额叶皮质层的"额叶功能低下"，致使他们在该作业上表现不佳 (Weinberger et al., "Physiologic dysfunction of dorsolateral prefrontal cortex")。不佳的表现和相关的额叶功能低下，可以被理解为一种迹象的编制，其中反映的不是抽象态度的普遍失败，而是削弱或扰乱了实用或世俗的认知模式（见注释74）。反过来，这可以被理解为反映或鼓励更内向和抽离的认知模式的倾向（或偏好）——可能与现在称为默认模式网络（DMN）的活化有关；L. Sass and G.N. Byrom, "Phenomenological and neurocognitive perspectives on delusion," *World Psychiatry, 14(2)*, 2015, 164–173。

79. 纽因顿（Hayes Newington）见引于 Barham, *Schizophrenia and Human Value,* p. 38。

80. J. Lang, "The other side of the ideological aspects of schizophrenia," *Psychiatry, 3*, 1940, 392, 389, 393（我的强调）。朗格指出，在"意识形态层面，以意识为核心主导的精神分裂者发挥抽象概念"；事实上，他说，"他思想的主要任务之一便是寻找抽象过程" (p. 393)。

81. M. E. Raichle, A. M. MacLeod, A. Z Snyder, et al., "A default mode of brain function," *Proceedings of the National Academy of Sciences of the USA*, 2001, 98, 676–682. R. L. Carhart-Harris and K. J. Friston, "The default-mode, ego-functions and free-energy: A neurobiological account of Freudian ideas," *Brain, 133*, 2010, 1265–1283.

82. T. P. White, V. Joseph, S. T. Francis, et al., "Aberrant salience network

(bilateral insula and anterior cingulate cortex) connectivity during information processing in schizophrenia," *Schizophrenia Research, 123*, 2010, 105–115。E. Pomarol-Clotet, R. Salvador, S. Sarro, et al., "Failure to deactivate in the prefrontal cortex in schizophrenia: Dysfunction of the default mode network?" *Psychological Medicine, 38*, 2008, 1185–1193.

83. S. Whitfield-Gabrieli and J. M. Ford, "Default mode network activity and connectivity in psychopathology," *Annual Review of Clinical Psychology, 8*, 2012, 49–76, p. 50. 在创伤后人格解体中也发现异常的 DMN 活化。有关 DMN 和妄想的形成，见 Sass and Byrom, "Phenomenological and neurocognitive perspectives on delusion"。

84. 最新证据表示某些患者的前额叶皮质层过度活化，尤其是未服药且有正性症状的患者，见 A. S. Shinto, K. K. Kamaleshwaran, D. Srinivasan, et al., " 'Hyperfrontality' as seen on FDG PET in unmedicated schizophrenia patients with positive symptoms," *Clinical Nuclear Medicine, 39(8)*, 2014, 694–697。精神分裂症的过度活跃与活跃不足（在不同时间，或是同时在不同大脑区域），见 D. Rivolta, N. P. Castellanos, C. Stawowsky et al., "Source-reconstruction of event-related fields reveals hyperfunction and hypofunction of cortical circuits in antipsychotic-naive, first-episode schizophrenia patients during Mooney face processing," *Journal of Neuroscience, 34(17)*, 2014, 5909–5917。

证据显示，一些精神分裂症患者纹状体区的多巴胺过多，但前额叶皮层的多巴胺减少：虽然第一个因素可能是增强的丘脑处理（包括发送到皮质层的更强感觉信号）的基础，并解释了一些异常的感觉和知觉经验，但第二个因素可能表明行为的被动性，这可能进一步导致知觉破碎化的经验（见 "附录" 中关于 DMN 的讨论，以及第二章对凝视的讨论）。见 O. D. Howes and S. Kapur, "The dopamine hypothesis of schizophrenia: Version III—the final common pathway," *Schizophrenia Bulletin, 35(3)*, 2009, 549–562。

85. 最可能是脑室扩大的意思：见 G. W. Roberts, "Schizophrenia: A neurological perspective," *British Journal of Psychiatry, 158*, 1991, 8–17; P. Harrison, "On the neuropathology of schizophrenia and its dementia: Neurodevelopmental, neurodegenerative or both?" *Neurodegeneration, 4*, 1995, 1–12。

86. R. L. Suddath, G. S. Christison, E. F. Torrey, et al., "Anatomical abnormalities in the brains of monozygotic twins discordant for schizophrenia," *New England Journal of Medicine, 322*, 1990, 789–794.S. Heckers, "Neuroimaging studies of the hippocampus in schizophrenia," *Hippocampus, 11*, 2001, 520–528.

87. E. F. Torrey and M. R. Peterson, "Schizophrenia and the limbic system," *Lancet*, October 19, 1974, 943.

88. 各种假设可以解释功能异常（过度活化）与结构异常（包括尺寸缩小）的组合；见 Miller, "Schizophrenia as a progressive disorder," pp. 24, 26, 35, 37。

89. 引自 R. L. Isaacson and K. H. Pribram, eds., *The Hippocampus*, Vol. 4 (New York and London: Plenum, 1986), p. 329。1989 年，捷斯特和洛尔（D. V. Jeste and J. B. Lohr）将其功能描述为最不为人知的功能；"Hippocampal pathologic findings in schizophrenia, "*Archives of General Psychiatry, 46*, 1989, 1023。

90. 见 B. Bogerts et al., "Basal ganglia and limbic system pathology in schizophrenia," *Archives of General Psychiatry , 42*, 1985, 789–790。额叶皮质层和皮质下层区域之间的相互作用，无需简单地理解为一个区域（皮质层）行使认知控制，而另一个区域（边缘系统）仅作为刺激能量或情感反应的来源。

91. 举例见 Gray, "Précis of *Neuropsychology of Anxiety*," p. 516。

92. S. Heckers and C. Konradi, "Hippocampal neurons in schizophrenia," *Journal of Neural Transmission, 109*, 2002, 891–905, p. 891. J. A. Gray, J. Feldon, J. N. P. Rawlins, et al. (including Hemsley), "The neuropsychology of schizophrenia," *Behavioral and Brain Sciences, 14*, 1991, 1–84, esp. 4, 11, 19; J. A. Gray, *The Neuropsychology of Anxiety* (Oxford: Oxford University Press, 1982).

93. 见 Gray et al., "The neuropsychology of schizophrenia," 1991, p. 18。波利亚科夫（见第四章）和海姆斯利的提议，清楚地预测了最近关于"预测错误"和"显著性失调"的理论。海姆斯利假设了一条关于海马回的最终共同通路，它涉及"比较功能"扰乱："减弱了先前输入规律的存储记忆对当前感知的影响"（"A simple [or simplistic?] cognitive model for schizophrenia," *Behaviour Research and Therapy, 31*, 1993, 633–645, p. 633)，或者"未能将适合脉络的存

储材料与当前的感官输入，和正在进行的运动程序相整合"，因而有时导致妄想的形成（"The schizophrenic experience: taken out of context?" *Schizophrenia Bulletin*, *31*, 2005, 43–53, p. 43）。由于中隔区海马回系统似乎也传导了动机（或情感）与讯息输入的整合，因此它的功能失调也可能是精神分裂症中认知和情感过程分裂的基础（斯兰斯基称之为"心灵内部的共济失调"）。

94. P. V. Simonov, "On the role of the hippocampus in the integrative activity of the brain," *Acta Neurobiologiae Experimentalis*, *34*, 1974, 37–38；也见 D. T. D. James, "The evolution of hesitation, doubt, and mapmaking (response to Gray)," *Behavioral and Brain Sciences*, *3*, 1982, 488–489。

487

95. 由于海马回在多感觉整合中的作用，海马回的异常也可能与基本自我疾患有关。见注释 134。精神分裂症的一致性理论，可能将"正性症状"与疾病早期的边缘系统中海马回过度活化连结起来，而"负性症状"则与晚期阶段的淡漠有关，当时海马回的构成会遭受显著的细胞损失，主要是因为早先的过度活跃；见 Miller, "Schizophrenia as a progressive disorder," p. 37 以及其他各处。也见 J. R. Stevens, "Epilepsy, psychosis and schizophrenia," *Schizophrenia Research*, *1*, 1988, 81, 84, 87。

96. 见 J. Read, B. D. Perry, A. Moskowitz, et al, "The contribution of early traumatic events to schizophrenia in some patients: A traumagenic neurodevelopmental model," *Psychiatry*, *64*, 2001: 319–345（创伤经验与海马回损伤、脑室扩大、脑萎缩、脑不对称逆转的相关性）；M. T. Teichera, C. M. Anderson, and A. Polcaria, "Childhood maltreatment is associated with reduced volume in the hippocampal subfields CA3, dentate gyrus, and subiculum," *Proceedings of the National Academy of Science of the USA*, *109*, 2012, E563–572。见注释 44。

97. 见 A. Grace, "Ventral hippocampus, interneurons, and schizophrenia," *Current Directions in Psychological Science*, *19*, 2010, 232–237; C. Barkus, D. J. Sandersen, J. N. Rawlins, et al., "What causes aberrant salience in schizophrenia," *Molecular Psychiatry 19*, 2014, 1060–1070。有关预设／执行交互作用：A. Manoliu, V. Riedl, A. Zherdin, et al., "Aberrant dependence of default mode/central executive network interactions on anterior insular salience network activity in schizophrenia," *Schizophrenia Bulletin*, *40*, 2014, 428–437。

98. Gray et al., "The neuropsychology of schizophrenia," p. 1. 见 P. Corlett, C. D. Frith, and P. Fletcher, "From drugs to deprivation: A Bayesian framework for understanding models of psychosis," *Psychopharmacology*, *206(4)*, 2009, 515–530。有关海姆斯利的重要著作，见注释93，也见第二章的注释80和99，以及第七章，注释56。波利亚科夫的讨论见第四章。有关显著不足和过度显著在妄想形成中的可能作用，也见 Sass and Byrom, "Phenomenological and neurocognitive perspectives on delusion"。

99. 我指的是通常左右脑不对称，惯用右手的人的特征。有关精神分裂症的偏侧化理论，见 H. A. Nasrallah, "Is schizophrenia a left hemisphere disease?" in N. Andreasen, ed., *Can Schizophrenia Be Localized*, pp. 55–74。

100. Sacks, *Man who Mistook*, p. 2.

101. Cutting, *Right Cerebral Hemisphere*, p. 282.

102. 加扎尼加写道，左脑诠释者"将人类主体从环境刺激的枷锁中解放出来"；它是思维的一部分，它做出推论和感知因果关系，并"试图为我们的意识生活带来秩序和统一"("Organization of human brain," pp. 951, 947)。

103. 举例见 J. C. Eccles, "The self-conscious mind and the brain," in K. R. Popper and J. C. Eccles, eds., *The Self and Its Brain* (New York: Springer, 1977), pp. 355–376。

104. 根据安德烈亚森 (*Broken Brain*, 1984, p. 122)，精神分裂症中的语言和逻辑思维障碍，表明左脑功能失调，而作为情绪疾病的情感疾患则归因于右脑异常。

105. 有关右脑功能失调假说，见 Cutting, *Psychology of Schizophrenia* and *Right Cerebral Hemisphere*; I. McGilchrist, *The Master and his Emissary: The Divided Brain and the Making of the Western World* (New Haven, CT: Yale University Press 2009); S. Silverstein and D. R. Palumbo, "Nonverbal perceptual organization output disability and schizophrenia spectrum symptomatology," *Psychiatry*, *58(1)*, 1995, 66–81。

106. 见 S. Wolff, "'Schizoid' personality in childhood and adult life, I: Vagaries of diagnostic labeling," *British Journal of Psychiatry*, *159*, 1991, 617。

107. W. Wapner, S. Hamby, and H. Gardner, "The role of the right hem-

isphere in the apprehension of complex linguistic materials," *Brain and Language, 14*, 1981, 15–33.

108. Cutting, *Right Cerebral Hemisphere,* p. 218.

109. 见 J. Cutting and D. Murphy, "Schizophrenic thought disorder: A psychological and organic interpretation," *British Journal of Psychiatry, 152*, 1988, 310–319。有关在虚构实体边界上的困难，也见 Wapner et al., "Role of right hemisphere," p.15：在重述先前阅读的故事时，精神分裂症受试者不确定实际发生的事情，与只可能发生但不属于故事叙述的事件之间的区别（对于一些这样的患者来说，"它可能发生"的说法，是对故事进行修饰的充分理由 [p. 24]）。也见 D. W. Zaidel and A. Kasher, "Hemispheric memory for surrealistic versus realistic paintings," *Cortex, 25*, 1989, 617–641：在正常受试者中，对已知现实不相符的场景（例如，超现实主义场景）的记忆，在左脑中比在右脑中更好。

110. 见 N. D. Cook, "Toward a central dogma for psychology," *New Ideas in Psychology, 7*, 1989, 1–18。柯斯林（Kosslyn）在 1987 年以及雷卡恩（Recaen）在 1964 年都有提出类似的观点；见 Cutting, *Right Cerebral Hemisphere,* pp. 95, 143。

111. Sacks, *Man who Mistook,* 1985, p. 3.

112. 精神分裂症患者的认知方式和典型错误，与左脑受损或功能失调的器质性患者不同；E. Walker and M. McGuire, "Intra- and interhemispheric information processing in schizophrenia," *Psychological Bulletin, 92*, 1982, 701。

113. 见 P. H. Venables, "Cerebral mechanisms, autonomic responsiveness, and attention in schizophrenia," *Nebraska Symposium on Motivation, 31*, 1983, 60–63; Walker and McGuire, "Intra- and interhemispheric information"; Cutting, *Right Cerebral Hemisphere,* pp. 341–342。

114. 见 A. Raine, H. Andrews, C. Sheard, et al., "Interhemispheric transfer in schizophrenics, depressives, and normals with schizoid tendencies," *Journal of Abnormal Psychology, 98*, 1989, 35–41。

115. 举例见 R. E. Gur, S. M. Resnick, A. Alavi, et al., "Regional brain function in schizophrenia: I. A positron emission tomography study," *Archives of General Psychiatry, 44*, 1987, 119–125。

116. M. Lezak, *Neuropsychological Assessment*, 2nd ed. (New York: Oxford University Press, 1983), p. 58.

117. 见 Cutting, *Psychology of Schizophrenia,* pp. 294–300, 305。

118. 引自 R. Rosser, "The psychopathology of thinking and feeling in a schizophrenic," *International Journal of Psychoanalysis*, 60, 1979, 182。

119. E. Minkowski, *Lived Time* (Evanston, IL: Northwestern University Press, 1970), p. 278. 这类患者让我们回想起尼采关于日神阿波罗和苏格拉底的心态。日神阿波罗要求以抽离的沉思来寻求自我认识；苏格拉底将其转化为"逻辑组成" (*The Birth of Tragedy and The Genealogy of Morals*, trans. F. Golffing [Garden City, NY: Doubleday, 1956], pp. 65, 88)。见"前言"，注释 45。

120. L. Schweitzer, E. Becker, and H. Welsh, "Abnormalities of cerebral lateralization in schizophrenia". *Archives of General Psychiatry, 35*, 1978, 982–985.

121. 见 G. Schmidt, "A review of the German literature on delusions," in Cutting and Shepherd, *Clinical Roots,* p. 106。也见 J. Cutting, "The phenomenology of acute organic psychosis: Comparison with acute schizophrenia," *British Journal of Psychiatry*, 151, 1987, 328。

122. 引自 Harrington, *Medicine, Mind,* pp. 211, 219（后者语汇为杰克逊引用斯宾塞的说法）。

123. 有关精神分裂症中自由和自主性的棘手问题，包括可能的过度意向性和过度自主性，见 L. Sass, " 'Person with schizophrenia' or 'schizophrenic person'? An essay on illness and the self," *Theory and Psychology*, *17*, 2007, 395–420; L. Sass, "Autonomy and schizophrenia: Reflections on an ideal," in C. Piers, ed., *Personality and Psychopathology: Critical Dialogues with David Shapiro* (New York: Springer, 2011), pp. 99–131。

124. 见"附录"，注释 93 和注释 134、第五章注释 66，以及第七章注释 56。

125. 见 R. E. Gur and S. Chin, "Laterality in functional brain imaging studies of schizophrenia," *Schizophrenia Bulletin*, *25(1)*, 1999, 141–156。但也见 M. Ribolsi, G. Koch, V. Magni, et al., "Abnormal brain lateralization and connec-

tivity in schizophrenia," *Reviews in the Neurosciences, 20,* 2009, 61–70。

126. D. Hecht, "Schizophrenia, the sense of 'self' and the right cerebral hemisphere," *Medical Hypotheses, 74(1),* 2010, 186–188.

127. I. McGilchrist, *Master and his Emissary.* J. Cutting, *Principles of Psychopathology: Two Worlds—Two Minds—Two Hemispheres* (Oxford: Oxford University Press 1997). L. Sass, *The Paradoxes of Delusion* (Ithaca, NY: Cornell University Press, 1994).

128. 关于这种可能性，见 J.-P. Borda and L. Sass, "Phenomenology and neurobiology of self disorder in schizophrenia: Primary factors," *Schizophrenia Research, 169,* 2015, 464–473; L. Sass and J.-P. Borda, "Phenomenology and neurobiology of self disorder in schizophrenia: Secondary factors," *Schizophrenia Research, 169,* 2015, 474–482。

129. 某些形式的脑损伤甚至可以防止有这类倾向的个体发展为精神分裂症。见 S. W. Lewis, I. Harvey, M. Ron, et al., "Can brain damage protect against schizophrenia?" *British Journal of Psychiatry, 157,* 1990, 600–603。也见注释 71。

130. 或许这个模拟，帮助我们理解动力理论系统中吸子网络（attractor network）或吸引区域（basin of attraction）的概念。

131. 见 B. Nelson, T. J. Whitford, S. Lavoie, and L. Sass, "What are the neurocognitive correlates of basic self-disturbance in schizophrenia? Integrating phenomenology and neurocognition: Part I (Source monitoring deficits)," and "Part II (Aberrant salience)," *Schizophrenia Research, 152(1),* 2014, 12–19, 20–27。

132. 有关初发病前的显著异常性的高危险个体研究，见 T. Winton-Brown, O. Howes, J. Stone, et al., "Dissecting dopamine, salience, and the risk of psychosis," *Early Intervention in Psychiatry, 8,* 2014, 37。

133. 古典论述见 D. Shapiro, *Neurotic Styles* (New York: Basic Books, 1965)。例如，在受到威胁的情况下，有些人可能比其他人更有能力进行解离防卫，包括人格解体——这可能是某种神经认知倾向的结果。（反过来说，这种倾向可以被理解为强项或弱项，取决于环境和对经验模式的价值判断。）这表明了任何 490

主要与次要区别的局限性。

134. 见 J. Parnas, P. Bovet, and G. M. Innocenti, "Schizophrenic trait features, binding, and cortico-cortical connectivity: A neurodevelopmental pathogenetic hypothesis," *Neurology Psychiatry and Brain Research*, *4(4)*, 1996, 185–196; S. M. Silverstein, and B. P. Keane, "Perceptual organization impairment in schizophrenia and associated brain mechanisms: Review of research from 2005 to 2010," *Schizophrenia Bulletin*, *37*, 2011, 690–699; L. Postmes, H. N. Sno, S. Goedhart, et al., "Schizophrenia as a self-disorder due to perceptual incoherence," *Schizophrenia Research*, *152(1)*, 2014, 41–50; F. Gamma, J. M. Goldstein, L. J. Seidman, et al., "Early intermodal integration in offspring of parents with psychosis," *Schizophrenia Bulletin*, *40*, 2014, 992–1000; Borda and Sass, "Phenomenology and neurobiology ... Primary factors"。同时见 J. Schiffman, E. Walker, M. Ekstrom, et al., "Childhood videotaped social and neuromotor precursors of schizophrenia," *American Journal of Psychiatry*, *161*, 2004, 2021–2027。

135. F. Schultze-Lutter, "Subjective symptoms of schizophrenia in research and the clinic: The basic symptoms concept," *Schizophrenia Bulletin 35*, 2009, 5–8. 可能转变为精神分裂症的基本症状(包括视觉扭曲、思维干扰和接受性语言扰乱),见 J. Klosterkötter, M. Hellmich, E. M. Steinmeyer, et al., "Diagnosing schizophrenia in the initial prodromal phase," *Archives of General Psychiatry*, *58*, 2001, 158–164。

136. 见 B. K. Brent, L. J. Seidman, H. W. Thermenos, et al., "Self-disturbances as a possible premorbid indicator of schizophrenia risk: A neurodevelopmental perspective," *Schizophrenia Research*, *152*, 2013, 73–80, 2014, p. 76; A. Manoliu, V. Riedl, A. Doll, et al., "Insular dysfunction reflects altered between-network connectivity and severity of negative symptoms in schizophrenia during psychotic remission," *Frontiers in Human Neuroscience*, *7*, 2013, 216。一些人认为,显著性异常与岛叶功能有关(也与基本自我有关):见 Manoliu et al., "Aberrant dependence of default mode/central executive network interactions"。针对岛叶皮质层和自我意识,见 A. D. Craig, "How do you feel—now?

The anterior insula and human awareness," *Nature Reviews Neuroscience, 10,* 2009, 59–70。有关海马回的可能作用，见注释 95 和注释 134。

137. Brent et al., "Self-disturbances as a possible premorbid indicator of schizophrenia risk"; Borda and Sass, "Phenomenology and neurobiology ... Primary factors"; D. Legrand and P. Ruby, "What is self-specific? Theoretical investigation and critical review of neuroimaging results," *Psychological Bulletin, 162,* 2009, 252–282.

　　一项实验研究显示，冲突的视觉和体感输入（一种感知整合失调的形式），会严重破坏一个人对生命体的正常感觉，见 B. Lenggenhager, T. Tadi, T. Metzinger, et al., "*Video ergo sum*: Manipulating bodily self-consciousness," *Science, 317,* 2007, 1096–1099。遭受"多感官冲突"的参与者有类似精神分裂症的经验，感觉"好像在他们面前看到的虚拟身体就是他们自己的身体，并将自己错误定位到虚拟身体，一个他们身体边界之外的位置"。

138. Sass and Borda, "Phenomenology and neurobiology ... Secondary factors". 也见注释 145。

139. 正如惠特菲尔德-加布利和福特（Whitfield-Gabrielli and Ford）所指出的（"Default mode network activity and connectivity in psychopathology"），仅在忧郁症和精神分裂症患者（也和 PTSD 患者）的一级亲属中，发现的异常 DMN 活化"不足以诱发或反映精神分裂症本身"(p. 62)。有关精神分裂症和严重情感性疾病之间的现象学近似度和差异，见 L. Sass and E. Pienkos, "Varieties of self experience: A comparative phenomenology of melancholia, mania, and schizophrenia, Part I," *Journal of Consciousness Studies, 20,* 2013, 103–130；也见"前言"，注释 32。 491

140. 与此建议一致的观点，见 A. M. Kilcommons and A. P. Morrison, "Relationships between trauma and psychosis: an exploration of cognitive and dissociative factors," *Acta Psychiatrica Scandinavic,a 112,* 2005, 351–359（有关精神病的两种途径，一种是内源性的，另一种是创伤驱动的）; I. Myin-Germeys and J. van Os, "Stressreactivity in psychosis: Evidence for an affective pathway to psychosis," *Clinical Psychology Review, 27,* 2007, 409–424。

141. 例如，一个人会在多大程度上模仿幻听的经验或神经相关性（尽管程度较轻）？在多大程度上，一位正常人或是精神分裂症受试者在内向退缩的情况下，对面具错觉或知觉破碎化的感知会增加？有关面具错觉，见 B. P. Keane, S. M. Silverstein, Y. Wang, et al., "Reduced depth inversion illusions in schizophrenia are state-specific and occur for multiple object types and viewing conditions," *Journal of Abnormal Psychology, 122(2),* 2013, 506–512。有关知觉破碎化，见 Silverstein and Keane, "Perceptual organization impairment in schizophrenia"。

142. 相关重要研究见 H. T. Hunt and C. M. Chefurka, "A test of the psychedelic model of altered states of consciousness: The role of introspective sensitization in eliciting unusual subjective reports," *Archives of General Psychiatry, 33(7),* 1976, 867–876。也见 L. Sass, E. Pienkos, and B. Nelson, "Introspection and schizophrenia: A comparative investigation of anomalous self experiences," *Consciousness and Cognition, 22,* 2013, 853–867。

143. 有关准故意方面，见 N. Jones, M. Shatell, T. Kelly, et al., "'Did I push myself over the edge?': Complications of agency in psychosis onset and development," *Psychosis, 8,* 2016, 324–335。有关精神分裂症经验与人格解体疾患的近似关系，见 L. Sass, E. Pienkos, B. Nelson, and N. Medford, "Anomalous self-experience in depersonalization and schizophrenia: A comparative investigation," *Consciousness and Cognition, 22,* 2013: 430–431。与内省性的密切关系，见注释 142。也见 L. Madeira, S. Carmenates, C. Costa et al., "Basic-self disturbances beyond schizophrenia: discrepancies and affinities in panic disorder," *Psychopathology, 50,* 2017。

人格解体的防卫机转是众所皆知的：R. Noyes and R. Kletti, "Depersonalization in response to life-threatening danger," *Comprehensive Psychiatry, 18,* 1977, 375–384。人格解体的研究说明，岛叶活动减少和腹外侧前额叶皮质层（VLPFC）过度活跃的联合效应，会抑制情绪反应：N. Medford, M. Sierra, A. K. Stringaris, et al., "Emotional experience and awareness of self: Functional MRI studies of depersonalization disorder," *Frontiers in Psychology, 7,* 2016, 432。

冥想状态很明显涉及过度反身性和削弱自我现存感的经验。但正念冥想所带来的益处是有据可查的。最近一部分（可能是脆弱的？）相关从业人员可能出现类似精神病的后遗症；这些包括暂时性或自我的解离、困惑、极度缺乏愉悦感，和扭曲的身体经验；见 T. Rocha, "The dark night of the soul," *The Atlantic*, June 25, 2014。

144. J. M. Ford, D.H. Mathalon, S.D.H. Whitfield, et al., "Reduced communication between frontal and temporal lobes during talking in schizophrenia," *Biological. Psychiatry*, *51*, 2002, 485–592. 额颞叶分离是其中一个神经相关 492 物——幻听也与其他神经相关。

145. 研究认为，言语幻觉通常应被视为解离性症状，与创伤经验相关，而与精神病核心无关：E. Longden, A. Madill and M. G. Waterman, "Dissociation, trauma, and the role of lived experience: Toward a new conceptualization of voice hearing," *Psychological Bulletin*, *138*, 2012, 28–76。以现象学分析方式，见 M. G. Henriksen, A. Raballo, and J. Parnas, "The pathogenesis of auditory verbal hallucinations in schizophrenia: A clinical-phenomenological account," *Philosophy, Psychiatry and Psychology*, *22*, 2015, 165–181。

146. 针对这些议题，见 Sass, "Self-disturbance and schizophrenia ... (Current issues, new directions)"; Sass and Borda, "Phenomenology and neurobiology ... Secondary factors"。

147. D. Öngür, M. Lundy, I. Greenhouse, et al., "Default mode network abnormalities in bipolar disorder and schizophrenia," *Psychiatry Research*, *183(1)*, 2010, 59–68。F. Orliac, M. Naveau, M. Joliot, et al., "Links among resting-state default-mode network, salience network, and symptomatology in schizophrenia," *Schizophrenia Research*, *148(1)*, 2013, 74–80. J. K. Daniels, P. Frewen, M. C. MacKinnon et al., "Default mode alterations in posttraumatic stress disorder related to early-life trauma," *Journal of Psychiatry and Neuroscience*, *36*, 2011, 56–59. 值得注意的是，当从事一项熟悉的工作时，精神分裂症患者尤其能够抑制 DMN——这 "说明了压抑内部心理的主要缺陷"：B. Hahn, A. N. Harvey, J. M. Gold, et al., "Hyperdeactivation of the default mode network in people with schizophrenia when focusing attention in space," *Schizophrenia Bulletin*, *42*, 2016, 1165。

人名索引

索引页码为英文版页码，参见本书边码

A

Abély, Paul 保罗·阿贝利 367n5

Abrams, M H M.H. 艾布拉姆斯 364n93,
365n102, 366n108, 385n62, 401n78,
426n124, 464n40-43

Ackerknecht, E H 阿克内希特 471n32,
472n44

Akutagawa, Ryūnosuke 芥川龙之介
383-384n34

Alberti, Leon Battista 莱昂·巴蒂斯
塔·阿尔贝蒂 131

Alexander, Franz 弗朗兹·亚历山大
366n110

Alexander, Samuel 塞缪尔·亚历山大
192, 463-464n37

Allison, D. B. D.B. 艾利森 439n12,
466n64

Allison, J. J. 艾利森 406n22

Alpert, M. M. 阿尔伯特 434n71, 435n75,
446n40, 448n66, 453n108

Altschule, M D M.D. 阿尔茨舒勒
348n23, 473n57

Andreasen, Nancy C 南西·C.安德烈
亚森 42, 317, 318, 319, 326, 395-
396n25, 395n16, 405n20, 415n6,
416-417n23, 434n69, 447n44,
478n20, 480n30, 480n37, 481n44,
487n99, 487n104

Angyal, Andras 安德拉斯·安嘉
400n59

Anscombe, R 安斯库姆 370n38, 423n99

Anthony（患者）安东尼 107, 454n9

Apollinaire, Guillaume 纪尧姆·阿波
利奈尔 156, 159

Applebee, A.N. A.N. 阿普比 408n39

Aragon, Louis 路易·阿拉贡 27, 42,
104, 111, 403n101, 420

Arbus, Diane 黛安·阿勃丝 xi

Arieti, Silvano 西尔瓦娜·阿列蒂 32,
35, 94, 124, 193, 356n31, 357n32,
381n8, 388n110, 405n18-19, 406n27,

里 柯 22, 25, 26-28, 28, 32-33, 35, 38-39, 42, 90, 92-93, 305, 368n11-12, 18, 371n49, 372n63, 373-n70, 374n80

Chomsky, Noam 诺姆·乔姆斯基 414n3

Church, J. J. 雀奇 359n51, 411n66, 482n49, 482n50

Clark, K. K. 克拉克 447n53, 482n57

Clark, M. J. M. J. 克拉克 347n12, 348n23, 478n14, 478n15-16, 478n18

Cleghorn, J. M. J. M. 克莱格霍恩 484n69

Clouston, Tomas 托马斯·克劳斯顿 315

Coate, Morag 莫拉格·科特 223-224, 228, 236, 408n43, 457n33, 457n34

Cohen, Bertram D. 伯特伦·D. 寇恩 415n12, 416n17

Cohen, D. M. D. M. 柯恩 421n71

Cole, M. M. 柯尔 396n30

Coleridge, Samuel Taylor 塞缪尔·泰勒·柯勒律治 283-284, 340n6, 347n15, 364n93, 456n28, 465n49

Collomb, H. H. 科伦布 471n39

Conrad, A. A. 康拉德 380n113

Conrad, Joseph 约瑟夫·康拉德, 432n56

Conrad, Klaus 克劳斯·康拉德 xiii, 25, 34, 48, 368n19, 370n34, 370n44,

479n25

Cook, N. D. N. D. 库克 488n110

Cooper, J. J. 库珀 473n57

Corlett, P. P. 科莱特 375n80, 398n39, 487n98

Covi, L. L. 科维 353n10, 468n85

Covington, M. A. M. A. 科文顿 415n11, 417n31

Cox, Joseph 约瑟夫·考克斯 346n5, 469n12

Craig, A. D. A. D. 克雷格 490n136

Craige, B. J. B. J. 克雷奇 459n59

Crary, J. J. 克拉里 368n19, 462-463n26

Crasnow, E. E. E. E. 克拉斯诺 448n58

Crow, T. J. T. J. 克劳 478n11, 478n21, 480n31

Culler, J. J. 卡勒 466n64

Cutting, John 约翰·卡廷 332, 349n26, 353n54, 354n16, 359n46, 359n50, 359n51, 360n55, 367n2, 368n8-9, 369n26-7, 369n30-31, 370n35, 370n40, 370n43, 373n70, 376n94, 377n100, 377n101, 378n109, 379n110, 380n114, 382n18, 382n19, 391n152, 392n160, 394n14, 395-6n25-26, 398-9, 398n42, 398n44, 399n55, 399n58, 400n61, 401n67, 402n89, 407n33, 408-9n44, 413n66, 415n8, 416n20, 417n27, 417n30, 422n97, 425n113, 426n5, 428n16,

Rosen, V. V. 罗森 440n25

Rose, S. S. 罗斯 477n2, 482n52

Röske, T. T. 罗斯克 410n58

Ross, Nathaniel 纳撒尼尔·罗斯 385n74

Rosser, Rachel 瑞秋·罗瑟 32, 80,
252, 257, 269-270, 360n54, 390n142,
419n51, 421n68, 454n9, 455n15,
457n36, 460n3, 488n118

Rothenberg, D. D. 罗森伯格 375n85

Roth, M. M. 罗思 392n154

Rousseau, Jean-Jacques 让-雅克·卢
梭 73, 464n44

Roussel, Raymond 雷蒙德·罗塞尔
304, 407n36, 408n38, 424n110

Royce, J. J. 乔伊斯 461n9, 462n17

Rubin, W. W. 鲁宾 368n11, 373-374n71

Rümke, H.C. H.C. 吕姆克 80, 82-83,
390n141, 392n158, 392n164, 403n107

Ruocchio, Patricia J. J. 派翠西亚·鲁
奇奥 152, 416n19, 419n55, 421n68,
423n99, 442n1, 448n61, 453n107

Russel, John 约翰·拉塞尔 432n52,
438n101

Russell, Bertrand 伯特兰·罗素 70,
251, 454n4

Russell, C. C. 拉塞尔 363n73

Russell, J.D. J.D. 拉塞尔 484n71

Rycro', Charles 查尔斯·罗夫特 70,
388n107

Ryle, Gilbert 吉尔伯特·赖尔 66

S

Sacks, Oliver 奥利弗·萨克斯 349n26,
482n58, 487n100, 488n111

Saha, S. S. 萨哈 470n26, 472n48

Salzinger, Kurt 库尔特·萨尔辛格
415-16n12

Santayana, George 乔治·桑塔亚纳
225, 445n25

Sante, L. L. 桑特 407-470n36

Sarraute, Nathalie 娜塔丽·萨洛特 15,
73-74, 182-184, 191, 389n122, 429-
430n39, 430-491n45, 430n40-42

Sartorius, N. N. 莎多利斯 469n15,
470n17, 471n42, 473n57, 483n66

Sartre, Jean-Paul 让-保罗·萨特 27,
30, 32, 44, 49, 151, 154, 155-156,
157, 213-214, 234, 246, 258, 349n25,
364n87, 368n15, 380n1, 384n60,
385n67, 385n70, 419n49, 441n28,
447n43, 448n63, 448n67, 449n72,
459n56, 462n18

Sass, Louis 路易斯·萨斯 ix, 339n1,
340n5, 341n10, 341n12, 341-
2n14, 342n14, 342n18, 343n24,
344n32, 344n33, 345n35, 349n29,
350n41, 351n47, 351n50, 351-
2n51, 352n52, 352n53, 359n46,
372n62, 374n77, 377n99, 377n103,
378n104, 379n111, 379n112,

主题索引

以下页码为英文版页码。页码后英文斜体字母 *f* 标注原文图版，字母 n 代表注释，"*vs.*"表示比较

图书在版编目(CIP)数据

疯狂与现代主义:现代艺术、文学和思想中的精神
错乱/(美)路易斯·萨斯著;林徐达,梁永安译.—
北京:商务印书馆,2023
(现代性研究译丛)
ISBN 978 - 7 - 100 - 22914 - 2

Ⅰ.①疯… Ⅱ.①路…②林…③梁… Ⅲ.①精神
分裂症—研究 Ⅳ.①R749.3

中国国家版本馆 CIP 数据核字(2023)第 164677 号

现代性研究译丛
疯狂与现代主义
现代艺术、思想和思想中的精神错乱
(上下册)
〔美〕路易斯·萨斯 著
林徐达 梁永安 译

———————————————————————

商 务 印 书 馆 出 版
(北京王府井大街 36 号 邮政编码 100710)
商 务 印 书 馆 发 行
北 京 冠 中 印 刷 厂 印 刷
ISBN 978 - 7 - 100 - 22914 - 2

2023 年 10 月第 1 版 开本 880×1230 1/32
2023 年 10 月北京第 1 次印刷 印张 27⅝
定价:128.00 元